Recurrent Spontaneous Abortion

复发性流产

主编　陈建明　苗竹林

广东科技出版社 | 全国优秀出版社

·广　州·

图书在版编目（CIP）数据

复发性流产/陈建明，苗竹林主编．—广州：广东科技出版社，2015.6（2023.3重印）
ISBN 978-7-5359-6124-2

Ⅰ．①复…　Ⅱ．①陈…②苗…　Ⅲ．①流产—防治
Ⅳ．①R714.21

中国版本图书馆CIP数据核字（2015）第091328号

复发性流产　**Recurrent Spontaneous Abortion**

出　版　人：朱文清
责任编辑：李旻　曾冲
封面设计：林少娟
责任校对：陈静　陈素华
责任印制：彭海波
出版发行：广东科技出版社
　　　　　（广州市环市东路水荫路11号　邮政编码：510075）
销售热线：020-37607413
http：//www.gdstp.com.cn
E-mail：gdkjbw@nfcb.com.cn（编务室）
经　　销：广东新华发行集团股份有限公司
排　　版：广东科电有限公司
印　　刷：佛山市浩文彩色印刷有限公司
　　　　　（南海区狮山科技工业园A区　邮政编码：528225）
规　　格：787mm×1 092mm　1/16　印张29.25　字数590千
版　　次：2015年6月第1版
　　　　　2023年3月第7次印刷
定　　价：75.00元

如发现因印装质量问题影响阅读，请与承印厂联系调换。

编委会名单

主　编　陈建明　苗竹林

副主编　韦相才　黄　琳

编委（按姓氏笔画排序）

王　珺　第四军医大学附属唐都医院

王玉玲　广东省佛山市妇幼保健院

韦相才　广东省计划生育科学技术研究所

刘　芳　第四军医大学附属唐都医院

陈建明　广州医科大学附属武警广东总队医院

张　睿　中山大学附属孙逸仙纪念医院

苗竹林　广东省计划生育科学技术研究所

金芬品　广东省计划生育科学技术研究所

胡素云　广东省江门市人口和计划生育服务中心

赵　花　广东省肇庆市第一人民医院

倪仁敏　中山大学附属孙逸仙纪念医院

唐运革　广东省计划生育科学技术研究所

黄　琳　广东省江门市人口和计划生育服务中心

谭剑平　中山大学附属孙逸仙纪念医院

蔡柳洪　中山大学附属第三医院

序

我和主编陈建明初次相识，是在2007年我举办的"全国生殖免疫学术会"上。当时，陈建明正在筹备开展生殖免疫和复发性流产业务，我们经常讨论复发性流产的相关问题。每当工作中遇到疑难问题，他都会利用电话、邮件与我讨论。他的团队开展了复发性流产的各项治疗新措施，包括淋巴细胞主动免疫治疗、免疫球蛋白被动免疫治疗、低分子肝素注射等，保胎成功率达85%～90%。多年来，在我举办的"全国生殖免疫学习班"及国内与生殖相关的学术会上，总能见到陈建明及其团队医务人员的身影。

2013年陈建明主编了《实用不孕不育诊断与治疗》一书，受到同行们的高度赞扬和读者的热情追捧。2013～2014年，陈建明组织省内外多家医院专家教授编纂《复发性流产》一书；该书的编者来自我院和省内外著名医疗机构，编者都在临床第一线工作，研究复发性流产多年，积累了丰富的临床经验和具备精深的学术造诣。

《复发性流产》的编写借鉴了国外医学专著的编写方法，给人耳目一新、清风扑面的感觉。内容简明、实用、新颖，理论联系实际、通俗易懂，适合从事妇产科和生殖医学专业的医务人员阅读。

希望《复发性流产》能成为热爱生殖医学专业的同仁们喜爱、实用的参考书。

张建平

2015年3月19日

前　言

自然流产是妊娠最常见的并发症，临床发病率为15%～20%，其中1%～5%发生复发性流产。复发性流产的发病原因非常复杂，不仅与遗传、解剖、内分泌、免疫、感染及男性因素有关，还与环境、精神、药物、营养等因素有关。

许多年来，复发性流产给人一种高深莫测、扑朔迷离之感；流产原因不明、检测方法缺乏、治疗手段有限，保胎成功率低。

2013年，笔者主编了《实用不孕不育诊断与治疗》，其中有复发性流产章节，由于篇幅有限，有关内容无法详述。基于此，笔者计划编撰一本复发性流产方面的专著，供同行们参考。本书邀请了中山大学附属孙逸仙纪念医院、中山大学附属第三医院、广东省计划生育科学技术研究所、广州医科大学附属武警广东总队医院、广东省江门市人口和计划生育服务中心、第四军医大学附属唐都医院、广东省佛山市妇幼保健院等从事生殖内分泌、生殖免疫、辅助生殖技术及遗传专业的教授、主任医师共同执笔编撰。

本书既包括复发性流产国内外最新进展，又包含编写者积累的丰富临床经验。全书共十八章，包括复发性流产总论、与女性反复流产有关的主要病因的诊治，男性因素及环境因素与流产的关系探讨与对策。对临床医生最关心的免疫型复发性流产的诊治，淋巴细胞主动免疫治疗方法及质量控制、妊娠期胚胎发育监测、血栓前状态及复发性流产的保胎方法等做了详尽的阐述，还对辅助生殖技术与流产、性激素检测、卵巢功能评价及生殖免疫学检查做了系统的介绍。本书获得了广东省科技计划项目基金资助，项目编号2011A030400011。

本书借鉴了国外医学书的编写方法，内容注重实用、通俗易懂；体例上有引言、引导性问题、提示、争议、正反两方面的观点、总结、病例讨论等。

由于复发性流产的参考资料相对较少，尽管编者们对国内外相关文献资料进行了精心筛选、综合分析、认真编写和反复修改，但书中难免有不尽如人意之处。敬请各位读者谅解，并给予批评指正。

谨希望本书能对关心复发性流产的同道起到抛砖引玉、举一反三的作用。

陈建明　苗竹林

2015年3月5日

目　录

第一编　临床部分

第二编　诊　疗　技　术

第一编　临床部分

第一章 复发性流产总论

引言

生儿育女、传宗接代，享受天伦之乐是无数渴望做父母的夫妇的美好愿望。而复发性自然流产（recurrent spontaneous abortion，RSA）病因复杂，治愈率低，诊治费用高，对于期盼成为父母的RSA夫妇来说是个家庭悲剧，对于生殖专科和妇产科医生来说是一个巨大的挑战，也是生殖技术发展的一个契机。

流产是妊娠最常见的并发症。在所有可能妊娠中大约有50%会发生流产，在临床上确诊妊娠的孕妇中，自然流产的发病率为15%~20%，其中1%~5%发生RSA。RSA的发病原因非常复杂，既可能是单一因素导致流产，也可能是混杂的多因素导致流产。RSA原因主要有遗传因素、生殖道解剖结构因素、内分泌因素、感染因素、血栓性疾病因素、免疫因素及男性因素等，其他还有环境因素、精神因素、药物因素、营养因素及不明原因RSA。

近30余年，RSA的诊断与治疗技术有了飞跃发展。研究发现至少40%的RSA患者病因不明，不明原因自然流产80%以上都与免疫因素有关，绝大部分不明原因自然流产属于同种免疫型RSA。将RSA的部分原因归咎于免疫因素后，免疫刺激或免疫抑制都被当做恰当的干预手段。妊娠前遗传咨询，胚胎植入前遗传学诊断（PGD），生殖道解剖结构的矫正，生殖道感染的处理，内分泌功能紊乱的调节，免疫异常的治疗，以及早孕后内分泌治疗联合免疫治疗等综合保胎措施，使RSA保胎成功率提高至令人欣慰的70%~90%。

引导性问题

- 患者有多少次妊娠发生流产？在妊娠的哪个时期流产的？
- 流产时有无胚芽和胎心？血HCG、P值是多少？
- 患者是自然妊娠流产还是促排卵后妊娠流产？
- 流产时采用何种方法终止妊娠？胚胎绒毛有无做染色体核型分析？
- 如果患者有过活产，在哪个时期发生的？胎儿有无畸形？
- 患者月经周期及月经量正常吗？有无痛经？
- 体重是否超重？有无高血糖或（和）高胰岛素血症？
- 是否按照RSA流产5大原因全面检查？
- 有无患过自身免疫型疾病或血管栓塞病史？

● 多次流产与环境、不良嗜好、营养、精神因素等有无关系？

● 丈夫是否做了精液检查和染色体核型分析？

● 如何根据患者的流产原因选择适当的孕前治疗方案？

● 对不明原因复发性流产何种治疗措施更恰当？

● 检查费用较高、治疗时间较长、保胎过程复杂，会影响患者的治疗计划吗？

流产的定义和分类

自然流产：是指在孕20周之前、胎儿体重不足500 g的妊娠物自然丢失。

复发性流产：女性与同一性伴侣发生连续3次或3次以上在妊娠20周之前的胎儿丢失。

2009年辅助生殖技术国际监测委员会（ICMART）及世界卫生组织（WTO）定义为连续2次及2次以上临床妊娠的丢失（这是因为在连续2次流产后的复发率与3次连续流产后的复发率相近）。

我国大陆将妊娠28周之前自然流产3次及3次以上，胎儿体重不足1 000 g的妊娠物自然丢失，称为复发性流产。

原发性复发性流产：指从未有活婴出生的RSA。

继发性复发性流产：指曾有正常分娩的RSA。

早期妊娠流产：指估计胎龄（EGA）<12周的妊娠丢失。

晚期妊娠流产：指估计胎龄在12～20周的妊娠丢失。

复发性流产流行病学

提示：自然流产多发生在妊娠8周以前。绝大部分的自然流产发生在妊娠12周以内，少数自然流产发生在妊娠12周之后。自然流产发生的危险随着妊娠丢失次数的增加而增加，自然流产的危险性随妇女年龄增长而升高。

自然流产

自然流产是早期妊娠最为常见的并发症。临床上确认的自然流产发病率为15%～20%，但其实际发生率远高于此。因为部分自然流产发生在胚胎着床后很短时间内，临床上没有典型的停经、确认早孕、继而胚胎停育的过程，仅仅表现为月经稍延迟、月经量稍多或正常，有些患者甚至没有任何月经周期或月经量方面的异常表现。研究显示，用敏感的β-HCG在月经的后半期检测已婚妇女，发现30%～40%的受精卵在着床后月经前发生流产，称为生化妊娠或隐性流产。因此，统计自然流产的真实发生率较为困难，普遍认为自然流产的真实发病率为50%～60%。

事实上从生育效能上来说人类是低效的。受精卵形成后仅有30%～50%最终完成活产。从受精卵形成到胚胎着床有近1/3会发生自然流产，从着床到孕6周的胚胎中又有25%左右可能流产；孕6周以后发生流产的概率为12%～20%，其中绝大部分发生在孕6～12周，仅有1%～2%的自然流产发生在孕12周以后。

国外一项研究表明，4 265例自然妊娠的流产率为14%，其中早期妊娠流产率80.7%，晚期自然流产率19.3%。1 945例辅助生殖技术（ART）后妊娠自然流产率21%，其中早期妊娠流产率78.6%，晚期妊娠流产率21.4%。

自然流产复发率及相关因素

提示： 自然流产发生的危险随着妊娠丢失次数的增加而增加，连续自然流产3次后，再次妊娠流产复发率高达50%～70%；自然流产的危险随年龄增长而升高，女方年龄≥35岁、男方年龄≥40岁的夫妇中流产风险最高。

生育史是一项独立预测未来妊娠结局的因素。每发生一次胚胎丢失，再一次流产的风险就随之增加。例如，初产妇和有过活产史的女性在其下一次妊娠中的流产概率为5%，显著低于末次妊娠为流产的女性。既往的活产史不能排除随后的自然流产。

自然流产发生的危险随着妊娠丢失次数的增加而增加。第1次妊娠流产的危险性是11%～13%，第2次妊娠流产的危险性是13%～24%，第3次妊娠流产的危险性为30%，第4次妊娠流产的危险性则高达40%。国内报道连续自然流产3次后，再次妊娠流产复发率高达50%～70%。

如按连续发生2次流产计算，RSA的发生率为5%；按连续发生3次流产计算，RSA的发生率为1%～4%。流产的复发率受多种因素影响，如年龄、病因、生育史等。自然流产的危险性随妇女年龄增长而升高（年龄是最常见的独立原因）。年龄≤30岁的妇女再次妊娠的流产率为7%～15%，30～34岁妇女再次妊娠的流产率为8%～21%，而35～39岁妇女和年龄≥40岁的妇女再次妊娠的流产危险性急剧升高，流产发生率分别为17%～28%和34%～52%。

一项大规模的前瞻性计数研究，确定了妊娠中的流产与年龄相关的风险。流产发生率在12～19岁为13.3%，20～24岁为11.1%，25～29岁为11.9%，30～34岁为15%，35～39岁为24.6%，40～45岁为51%，≥45岁流产发生率高达93.4%。

妊娠流产率的升高可能是随着年龄增长，胚胎染色体异常的概率增加，或是与子宫和卵巢功能的减退相关。一项大规模的欧洲多中心研究也将丈夫的高年龄视为流产风险因素，在女方年龄≥35岁、男方年龄≥40岁的夫妇中流产风险最高。

发生过自然流产后再次妊娠出现早产的机会增加，并随自然流产的次数增加。1次自然流产后早产的风险增加，*OR*为1.05～1.66；2次及以上*OR*为1.95～2.88。特别是发生在中孕期的自然流产，再次妊娠早产的风险明显增加。一项研究报道中孕期流产后，再次妊娠有39%发生早产，5%出现死胎，6%发生新生儿死亡。

RSA是异位妊娠（2.5%）、完全性葡萄胎（5/2 500）及神经管缺陷的高危因素。RSA是一种异质性疾病，复发率受多种因素影响，如年龄、病因、生育史、环境因素、精神紧张等。流产的胚胎核型正常，无大体畸形的复发率较核异常或有畸形者高。有活产史者，复发率不足30%。流产发生越晚，复发率越高。月经稀发者复发率高，可能与孕妇内分泌异常有关。

必须指出的是，至少35%有3次流产史的患者是由于纯粹的流产概率造成或是继发于偶发的胚胎染色体异常，这样的患者有75%的机会在下次妊娠时不出现流产。

复发性流产病因

提示：RSA的病因主要包括遗传因素、生殖道解剖结构异常、内分泌异常、生殖道感染、血栓性疾病因素、免疫因素，其他尚有男方因素、环境因素、生活习惯、身体疾患、心理因素、药物因素等。

遗传因素

早孕期偶发自然流产胚胎的染色体异常发生率为50%～60%，RSA夫妇中胚胎染色体异常发生率占到29%～57%。细胞遗传学研究发现，这些异常大部分是染色体数目异常（86%），主要有各种染色体三体、多倍体、X单倍体；少数为染色体结构异常（6%）及其他如染色体镶嵌现象及亚显微染色体异常等（8%）。通常，平衡互补易位携带者的表型正常，但是减数分裂时的分离异常导致50%～70%的配子和胚胎出现非平衡易位。

胚胎染色体数目的异常即常染色体三体（多1条染色体，共47条染色体）、多倍体（较正常染色体多1～2倍，共69～92条染色体）和X染色体单体（缺少1条染色体，共45条染色体）。由于卵母细胞在减数分裂时同源染色体未分离，导致子细胞中染色体的重复或缺失。大部分非整倍体异常都是源于卵子第一次减数分裂出现错误，仅有7%的胚胎染色体三体源自父系的减数分裂异常。通常所见的染色体数目异常为13、14、15、16、21和22号常染色体三体以及X单体。

雷彩霞等对自然流产刮宫术后取得的1 437例胚胎绒毛细胞进行体外培养、G显带核型分析；培养成功1 390例，正常核型595例（42.80%），异常核型795例（57.20%）；其中非整倍体571例（71.82%），前5位非整倍体排序为：16-三体123例（21.54%），22-三体88例（15.41%），45，XO 80例（14.01%），15-三体25例（4.38%），13-三体24例（4.20%）。染色体结构异常占自然流产总量的3.52%，占异常核型的6.16%。第1次自然流产异常核型发生率为61.64%（360/584）；第2次自然流产异常核型发生率为55.44%（214/386）；≥3次自然流产异常核型发生率为52.62%（221/420）。这些结果表明，无论流产次数多少，异常核型在流产中所占的比例均超过50%，是流产的主要原因。

不同类型的染色体非整倍体胚胎妊娠结局是不同的，大多发生非整倍体流产的患者预后较好；非整倍体流产只会偶然发生，然而少数患者将会复发。Carp等研究显示，如果流产胎儿为非整倍体，下次妊娠成功的概率要高于流产儿为正常核型，比例为68%∶41%。临床上发现涉及性染色体的各种非整倍体胎儿存活机会较其他非整倍体胎儿高，尤其是47，XYY胎儿均能存活。

胚胎染色体异常所致的流产可发生于妊娠的任何阶段，自然流产的孕周越早，细胞遗传学异常的发生率越高，但以孕8~15周时发生率最高。流产儿的染色体核型分析能为患者以后的妊娠提供预测意义的信息。有过正常胚胎核型的女性比有过异常胚胎核型的女性流产更频繁。

胚胎染色体异常在单次流产时，属于自然淘汰；随着流产次数的增加，胚胎染色体畸变的概率将会降低。染色体核型正常的胚胎超过90%能够继续维持妊娠。因此，偶发的自然流产可以视为自然选择、自然淘汰的机制，但连续发生的流产，就必须给予足够的重视。

父母双方染色体异常在普通人群出现概率约0.2%，在RSA夫妇中高达4%；母源因素与父源因素的比率为（2~3）∶1。有报道国内外不同种族自然流产夫妇染色体异常的概率为2%~12%。最常见的染色体异常为染色体平衡易位，其中60%为交互性平衡易位，40%为罗伯逊易位。数目异常主要有非整倍体、多倍体、嵌合体。其他的父母染色体异常较少见，如性染色体整倍体、染色体数量增加等。有研究发现，约有90%以上的RSA患者存在X染色体失活，而X染色体失活通常由X染色体和常染色体平衡易位、X染色体微缺失、突变造成。在英国的一项多中心回顾性研究中，对20 432例RSA夫妻进行染色体核型分析，结果发现染色体平衡易位发生率为1.9%（406/20 432），而非平衡易位仅有4例。我国学者发现在普通人群中仅0.47%检测到染色体异常，而在RSA患者中有3%~10%的夫妇发生染色体畸变。与普通人群相比，RSA夫妇染色体异常发生率显著增高。胡亮等对1 770例自然流产夫妇的细胞遗传学回顾性研究分析，将≥3次自然流产的发生率作为衡量各类染色体结构变异致流产效应的指标，结果显示，染色体平衡易位最易造成自然流产的反复发生（$P<0.01$）；而与正常组相比，染色体倒位对此则无明显影响（$P>0.05$），不是导致自然流产反复发生的遗传学因素。

夫妇自身因素及环境因素均可引起配子或胚胎染色体异常，如女性大于35岁，卵子老化，易发生染色体不分离，因而胚胎染色体异常造成的RSA更多的见于35岁以上的高龄孕妇。

生殖道解剖结构异常

提示： 生殖道解剖结构异常占RSA患者的12%～15%，多为晚期流产或早产。生殖道先天性异常最常见的为子宫纵隔、鞍状子宫、双角子宫、双子宫、子宫发育不良等，尤以子宫纵隔最为常见。后天获得性异常常见的有宫颈机能不全、宫腔粘连、子宫肌瘤、子宫内膜异位症和子宫腺肌症等。

凡是能影响胚胎种植及生长发育的生殖道结构和功能异常的因素均可导致流产的发生。在RSA的病因中，生殖道解剖结构异常占12%～15%，包括先天性和后天性2大类。先天性因素主要有生殖道畸形和发育不良。常见的有子宫纵隔、双角子宫、鞍状子宫、单角子宫、双子宫、子宫发育不良和先天性宫颈机能不全。

生殖道解剖结构异常到底在多大程度上导致RSA是一个有争论的问题。虽然有较多可靠的证据表明其与RSA有关，但缺乏对照组，并且这些研究的设计合理性及研究对象的数量不令人满意。一项3 000例子宫畸形的研究认为，子宫畸形在育龄妇女人群中的发病率约为4.3%，在RSA的妇女中发病率为6%～38%，明显高于一般人群。对子宫畸形的妊娠相关研究发现，流产率为30%～40%，足月分娩率仅50%。

纵隔子宫是最常见的子宫发育异常，占子宫畸形的35%～57.5%；其次为双子宫畸形，占15%～25%。一项关于1 392例子宫异常的文献荟萃提示，RSA患者的子宫畸形发生率显著高于正常妇女（6%～38% vs. 4.3%），其中纵隔子宫占子宫畸形的34.9%，双角子宫占26%，鞍状子宫占18.3%，单角子宫占9.6%，双子宫占8.4%。

不同类型的子宫畸形其妊娠结局不同。纵隔子宫患者流产及早产的发生率与纵隔的大小无关，而与纵隔和宫腔长度的比例有关，纵隔长度在宫腔长度一半以下者的妊娠结局最差。当宫腔变形率≥51%时，预测流产的可能性为80%。

纵隔子宫及双角子宫妊娠流产的发生率均超过了妊娠总数的一半，明显高于双子宫及单角子宫。单角子宫生育功能可能正常，但反复流产和早产较多见，目前尚无合适的治疗方法。

先天性子宫发育不良往往伴有内膜和子宫动脉发育异常或缺如，而影响胚胎的种植和血液供应导致流产。

子宫畸形引起RSA的机制尚不完全清楚，部分原因可能是畸形子宫宫腔变小，适应性扩张能力下降，一旦胚胎发育超越子宫适应能力，将导致RSA。

纵隔子宫

纵隔子宫在RSA的患者中平均达到3.3%。RSA宫内病变以纵隔子宫占首位，约为60%。子宫纵隔≥1 cm者影响较大。纵隔子宫患者流产率、早产率、胎位异常、胎膜早破、前置胎盘、产后异常出血及宫内生长迟缓（IUGR）发生率较正常妊娠高出数倍。文献报道纵隔子宫的妇女79%的妊娠以流产结束，胎儿存活率为6%～28%，其中60%的流产发生在妊娠早期。纵隔子宫是先天发育中双侧副中肾管融合后纵隔吸收受阻所致。子宫纵隔使子宫腔的对称形态发生改变，宫腔容积小于正常子宫，妊娠后腔内压力不均衡，胎囊生长受限。子宫纵隔部位的子宫内膜存在明显的发育缺陷，平滑肌含量增加且肌纤维排列紊乱造成胎囊供血不足，对雌激素、孕激素的敏感性下降，可能引起纵隔内肌肉组织的不协调频繁子宫收缩，致使胎儿流产或死亡。不全纵隔子宫患者孕期胎盘可跨过纵隔附着于纵隔两侧，引起胎盘增大、变形等发育异常情况，附着于纵隔部分的胎盘供血不足，且纵隔上的内膜对激素反应较差，导致胎儿发育迟缓，甚至死亡。这些导致自然流产的机制需在胎囊生长到一定大小后才起作用。

双子宫和双角子宫

双子宫被认为是正常单子宫的复制，因此妊娠结局与正常子宫相似。双子宫和双角子宫的患者基本不影响受孕，但RSA、早产中有25%为双角子宫妊娠。双子宫的宫腔如果较小，会发生供血不足，子宫内膜发育不良，胚胎不易着床或着床后发育不良，易并发宫颈机能不全。双子宫流产率为20.9%～32.9%，流产大多发生在妊娠早期，但如能继续妊娠，妊娠结局较好。

子宫肌瘤

子宫肌瘤是最常见的获得性子宫畸形病因，妊娠合并子宫肌瘤是临床上常见的病变。妊娠期妇女体内雌激素水平升高，妊娠合并子宫肌瘤增加，发病率占肌瘤患者0.1%～12.5%，超声检查妊娠合并子宫肌瘤者为12.3%，占妊娠者的1%～3.9%。随着越来越多的女性推迟生育年龄，子宫肌瘤合并妊娠的患病率可能会进一步增高。

RSA与肌瘤类型、部位、大小及数目有关。只有使宫内膜腔变形的肌瘤才影响生育。在妊娠早期阶段形态发生改变的宫腔不利于受精卵的着床和生长发育，增加流产的危险，自然流产的发生率是非肌瘤孕妇的2～3倍，可达20%～30%。浆膜下肌瘤对妊娠结局无明显影响，手术切除适用于有症状者；

肌壁间肌瘤降低临床妊娠率，增加流产率，但尚无充分证据表明肌瘤切除术能改变妊娠结局；黏膜下肌瘤明显降低妊娠率，增加流产率，降低活产率，且手术行肌瘤切除后明显改善妊娠结局。

子宫肌瘤对着床的影响可能主要是机械因素或是宫腔形态的改变造成。子宫黏膜下肌瘤占据了受精卵着床的部位而导致着床失败，或影响子宫内膜血供而降低了子宫内膜容受性，不利于孕卵着床。即使妊娠，也常因影响胚胎发育不良而流产。到了妊娠晚期，由于子宫收缩力的异常，引起早产、阻碍分娩或造成产后大出血。子宫腔的机械扭曲、异常血管形成、子宫内膜发育异常及内膜血循环障碍、内膜炎症、内分泌环境异常、子宫肌的结构和收缩异常等干扰受精卵植入、胎盘形成及胚胎发育。另外妊娠中期子宫肌瘤迅速增大压迫胎囊或肌瘤红色样变刺激宫缩等，也可导致流产或早产。一系列的体外受精和胚胎移植的结局分析发现，黏膜下肌瘤发生RSA概率高，未扭曲宫腔的肌壁间肌瘤对妊娠结果的影响较少，而浆膜下肌瘤一般不引起RSA。

宫腔粘连

宫腔粘连（intrauterine adhesion，IUA）指各种原因导致的子宫内膜损伤，引起宫腔粘连。宫腔粘连多来源于刮宫或人工流产对子宫内膜的损伤。宫腔操作容易引起宫腔粘连或是纤维变性，尤其是刮宫术，而且与刮宫术种类密切相关。宫腔粘连，在流产清宫发生率为66.7%，产后清宫为21.5%，剖宫产后清宫为2.0%，葡萄胎清宫为0.6%。感染与宫腔粘连关系不大。宫腔粘连缺乏相应治疗时，自然流产发生率为14%~40%，早产发生率为23%。Schenker等报道，孕前未接受任何治疗的292例宫腔粘连者中妊娠率仅为45%，其中40%患者发生自然流产，23%发生早产。

宫腔粘连最易造成不孕，部分患者虽能受孕，但因为宫腔粘连而导致胚胎着床失败或者孕早期流产。宫腔粘连导致流产的原因可能与子宫内膜受到损伤，宫腔变形、宫腔容积减少，子宫内膜异常，宫腔内粘连或纤维化部位的内膜对性激素的反应性减弱，影响胚胎着床，或是与受损的子宫内膜蜕膜化不良、胎盘形成障碍而发生RSA。宫腔粘连分离有可能恢复子宫内膜对激素的反应性，恢复规律的月经周期，提高妊娠成功率。

子宫颈功能不全

子宫颈功能不全（cervical incompetence，CIC）为公认的引起晚期RSA和早产的主要原因之一。CIC指在没有宫缩的情况下，子宫颈的功能性或结构性缺陷致使宫颈内口松弛，无能力维持妊娠至足月。CIC严重者导致妊娠晚期流产，程度轻者可能发生早产。

CIC的真实发生率不明，因为诊断主要依靠临床，尚无公认的客观诊断标准。近年来，由于早孕人工流产及中孕引产的增加，创伤性CIC的发生率不断上升。Crude从流行病学资料估计，其在整个产科人群中的发生率为0.5%，在有中期妊娠流产史女性中的发生率为8%。10%～25%的晚期流产和约15%的早产是由CIC引起。

引起CIC的主要因素为手术创伤，如宫颈锥切、阴道分娩或中期妊娠引产造成的严重宫颈裂伤，扩宫诊断性刮宫或难免流产多次清宫对宫颈的损伤，先天性发育不良及孕妇体内雌激素暴露等因素造成。此外，有研究提示当宫口开大5 cm以上剖宫产时子宫下段切口过低，有可能造成CIC。先天性CIC少见。

宫颈锥切术是否引起CIC，与锥切术后颈管的长短有关。1977年Chwe等发现，若宫颈锥切的深度＞10 mm，则会增加其早产和晚期流产的风险。同年EL-Azeem等通过超声检查发现，宫颈锥切术后患者的宫颈长度要短于正常孕妇，而其早产的发生率则与其宫颈的长度成反比。

宫颈过早成熟可能是各种生理病理过程，如感染、寄生、炎症、激素和基因易感性的最终表现形式。

随着晚期流产机制研究的深入，发现感染与晚期流产密切相关。许多无症状的妊娠中晚期宫颈扩张的患者有亚临床宫腔感染的证据，尚不清楚这种发生率高的微生物入侵是宫颈过早扩张的原因还是结果。目前孕产妇宫颈微生物的感染成为晚期RSA的主要原因，也成为晚期流产诊断治疗重点。

CIC不能有效的承受不断增加的宫腔内压力和重量，宫颈缓慢无痛性扩张，胎囊突出，导致不成熟胎儿娩出。此种RSA多发生于相同妊娠月份，而且无明显先兆，胎儿突然完整娩出。CIC往往诊断过度，目前仍然没有客观和可靠的检查技术在非孕期诊断CIC。诊断通常是基于既往的流产史、自发性的胎膜破裂和无痛性的宫颈扩张。

内分泌因素

提示：内分泌因素占RSA患者的17%～20%。最常见的为黄体功能不全（LPD）、多囊卵巢综合征（PCOS）、高泌乳素血症（HPRL）、糖尿病和甲状腺功能异常等。PCOS和LPD导致的早期流产发生率较高。基础卵泡刺激素（FSH）、黄体生成素（LH）升高也会使RSA发生率增加。

黄体功能不全

LPD是指黄体存在缺陷，孕酮（P）分泌不足，从而导致子宫内膜发育迟滞引起的月经失调和生育功能缺陷综合征。LPD常导致孕卵着床障碍、黄体期出血、不孕及RSA。不孕症妇女中LPD发生率为3.5%～10%，早期妊娠流产中LPD发生率为35%，在年龄较大、有RSA病史及高泌乳素血症的妇女中发生率高达35%～50%。35%～40%的不明原因RSA的致病因素是LPD或黄体期缺陷，表现为血清孕酮水平低下及子宫内膜活检提示内膜发育不同步。

由于黄体分泌的孕酮是胚胎着床的必备条件之一，其在维持早孕的过程中有极其重要的作用，而且黄体在整个孕期都有合成孕激素的能力，但约在孕7周以后合成孕激素的能力显著下降，这标志着黄体功能将由胎盘取代。LPD是早期妊娠丢失的重要原因之一。LPD的主要特征是黄体发育不全、过早退化、萎缩不全、P分泌不足，以致子宫内膜成熟缺陷导致的内膜分泌反应不良。导致LPD的原因尚不完全清楚，可能与排卵异常、高泌乳素血症、PCOS、甲状腺功能异常、低胆固醇血症、子宫内膜异位症以及遗传等因素有关。LPD的发生机制可能与黄体期分泌的孕激素减少，卵泡期分泌的FSH减少，LH的异常以及子宫内膜的低反应性有关。多数学者认为LPD与卵母细胞质量有关。近年的研究显示，子宫内膜缺陷往往与孕激素水平无关，而有可能是雌激素、孕激素受体在子宫内膜的表达异常所致。

目前尚缺少用来评价LPD的真实发生率和LPD作为一种RSA原因的诊断标准。LPD的诊断主要依靠血清P水平的检测以及子宫内膜活检。黄体中期P浓度是判定LPD的重要可靠指标，但由于黄体中期P呈脉冲式分泌，使得检测结果变得不十分可靠。为准确判断黄体功能，在排卵后第6天、第8天、第10天动态观察血清P浓度。

多囊卵巢综合征

PCOS是妇女最常见的内分泌紊乱性疾病之一，主要表现为月经紊乱、排卵障碍、高雄激素血症、多毛、肥胖、不孕、胰岛素抵抗（IR）、双侧卵巢多囊性增大。PCOS多见于17～30岁妇女，育龄妇女中PCOS的患病率为5%～10%，占无排卵性不孕的30%～60%。目前临床上普遍采用2003年鹿特丹PCOS诊断标准。PCOS患者早期自然流产发生率可达30%～50%，较普通孕妇增加3～4倍，而其复发性早期流产发生率为36%～82%。接受IVF-ET的PCOS患者，早期自然流产发生率为20%～35%，高于同龄对照组。主要与高LH血症、高雄激素血症和（或）高胰岛素血症有关。

PCOS的主要内分泌特征是高雄激素血症和（或）高胰岛素血症和（或）高LH血症。雄激素水平的增高可能导致LPD、雌激素分泌紊乱，抑制了子宫内膜功能因子glycodelin A的水平，造成子宫内膜容受性下降，从而有可能影响胚胎的着床。或子宫内膜发育与胚胎发育不同步，从而引起胚胎着床障碍和早期自然流产。

高胰岛素血症与血浆纤溶酶原激活物抑制剂-1（PAI-1）升高有密切联系，PCOS患者有PAI-1升高。PAI-1在纤溶系统发挥重要作用，在纤溶酶原活化过程中抑制纤溶酶形成，促进血栓形成，导致胎盘功能不良，从而导致流产。PCOS患者孕早期胰岛素浓度升高引起血糖和胰岛素生长因子结合蛋白-1（IGFBP-1）的降低，而IGFBP-1降低表示子宫内膜在围着床期受到损害而引起流产。高胰岛素血症患者的胰岛素水平过高对卵子及早期胚胎有直接的损害作用。

早卵泡期血LH升高（＞10 U/L）与早期妊娠丢失相关。LH升高可能通过抑制卵子成熟抑制因子导致未成熟卵泡成熟，使未成熟卵泡排卵，卵子质量下降，而且造成卵泡发育与子宫内膜发育不同步，从而影响了胚胎的植入和生长。未成熟卵子或者不能受精，表现为不孕，或者即使受精，也不能正常发育，导致RSA。由高LH引起的高雄激素血症可能会影响卵泡生长，使颗粒细胞功能异常，从而导致卵泡凋亡。LH越高，发生RSA的可能性越大。但也有研究发现RSA患者和正常对照组的血清LH值无明显差异，认为高LH与RSA没有相关性。

甲状腺功能异常

甲状腺素（thyroid hormone，TH）在胎儿生长及母体代谢中发挥着非常关键的作用。孕早期高水平的HCG可以和促甲状腺激素（TSH）受体结合，导致TH分泌增多，反馈抑制TSH分泌，使TSH水平降低；在孕中期（约16周后）TSH逐渐上升，但在整个孕期低于非孕水平；FT_3、FT_4轻度升高5%～10%，随后逐渐下降，在妊娠后1/3阶段较非孕时降低10%～30%。

胎儿的甲状腺在妊娠12周以后才能提供足够的甲状腺素以满足其自身的需求，因此妊娠早期母体对甲状腺素的需求量增加，易出现甲状腺功能减退（甲减）的现象。以往认为，甲减和甲状腺功能亢进（甲亢）可能是RSA的原因，而甲减更多与不孕症相关。目前，这2个内分泌疾病在RSA中的作用及其机制仍不清楚。

妊娠期甲减患病率为0.3%～0.5%，亚临床型甲减（SCH）为2%～3%。如果使用最新不同妊娠期的TSH特定参考值（TSH上限值孕早期为2.5 mU/L，孕中晚期为3.0 mU/L），大多数专家预测甲减的流行数据将增加1.5～2倍。最近的研究结果显示，在孕妇中SCH患病率高达15%，大大高于普遍应用的2%～3%的患病率。据有关报道与甲减相关的RSA发生率为1.44%～8.3%。国外对700多个RSA患者的研究发现，其中7.6%患有甲减。妊娠期临床甲减有增加不良妊娠结局的风险，主要包括早产、低体重儿和流产等，同时有损害后代神经智力发育的可能性。

虽然有研究提示甲减可能增加流产和产科并发症的风险，但目前缺乏甲减与流产的直接因果关联的证据。尽管如此，孕前筛查甲状腺疾病和评估甲状腺功能是必需的。因为有证据表明甲减或SCH与孕产妇不良结局和新生儿智力低下有关。

大量实验已经证实，母体血清中甲状腺素减少，即使是轻度减少即SCH，也会导致流产、早产、胎儿畸形、胎儿生长受限和低体重儿，甚至造成母体围生期病死率升高；最主要的是可影响胎儿神经系统的发育，造成后代智力水平降低。近年研究显示，SCH与流产、早产及胎盘早剥密切相关。妊娠早期和晚期TSH升高者，低体重儿及急诊剖宫产的概率较高，且孕妇TSH＞10 mU/L或甲状腺抗体（ATA）阳性是发生死胎的危险因素。TSH水平每增加1倍，流产风险增加60%。妊娠妇女SCH发生率高达5%，因此早孕的患者应常规进行甲状腺功能的筛查。

甲亢可导致育龄期女性月经紊乱、受孕率下降，甚至不孕。甲亢与妊娠期高血压疾病、早产、胎盘早剥、产妇心功能衰竭、低体重儿、胎儿生长受限、死产、甲状腺危象及孕产妇充血性心力衰竭相关，甲亢合并妊娠的流产率为26%，但并没有证据证实它是RSA发生的独立病因。因此，通常认为甲状腺激素过度分泌与不孕或RSA无关。

糖尿病

妊娠合并糖尿病发生率可达5%～20%，妊娠期糖尿病占妊娠妇女的2%～8%。一般来讲，血糖控制良好的糖尿病患者，流产的发生率与非糖尿病无差异，但血糖控制不良者流产率可高达15%～30%。糖化血红蛋白（HbA1c）升高增加了早期流产的风险，因此，对RSA患者应筛查血糖和HbA1c水平。英国的一项临床研究显示，1型糖尿病患者HbA1c含量高于7.5%时明显增加了不良妊娠结局的风险；与正常人群相比，不良妊娠结局和自发流产率要高4倍，胎儿先天畸形的发生率要高9倍。建议妊娠前及妊娠6周前应积极控制血糖水平至理想状态。建议在孕前将HbA1c水平控制在≤7.5%，若降至≤6.6%，还可避免除流产以外的其他妊娠不良结局。

胰岛素依赖型糖尿病RSA发生率为30%，主要是糖尿病导致血管病变，子宫血运不良，胚胎发育受阻。糖尿病妊娠后容易发生流产、胎儿停育、死胎、羊水过多风险增加。胎儿畸形是糖尿病围生儿死亡的主要原因，发病率为6%～12%。妊娠4～8周持续高血糖状态对胎儿致畸有重要影响。实验研究也显示高血糖对胚胎有毒性作用。高浓度葡萄糖能够抑制囊胚细胞增殖与分化，从而进一步影响囊胚着床和生长发育；还可通过诱导胚胎细胞的凋亡而产生对胚胎的毒性作用，涉及的凋亡基因主要是Bcl-2家族的Bax基因。糖尿病患者存在子宫局部和母胎界面的血管功能障碍，可导致子宫胎盘功能不全、梗死而发生胎儿缺血缺氧，最终发生流产。

高胰岛素血症患者的胰岛素水平过高对卵子及早期胚胎有直接的损害作用，高胰岛素血症还会导致子宫内膜血流不足，从而降低内膜容受性。在非胰岛素依赖型糖尿病中，血糖得到控制的患者流产率为15%，而血糖未得到满意控制的患者流产率则高达45%。但也有学者认为糖尿病虽与流产有关，但没有直接证据表明它们会导致RSA。

肥胖女性妊娠期如果并发妊娠期糖尿病，病情不易控制，并发症难以治疗，血栓性疾病风险也增加，胎儿流产、死胎、巨大胎儿、胎儿生长受限、发育异常（尤其是神经管畸形）、胎儿缺氧等风险增加。

高泌乳素血症

高泌乳素血症（HPRL）患者流产率较正常人群增加，流产人群中PRL的水平较正常人群高。经溴隐亭治疗后患者受孕率及流产率得到明显改善，这均提示流产的发生与HPRL之间存在某种关联。HPRL与RSA的关系尚有争论。多数认为HPRL可引起LPD，因而间接引起RSA；而LPD妇女HPRL的发生率为46%～70%。

PRL可参与LH的释放，影响卵巢黄体的发育及P的合成分泌，导致黄体期缩短，P水平低下，因此不易怀孕，即使受精也不易着床，常出现流产。另外，蜕膜可产生PRL，子宫局部一定量的PRL是胚胎生长发育所必需的，HPRL可干扰妊娠期子宫局部正常的PRL水平，影响胚胎发育，引起RSA。

子宫内膜异位症

子宫内膜异位症（EMT）患者RSA发生率显著增加，为33%～50%。

EMT引起不孕、着床障碍和自然流产的原因是错综复杂的，可能通过各种通路，干扰卵巢反应、影响卵母细胞质量、降低胚胎质量、不利于着床或妊娠后流产。胚胎着床受损，可能与子宫本身的缺陷、腹腔液异常或胚胎本身的质量下降有关。亦有报道植入生物标记物蛋白A（GdA）、骨桥蛋白（OPN）、溶血磷脂酸受体（LPA3）、同源框基因（HOX）A10等的低表达可能与子宫内膜异位症患者内膜容受性受损相关。EMT患者腹腔液中的巨噬细胞增加，分泌大量细胞因子，降低颗粒细胞分泌孕酮的功能，干扰卵巢局部的激素调节作用，使LH分泌异常、PRL水平升高、前列腺素（PG）含量增加，可能导致LPD、卵泡未破裂黄素化综合征（LUFS）、不排卵。腹水中升高的PG可以干扰输卵管的运卵功能，并刺激子宫收缩，干扰着床和导致RSA。巨噬细胞分泌的多种生物活性物质对子宫内膜结构产生不良影响，影响黄体期子宫内膜的正常发育，从而阻止早期胚胎着床，导致早期胚胎夭折。即使子宫内膜异位症患者妊娠后，流产率也显著高于非子宫内膜异位症患者，而且由于子宫功能异常导致较深的胎盘形成，从而使早产、产前出血等产科并发症增多。

感染因素

提示： *偶发性自然流产与感染相关，而感染引起RSA缺少证据支持。由于生殖道感染原与偶发性流产具有明显相关性以及容易治疗，因此，RSA妇女生殖道分泌物检查异常，应对夫妇双方进行积极治疗。*

引起自然流产的感染包括全身感染和女性生殖道感染。任何导致菌血症或脓毒血症的全身感染均可能引起自然流产，包括急性肺炎、急性肾盂肾炎、急性胰腺炎和急性阑尾炎等。这些感染产生的毒素可对任何妊娠期的胚胎或胎儿产生毒素作用或引发子宫收缩导致流产、死胎、死产和早产等不良妊娠结局。

生殖道感染因素约占RSA流产患者的5%。据报道在妊娠期支原体（UU）感染率约为25%，宫颈衣原体（CT）的感染率为2%～37%，假丝酵母菌感染高达50.12%。在妊娠过程中，阴道、宫颈管感染的病菌可沿生殖道黏膜上行，或经血液感染胚胎或胎盘，引起慢性子宫内膜炎和绒毛膜羊膜炎，并且诱发子宫内膜局部组织免疫反应、激活补体，导致免疫性损伤，影响子宫内膜的代谢和生理功能，干扰和破坏胚胎的发育，引起自然流产甚至死胎。由于感染介导免疫反应，刺激前列腺素合成，宜诱发宫缩导致早产。

对有自然流产史的妇女进行检查，发现某些感染原的检出概率增加，感染病原体有CT、UU、柯萨奇（肠道）病毒、单核细胞增多性李斯特菌病、人微小病毒B19（HPV B19）及TORCH（弓形虫、风疹病毒、单纯疱疹病毒、巨细胞病毒）等。虽然研究已证实偶发性自然流产与感染相关，但迄今为止尚无有确切的证据证明任何一种病原体感染可以导致RSA。理论上，如果由感染导致的RSA，相关的病原体需要长期存在于生殖道。由于在原发感染时人体产生抗体，再发感染的致病性降低，很难再次又感染导致RSA。

有研究显示在妊娠期细菌性阴道病（BV）发病率为10%～50%。BV是中期妊娠流产和早产的危险因素，妊娠33周前发生的早产可能与BV有关，但BV是否与早期妊娠流产相关仍存在争议。

人巨细胞病毒（HCMV）是引起胎儿宫内感染的最常见、最危险的病原体；孕期HCMV病毒感染可导致流产、死胎、畸形、智力发育障碍等严重后果。孕妇单纯疱疹病毒（HSV）引起的生殖器疱疹，可通过母婴垂直传播影响胎儿；妊娠20周前HSV感染胎儿可导致低体重儿和早产。未经治疗的梅毒可显著影响妊娠结局，导致自然流产、死产、非免疫性胎儿水肿、先天梅毒、早产和围产期发病及死亡。人类免疫缺陷病毒（HIV）阳性妇女的不良妊娠结局包括：早期自然流产率增加，低体重儿、死胎、死产、早产、胎膜早破，其他性传播疾病感染（STD）、细菌性肺炎、泌尿道感染以及其他感染性并发症。但这些不良的妊娠结局是否因HIV感染所致尚不清楚。

据报道，近80%的急性CIC患者存在羊膜腔炎症。全身或子宫颈局部的感染可致使巨噬细胞、中性白细胞、浆细胞释放炎性因子如白介素（IL）-1β、IL-8，子宫颈平滑肌细胞受这些炎性因子的刺激，亦可释放蛋白酶类，引起宫颈软化成熟，诱发和加重CIC发生和引起晚期流产。

绒毛膜羊膜炎是早产的重要因素。感染可来自下生殖道、宫颈的微生物，亦可由宫腔感染所致。妊娠期存在于阴道的致病菌及条件致病菌可由阴道宫颈上行感染至胎膜，引发胎膜的局部感染，此种感染多无明显临床症状，属亚临床期感染。据调查人群中至少有40%的早产与阴道感染有关。总之，导致早产是多因素的，与宿主的免疫功能、病原体的侵袭力有关。

目前，感染在RSA中的作用尚无确切结论。曾有研究显示RSA与高滴度衣原体IgG抗体相关，但随后的研究者发现并不相关。Summers综述了大量文献后认为，生殖道感染可以是非RSA的偶发因素，而感染引起的RSA是非常少的。

美国生殖医学会专家共识指出，无证据支持需要对RSA患者应用抗生素治疗潜在的感染。在RSA病因筛查中不建议常规进行病原体检查，包括无需常规筛查TORCH、支原体和细菌性阴道病等。

由于生殖道感染原与偶发性流产具有明显相关，且容易治疗，因此，RSA妇女生殖道分泌物检查异常，应对夫妇双方进行积极治疗。

免疫因素

提示： 免疫因素导致的RSA占RSA患者的50%～60%。最常见的有同种免疫型RSA，约占免疫型RSA的2/3，主要是封闭抗体缺乏。自身免疫型RSA，约占免疫型RSA的1/3，主要自身抗体有抗磷脂抗体、抗甲状腺抗体。

自身免疫因素

抗磷脂抗体（antiphospholipid antibody，APA）

APA是引起流产和不孕症的最主要的自身抗体。APA阳性并伴有血栓形成、血小板减少、复发性流产等临床表现时，统称为抗磷脂综合征（APS）。APS是APA与妊娠病率或血管栓塞症之间的联系纽带。妊娠病率包括复发性早期流产，妊娠10周后一次或多次形态正常的胚胎死亡，妊娠34周前因为严重的子痫前期、子痫或胎盘功能减退发生一次或多次早产。

自身免疫型RSA本质是一种自身免疫病，流产可以是一种独立的临床表现，也可以和APS、系统性红斑狼疮（SLE）等其他临床表现如动静脉血栓形成、血小板减少、白细胞减少等同时存在。目前研究较多的与RSA密切相关的自身抗体有APA，已发现的APA有20余种，其中以抗心磷脂抗体（anticardiolipin antibodies，ACL或ACA）、抗β2-GP1-Ab和狼疮抗凝因子（LA）最有代表性和临床相关性。

APS是目前唯一被证明与RSA相关的自身免疫性疾病。APS是严重的血液凝固疾病，可导致危及生命的动、静脉血栓形成，死胎或顽固的血小板减少症。多数与APA相关的早孕期流产，在流产发生前B超检查已见到胎心搏动，流产多发生于妊娠10周之后，因为直到胚胎9～10周才有真正通过胎盘血管床的血流。APA阳性的患者中，未治疗者成功妊娠的机会非常低，活产率可能只有10%。

国外报道RSA患者中APA阳性率为7%~42%，国内报道RSA患者APA阳性率为10%~20%。另有研究417例RSA患者APA检出率21.8%，其中单ACA阳性率占64.8%，单抗β2-GP1-Ab阳性占14.3%，ACA和抗β2-GP1-Ab双阳性占20.9%，LA检出率低于2%，所以APA检测一定要包括ACA和抗β2-GP1-Ab。

甲状腺抗体（ATA）

ATA是一种器官特异性自身抗体，可出现在正常人群中，更常见于育龄期妇女。ATA主要分3种，甲状腺过氧化物酶抗体（TPOAb）、甲状腺球蛋白抗体（TGAb）、促甲状腺素受体抗体（TRAb），三者均是反映自身免疫型甲状腺疾病（AITD）的特异指标，与RSA关系密切的为前2种。

AITD易发生于育龄女性，因此影响生育力与妊娠结局而导致不育和流产。育龄期妇女的AITD患病率为5%~10%，其特点是出现TGAb与TPOAb等抗甲状腺抗体。高金瑜等研究发现，RSA患者ATA总阳性率28%，显著高于正常组的10%。黎四平等研究发现，流产组ATA总阳性率22.60%，正常对照组0.8%，流产组阳性率显著高于对照组（$P<0.01$）。有学者研究报道，AITD妇女EMT患病率为44%，而非AITD者EMT的患病率仅为9%。Janssen等研究发现AITD发病与PCOS所致不育密切相关。到目前为止，反复IVF失败与AITD之间的关系还未明确。一般来说，通过辅助生殖技术妊娠的女性，如果ATA阳性，流产的风险会显著增加。一项关于AITD对生殖辅助技术结局影响的前瞻性研究，结果显示伴有或不伴有AITD者的体外受精-胚胎移植（IVF-ET）临床妊娠成功率相似，但AITD患者妊娠后的流产率为53%，显著高于不伴有AITD者的23%。因此在胚胎移植前，确定ATA是否存在，可能有利于评估流产的风险。

ATA导致流产的机制目前尚不清楚。ATA阳性反映体内存在导致妊娠失败的异常免疫反应，是自身免疫激活的标志，与流产相关。ATA可能诱导自身免疫系统激活，作用于透明带、HCG受体或其他胎盘抗原上，影响成功妊娠；也可能直接作用于胎儿组织而造成流产，甚有可能体现了更广泛的造成流产的自体免疫缺陷。ATA阳性患者尽管甲状腺功能未表现异常，但甲状腺可能已受损害，处于亚临床阶段，或甲状腺免疫异常人群有轻微的甲状腺激素不足，尤其在妊娠对甲状腺激素需求增加的情况下，轻微的甲状腺激素不足即可显示效应。随着孕周的增加，TSH可能升高，游离甲状腺素呈现降低的趋势，导致流产或早产的危险性明显增加。

同种免疫因素

正常妊娠需要母体免疫系统对父方来源的胎儿抗原发生免疫识别，并产生免疫耐受，有利于维持正常妊娠的免疫耐受微环境。如果免疫耐受微环境失调，则会导致RSA的发生。母胎免疫耐受的形成机制复杂，主要和滋养细胞与蜕膜免疫活性如T细胞、NK细胞、巨噬细胞之间形成的交互对话而产生的复杂免疫网络平衡有关。一旦这种平衡被打破，将导致流产的发生。目前发现的证据有Th1/Th2平衡失调、Treg/Th17平衡失调、NK细胞缺陷、趋化因子及其受体表达异常、Fas/Fasl表达异常等可能与RSA的发病有关。但导致流产的具体免疫学机制尚不清楚，这也是目前生殖免疫学领域研究的热点课题之一。

封闭抗体（APLA）

APLA是白细胞抗原（HLA）及滋养叶淋巴细胞交叉反应抗原（TLX）等刺激母体免疫系统所产生的一类IgG抗体；它能抑制混合淋巴细胞反应，并与滋养细胞表面的HLA结合，覆盖来自父方的HLA，从而封闭母体淋巴细胞对滋养层细胞的细胞毒作用，保护胚胎或胎儿免受排斥。

APLA缺乏，将引发母体对胎儿产生强烈的排斥现象。发生于孕早期可出现流产，孕晚期则可出现妊娠高血压综合征、胎儿宫内生长迟缓，甚至出现胎死宫内。据报道88%的RSA患者APLA阴性，而对照组仅23%为阴性。

NK细胞

NK细胞是机体天然免疫系统重要的组成部分，也是妊娠后子宫内膜中增加最明显的免疫细胞。NK细胞可分为2种亚群，根据NK细胞表面表达分子的不同可分为$CD56^+CD16^+$及$CD56^+CD16^-$ 2个亚群。$CD56^+CD16^+$细胞是母体外周血中的主要亚型，对靶细胞具有免疫杀伤作用；$CD56^+CD16^-$细胞是子宫蜕膜中的主要亚群，对胚胎有免疫保护作用。研究发现，RSA患者的细胞免疫发生了一系列的变化，主要是外周血免疫细胞和子宫局部免疫细胞的变化。妊娠时外周血中NK细胞总数明显增加（$CD56^+CD16^+$细胞亚群），同时细胞毒活性增强，对胚胎有免疫杀伤作用。进一步的观察还发现，下次妊娠结局为足月分娩的患者外周血NK细胞的数量显著低于结局为流产的患者。$CD56^+$NK细胞可产生毒性细胞因子，妨碍胚胎种植，损伤胎盘细胞，引起蜕膜坏死；损害孕囊，孕囊小于正常或不规则变形，羊水量过少；引起绒毛下出血，导致胚胎发育不良或停止发育，最终流产。

血栓前状态

提示：妊娠期血栓前状态是RSA领域的研究热点，凝血因子Ⅴ Leiden（FVL）基因突变、活化蛋白C抵抗、高同型半胱氨酸血症、APS等原因可能导致子宫胎盘血流状态改变，微血栓形成，绒毛梗塞及蜕膜血管纤维素样坏死，从而引起胚胎缺血缺氧，最终发育不良及流产。

血栓前状态（prethrombotic state，PTS）又称为易栓症（thrombophilia），是自身免疫性RSA的一种类型。指凝血因子浓度升高，或凝血抑制物浓度降低而产生的血液易凝状态，尚未达到生成血栓的程度，或者形成的少量血栓正处于溶解状态。

血栓前状态分为遗传性易栓症和获得性易栓症2类。前者是遗传性的抗凝血因子或纤溶活性缺陷导致血栓形成的凝血机制异常；后者主要是APS、获得性高同型半胱氨酸（HHCY）血症等各种引起机体血液高凝状态的疾病所致。某些高凝状态在晚期流产较早期流产更常见，某些血栓形成倾向与早期RSA丢失显著相关。

凝血因子V Leiden（FVL）基因突变和凝血酶原的基因突变与遗传性易栓症密切相关。FVL基因G1691A突变，导致活化蛋白C抵抗，抗凝血功能障碍。凝血酶原基因G20210A突变，造成血浆凝血酶原水平增高。因此，这2个基因的突变均造成血栓形成倾向，可能与RSA相关。蛋白C和蛋白S缺陷是血栓形成的原因之一。

HHCY血症是血液高凝状态及RSA等相关疾病的独立危险因素。亚甲基四氢叶酸还原酶基因（MTHFR）在HCY代谢中起着重要作用，而MTHFR基因C677T点突变可引起MTHFR酶严重缺乏或活性下降，从而导致HHCY血症，而升高的HCY被认为是血栓性疾病的独立危险因素。HHCY血症是动脉硬化症、静脉血栓、神经管缺陷、胎盘早剥、胎盘梗死、先兆子痫以及RSA的高危因素。在正常妊娠过程中，血清HCY浓度呈显著下降趋势，在孕8～12周时即开始明显下降，于孕20～28周时达到最低水平。妊娠期高水平的HCY可通过刺激自由基的产生和释放损伤血管内皮细胞，影响其表面的多种凝血因子，形成促凝血生成的环境，增加母体血栓形成的危险，引起胎盘血栓栓塞，造成流产。孕早期过高的HCY对绒毛血管的形成有明显的抑制作用，使得绒毛血管数目明显减少，影响胚胎的供血量，从而导致胚胎死亡。此外，HHCY可使细胞处于高氧化应激阶段，而具有胚胎毒性作用，使胚胎发育异常而流产。

APS是最常见的获得性血栓前状态发病因素。APA不仅是一种强烈的凝血活性物质，激活血小板活性因子合成，促进凝血功能导致血小板聚集，血栓形成，同时可直接造成血管内皮细胞损伤，加剧血栓形成，引起蜕膜血管病变和胎盘血栓形成、梗死，损伤胎盘母儿单位的功能，从而使胚胎缺血死亡而流产。

获得性HHCY最常见的原因是食物中缺乏HCY代谢中必需的辅助因子，如叶酸（维生素B_9）、维生素B_6或维生素B_{12}；血浆中维生素B_9、维生素B_6及维生素B_{12}浓度越低，HCY水平越高。维生素B_{12}和叶酸是蛋氨酸合酶的辅助因子，因此补充叶酸和维生素B_{12}可以降低血浆HCY水平。

不明原因

使用目前的检查技术无法查出的致病因素，称为不明原因性RSA。临床上RSA患者中至少40%病因不明。随着相关研究的不断深入，研究人员发现免疫学异常是导致以往认为是不明原因流产的重要病因。不明原因RSA80%以上都与免疫因素有关，主要与妊娠免疫耐受相关。绝大部分不明原因自然流产属于同种免疫型RSA。

在针对自然流产发病机制的研究中，血管生成因子的作用越来越受到重视，这是因为在妊娠过程中，从受精卵着床到胎盘形成，再到胎儿宫内生长发育直至最终分娩都离不开母体丰富的血液供应，这些都是通过血管的不断新生以及血管通透性的相应改变来实现的。妊娠早期，血管发生和血管化是胚胎发育和胎盘形成的基础，而这一过程主要是受血管生成因子的调控，自然流产的发生可能正与这些因子的调节失衡有关。但由于血管生成因子与自然流产发病机制的部分具体机制无法阐明，因此临床上尚无具体措施予以治疗和预防。

男性因素

提示：RSA的男性因素主要包括遗传因素和精子因素。染色体结构异常可以导致生精停滞或反复流产的发生，Y染色体微缺失是引起男性不育的主要原因之一，与RSA存在相关性。抗精子抗体及其他免疫因素可能参与了自然流产的过程。精子质量与RSA的关系仍有争议。男性年龄与胚胎质量、流产率、妊娠率相关。

与男性不育相关的染色体异常主要发生在性染色体上，其数目和结构异常均可引起精子发生的障碍。1号、3号、5号、6号、8号、10号、13号、14号、15号、21号和22号染色体的异常与精子发生障碍相关，是否与RSA直接相关没有定论。染色体数目异常包括非整倍体、多倍体、嵌合体。同时出现较多的常染色体非整倍体时，常导致胚胎死亡，而单一的非整倍体胎儿常可存活。这些个体表型异常，可以通过病史采集和体格检查而被临床诊断。核型为47XYY则几乎可以全部存活，发病率为1/750；克氏综合征（核型47XXY）发病率1/2 000；唐氏综合征（21—三体）发病率1/600。这些患者的精液可以表现为正常到无精子的各种过渡状态，可以生育或具有高达50%的流产率、围产儿死亡与婴儿染色体核型异常。

染色体结构异常可以导致生精停滞或反复流产的发生，尤其是染色体1号、3号、5号、6号、10号的臂间倒位可以干扰减数分裂，导致减数分裂后的精子产生减少，甚至造成无精子症。临床上引起胚胎停育或早期流产的常见结构畸变有罗伯逊易位、平衡易位、倒位等。携带上述结构畸变的个体，可导致配子的染色体片段部分重复或丢失，引起流产、胚胎停育、死胎及胎儿畸形等。

据统计，6%～8%的少精子症和15%的无精子症患者Y染色体的微小区域内存在变异，这可能正是其病因。这些变异称为Y染色体微缺失，能够通过ICSI遗传给下一代。Y染色体微缺失是引起男性不育的主要原因之一。对3 000例男性不育者的研究表明，平均7%的男性患者Y染色体微缺失。Y染色体微缺失与RSA存在相关性，但也有研究认为Y染色体微缺失与RSA病因无关，Y染色体微缺失的检测不能作为RSA夫妇的常规检查。

男性免疫因素与RSA有关，包括自身免疫因素、同种免疫因素、ABO血型不合（占11.5%）、抗精子抗体及其他免疫因素也可能参与了自然流产的过程。

男性的解脲支原体及沙眼衣原体感染者可能感染女性，导致流产的发生。

迄今为止，未能发现标准精液参数和RSA之间的关系，精子质量与RSA的关系仍有争议。有研究发现胚胎丢失组男性精子正常形态百分比、精子密度、精子活动力及抗氧化活性均较低，证明精液质量差容易导致胚胎丢失。男性精子即使能使卵细胞受精，如果功能活性改变或降低，可能导致胚胎反应异常而导致早期胚胎丢失；即使形态、活动力正常也不能保证功能正常。但也有研究认为，不明原因RSA的人群中逐渐变细的精子形态较一般人群有所增加，但RSA与精子密度、活率、无定形的精子形态、低渗性膨胀试验或者活力无关。

男性年龄与胚胎质量、流产率、妊娠率相关。随着男性年龄的不断增大，发生染色体突变或非整倍体的可能性增加。研究发现，20～24岁男性精子染色体结构异常为2.8%，在＞45岁男性中为13.6%。高龄男性的精子质量降低，包括精液量、精子正常形态率、活动力均下降，以至妊娠率降低，流产率增加。当父亲年龄在50岁以上和母亲年龄在45岁以上时，发生早期胎儿死亡的风险将增高2倍。

总之，精子质量与RSA的关系仍有争议，更具特异性的精子质量标志物的进一步研究对RSA有指导意义。

环境因素

提示： 肥胖、营养缺乏、不良嗜好及环境因素与RSA有较高的相关性，但未引起医生和患者的足够重视。

体重过重，会增加人体各个系统和脏器的负担，从而引发高血压、糖尿病等代谢性疾病的发生，还会影响女性的内分泌功能，导致月经失调、不孕等，流产的风险增加2～3倍。肥胖女性妊娠期高血压疾病的发生率增加2～3倍，如果并发妊娠期糖尿病，病情不易控制，并发症难以治疗，血栓性疾病风险也增加，胎儿流产、死胎、巨大胎儿、胎儿生长受限、发育异常（尤其是神经管畸形）、胎儿缺氧等风险增加。尽管肥胖者热量摄入过多，但实际上维生素和微量元素缺乏比较普遍，有报道40%缺铁，24%缺乏叶酸，4%缺乏维生素B_{12}。

部分孕妇可能由于经济困难以及社会原因没有做到孕期营养保健，营养缺乏导致贫血及叶酸缺乏，造成胎儿营养不足，叶酸缺乏导致胎儿神经管发育畸形等，容易造成流产。妇女在妊娠前低体重及BMI<18.5 kg/m²，可能使自然流产的概率增加75%，所以孕前特别是低体重的妇女应该合理的增加体重。孕前及孕期服用维生素及叶酸可使自然流产的风险降低50%。

职业接触高铅环境可以造成高铅血症或铅中毒，容易造成流产。孕早期每周从事电脑操作超过20 h，自然流产的发生率比未从事电脑操作的孕妇要高。工作环境中噪声>85 dB的孕妇，其妊娠高血压、流产、早产、低体重新生儿等的发生率均比噪声<75 dB的孕妇高。

紧张焦虑、经历≥1次应激创伤性事件、压力大的工作可能会造成流产率的增加。经常性饮酒，饮酒量大，每天超过10 g酒精，流产发生率明显增加。每天吸烟>10支的孕妇，流产发生的风险显著提高，且其风险随着吸烟量的增加而成正比的升高。当一个人同时吸烟又饮酒时，流产的风险增加4倍。长期饮用咖啡，每天超过2杯，将会轻度提高自发性流产的发生率。吸食可卡因可能导致自发性流产、早产与胎盘早剥、胎儿宫内生长受限等。

妊娠丢失的评价

RSA的发病原因非常复杂，既可以单一因素导致流产，也可能是混杂的多因素导致流产。发生自然流产后，患者和医生都在试图寻找流产的原因，尽管对以上流产原因进行了详尽的评估，仍然有35%~50%的RSA夫妇流产病因不明。RSA在临床上缺乏特异性，仅凭借症状和体征难以对流产病因做出准确的判断。RSA必须依照流产原因进行全面规范的筛查，避免遗漏某些与流产有关的因素，将可能导致再次妊娠时保胎措施不当而发生流产。

当RSA患者就诊时，首先要详细询问月经史、历次妊娠结局及流产情况，内科病史如心脏病、肾脏病、糖尿病、甲状腺疾病和免疫型疾病等；既往宫腔操作时有无发现子宫畸形、有无反复宫腔手术史及子宫损伤。流产时的停经时间，有无阴道流血及腹痛情况，检查血HCG、P、E_2、凝血功能及免疫检查等数值；B超检查有无胚芽及胎心搏动，胚胎停育周数。胚胎有无畸形，是否做过胚胎染色体核型分析，保胎治疗用药情况。流产的家族史、既往疾病史、手术史，身体和情绪上的创伤，有无吸烟、饮酒和饮用咖啡等，工作和生活环境有无较重的污染。

如果发生了早孕期流产，则要明确流产是生化性妊娠、无胚胎（枯萎卵）、有胚胎（6~8周）或是有生机儿（<28孕周的早产儿）。一般来说，不同原因导致的自然流产发生时间有所不同。生化妊娠和无胚胎性早期流产多见于胚胎染色体异常、LPD、生殖道感染及同种免疫紊乱（APLA缺乏）等；多数与APA相关的早孕期流产在流产发生前B超检查已见到胎心搏动，流产多发生于妊娠10周之后。晚期流产胚胎组织新鲜或胎儿有生机则考虑主要是由解剖因素导致，如宫腔粘连、纵隔子宫等生殖道畸形及宫颈机能不全。晚期流产且胚胎已经停止发育，或者胎死宫内主要考虑血栓前状态、病原体感染及脐带羊水情况异常等等。

RSA的诊断是排除性诊断，按照RSA原因进行全面检查，根据检查结果，做出准确的诊断评估，选择恰当的治疗方案。

复发性流产检查项目

提示： RSA病因复杂，临床上要从以下几个方面进行系统筛查，即遗传、生殖道畸形、内分泌、生殖道感染、凝血功能、自身免疫、同种免疫及男性因素等。

遗传因素检查

夫妇外周血染色体核型分析

夫妻双方各抽2 mL血，用肝素钠抗凝血管，血标本冷藏于4~25 ℃，采血后24 h内送检。

妊娠物染色体核型分析

无菌收集早孕期流产胚胎组织和胎盘绒毛。中孕期流产剪取一小块（约25 mm×25 mm）胎儿含表皮下层的全程皮肤样本，这对于胎儿宫内死亡和胎儿浸渍的患者尤其重要。胎盘标本也应送检，因为胎儿组织培养经常失败。胎盘活检标本应从脐带处楔形剪下，并应包括胎膜。使用普通的由细胞遗传实验室提供的无菌容器，包含无菌生理盐水或运送培养基，不能加福尔马林，运送培养基应定期更新。也可直接将绒毛或胎儿组织标本装入刚开启的静脉输液用的0.9%生理盐水原装液瓶内送检。标本搜集后立即送到实验室，室温下转运时间不超过12 h。如果标本不能马上送检，应于4 ℃冷藏至次日，72 h内运送至实验室处理，不要冷冻标本。

采集流产绒毛或胚胎组织做染色体核型分析时，应抽取流产夫妇双方的外周血2 mL同时送检，因为母体组织污染可能影响结果的准确性。

提示： 做夫妇外周血及流产胚胎绒毛染色体核型分析，夫妇双方珠蛋白生成障碍性贫血、G-6-PD缺乏的筛查及基因检测。通过家系调查和家谱分析，分析遗传性疾病对未来妊娠的影响。

生殖道解剖结构检查

提示： 目前主要采用超声、宫腔镜、子宫输卵管造影、腹腔镜检查。

超声检查

超声检查是诊断子宫畸形的简单方便、经济实用、较为准确的方法。超声检查诊断子宫肌瘤的大小、数目及部位较为准确，尤其是经阴道三维彩超在子宫畸形的检查中及与其他子宫异常疾病的鉴别诊断中更具有明显优势。三维超声在图像质量及信息情况等均优于二维B超、输卵管造影（HSG）及磁共振（MRI）等。超声检查在对确定胚胎着床部位和胚胎发育的判断上有无可比拟的作用。阴道超声目前是诊断宫颈机能不全较为可靠的诊断方法。

输卵管造影（HSG）

可以直观地显示子宫腔的大小、形态、有无畸形；宫颈内口松弛或狭窄，宫腔粘连；输卵管形态、长度、走向、管腔直径；能较准确判断输卵管通畅、阻塞部位、阻塞性质、输卵管积水、输卵管周围粘连及输卵管功能状态等，并可预测腹腔镜手术的必要性和预后。HSG根据子宫腔形态有无异常或充盈缺损，可诊断子宫畸形类别。HSG诊断宫腔异常方面优于超声。HSG在提供输卵管内部结构及确定阻塞部位方面，优于腹腔镜；在明确盆腔内疾病及粘连方面，不及腹腔镜。

宫腔镜检查

可以直视子宫腔内的生理与病理变化，观察输卵管开口的形状，子宫内膜发育情况、内膜息肉、肌瘤、畸形、粘连、异物、炎症等；也可发现微小组织变异，如局限性子宫内膜增厚、草莓样腺体开口、异性血管等。可在直视下定位取内膜活检，进行宫腔内治疗和手术，如宫腔内残留异物取出、宫腔粘连分离、子宫纵隔切除、黏膜下子宫肌瘤或内膜息肉摘除术等。但宫腔镜不能提供子宫浆膜面情况，较难区分双角子宫和纵隔子宫。宫腔镜下输卵管插管通液诊断输卵管通畅性准确性较高，并且对输卵管近端阻塞治疗效果较好。宫腔镜比传统的诊断性刮宫、HSG以及B超检查更直观、准确、可靠，能减少漏诊，被誉为现代诊断宫腔内病变的金标准。

腹腔镜检查

腹腔镜能直接观察子宫、双侧输卵管和卵巢的形态，了解有无盆腔粘连、炎性包块、结核、子宫内膜异位症、肿瘤或畸形等，可以同时做盆腔粘连分离术、EMT病灶切除、卵巢囊肿和子宫肌瘤摘除术。经宫颈口注入美蓝液，在腹腔镜直视下观察美蓝液在输卵管内的流动情况，即可判断输卵管是否通畅和明确阻塞部位，是评价输卵管通畅性的金标准。腹腔镜的缺点是不能了解宫腔及输卵管管腔的情况，手术费用高，对技术和设备的要求较高。

子宫畸形

超声检查是诊断子宫畸形的首选方法，尤其是在合并妊娠时更有优势。阴道超声（TVS）对子宫纵隔的灵敏度为86%，对鞍形子宫的灵敏度为67%。三维彩超尤其是经阴道三维彩超在子宫畸形的检查中及与其他子宫异常疾病的鉴别诊断中更具有明显优势，对子宫的灵敏度、特异性、阳性预测值和阴性预测值均达到了100%。

超声宫腔造影（SHG）对子宫纵隔与双角子宫的鉴别诊断很准确。三维超声宫腔造影（3D-SHG）对子宫纵隔的成像几乎完全体现了其解剖特点，可以测量残留宫腔长度及不完全子宫纵隔宫腔变形率来预测子宫纵隔的流产风险，可使部分患者避免做诊断性宫腔镜检查。研究发现子宫纵隔患者流产及早产的发生率与纵隔的大小无关，和纵隔与宫腔长度的比例有关。纵隔长度在宫腔长度一半以下者的妊娠结局最差，提示纵隔的长度并不一定重要，而宫腔整体形态的完整程度是最关键的。当宫腔变形率≥51%时，预测流产的可能性为80%。

子宫纵隔与双角子宫的生殖结局和治疗策略显著不同，子宫输卵管造影（HSG）对二者的鉴别仅有55%的准确性。宫腔镜不能提供子宫浆膜表面的情况，有时不能对二者做出确诊。三维超声可以从子宫外部的形态准确鉴别子宫纵隔与双子宫或双角子宫，应作为首选方法。

HSG根据子宫腔形态有无异常或充盈缺损，可诊断子宫畸形类别。超声检查诊断子宫肌瘤的大小、数目及部位较为准确。宫腔镜是诊断宫腔病变的金标准，并可对宫腔内病变行手术治疗。腹腔镜是诊断盆腔病变的金标准，可以同时做盆腔粘连分离术、EMT病灶切除及妇科肿瘤摘除术。宫腔镜联合腹腔镜检查鉴别双角子宫及双子宫畸形优于B超检查，区分纵隔子宫与双角子宫优于宫腔镜。磁共振（MRI）是准确、无创性的诊断，其可提供子宫形态计量学方面的信息，对子宫纵隔诊断的准确率可达100%。但其费用昂贵，故在临床上的应用受到限制。

宫颈功能不全

可选择宫颈扩张试验、宫颈气囊牵引试验、子宫输卵管造影（HSG）、宫颈组织基因活性检测、阴道B超检查。

（1）宫颈内口扩条探查法　黄体期宫颈管无阻力通过8号宫颈扩张器，提示CIC。

（2）Foley导管水囊牵拉试验　宫腔内置入Foley输卵管通液管，向小囊内注入1 mL液体，使其直径达6 mm，将导管固定在宫腔内；若能容易地被牵拉出宫颈内口（牵引力小于600 g），即为牵拉试验阳性，提示CIC。

（3）HSG　用带锥形橡胶塞的金属造影导管，橡胶塞距离导管头必须 <1.5 cm，过长可致宫颈显影不全。宫颈内口水平的颈管宽度>6 mm，提示 CIC。

前2种方法由于诊断时有一定主观及宫腔感染的风险，已在临床上较少使用，逐渐被影像学诊断取代。HSG能较好地显示子宫、输卵管形态，但不能较好地反映宫颈长度、宫颈内口增宽，目前在CIC诊断中已较少使用。

有研究发现，对以上方法经过严格的试验后证实无效，认为尚需结合病史和超声检查才能确诊。

（4）基因检测　孕前取宫颈组织检测其基因活性，有助于CIC判断。对宫颈组织胶原蛋白1a1基因多态性（COL1Alphal）及转录生长因子基因（TGF-beta）进行检测，125例研究结果发现，COL1Alphal纯合子在CIC患者发生率为10.8%，高于对照组的3.1%；而TGF-beta多态性为38.3%，高于对照组14.6%。结果提示CIC患者与基因变化有关。目前此项研究较少，国内尚未见相关报道。

（5）阴道超声检查　目前是诊断CIC较为可靠的诊断方法，经阴道超声检查不增加34周前早产和流产风险。妊娠期CIC的3个征象是：宫颈管缩短、宫颈内口呈漏斗状和胎膜脱垂进入宫颈或形成小囊（自发或是压力的结果）。

宫颈缩短<25 mm是预测34周前自发早产最好的独立预测因素。正常妊娠14～30周时宫颈长度35～40 mm，妊娠晚期宫颈进行性缩短。孕12周时对宫颈长度、宽度和宫颈管内径3条径线进行测量，如宫颈长度<25 mm、宽度>32 mm和内径≥5 mm，符合上述任何一条，即提示CIC。怀疑CIC时，也可进行宫颈指诊，宫颈缩短甚至消失、宫颈内外口松弛、可容一指通过，有时可触及羊膜囊或见有羊膜囊突出宫颈外口。

内分泌检查

提示：主要有基础体温测定（BBT）、基础性激素（月经2～3天）、雄激素分类及黄体期孕酮检查、甲状腺功能、胰岛素、血糖及糖耐量测定等。

基础体温测定（BBT）

BBT测定应于清晨起床前进行，醒来后将体温表放置舌下5 min。月经前半期BBT呈低温相，排卵后BBT较排卵前升高0.3～0.5 ℃，持续12～14天，直至月经来潮后体温下降。双相体温提示有排卵，单相体温不排卵，妊娠后高温相持续存在。

基础性激素检查

基础LH和FSH参考值5～10 U，LH/FSH>2～3，提示可能与PCOS有关；基础FSH>12～15 U或FSH/LH>2～3.6，提示卵巢储备功能不良。

基础E_2参考值为91.75~165.15 pmol/L（25~45 pg/mL）。基础E_2
>293.6 pmol/L（80 pg/mL），无论年龄与FSH如何，均提示卵泡发育过快和卵
巢储备功能下降，临床妊娠率明显下降。

基础E_2、FSH、LH均呈低水平，为低促性腺激素（Gn）缺乏症，提示病
变在下丘脑–垂体，如希恩综合征等。基础E_2降低而FSH、LH升高，尤其FSH
≥40 U/L时，提示卵巢功能衰竭。

PRL正常值5~25 ng/mL（222~1 110 nmol/mL）。妊娠后PRL开始升高，
孕早期PRL升高约为非孕期的4倍，中期可升高12倍，孕晚期最高可达20倍，
约200 ng/mL以上。非孕期PRL>正常值3倍，可确诊高泌乳血症；轻度升高
者（升高<3倍），应进行第二次检查。对于已确诊的HPRL应测FT_3、FT_4及
TSH，以排除甲减。此类患者常表现为FT_3、FT_4正常，而TSH可能升高。

P在卵泡期>3.18 nmol/L（1 ng/mL），预示促排卵疗效不良。在IVF方案
注射HCG日，P>3.18 nmol/L（1 ng/mL），预示受精卵种植率下降，内膜容受
力不良或LUFS；P>4.77 nmol/L（1.5 ng/mL）预示过早黄素化、LUFS。P在黄
体中期（月经21~26天）>15.9 nmol/L（5 ng/mL）提示本周期有排卵（LUFS
除外）；P>31.8 nmol/L（10 ng/mL）或排卵后第6天、第8天、第10天3次测P
的平均值>31.8 nmol/L（10 ng/mL）为黄体功能正常，>47.7 nmol/L（15 ng/
mL）为黄体功能良好。P<31.8 nmol/L（10 ng/mL）为LPD。

T在生育期无明显节律性变化，总T的98%~99%以结合体的形式存在，
仅1%~2%游离而具有活性。因此，测定游离T比总T能更准确地反映体内雄
激素活性。血清性激素结合球蛋白（SHBG）与游离的有生物活性的T浓度相
关，目前认为所有雄性激素指标中，计算游离T或游离雄激素指数（FAI）
是确定高雄激素血症的最敏感指标。游离T指数（FAI）=T（nmol/L）/SHBG
（nmol/L）×100，参考值为0.92~1.86（应参考各实验室标准），或游离睾酮
高于实验室参考正常值。当SHBG水平降低，游离睾酮水平升高，可作为评价
高雄激素血症的指标。FAI升高可能是RSA患者随后妊娠流产的预测指标，是
比高龄（≥40岁）或先前多次流产更重要的指标。Cocksedge等研究发现RSA患
者血清高FAI发生率升高，且FAI可预测再次妊娠结局，若FAI高，提示再次妊
娠流产发生率高。T在PCOS患者可能正常，也可能呈轻度到中度升高，但一般
<5.2 nmol/L（1.5 ng/mL）。

子宫内膜活检

以往认为是诊断LPD最经典、最可靠的方法，是LPD诊断的金标准，若
子宫内膜转化晚于正常2天则认为LPD。但由于诊断性刮宫是一种创伤性手
术，并且同一患者同一子宫内膜组织标本、不同病理学家的诊断差异率可达
20%~40%，因此，目前子宫内膜病理检查不再作为诊断LPD的常规方法。

血糖及胰岛素检查

PCOS患者需要检查血糖、糖耐量试验（OGTT）及胰岛素释放试验。PCOS患者妊娠期患糖尿病的风险增加，故妊娠28周前的OGTT很重要。胰岛素抵抗发生早于血糖增高，胰岛素抵抗预示发生糖尿病风险。OGTT及胰岛素释放试验异常者纠正后怀孕，可以降低流产率及减少妊娠期并发症的发生。

甲状腺功能检查

孕前常规检测游离三碘甲状腺原氨酸（FT_3）、游离甲状腺素（FT_4）、促甲状腺素（TSH）。妊娠前ATA阳性，TSH正常者，妊娠后随着孕周的增加，TSH可能升高，游离甲状腺素呈现降低的趋势，导致流产或早产的危险性明显增加，故妊娠后复查TSH、FT_3、FT_4。

根据2011年10月美国甲状腺协会（ATA）颁布新的《妊娠及产后甲状腺疾病诊断与治疗指南》，孕早期血清TSH超过孕期参考值上限2.5 mU/L，中孕期和晚孕期超过3 mU/L，FT_4小于孕期参考值下限，可诊断为妊娠期临床甲减。但国内的一些研究报道与美国ATA推荐的标准存在较大出入，如早孕期TSH的正常上限沈阳为3.93 mU/L，天津为4.51 mU/L，南京为3.65 mU/L，均高于ATA推荐的2.5 mU/L。提示TSH值可能存在地区或人种差异。如果不能获得妊娠期特异的TSH参考范围，可以采用以下标准：孕早期0.1～2.5 mU/L，孕中期0.2～3.0 mU/L，孕晚期0.3～3.0 mU/L，

孕早期检查首次发现TSH升高，超过孕期参考值上限，而FT_4正常者，可诊断为妊娠期亚临床甲减（SCH）。SCH最常见的原因是甲状腺自身的免疫性疾病，发病率达2%～5%。

孕早期TSH小于妊娠期特异参考值下限，FT_4大于妊娠期特异参考值上限，可诊断为甲亢。

TSH小于妊娠期特异参考值下限，FT_3正常或轻度升高者，妊娠剧吐明显，TPOAb阴性，可诊断为妊娠期亚临床甲亢。

感染因素检查

检查衣原体、支原体、淋菌、细菌性阴道病、李斯特菌、疱疹病毒、风疹病毒、弓形虫、巨细胞病毒和HPV B19微小病毒。

TORCH感染血清学检测的基本判断是：急性感染的时候，首先产生的抗体是IgM，2～4周后产生抗体IgG，因此抗体IgM阳性提示近期感染，急性期也可以合并IgG阳性。IgG阳性、IgM阴性提示既往的感染，有免疫保护作用；IgG、IgM均阴性提示无感染。若IgG阳性或滴度升高、IgM阴性后再次转为阳性，可能是再发感染。

血栓前状态相关因素检查

凝血常规4项

包括凝血酶时间（TT）、部分凝血活酶（APTT）、凝血酶原（PT）及纤维蛋白原（Fbg）。

血栓前状态分子标志物

凝血酶原片段（F1+2）、血栓调节蛋白（TM）、凝血酶-抗凝血酶复合物（TAT）、抗凝血酶-Ⅲ（AT-Ⅲ）、血小板颗粒糖蛋白140（GMP140）、血栓烷B2（TXB2）、D-二聚体（D-Ⅱ）、纤溶酶原激活物抑制物-2（PAI-2）、凝血因子Factor V Leiden（FVL）、凝血因子Ⅷ、抗凝血酶、血小板聚集度、血流变学14项、HCY、蛋白C和蛋白S等因子检查。

蛋白C（protein C，PC）缺陷提示凝血活性增强，纤溶活性降低，是血栓形成的原因之一，见于先天性PC缺陷或获得性PC减少，后者见于弥漫性血管内凝血（DIC）、肝功能不全、手术后等；活性增高常见于冠心病、糖尿病、肾病综合征。

蛋白S（protein S，PS）是活化蛋白C发挥抗凝作用的一个重要辅助因子，加速活化蛋白C灭活因子Ⅴa、Ⅷa。蛋白S缺陷见于先天性蛋白S缺乏，常伴严重的深静脉栓塞；也可见于获得性蛋白S缺乏症，见于肝病、口服抗凝剂、血栓形成倾向等。PC、PS缺乏会使人体的凝血及纤溶平衡受影响，使凝血亢进，从而发生血栓性疾病。许多疾病也会影响PC和PS的含量和活性，因此PC、PS检测对疾病的诊断、预防及观察预后有重要价值。

HCY是评价心血管疾病尤其是冠状动脉粥样硬化和心肌梗死的危险性指标，其浓度升高程度与疾病的危险性成正比。HCY过高，除对胚胎有直接毒性作用外，影响多种凝血因子，形成促凝血的环境，是血液高凝状态及相关疾病的独立危险因素。

D-二聚体主要反映纤维蛋白溶解功能。只要机体血管内有活化的血栓形成及纤维溶解活动，D-二聚体就会升高。增高见于血液高凝状态、深静脉血栓、DIC、重症肝炎、肾脏疾病、器官移植排斥反应、溶栓治疗、心肌梗死、脑梗死、肺栓塞、手术、肿瘤、感染及组织坏死等；老年人及住院患者，因患菌血症等病易引起凝血异常可导致D-二聚体升高。D-二聚体还可作为溶栓治疗有效的观察指标。

APTT主要反映内源性凝血系统状况，常用于监测肝素用量。增高见于血浆因子Ⅷ、因子Ⅸ和因子Ⅺ水平减低：如血友病A、血友病B及因子Ⅺ缺乏症；降低见于高凝状态，如促凝物质进入血液及凝血因子的活性增高，DIC、血栓前状态及血栓性疾病。

PT主要反映外源性凝血系统状况，其中凝血酶原时间国际比率（INR）常用于监测口服抗凝剂。延长见于先天性凝血因子Ⅱ、Ⅴ、Ⅶ、Ⅹ缺乏及纤维蛋白原缺乏；后天凝血因子缺乏主要见于维生素K缺乏、严重的肝脏疾病、纤溶亢进、DIC、口服抗凝剂等。缩短见于先天性Ⅴ因子增多，口服避孕药，血液高凝状态（DIC早期）和血栓性疾病等。

Fbg主要反映纤维蛋白原的含量。增高见于急性心肌梗死，减低见于弥漫性血管内凝血（DIC）消耗性低凝溶解期、原发性纤溶症、重症肝炎、肝硬化。

TT主要反映纤维蛋白原转为纤维蛋白的时间。延长见于肝素增多或类肝素抗凝物质存在如SLE、肝病、肾病等，低纤维蛋白血症、异常纤维蛋白血症、纤维蛋白原降解产物（FDP）增多，如DIC、原发性纤溶亢进期等。缩短见于血标本有微小凝块或钙离子存在时。

免疫因素检查

自身抗体检查

主要包括抗心磷脂抗体（ACA）、抗β_2-糖蛋白1-抗体（抗β2-GP1-Ab）、狼疮因子（LA）、抗核抗体（ANA）、抗核可抽提抗原抗体、抗脱氧核蛋白抗体（RNPAb）、抗双链脱氧核糖核酸抗体（DsDNA）、甲状腺抗体（包括TPOAb、TGAb、TRAb），ABO血型抗体和Rh血型抗体。其中ACA至少检查2次，每次间隔6～12周，结果2次或2次以上阳性者才能确诊。

APA阳性可造成血栓形成、血小板减少、RSA等，统称为APS。ATA阳性反映体内有可能存在导致妊娠失败的异常免疫反应，是自身免疫激活的标志，与流产相关。

生殖系统自身抗体检查

抗精子抗体、抗卵巢抗体、抗子宫内膜抗体、抗HCG抗体、抗卵细胞透明带抗体、抗滋养层细胞膜抗体。上述抗体阳性是否与RSA有关尚存在争议。

封闭抗体检查

APLA缺乏（阴性），发生于孕早期可能出现流产，孕晚期可能出现妊娠高血压综合征、胎儿宫内生长迟缓，甚至胎死宫内。

淋巴细胞检查

CD16$^+$CD56$^+$（NK细胞表面标志）、CD19$^+$（B淋巴细胞标志）、CD3$^+$、CD4$^+$、CD8$^+$（T淋巴细胞亚群）。妊娠时外周血中NK细胞总数明显增加，对胚胎有免疫杀伤作用。

NK细胞正常值2%～12%，＞12%为异常，是RSA的危险因素。活性分析在50∶1时，＞15%为异常。

CD4$^+$、CD25$^+$Treg细胞数量降低，对胚胎有减弱其免疫抑制功能。＜4%为异常。

CD19$^+$正常值为2%～10%，>10%为异常。

白细胞抗原（HLA）检查

夫妻间HLA组织不相容或者母体APLA缺乏与RSA相关存在争议，因此不推荐常规检查。

细胞因子

Th1合成肿瘤坏死因子–α（TNF–α）、白介素（IL）–1B、干扰素–γ（IFN–γ）；Th2合成IL–4、IL–5、IL–6、IL–10、IL–13。Th1与Th2决定了妊娠期母体对胚胎的免疫耐受情况，Th1/Th2失衡导致RSA。因实验室条件所限，不作为常规检查。

复发性流产病因治疗

染色体异常

提示：染色体异常目前尚无理想的治疗方法，其中仅一部分患者可以找到发病原因。对于染色体核型异常的RSA患者夫妇，应当接受专业的临床遗传咨询和检查。如由药物所致、饮食污染、电磁波污染，故应当尽力避免暴露于上述危险因素中。

夫妇染色体异常依异常的类型不同而有不同的异常胚胎和正常胚胎的概率。对于染色体核型异常的RSA患者夫妇，应当接受专业的临床遗传咨询和检查，遗传咨询提供给RSA夫妇将来妊娠预后的分析、产前诊断的选择。如进行胎儿绒毛染色体检查、血甲胎蛋白（AFP）检测或超声及羊水检查，发现异常者应及时终止妊娠。需要时还要提供家族染色体检查和研究的机会。

对于RSA，排除夫妻染色体结构异常后，如果2次流产胚胎染色体核型均正常，下次妊娠再发流产可能性很高，应关注染色体以外的遗传因素及其他因素，或者尝试性进行生殖内分泌或免疫治疗。如果2次流产均为非整倍体或者嵌合体、三倍体、四倍体等与减数分裂或有丝分裂相关异常核型，下次流产再发风险高于一般人群，应建议进行植入前胚胎遗传学筛查（PGS），或者采用供体精子或卵子体外受精等辅助生殖技术。

生殖道解剖结构异常

提示：对于没有临床症状的子宫畸形患者，不需要特殊处理。对于有子宫畸形的RSA患者，在排除其他可能导致RSA的病因后，可施行子宫矫形术。

子宫纵隔

由于微创技术的发展，宫腔镜下子宫纵隔切除术（TCRS）因其简单、安全、损伤小，出血少、恢复快，不影响宫腔形态，且能有效增大宫腔体积，已成为常规和经典的治疗方法。纵隔切除后，妊娠结局有了显著的改变。有报道采用宫腔镜切除纵隔后，自然流产率可由术前的89.1%下降至术后的8.2%。Homer观察到在子宫纵隔切除术后，自然流产率由术前的88%下降到术后的14%。

TCRS后常规放置宫内节育器，同时口服补佳乐，每天3次，每次2~3 mg（每片1 mg），连服28天，最后10天加服黄体酮，共3个月。3个月后建议进行宫腔镜复查，取出节育器并全面评估宫腔形态。宫腔正常者，鼓励早日受孕；若纵隔残留过多（超过1 cm），或宫腔粘连，应考虑二次纵隔切除或分离粘连手术。

双角子宫

对有双角子宫的RSA患者，手术以Strassman经腹或阴道行双角子宫矫形术为主要术式。双角子宫的子宫融合矫形术可使宫腔扩大，有效预防流产的发生。然而，报道的回顾性研究结果大相径庭。有的研究认为，手术治疗后活产率明显提高，流产率下降。另外未行手术的研究显示，活产率和流产率与已报道的手术后效果相似。循证医学研究发现，经过手术治疗，双角子宫患者的妊娠率没有明显改善。基于这些数据，用手术方法来治疗双角子宫不值得推荐。

双子宫

对于双子宫，曾行子宫联合术、单侧子宫切除术治疗，但此类手术损伤大、难度高，并不能改善患者生殖能力，还可能导致宫颈机能不全或狭窄。目前没有确切证据表明双子宫与RSA有关，一般不需矫形手术。

子宫肌瘤

研究发现，在子宫肌瘤切除前有60%的患者发生自然流产，肌瘤切除后流产率降为24%。子宫黏膜下肌瘤切除后明显改善妊娠结局，可在宫腔镜下做肌瘤切除术。影响妊娠的壁间肌瘤可经腹或腹腔镜下行肌瘤挖出术。浆膜下肌瘤对妊娠结局无明显影响，手术切除适用于有症状者。Somigliana等对肌瘤患者（浆膜下或肌壁间肌瘤小于5 cm）与对照组相比，胚胎着床率和分娩率无显著差异。文献报道浆膜下肌瘤直径达到5~7 cm才会影响到生育结局；壁间肌瘤直径<5 cm，没有侵占到子宫内膜也可认为对生育相对无害；黏膜下肌瘤>2 cm使宫腔变形的患者，在宫腔镜下行肌瘤切除明显改善妊娠结局。

宫腔粘连

宫腔镜下宫腔粘连分离术是治疗IUA的主要方法。宫腔粘连分离术后即刻放置宫内节育器，口服大剂量雌激素（术后口服补佳乐3~9 mg/d，分3次，共服21~28天）及孕激素（服补佳乐的最后10天口服黄体酮胶囊或安琪坦200~300 mg/d，分2~3次），连用3个周期，以促进子宫内膜再生，预防术后再发生宫腔粘连。术后3个月取出宫内节育器。

宫腔镜下分离轻度宫腔粘连，术后妊娠率超过90%，流产率将近15%。但即使在一次或多次尝试去消除严重瘢痕形成的宫腔粘连后虽然有正常宫腔，随后的妊娠率也明显下降，宫腔正常后的妊娠率为42.8%，20%在妊娠中期流产，活产率为32.1%。

国内有学者在分离粘连术后除了应用传统的放置宫内节育器和大剂量雌激素加孕激素外，另经宫颈双腔单囊管宫腔内留置玻璃酸钠2.5 mL，对轻、中度IUA的治愈率分别达到了93.9%、71.4%，再粘连总发生率仅为18.9%（32/169），与未采用留置玻璃酸钠的患者比较，这些指标均有了显著的改善。

台湾有学者推荐使用COOK子宫球囊支架（J-BUS），理由如下：J-BUS球囊呈三角形，符合子宫正常生理形态，能够维持宫腔边缘分离，而此处正是粘连再生发生频率最高的地方。宫腔粘连术后立即放置J-BUS，能有效阻止粘连再生。J-BUS留置的时间应根据粘连的严重程度来决定，可留置10～30天。留置球囊支架期间，应使用广谱抗生素预防宫腔感染。术后常规采用大剂量雌激素加孕激素。近几年治疗1 240例子宫内膜粘连患者，术后妊娠率62%。

对于严重宫腔粘连者，行骨髓源干细胞注入，促使子宫内膜再生还有待进一步的研究。

尽管对宫腔粘连在宫腔镜下实施粘连分离手术，及术后采取多种措施预防术后宫腔再粘连，但部分患者术后仍然发生IUA，粘连严重者再发率可达62.5%。术后并发症如自然流产率、早产率、胎盘异常概率、胎儿宫内生长迟缓（IUGR）、子宫破裂等发生率仍然较高。

子宫颈功能不全

子宫颈功能不全（CIC）是晚期流产的主要原因。研究发现宫颈环扎术使足月分娩率自26%上升至63%。

预防性宫颈环扎术适合于3次或3次以上不明原因中孕期流产或早产史者。对于先天性宫颈发育不全者、宫颈活检史或分娩期宫颈裂伤史者、中晚期流产或早产史者、无明显临床症状胎膜早破史者、前次妊娠出现无痛性宫颈扩张至4～6 mm者，宫颈锥切高度>20 mm或体积>40 mm³（称为大锥切）者，可以采用预防性宫颈环扎术。建议在孕13～16周行预防性环扎术，或在既往流产孕周前1周进行。术式主要有：宫颈环扎术（McDonald手术）、改良式宫颈环扎术（Shirodkor手术）、宫颈U字缝合术、经腹妊娠宫颈环扎术等。

对于反复经阴道环扎失败或宫颈解剖异常不能经阴道环扎的患者，可选择经腹腔镜子宫峡部环扎术。腹腔镜子宫峡部环扎术可在非孕期或早孕期进行。孕中晚期发生胎儿异常需终止妊娠时，可经剖腹或腹腔镜拆除缝线后经阴道分娩。足月妊娠则需要剖宫产终止妊娠。

应急宫颈环扎术适用于存在流产高危因素或其他非特异性症状，如背痛、宫缩、阴道点滴出血，阴超检查发现宫颈缩短或者漏斗形成时可行应急宫颈环扎术。

紧急宫颈环扎术是在宫颈发生变化和（或）孕囊已脱出宫颈口时，以干预为目的、为阻断产程进展而进行的手术。适用于宫颈缩短＜25 mm或有宫颈漏斗形成、胎膜凸入宫颈管，排除其他中孕期流产因素的患者，但应在没有宫缩或宫缩已有效抑制的前提下施行。术后使用利托君抑制宫缩，给予敏感抗生素预防感染。但由于目前缺乏与之相关且设计精良的随机对照试验报道，故因在综合考虑胎儿是否具有存活能力等因素的基础上谨慎决定手术与否。

宫颈环扎术的操作相对简单，容易掌握，但是围手术期的管理至关重要。预防性环扎术一般在术后24～28 h内给宫缩抑制剂。对有规律宫缩宫口开大的患者，应在抑制宫缩排除宫内感染的前提下方可实施紧急环扎术，术后常规应用抗生素预防感染，根据宫缩情况酌情调整使用宫缩抑制剂，但不需要长期应用宫缩抑制剂。

临床上可供使用的宫缩抑制剂有黄体酮、硫酸镁、消炎痛、心痛定、利托君、阿托西班等，根据患者病情及经济承受能力选择使用。

应注意拆线时机的选择。未足月者一般宫缩较密，宫口开大3～4 cm即可拆线，避免缝线损伤宫颈。能达孕足月者37周可以拆除缝线，等待自然分娩。

宫颈环扎术是目前治疗CIC的常用方法。对该方法的有效程度仍有争议。一项关于2 175名孕妇的研究显示，预防性宫颈环扎术并不能减少流产和早产的风险，同时增加了轻度发热、保胎费用和住院时间。对于超声显示宫颈已经变短的患者，治疗性宫颈环扎仍不能减少流产或早产的风险，因此，宫颈环扎治疗RSA应该慎重考虑。如果CIC的确与机械性薄弱有关，宫颈环扎术可以预防上行性感染，从而可以延长妊娠过程。相反，如果宫颈的变化是非机械性因素所致，则宫颈环扎术效果可能差一些，甚至由于可能的炎症或感染并发症，而对一些患者造成伤害。

内分泌治疗

提示：内分泌异常导致的流产，主要是对因治疗。LPD：黄体期补充黄体或HCG；PCOS：减肥、抗雄激素及口服二甲双胍；HPRL口服溴隐亭；甲减或甲亢：口服优甲乐或丙基硫氧嘧啶；EMT：使用GnRH-α类制剂、内美通或腹腔镜手术，术后促排助孕，或IVF-ET。

导致流产的内分泌因素最常见的为LPD、PCOS、HPRL和甲状腺功能异常等。PCOS和LPD导致的早期流产发生率较高。据报道，由内分泌原因引起的流产，治疗后妊娠的成功率可达60%～70%。

黄体功能不全

LPD的治疗主要是补充孕激素或HCG。B超监测排卵后或BBT升高第2天补充孕激素，一般需用药12～14天，可选择肌内注射黄体酮，每天或隔日肌内注射20～40 mg；或选择天然黄体酮口服，如地屈孕酮（达芙通）、黄体酮胶囊（益玛欣）、黄体酮胶丸（琪宁）或黄体酮软胶囊（安琪坦）。

也可选择排卵后肌注HCG 2 000 U，2～3天1次，共3～5次。

对于计划妊娠的黄体功能不全患者，给予促排卵治疗，可防治LPD。

近年来研究发现，在超促排卵（COH）周期，黄体后期不仅孕酮水平下降，E_2水平也下降；补充E_2有助于维持黄体功能、提高妊娠率和防止早期妊娠流产。排卵后根据雌激素浓度及内膜厚度决定补充戊酸雌二醇1～6 mg，持续12～14天。

针对GnRH-α诱发排卵可能导致LPD，有学者提出了改良的黄体支持方案：在使用激动剂（达菲林0.1～0.2 mg皮下注射或丙氨瑞林0.45 mg肌内注射诱发排卵）35 h一次性注射HCG 1 500 U，并使用雌激素、孕激素支持黄体，如口服或皮贴雌激素使雌激素维持在746 pmol/L（200 pg/mL），肌注或口服黄体酮维持血中孕酮在63.4 nmol/L（20 ng/mL）以上。

LPD一度被认为是造成临床可见性流产的最常见原因，也是临床上补充孕激素最常见的理由。孕激素对于子宫内膜发育、促进受精卵的粘附及胚胎着床具有极为重要的作用，能促使Th1向Th2转化，创造胚胎发育必须的细胞因子（Th2）环境，引发孕激素诱导阻断因子（PIBF）生成，加速NK细胞从外周血进入蜕膜，上调HLA-G的表达，抑制T细胞介导的组织拮抗并降低子宫肌层活性和敏感性。

目前在临床工作中，不同剂量、不同剂型的孕酮被广泛应用于RSA患者的黄体支持治疗，医生常规为孕妇进行孕激素的检测和保胎，即使流产原因不明者加强黄体支持仍然可以改善妊娠结局。但由于缺乏安慰剂随机对照试验研究，对孕酮在RSA中的疗效存在着不同的看法，90%的英国医生仍不能肯定孕酮在治疗RSA中的作用。对于黄体酮给药途径，系统评价发现，口服、肌内注射或者阴道给药的效果没有差异。

存在争议的地方有：对于诊断和治疗LPD的方法存在问题及使用黄体酮成功治疗的观察研究中，生化指征只是看似正确，运用黄体酮的价值似乎与调整免疫有关。对于早孕期孕酮低下是流产发生的结果还是原因，一直存在争论。

妊娠早期注射HCG保胎，在临床上广泛应用。一项包含4个研究180名受试者的系统评价显示，HCG能减少RSA患者流产的风险，但是其中2个较大的研究其方法学存在显著缺陷，因此这一结论的得出需要谨慎。有关HCG治疗RSA

的证据尚需进一步研究。

其他LPD病因治疗：对合并HPRL的LPD患者，每天口服溴隐亭1.25～5 mg（2.5 mg/片），直至月经来潮或确立妊娠停药。卵巢性高雄激素血症合并LPD者，口服避孕药妈富隆、达英–35或优思明。肾上腺性高雄激素血症合并LPD者，来月经1～20天口服地塞米松0.75 mg，每天3次。对患有甲亢或甲减的RSA患者，采取相应的对因治疗。

多囊卵巢综合征及糖尿病

对肥胖、胰岛素抵抗的PCOS患者通过改变生活方式在妊娠前减轻体重，可以降低早期流产的发生。PCOS的药物治疗主要是口服避孕药如达英–35，降低LH及睾酮水平；对肥胖或有发胖倾向者，选择口服优思明治疗。优思明中的孕酮为屈螺酮，有抗盐皮质激素活性、抗雄激素活性和对抗水钠潴留的作用，不会增加体重甚至有减轻体重的作用。避孕药于来月经第1天开始服，每天1片，连续服21天，共3～6个月。同时口服二甲双胍或罗格列酮降低胰岛素水平。

研究表明二甲双胍不但提高了PCOS患者的活产率，早期流产的发生率明显降低，还能够减少妊娠期糖尿病、子痫前期和巨大儿的发生。二甲双胍在FDA分类中属于B类药物，对胎儿发育无明显影响，孕期服用安全。Nawaz等研究197例患PCOS的RSA孕妇，结果显示妊娠期间持续使用二甲双胍可降低复发性流产率，病例组与对照组差异有统计学意义（8.8% vs. 29.4%，$P<0.001$）。De Leo等也有类似研究结果，认为妊娠期持续使用二甲双胍可显著降低流产率，无明显不良反应。

睾酮及胰岛素水平降至正常后，一般选择促排卵怀孕。对有RSA的PCOS患者，克罗米酚（CC）的疗效难以确定，因为CC促排卵治疗后的流产平均发生率约25%，明显高于正常人群。

促性腺激素（Gn）能启动卵泡的募集、选择、优势化及成熟，并可促进性激素合成。在子宫内膜发育落后的妇女中，使用Gn刺激卵巢多个卵泡生长发育和成熟，雌激素分泌增加，改善子宫内膜基底层环境，使黄体期子宫内膜能正常生长，流产率明显降低。在PCOS患者中使用Gn诱发排卵，每周期受孕成功率接近30%，但多胎妊娠率和卵巢过度刺激综合征（OHSS）发生率明显增高。使用小剂量递增或递减法，可以减少多胎妊娠和OHSS的发生。

但有研究认为多囊卵巢并不是有排卵的RSA患者妊娠结局的预测因子。高水平的LH和睾酮与有排卵的RSA患者的妊娠结局不相关。而且一项前瞻性、随机分组、安慰剂对照试验报道孕前抑制高LH没有提高活产率，安慰剂组与正常LH水平组患者的妊娠结局相似。

PCOS患者在促排卵时和早孕期接受二甲双胍治疗可改善子宫内膜

容受性、提高种植率并降低将来流产的风险。二甲双胍口服剂量每次250～500 mg，每天3次，进食时服用，连续治疗3～6个月后对患者进行评价。

对PCOS伴有糖尿病的RSA患者，在计划妊娠前6个月做好孕前保健。调整生活方式、控制体重、服用叶酸、远离烟酒。排除或治疗高血压、眼底、肾脏及神经病变。将空腹血糖控制在5.6 mmol/L以下，餐后血糖控制在7.8 mmol/L以下。既往口服降糖药控制血糖者，孕后建议改用胰岛素，避免出现酮症。孕后密切监测血糖及血压情况，继续控制血糖在合理水平。

肥胖者维生素和微量元素缺乏比较普遍，有报道40%缺铁，24%缺乏叶酸，4%缺乏维生素B_{12}。如果BMI＞35 kg/m^2，建议孕前每天补充叶酸5 mg。

孕期定期检测母体凝血功能，加强对胎儿的监测，注意胎儿生长发育的速度，避免生长过速或生长迟缓，排除严重畸形；及时发现胎儿停育、胎死宫内。妊娠中晚期应加强胎心监护、胎儿血流测评以及羊水量的监测。

甲减治疗

首选药物是左甲状腺素钠（L–T_4），用法宜从小剂量开始，开始口服25～100 μg/d，每隔4周增加剂量25～50 μg/d，维持量每天50～200 μg/d。将TSH控制在0.1～2.5 mU/L方可怀孕，将TSH控制在0.1～1.5 mU/L是更理想的目标。

由于孕期母体和胎儿对甲状腺素的需求增加，妊娠期应增加L–T_4剂量20%～50%。孕期L–T_4的起始剂量为50～100 μg/d，产后治疗剂量减少到妊娠前水平。治疗期间每3～4周检测甲状腺功能，根据TSH水平调节药物剂量，使TSH水平维持在正常范围50%以下，即0.45～2 mU/L为宜。治疗后TSH浓度降低，应测定FT_4浓度，以调节甲状腺素剂量。一般从调整剂量到出现TSH浓度变化至少需要8周的时间，在未达到稳定替代剂量前，TSH、FT_3、FT_4值仅供参考；在达到理想效果后，可用TSH作为评价指标。

妊娠早期高HCG影响血TSH水平降低，因此妊娠特异TSH正常范围在妊娠早期≤2.5 mU/L，妊娠中晚期≤3.0 mU/L。妊娠期临床甲减的TSH治疗目标是：孕早期0.1～2.5 mU/L，孕中期至孕晚期0.2～3.0 mU/L。妊娠20周前，每4周检测1次甲状腺功能，根据检测结果，调整用药剂量。妊娠26～32周至少再检测1次甲状腺功能。

亚临床型甲减（SCH）是否需要给予L–T_4治疗，还存在争议。内分泌学家认为，对于存在SCH的妊娠妇女，即使TSH呈临界升高，也有必要采用激素替代治疗。Kim等观察到，L–T_4治疗可以改善SCH女性IVF的胚胎质量，提高着床率，降低流产率，进而提高活婴分娩率。Velkeniers等的一项Meta分析也表明，L–T_4治疗虽不能提高SCH患者IVF的临床妊娠率，但能降低流产率，提高活产分娩率。2012年《内分泌协会临床实践指南》建议，有甲减、亚甲减或不孕症病史、年龄超过30岁、有甲状腺抗体等情况的女性，在妊娠前最好控制TSH水平在2.5 mU/L以内。

妊娠20周前28.86%的SCH妇女TPOAb阳性。如果SCH伴有TPOAb阳性，积极给予L-T₄治疗，用药方法及剂量同妊娠期临床甲减；也可以静脉注射免疫球蛋白、免疫抑制疗法（泼尼松）、阿司匹林和硒元素替代疗法等。但对于TPOAb阴性的患者，是否使用L-T₄治疗目前意见不统一，可以结合患者意愿选择。对单纯妊娠期低T₄血症患者，推荐不予治疗。

甲亢治疗

主要有药物治疗、手术治疗及放射性治疗。不论采用何种治疗，都有其局限性，治疗前必须慎重考虑选择适当方案。药物治疗方便且安全，应用最广，但仅有40%～60%缓解。其余方法为创伤性措施，缓解率较高，但有不少缺点。

由于妊娠期甲亢原则上不采取手术治疗，可选择抗甲状腺药物治疗。选择最小剂量将FT₄值控制在接近或者轻度高于参考上限。甲巯咪唑（MMI）致胎儿畸形已有报道，建议孕前停用，改用丙基硫氧嘧啶（PTU）。PTU每天用量在200 mg以下者，对胎儿影响极小。甲亢病情稳定后可以备孕，孕期继续服用PTU 100～200 mg/d，持续服至分娩，并预防甲亢在产后加重的可能。服用PTU期间每4～6周检测1次甲状腺功能。

亚临床甲亢一般对症治疗、控制呕吐、纠正脱水即可。若甲亢症状不缓解，可选择抗甲状腺药物治疗。

放射性[131]碘治疗常用于年龄25岁以上，病情中度的弥漫性甲状腺肿患者；手术后再度复发的甲亢患者；长期药物治疗无效或应用抗甲状腺药物过敏者；有严重并发症如心力衰竭、心房纤颤等不宜手术治疗者。

手术治疗常用于在抗甲状药物预备基础上进行甲状腺次全切除术。

高泌乳素血症

HPRL的治疗目前仍以药物治疗为主，手术治疗及放疗为辅，根据个体化原则进行选择治疗。

常用药物有溴隐亭（bromocriptine，CB154），每天2.5～10 mg，分1～3次服用。为了减少药物副作用，从小剂量开始，1.25 mg/d，进晚餐时或睡前服用，每3～7天递增1.25 mg，递增到需要的治疗剂量。对副反应严重不能耐受者，可将溴隐亭放在阴道后穹隆。

未治疗的PRL微腺瘤患者妊娠后约5%会发生视交叉压迫，而大腺瘤患者妊娠后出现这种危险的可能性达25%以上。一旦发现妊娠，如PRL降至正常，HPRL和微腺瘤患者可停药，微腺瘤患者停药后肿瘤增大的风险较小。如PRL未降至正常，可以停药观察，或继续服药至妊娠3个月后停药。长期服溴隐亭对母亲及胎儿均无伤害。对于已妊娠的垂体大腺瘤患者，妊娠后继续服药直至分娩。在妊娠期需要每2个月评估1次，观察PRL水平和肿瘤压迫症状。对溴隐亭无反应及视力、视野进行性恶化时，应该经蝶鞍手术治疗并尽早终止妊娠（妊娠接近足月时）。

卡麦角林（cabergoline，CAB）为半合成的麦角生物碱衍生物，高选择多巴胺D_2受体，是溴隐亭的换代药物。其血浆半衰期约65 h，每周服药2次，每次0.25~0.5 mg；治疗4周后，可增加到最大剂量1 mg，每周2次。

子宫内膜异位症

子宫内膜异位症（EMT）的规范化治疗应达到4个目的：减灭和去除病灶、缓解和消除疼痛、改善和促进生育、减少和避免复发。

对有生育要求的EMT患者，先评估卵巢储备功能或（和）做HSG。若卵巢储备功能降低或输卵管阻塞，直接IVF-ET；IVF-ET前不进行盆腔手术，建议给予3~6个月的GnRH-α降调节，然后IVF/ICSI。若卵巢储备功能正常，输卵管通畅者，可直接促排卵助孕。也可先采用抑制EMT病灶有效的药物，如口服内美通、米非司酮或注射长效GnRH-α类药物亮丙瑞林或曲普瑞林3~6个周期，然后给予促排卵治疗。对排卵正常、输卵管通畅伴盆腔粘连始终不能受孕者，可以考虑行腹腔镜检查并行盆腔粘连分离、异位病灶去除及输卵管矫正手术。EMT患者手术后半年为受孕的黄金时期，术后1年以上大部分患者盆腔粘连复发，获得妊娠的机会大大下降。对于术后想受孕的患者不再使用长效GnRH-α类药物，因为这并不能提高受孕率，而且还会因药物治疗错过术后怀孕的黄金时间。术后使用促排卵药物助孕或促排卵后宫腔内人工授精（IUI），争取术后早日怀孕。IUI 3个周期仍未成功则行IVF-ET。

感染治疗

提示：对RSA患者生殖道分泌物检查异常者，选择敏感抗生素治疗。

虽然没有研究发现任何一种病原体被确切的证明与RSA有关，但已证实生殖道感染源与偶发性流产具有明显相关性且容易治疗。因此，RSA妇女生殖道分泌物检查异常，应对夫妇双方进行积极治疗。对晚期RSA需要注意筛查与宫颈机能不全的相关感染，如细菌性阴道病、衣原体和淋病奈瑟菌感染。

对可能导致流产的生殖道感染，根据病原体选择敏感抗生素足量足疗程治疗。如支原体、衣原体感染可选用多西环素或美满霉素100 mg，每天2次，连服2周；或阿奇霉素0.5 g/d，连服2周。妊娠期间可服用红霉素0.3 g，每天3次，连服1~2周。弓形虫感染可选用乙酰螺旋霉素0.2 g，每天3次，连服1~2周，孕期可以服用。

免疫治疗

自身免疫异常治疗

自身免疫型RSA主要是APA所致流产，治疗宜采用小剂量、短疗程、个体化免疫抑制和抗凝疗法。方案包括单独口服阿司匹林或合用泼尼松；单独使用低分子肝素（LMWH）或合用泼尼松；大剂量免疫球蛋白。

对APA持续阳性或呈中、高水平，或（和）伴有血栓前状态者，孕前即开始用药。联合应用泼尼松（5 mg/d）、阿司匹林（50 mg/d）和LMWH（如达肝素5 000～15 000 U/d）。合并红斑狼疮（SLE）者泼尼松用药剂量及用法根据SLE治疗方案。APA转阴后计划妊娠，确定妊娠后即开始用药。用药疗程长短根据APA水平变化，频繁出现阳性或持续阳性者用药至妊娠结束；用药期间抗体水平转阴1～2个月可考虑停药。

中华医学会风湿病学分会在2011年"抗磷脂综合征诊断和治疗指南"中指出：对原发性APS的治疗主要是对症处理、防止血栓和流产再发生。一般不需用激素或免疫抑制剂治疗，除非对于继发性APS，如继发于SLE或伴有严重血小板减少（$<50 \times 10^6/L$）或溶血性贫血等特殊情况。抗凝治疗主要应用于APA阳性伴有血栓患者或APA阳性又有反复流产史的孕妇，对无症状的APA阳性患者不宜进行抗凝治疗。

APS妊娠期治疗方案：

（1）既往无流产史，或妊娠前10周发生的流产，通常以小剂量阿司匹林治疗。

（2）既往有妊娠10周后流产病史，在确认妊娠后，皮下注射肝素5 000 U，每天2次，直至分娩前停用。

（3）既往有血栓史，在妊娠前就开始用肝素或LMWH抗凝治疗，在妊娠期不用华法林。

（4）产后治疗，由于产后3个月内发生血栓的风险极大，故产后应该继续抗凝治疗6～12周；如果可能，在产后2～3周内可以把肝素改为华法林。

甲状腺抗体异常治疗

免疫球蛋白被动免疫治疗：自身免疫型甲状腺疾病（AITD）是一种发生于特定器官系统的自身免疫性疾病，与一些全身非特异性自身免疫性疾病有着共同的免疫遗传背景，其妊娠早期甲状腺激素的分泌量尚不能满足女性需要增加的需求。AITD妇女的治疗可考虑静脉注射免疫球蛋白，以增加母体缺乏或分泌不足的抗独特性抗体的水平，以减少流产的风险。据报道对甲状腺自身抗体阳性的RSA患者，给予免疫球蛋白治疗，用药至10～12周妊娠成功率75%；用药至妊娠26～30周，保胎成功率95%；与对照组比较差异有统计学意义。还可选用优甲乐（$L-T_4$）、免疫抑制剂、硒元素等。

2011年10月美国甲状腺协会（ATA）颁布新的《妊娠及产后甲状腺疾病诊断与治疗指南》及2012年中华医学会内分泌学会联合妇产科学会共同制定的《妊娠和产后甲状腺疾病诊治指南》中提出，妊娠期间ATA阳性的SCH患者须接受$L-T_4$治疗；妊娠期SCH伴TPOAb阴性者可以不予治疗；对单纯妊娠期ATA阳性者建议随诊，妊娠期间每4周随诊一次，妊娠中晚期至少各随诊一次。

优甲乐替代疗法：主要用于临床性甲减、甲减危象、甲状腺炎或SCH患者。大部分ATA患者存在轻微的TSH水平升高，提示甲状腺储备功能不足。因此在孕早期开始口服优甲乐，可纠正甲状腺储备功能不足，明显降低流产率。

免疫抑制疗法：国外报道对ATA阳性的RSA患者，应用泼尼松与阿司匹林治疗，妊娠成功率约为84.6%。国内报道妊娠前3个月开始服用小剂量泼尼松和阿司匹林，获得较好的保胎效果。但免疫抑制疗法缺乏大样本及随机对照试验，临床疗效尚待进一步验证。

同种免疫异常治疗

封闭抗体缺乏的同种免疫型RSA治疗方法主要有淋巴细胞免疫治疗（lymphocyte immunotherapy，LIT）、免疫球蛋白被动免疫治疗和中医药治疗。LIT是用丈夫或无关个体的淋巴细胞作为免疫原，通过皮内注射淋巴细胞，刺激机体产生免疫应答，诱导保护性抗体的产生，从而防止胚胎父系抗原被母体免疫系统识别和杀伤，使胚胎得到保护并生长发育。并且通过反复刺激患者的免疫系统，提高其免疫记忆有利于下次妊娠的成功。

LIT在妊娠前及妊娠后进行。治疗前严格按照输血有关规定检查供血者及患者，供血者无异常方可供血。

治疗前抽取供血者20～30 mL全血，分离提取淋巴细胞，调至淋巴细胞浓度为（20～100）×10^6，将分离出的淋巴细胞在患者的上臂皮内注射，注射3～6个点，每点注射0.1～0.2 mL，间隔2～3周1次，每疗程4次。第1疗程完成后2周复查APLA。APLA转阳性后尽早怀孕，怀孕后再注射1个疗程。APLA未转阳，重复免疫治疗1个疗程，直至APLA转阳。APLA转阳后未妊娠，可每2～3个月加强免疫治疗1次，巩固疗效。

目前，LIT仍处于一种探索试验性阶段，各个国家和各个地区使用的治疗剂量、治疗次数、间隔时间大相径庭，但具体治疗方法大致类似。国内外文献报道对APLA缺乏的RSA患者进行LIT疗效存在差异。国内报道LIT后RSA的妊娠成功率约87%，明显高于国外的60%。这可能与治疗对象的选择、临床诊断标准及鉴别诊断标准不一致、也不严格有关。

对APLA缺乏的RSA进行LIT，国内外有较大争议。LIT缺乏随机分组、大样本、多中心的临床研究数据，LIT的机制一直是遭人诟病的主要方面。多年以来妊娠免疫耐受失常被认为与不明原因RSA有关，即认为有无APLA是妊娠成败的主要因素。近年来基础研究和临床观察发现，绝大多数女性未孕时APLA阴性，而在孕28周后自发产生APLA，在产后逐渐消失；即使APLA转为阳性，也有不少RSA患者再次流产；许多经过多次LIT后APLA仍未转阳的RSA患者，可顺利妊娠和分娩。这些动摇了"封闭抗体"学说的基本观点。

国外部分研究也表明，有无APLA不是妊娠成败的决定性因素，并且与LIT疗效无必然联系，故认为APLA缺乏患者不需做LIT。

NK细胞升高

Beer等于1996年提出NK细胞>12%是RSA与反复种植失败（RIF）的危险因素，且NK细胞增多与APA密切相关。

NK细胞数量升高和毒性较强的治疗宜选择静脉滴注免疫球蛋白（IVIG）被动免疫治疗。IVIG含有多种抗异型抗体，可以降低Th1细胞因子的产生，减少外周血NK细胞数量，降低NK细胞毒性和抑制自身抗体产生，诱导外周血免疫细胞的Th2细胞因子的释放，维持Th1/Th2细胞因子的平衡，多种途径促进胚胎着床和早期妊娠维持，改善妊娠结局。

免疫球蛋白治疗方案有孕前治疗和孕后治疗。孕前治疗是在每个促排卵周期月经第8天静脉滴注5%IVIG 10~25 g。孕后治疗是在确定为宫内早孕后首剂量静脉滴注5%IVIG 25~30 g（0.5 g/kg体重），以后每2~3周静脉滴注20 g，至妊娠22~24周。

笔者在患者妊娠后每周静脉滴注5%IVIG 10 g，孕10周后每2周1次，孕16周后每3周1次，至孕26~30周。试管婴儿（IVF-ET）是在胚胎移植前1~7天静脉滴注5%IVIG 10 g，以后每周10 g；确定妊娠后继续每周静脉滴注10 g，妊娠10周后每2~3周1次，至妊娠28~36周停药。

提示：对流产次数≥2次，封闭抗体缺乏，NK细胞数量及毒性异常，APLA阴性未治疗或治疗后APLA未转阳再次妊娠者，母胎免疫识别紊乱型RSA，血栓前状态、胚胎反复着床失败者等，宜选择免疫球蛋白被动免疫治疗。

血栓前状态治疗

抗凝治疗是公认的治疗血栓前状态的有效方法。血栓前状态治疗主要选择抗凝剂阿司匹林和低分子肝素（LMWH），合并自身免疫抗体异常者，同时口服泼尼松。

LMWH的应用分为预防量和治疗量2种。如果近期无血管栓塞表现或相关病史患者，使用预防量。而有近期血管栓塞表现或相关病史的患者则使用治疗量。血栓前状态患者妊娠前服用阿司匹林，妊娠后停药，改用LMWH预防剂量；也可选择妊娠后阿司匹林与LMWH联合用药。用药时间从早孕期开始，达肝素5 000 U/d或那屈肝素4 100 U/d下腹部皮下注射。治疗量达肝素10 000 U/d或那屈肝素8 200 U/d，分2次下腹部皮下注射。对于肥胖者，可适当增加LMWH剂量。

用药期间D-二聚体、APTT和血小板计数每4～6周复查1次，D-二聚体小于等于正常值或APTT延长1.5倍停药。如果胎儿生长发育良好，与孕周相符，凝血-纤溶指标检测项目恢复正常即可停药，但停药后必须每4～6周复查凝血-纤溶指标，有异常时重新用药，必要时用药可维持整个孕期。

接受预防剂量LMWH治疗的孕妇，一般在终止妊娠前24～72 h停药，至少在接受手术分娩前12 h停药才能实施局部麻醉，分娩后在硬膜外导管去除4 h后才能应用LMWH。

临床发现对APS孕妇LMWH联合免疫球蛋白可以获得较好的保胎效果。

对于获得性HHCY血症的治疗目前尚无统一标准，普遍认为补充叶酸、维生素B_{12}、维生素B_6等有效。大剂量叶酸，每天1～5 mg，1个月后复查HCY，正常后改为每天0.8 mg；适量补充维生素B_6和维生素B_{12}有一定作用。

总结

自然流产发生的危险随着妊娠丢失次数的增加而增加，随妇女年龄增长而升高（≥35岁），男方的高年龄也视为流产风险因素（年龄≥40岁）。

RSA病因可以是单一因素，也可能是多因素的。RSA的诊断是排除性诊断，按照RSA的病因全面检查，根据检查结果做出准确的诊断评估，选择恰当的治疗方案。

早孕期偶发自然流产胚胎的染色体异常发生率为50%～60%。偶发的自然流产可以视为自然选择、自然淘汰的机制，但连续发生的流产，就必须给予足够的重视。高危染色体异常的男方建议供精人工授精；高危染色体异常的女方建议进行种植前遗传学诊断（PGD）或赠卵IVF-ET或收养孩子。

生化性和无胚胎性流产多见于胚胎染色体异常；与APA相关的流产多发生于妊娠10周之后，流产发生前已见到胎心；晚期流产胚胎组织新鲜或胎儿有生机主要是由解剖因素导致；晚期流产且胚胎已经停止发育，主要考虑血栓前状态、感染等。

对于没有临床症状的子宫畸形患者，不需要特殊处理。对于有子宫畸形的RSA患者，在排除其他可能导致RSA的病因后，可施行子宫矫形术。宫颈环扎术是治疗子宫颈机能不全RSA最有效的方法。

偶发性自然流产与感染相关，但无确切的证据证明任何一种病原体感染可以导致RSA。生殖道感染原与偶发性流产具有明显相关性且容易治疗，因此，RSA妇女生殖道分泌物检查异常，应对夫妇双方进行积极治疗。

自然流产≥2次和反复着床障碍是免疫因素检查的适应证。APLA缺乏是RSA的重要原因。APLA缺乏主要是选择孕前和孕后LIT治疗。

APA治疗宜采用小剂量、短疗程、个体化免疫抑制和抗凝疗法，低剂量阿司匹林和LMWH治疗是APA的一线治疗药物。血栓形成与APA明显相关，抗凝治疗是公认的治疗血栓前状态的有效方法。

对于不明原因的RSA，支持治疗与良好的预后有关，经验性治疗可能对患者有益。

复发性流产一般为多因素所致，孕前应根据流产病因选择个体化治疗，治愈后再考虑妊娠。孕后根据流产原因和孕期各项检查指标采取综合保胎措施，如孕酮和HCG治疗、免疫抑制剂治疗、LIT、抗血小板聚集治疗、血栓前状态治疗、免疫球蛋白被动免疫治疗等。保胎治疗期间应根据B超检查和实验室检验指标如HCG、P、凝血功能、免疫检查、NK细胞检查等结果，适时调整治疗方案，实施个体化治疗，避免治疗不足或过度治疗，提高保胎成功率。

（陈建明　刘　芳）

参 考 文 献

[1] 张建平. 流产基础与临床［M］. 北京：人民卫生出版社，2012：186-292.

[2] 林其德. 现代生殖免疫学［M］. 北京：人民卫生出版社，2006：157-163.

[3] 刘艳秋. 复发性流产遗传学研究［J］. 中国实用妇科与产科杂志，2013，29（2）：86-89.

[4] 雷彩霞，张月萍，武俊萍，等. 1437例早孕期自然流产胚胎核型分析［J］. 生殖与避孕，2014，34（4）：328-332.

[5] 胡亮，李浩贤，彭莹，等. 1770对自然流产夫妇的细胞遗传学回顾性分析［J］. 国际生殖健康/计划生育杂志，2014，33（3）：168-171.

[6] 季晓微，孙赟. 子宫内膜杀伤细胞与妊娠关系的研究进展［J］. 生殖与避孕，2014，34（7）：556-559.

[7] 孙梅，陈子江. 子宫内膜异位症对妇女生育力的影响［J］. 实用妇产科杂志，2012，28（8）：609-611.

[8] 鲍时华，林其德. 甲状腺自身抗体与复发性流产［J］. 中国实用妇科与产科杂志，2013，29（2）：94-98.

［9］韩红敬，沈浣，王艳槟，等．亚甲基四氢叶酸还原酶基因677位多态性、高同型半胱氨酸血症与复发性流产［J］．生殖与避孕，2012，32（7）：486-489.

［10］周颖，乔宠．宫颈环扎术在晚期复发性流产中的应用［J］．中国实用妇科与产科杂志，2013，29（2）：111-114.

［11］雷贞武，杜娟．子宫肌瘤与计划生育相关问题［J］．中国计划生育和妇产科，2012，4（3）：49-51.

［12］王塱华，张建平．血栓前状态与复发性流产及抗凝治疗［J］．中国实用妇科与产科杂志，2013，29（2）：102-106.

［13］中华医学会风湿病学分会．抗磷脂综合征诊断和治疗指南［J］．中华风湿病学杂志，2013，15（6）：407-410.

［14］陈建明．实用不孕不育诊断与治疗［M］．广州：广东科技出版社，2013：133-140，212-241.

［15］林其德．复发性流产的诊治现状与未来［J］．中国实用妇科与产科杂志，2013，29（2）：81.

［16］李宏军．复发性流产的男性因素及治疗［J］．中国实用妇科与产科杂志，2013，29（2）：118-122.

［17］肖世金，赵爱民．复发性流产病因学研究进展［J］．中国实用妇科与产科杂志，2014，30（1）：41-45.

［18］陈雷宁，裴毓雯，欧湘红，等．异体淋巴细胞免疫治疗不明原因复发性流产巢式病例对照研究［J］．实用妇产科杂志，2014，30（4）：295-298.

［19］姚书忠，姜红叶．腹腔镜下子宫峡部环扎术［J］．中国实用妇科与产科杂志，2014，30（2）：102-105.

［20］Wang X，Chen C，Wang L，et al. Conception，early pregnancy loss，and time to clinical pregnancy：a population-based prospective study［J］．Fertil Steril，2003，79（3）：577-584.

［21］Chan YY，Jayaprakasan K，Zamora J，et al. The prevalence of congenital uterineanomalies in unselected and high-risk populations：a systematic review［J］．Hum Reprod Update，2011，17（6）：761-771.

［22］Warren，JE，Silver RM，Dalton J，et al. Collagen 1 Alphal and transforming growth factor-beta polymorphisms in women with cervical insufficiency［J］．Obstet Gynecol，2007，110（3）：619-624.

［23］Pass RF，Fowler KB，Boppana Sb，et al. Congenital cytomegalovirus infection following first trimester maternal infection：symtoms at birth and outcome［J］．J Clin Virol，2006，35（2）：216-220.

［24］ZHAO AM，Xiong M，Zhang Y，et al. Adoptive transfer of mFas ligand into dendritic

cells influences the spontaneous resorption rate in the CBA/J x DBA/2 mouse model [J].
Fertil Steril, 2010, 93（5）: 1700-1705.

[25] Wei Q, St Clair JB, Fu T, et al. Reduced expression of biomarkers associated with
the implantation window in women with endometriosis [J]. Fertil Steril, 2009, 91:
1686-1691.

[26] Mannisto T, Vaarasmaki M, Pouta A, et al. Perinatal outcome of children born to mothers
with thuroid dysfunction or antibodies: a prospective population-based cohort study [J].
Clin Endocrinol Metab, 2009, 94（3）: 772-779.

[27] Cocksedge KA, Saravelos SH, Wang Q, et al. Does free androgen index predict subse-
quent pregnancy outcome in women with recurrent miscarriage? [J]. Hum Repfod,
2008, 23（4）: 797-802.

第二章 解剖学异常与复发性流产

子宫畸形在育龄妇女人群中的发病率约为4.3%，在RSA的妇女中发病率为6%～38%，明显高于一般人群。子宫畸形可导致不孕或流产，对子宫畸形的妊娠相关研究发现，流产率为30%～40%，足月分娩率仅50%。

当RSA人群中子宫异常表现突出时，他们到底在多大程度上导致生殖功能紊乱是一个争论很大的问题。几乎没有对照研究来真正评价这种关系，更不要说这些研究的设计合理性及研究对象的数量了。子宫畸形包括先天性和获得性，临床上常引起不孕、RSA和病理妊娠。生殖道先天性异常最常见的为纵隔子宫、鞍状子宫、双角子宫等，尤以纵隔子宫最为常见；后天获得性异常常见的有宫颈内口松弛、宫腔粘连、子宫肌瘤、子宫内膜息肉、子宫内膜异位症和子宫腺肌症等。

虽然有许多研究证据表明妊娠丢失与子宫解剖异常有关，但是子宫内膜容受性存在着很大的不确定性，子宫解剖异常影响着床的生物学机制也不清楚。

一个好的病史采集和体格检查是恰当诊断和治疗子宫畸形的第一步。子宫畸形对生殖本身的影响有争议，但RSA的患者需要评价子宫和宫腔的功能，必要时应行子宫内膜活检。

第一节 先天性子宫畸形

引言

子宫畸形是女性生殖系统发育异常中最为常见的疾病，国外文献报道，育龄期妇女发病率为2%～3%，可导致3%的患者不孕和5%～10%的患者RSA。双侧苗勒氏管（副中肾管）在女性胚胎期发育为女性生殖道。子宫畸形是由于双侧苗勒氏管发育、融合、纵隔吸收的某一过程停滞所导致。RSA妇女中子宫畸形概率高于正常妇女3倍。

引导性问题

● 患者有过多少次流产？流产都发生在妊娠的哪个时期？
● 患者是否有过宫腔操作史？
● 各种类型的子宫畸形都可以引起流产吗？

- 在盆腔检查时有发现阴道或宫颈的解剖学异常吗？
- 超声检查对子宫畸形的诊断有多大价值？
- 子宫畸形都需要手术治疗吗？
- 子宫畸形治疗后妊娠丢失率会降低吗？

子宫畸形与流产

子宫畸形引起RSA的机制尚不完全清楚，部分原因可能是畸形子宫宫腔形状改变或容积变小，容受性不足，妊娠时适应性扩张能力下降，当胚胎逐渐发育增大，超越畸形子宫的适应能力，可能发生RSA。

生殖道解剖结构异常占RSA患者的12%～15%，患者表现多为晚期流产或早产。不同类型的子宫畸形其妊娠结局不同。纵隔子宫患者流产及早产的发生率在子宫畸形中最高，纵隔子宫及双角子宫妊娠流产的发生率均超过了妊娠总数的一半，双子宫与流产无关，单角子宫反复流产和早产较多见，宫颈功能不全流产多发生在妊娠中期。

最近一项应用三维彩超作为诊断工具的大规模前瞻性研究报道子宫异常在早期RSA中的比例为23.8%，而那些作为对照组因多种非生殖结局相关的原因行超声检查的低风险女性的子宫异常比例为5.3%。国外文献报道，子宫畸形自然流产率为15%～90%不等，但在设计上均非随机。

一项3 000例子宫畸形的研究认为，子宫畸形在育龄妇女人群中的发病率约为4.3%，在RSA的妇女中发病率为6%～38%，明显高于一般人群。Paul（2004）统计不同类型子宫发育异常早产发生率分别为：单角子宫43.3%、双子宫24.4%、双角子宫25%、纵隔子宫10%、鞍状子宫5.1%。

子宫畸形诊断方法选择

提示： 子宫畸形的检查方法有超声、子宫输卵管造影、宫腔镜、腹腔镜、磁共振。

不同类型子宫畸形的生殖结局和治疗策略显著不同，需要可靠的检查手段明确诊断和分类。超声是首选的方法，但是阴性结果无法排除子宫畸形。子宫输卵管碘油造影（HSG）是传统的诊断手段，能同时评估输卵管的功能，因无法区分纵隔子宫、双角子宫和双子宫而不足以精确诊断。磁共振成像（MRI）提供了高分辨率的子宫体、宫底和内部结构的图像，能明确诊断大部分类型的子宫畸形，还能评估可能存在的泌尿生殖系统畸形，但费用较高。

宫腹腔镜联合检查是目前评估先天性子宫畸形的金标准。该检查可以直观地了解宫腔内情况、子宫浆膜面的轮廓和盆腔病变，做到精确的诊断，同时对病变部位进行手术矫正和修复。

子宫畸形的治疗方法

提示： 对于没有临床症状的子宫畸形患者，不需要手术治疗。对于有子宫畸形的RSA患者，在排除其他可能导致RSA的病因后，可施行子宫矫形术。

符合子宫畸形的诊断而未引起临床症状者可不进行治疗。较严重的子宫畸形导致不孕或流产的可行手术矫正，如子宫纵隔切除术、子宫肌瘤剔除术、宫腔粘连分离术、宫颈机能不全的环扎术、残角子宫切除术等。术后RSA发生率明显降低，足月妊娠率及分娩率提高。

矫正手术后导致的盆腔或宫腔粘连等问题应得到重视，并非所有的子宫畸形都可导致不孕或流产，所以应先排除其他因素后再慎重决定进行子宫矫正术。

先天性子宫畸形

子宫先天性发育异常在育龄妇女人群中发病率约为4.3%。按照子宫发育异常的形态结合临床表现、治疗、胎儿预后进行分类，包括：①先天性无子宫；②始基子宫；③子宫发育不良；④双子宫；⑤双角子宫和鞍状子宫；⑥纵隔子宫；⑦单角子宫；⑧残角子宫。

纵隔子宫是最常见的子宫发育异常，占子宫畸形的35%～57.5%；其次为双子宫畸形，占15%～25%。一项关于1 392例子宫异常的文献荟萃提示，纵隔子宫占子宫畸形的34.9%，双角子宫占26%，鞍形子宫占18.3%，单角子宫占9.6%，双子宫占8.4%。下面主要对与RSA有关的子宫畸形几种类型进行讨论。

纵隔子宫

提示： 纵隔子宫是最常见的子宫发育异常，纵隔子宫患者流产及早产的发生率在子宫畸形中最高。确诊主要靠阴道B超、宫腹腔镜联合检查；治疗采用宫腔镜切除纵隔。术后宫腔内放置宫内节育器，同时应用大剂量雌激素，是预防术后宫腔粘连的有效方法。纵隔切除后自然流产率大幅度下降。

纵隔子宫是双侧副中肾管于体中线部分性吸收不全所致。子宫外形正常，但自子宫底至宫颈内口存在纵隔，这类畸形分为完全性纵隔和不完全性纵隔。在组织学上，纵隔由血供较差的结缔组织和肌肉组织组成，在纵隔上覆盖的子宫内膜对周期性的激素刺激缺乏敏感性。大部分因纵隔子宫发生RSA的患者流产发生在早孕期的中期和中孕期的早期。纵隔子宫患者合并宫颈机能不全的概率较高，虽然与不孕无关，但在所有子宫畸形中流产发生率最高，可达26%～94%。Grimbizis综合文献报道的499次纵隔子宫妊娠结局为：0.6%异位妊娠，44.3%流产，22.4%早产，50.1%活产。Lin等统计1 459次纵隔子宫妊娠结局为：75.7%自发流产，10%早产，1.9%异位妊娠。

纵隔子宫与流产

纵隔子宫在临床上主要表现为影响育龄妇女的妊娠结局，包括RSA、早产、胎膜早破等，其中RSA是纵隔子宫所致的最常见表现。关于纵隔子宫导致不良妊娠结局的原因，传统观点认为：由于纵隔的存在将宫腔一分为二，明显缩小了子宫腔内的有效利用体积，不能满足随着妊娠而增加的宫腔容积需要，从而导致流产、早产等的发生。但临床治疗显示，纵隔子宫患者中大约2/3的流产发生于妊娠早期，说明纵隔子宫除使宫腔有效体积缩小外，肯定还存在其他局部缺陷，影响孕卵着床后早期及其后的胚胎发育，导致早、中期流产的发生。

近年来，国内外学者对纵隔子宫的组织形态学研究发现：纵隔组织表面被覆内膜的雌激素和孕激素受体明显减少，对雌激素反应能力下降；纵隔被覆内膜的生长周期与宫腔内膜不同步；纵隔组织中结缔组织成分及血管分布稀疏，导致孕卵着床处蜕膜化不完全，胎盘形成不良；而其肌纤维组织成分较多并相互交织，可能引起不协调的子宫收缩进而造成反复流产发生。还有学者研究分析子宫纵隔流产的原因可能有以下几方面：

（1）纵隔子宫的子宫肌层血管数量较少，而纤维组织较多，可导致孕早期孕卵着床不良，诱发早期流产或习惯性流产。

（2）纵隔子宫的子宫肌发育不良，随着妊娠时间的增加，由于肌张力较差，可对胎儿形成压力导致中期妊娠流产或早产。

（3）纵隔子宫患者孕期胎盘可跨过纵隔附着于纵隔两侧，引起胎盘增大、变形等发育异常情况，附着于纵隔部分的胎盘供血不足，且纵隔上的内膜对激素反应较差，导致胎儿发育迟缓，甚至死亡。

（4）纵隔的分割可以使宫腔发生对称性改变，容积小于正常子宫，胎儿在宫腔内活动受限，导致胎位异常。在许多序列研究报道证实纵隔切除后可以改善妊娠结局。

纵隔子宫的诊断

（1）子宫输卵管造影　HSG是诊断子宫发育异常常用的方法之一，是通过造影剂充盈来了解宫腔形态，评估双侧输卵管通畅与否，适用于初步检查。

（2）超声检查　超声检查是无创性和可重复性诊断，在包括纵隔子宫在内的盆腹腔疾病中广泛应用。临床使用的诊断方法包括经腹超声、经阴道超声及三维超声。纵隔子宫的超声声像图特点为2个内膜回声区域，子宫底部无明显凹陷切迹。经阴道超声检查是目前临床中最常用的诊断方法，经阴道扫描更贴近子宫，避免了腹部脂肪的干扰，因而诊断准确率更高。有研究报道经阴道超声检查诊断纵隔子宫的敏感度为100%，特异性80%，主要缺点是阴道传感器的移动受限，不能显示冠状切面。而三维超声则弥补这一缺陷，能够显示内膜基底部与肌层关系，使纵隔子宫诊断的准确率进一步提升。

（3）磁共振成像（MRI） MRI也是准确、无创性的诊断方法，可提供子宫形态计量学方面的信息，对纵隔子宫诊断的准确率可达100%。但费用昂贵，且不能评价输卵管情况，故临床上应用受限。

（4）宫腔镜检查 宫腔镜检查是在直视下评估宫腔和宫颈管形态结构的方法，对子宫纵隔诊断的敏感性可达100%，是诊断纵隔子宫的可靠手段。宫腔镜下纵隔子宫的特征性表现：①完全纵隔子宫。宫腔失去正常形态，可见两侧"羊角状"腔隙，顶端仅见单个输卵管开口，内膜常无明显异常。②不完全纵隔子宫。可见纵隔组织自宫底纵向向下延伸，将宫腔一分为二，每侧宫腔顶端仅见一输卵管开口，纵隔上宽下窄，边缘钝圆，外观色泽苍白或粉红，质地坚韧，表面覆盖薄层内膜，与宫腔其他部分的内膜形成对照。宫腔镜检查的优势是在确认宫腔形态异常的同时，还可以诊断其他宫腔内病变如子宫黏膜下肌瘤、子宫内膜息肉、宫腔粘连等。

（5）宫腹腔镜联合检查 两者联合诊断不仅具备直视宫腔内病变的优势，同时可以在腹腔镜下观察子宫外形特征，是诊断子宫畸形的可靠方法。腹腔镜下纵隔子宫的特征表现是子宫底部浆膜面平坦，子宫横径增宽大于前后径，子宫底凹陷不明显或仅有轻微凹陷，借此可与双角子宫、鞍状子宫、双子宫相鉴别。

纵隔子宫的治疗

纵隔子宫传统的治疗方法为开腹子宫整形术。该法需要剖开子宫，切除纵隔组织，不仅手术创伤大，而且子宫肌壁形成瘢痕，可导致术后宫腔变形、粘连等，影响再次妊娠。同时子宫肌壁存在的瘢痕对再次妊娠可能增加子宫破裂的风险，目前已基本弃用。宫腔镜手术问世使纵隔子宫能在微创环境下得到矫治，主要的手术方法是采用宫腔镜下子宫纵隔切除术（TCRS），方法是在纵隔的中间切开，边缘一般能自动回缩到几乎与前后壁内膜相平。因比传统的开腹手术简单、不需要切开子宫、不创伤子宫肌壁、不影响宫腔形态、出血少、恢复快，已经成为纵隔子宫的最佳手术治疗方法。

对于既往没有妊娠或仅有一次妊娠丢失的患者，是否进行手术干预是有争议的。但是那些有2次或3次孕早、中期妊娠丢失的患者、年长患者及将要进行辅助生殖技术（ART）治疗的妇女，建议尽早行TCRS。在16篇文献综述中，Homer和他的小组成员比较了子宫纵隔行手术前后的妊娠丢失率。他们注意到手术前88%的妊娠丢失，经手术后妊娠丢失率显著下降到14%。有报道采用宫腔镜切除纵隔后，自然流产率可由术前的89.1%下降至术后的8.2%。Valle报道115例术后自然流产率从86%降至12%。

　　TCRS后常规放置宫内节育器，同时口服补佳乐，每天3次，每次2～3 mg（每片1 mg），连服28天，最后10天加服黄体酮。如甲羟孕酮每天10 mg（每片2 mg），或黄体酮软胶囊每天200 mg（每片100 mg），或地屈孕酮每天10～20 mg（每片10 mg），或黄体酮胶囊每天200 mg（每粒50 mg）。

　　TCRS后宫腔粘连的预防一直是令人关注的问题，尤其是在某些有使用雌激素禁忌证的患者中非常难以选择。北京协和医院使用促性腺激素释放激素激动剂（GnRH-α）预防TCRS后宫腔粘连的研究获得较好的临床结果。对于子宫纵隔同时合并盆腔或卵巢、肿瘤、子宫肌瘤和子宫腺肌病患者，手术后服用大剂量雌激素预防宫腔粘连将导致原有雌激素依赖性疾病进展或复发。对该类患者在TCRS结束时放置宫内节育器，术后第2天注射GnRH-α类长效制剂诺雷德或达菲林，每28天1次，注射3次。术后3～5个月行宫腔镜手术复查，12例中除1例完全子宫纵隔患者发生轻微宫腔粘连，其余11例患者均无宫腔粘连发生，同时其合并症无复发及进展。该研究证实，TCRS后注射GnRH-α是一种新的、有效的防治宫腔粘连的药物选择，同时对合并的EMT、子宫腺肌病和子宫肌瘤也有积极的治疗作用。

双角子宫和鞍状子宫

　　发生原因是双侧副中肾管未完全融合，双侧部分或完全分离的内膜腔连接于一个宫颈。宫底部融合不全呈双角者，称为双角子宫；宫底部稍下陷呈鞍状，称为鞍状子宫。双角子宫患者基本不影响受孕，但RSA、早产患者中有25%为双角子宫妊娠。

　　临床上主要靠阴道B超检查，宫腹腔镜联合检查确诊。双角子宫及纵隔子宫的生殖结局和治疗策略显著不同，必须明确鉴别。宫腹腔镜联合检查是最可靠的诊断手段，腹腔镜观察纵隔子宫宫底较宽、外表基本正常，而双角子宫宫底部有明显凹陷并有两个明确分开的子宫角，但腹腔镜检查具有创伤性，且费用昂贵。HSG无法区分纵隔子宫和双角子宫，Sheth报道36例HSG诊断为双角子宫者，随后的宫腹腔镜联合诊断发现其中34例（94%）为纵隔子宫。三维超声可以从子宫外部的形态准确鉴别子宫纵隔与双子宫或双角子宫，属于无创检查，费用相对便宜，应作为首选方法。超声检查应选择在黄体期内膜较厚时进行。对双角子宫曾经发生过RSA的患者，在排除其他可能导致流产的因素后，才考虑行子宫矫形手术。鞍状子宫无需治疗。

双子宫

　　发生原因是双侧副中肾管完全未融合，各自发育形成两个子宫和宫颈，常合并有阴道纵隔，左右侧子宫各自有输卵管、卵巢、韧带。

多数无任何症状，发生梗阻时有相应的表现。阴道B超可确诊，是否手术有争议。非阻塞性双子宫常在妇科检查时发现两个宫颈，宫腹腔镜联合检查可明确诊断。双子宫一般不需要手术矫正，但一侧宫颈发育不良引起梗阻时，可考虑行腹腔镜一侧子宫切除术。发生流产原因多为孕后子宫血供不足，蜕膜形成不良。对发生RSA的双子宫患者，在排除了其他可能导致流产的原因后可行子宫联合术、单侧子宫切除术治疗，但此类手术损伤大、难度高，是否能改善生育力报道极少。

单角子宫

发生的原因是一侧副中肾管发育，另一侧副中肾管未发育或未形成管道。通常未发育侧的卵巢、输卵管、肾脏同时缺如。约65%单角子宫合并残角子宫。单角子宫生育功能可能正常，但反复流产和早产较多见，Paul（2004）统计单角子宫早产发生率为43.3%。单角子宫不良妊娠结局除了与子宫腔形态异常有关外，还可能和子宫血管系统异常及子宫肌层发育不良有关。

阴道B超提示单角子宫诊断，需要腹腔镜检查确诊。单纯单角子宫目前尚无合适的治疗方法，一般不需要治疗；没有内膜的残角子宫也可不手术切除。单角子宫孕期要加强监护，早期诊断，及时处理并发症。

有内膜的残角子宫是手术的指征，残角引流不畅可引发盆腔疼痛和子宫内膜异位症，也可发生残角子宫妊娠。常用的方法是腹腔镜残角子宫切除术。

总结

生殖道先天性异常最常见的为纵隔子宫、鞍状子宫、双角子宫等，尤以纵隔子宫最为常见；后天获得性异常常见的有宫颈内口松弛、宫腔粘连、子宫肌瘤、子宫内膜息肉、子宫内膜异位症和子宫腺肌症等。

不同类型的子宫畸形其妊娠结局不同。纵隔子宫及双角子宫妊娠流产的发生率均超过了子宫畸形妊娠总数的一半；单角子宫生育功能可能正常，但反复流产和早产较多见，目前尚无合适的治疗方法。双子宫和双角子宫的患者基本不影响受孕。

子宫畸形的诊断目前主要采用超声、宫腔镜、子宫输卵管造影、腹腔镜检查来确诊。

对于没有临床症状的子宫畸形患者，不需要特殊处理。对于有子宫畸形的RSA患者，在排除其他可能导致RSA的病因后，可施行子宫矫形术。手术的必要性和手术方式依据畸形类型及程度个体化确定，目的为改善症状，提高生活质量和改善生殖预后。

手术治疗对双角子宫患者的妊娠率没有明显改善。双子宫被认为是正常单子宫的复制，妊娠结局与正常子宫相似，无需手术。宫腔粘连和纵隔子宫选择宫腔镜分离粘连和切除纵隔，术后即刻放置宫内节育器，口服大剂量雌激素以促进子宫内膜再生，预防宫腔粘连，术后流产率明显降低。

病例讨论

病例1

病史 女性，31岁。结婚4年，月经3/28，量中等，无痛经，G3P0，在过去的3年内怀孕3次，前2次孕7～9周B超见胎心搏动后停止发育，行清宫术；末次流产于1年前，停经8周未见胚芽及胎心搏动。

身高158 cm、体重50 kg，妇科检查正常。

这对夫妇进行过何种复发性流产检查？

双方染色体正常。第3次流产胚胎染色体检查正常。

阴道B超显示两个内膜回声区域，子宫底部无明显凹陷切迹。

子宫输卵管造影：子宫畸形、不完全纵隔子宫？双侧输卵管通畅。

宫腔镜检查：不完全纵隔子宫。

TORCH正常，无衣原体、淋菌感染。

你认为患者还要做其他什么检查吗？

做生殖内分泌和免疫因素检查，结果如下：月经第2天LH 4.90 U/L、FSH 5.70 U/L、E_2 165.15 nmol/L、PRL 799.2 nmol/L、T 1.77 nmol/L；黄体期P 48.34 nmol/L。

甲功5项：正常。

APLA阳性，ACA阴性，β2-GP1-Ab及抗核抗体阴性。

NK细胞（CD3$^+$/CD16$^+$CD56）12%；B淋巴细胞（CD3$^+$/CD19）10%。

D-二聚体0.3 mg/L（0～0.55）、PT、APTT正常。

这对夫妇复发性流产的最可能的因素是什么？

子宫畸形（纵隔子宫）。

你计划采取何种治疗方案？

行宫腹腔镜联合下子宫纵隔切除。

具体治疗方案及临床效果

自纵隔组织的尖端开始，左右交替至纵隔基底部位，作用电极的切割或分离方向应沿中线水平，以免损伤前壁或后壁子宫肌层组织；当切割或分离至子宫底部时，应注意辨别纵隔与子宫底肌层组织的分界，在切除或分离纵隔的同时，尽量避免损伤正常子宫肌壁组织，以免出血或穿孔发生。

术后放置节育环同时口服补佳乐，每天3次，每次3 mg（每片1 mg），连服28天，最后10天加服黄体酮，连续3个月。3个月后行宫腔镜检查，宫腔形态基本正常，取环，术后建议患者尽快试孕。试孕前一个周期开始补充多种维生素，术后第2个月第10天开始监测排卵，在第14天自然排卵，排卵后给予地屈孕酮10 mg、2次/天，共14天，检测尿妊娠试验阳性，第7周B超见胎儿心脏搏动。第13周B超检查胎儿未见明显畸形，NT为1.3 mm。孕37^{+5}周顺产分娩一女婴，重3.0 kg。

病例2

病史 28岁，女性。结婚4.5年，4年前阴超检查提示纵隔子宫，月经规则。因为不孕曾行子宫输卵管造影显示：纵隔子宫？双侧输卵管通畅。监测自然周期排卵情况共5周期，其中1周期卵泡黄素化未排卵，未孕。以后2次均于使用克罗米芬促排后怀孕，但都在孕8周时B超显示胚胎停育，予以清宫。末次妊娠至今已经1年，无避孕未孕。

这对夫妇进行过何种复发性流产检查?

双方染色体、甲状腺功能、抗生育抗体、封闭抗体等检查未见异常；妇科检查显示子宫正常大小；三维彩超显示2个内膜回声区域，子宫底部无明显凹陷切迹，提示纵隔子宫。

计划采用何种治疗方案及助孕措施?

患者基本上已经完成了常规的检查。建议患者进行宫腹腔镜联合检查，以确诊和治疗子宫及盆腔的病变。

宫腹腔镜检查结果显示：完全纵隔子宫；行纵隔切除，自宫颈内口水平向宫底方向分离或切除，宫颈部分纵隔不切开，术后放置节育环，同时口服大剂量补佳乐及黄体酮，连续3个月。3个月后行宫腔镜检查，宫腔无粘连，取环。下周期开始克罗米芬加HMG促排卵。促排卵第3周期怀孕，给予保胎措施，血HCG 1 500 U，阴超见宫内2 mm×3 mm孕囊，孕6^{+}周阴超见胎儿心脏搏动。孕39周剖宫产分娩一男婴，重3.2 kg。

第二节　子宫肌瘤

引言

子宫肌瘤是女性生殖器官最常见的良性肿瘤，也是人体中最常见的肿瘤之一，子宫肌瘤还是最常见的获得性子宫畸形病因。在妊娠早期阶段形态发生改变的宫腔不利于受精卵的着床和生长发育，增加流产的危险，自然流产的发生率是非肌瘤孕妇的2~3倍，可达20%~30%。子宫肌瘤占育龄期女性的20%~50%，不孕女性中5%~10%患有子宫肌瘤，其中1%~2.4%是引起不孕的唯一原因。

子宫内膜容受性是影响胚胎着床的重要因素之一，子宫肌瘤对子宫内膜容受性的影响深受学者关注，其对子宫内膜容受性的影响不是局限于子宫肌瘤表面，而是遍布整个宫腔。除了引起宫腔形态改变外，子宫肌瘤可通过局部血供受损，子宫内膜免疫状态失衡，细胞因子分泌异常，着床相关因子改变等损害子宫内膜容受性，但子宫肌瘤是否影响子宫内膜着床尚未达成一致意见。

虽然绝大多数子宫肌瘤是良性，但可产生月经过多、不孕、流产，影响妇女的生活质量；也有少数子宫肌瘤发生良性变、交界性变、恶性变等，给妇女和家庭带来忧虑，所以应对本病予以重视。

引导性问题

- 子宫肌瘤都会导致流产吗？
- 子宫肌瘤对流产的影响主要表现在哪些方面？
- 子宫肌瘤对月经的影响情况是怎样的？
- 子宫肌瘤的确诊主要依靠什么检查？
- 子宫肌瘤可以药物治疗吗？
- 子宫肌瘤都需要手术摘除吗？
- 宫腔镜是黏膜下肌瘤诊断和治疗的最佳选择吗？
- 子宫肌瘤行手术治疗后对妊娠率有改善吗？

子宫肌瘤病因

提示：子宫肌瘤的病因尚不明了，通常认为子宫肌瘤为性激素依赖性肿瘤，雌激素和孕激素已被证实在子宫肌瘤的生长过程中起到促进作用。

遗传学

子宫肌瘤由单克隆平滑肌细胞增殖而成，约40%存在染色体的异常，在肌瘤细胞中发现100多种基因发生上调或下调。近年来认为子宫肌瘤的发生有明显的种族差异及家庭遗传倾向，非洲、美洲妇女比高加索地区妇女高出2～3倍。子宫肌瘤患者，其直系亲属子宫肌瘤的发病率为26%，远高于正常人群的10%；因子宫肌瘤先后切除子宫的双胞胎妇女中，单卵双胎是双卵双胎的2倍，说明肌瘤的形成有明显的遗传因素存在。

内分泌学

子宫肌瘤好发于生育年龄，青春期前少见，绝经后萎缩或消退，提示子宫肌瘤的发生与女性激素有关；目前认为雌激素是刺激子宫肌瘤发生和发展的主要原因之一。外源性雌激素可致肌瘤生长，甚至出现肌瘤不典型增生；肌瘤组织中雌激素浓度显著高于正常组织。孕激素在子宫肌瘤的发病中与雌激素有同等重要的作用。有的子宫肌瘤在孕期会增长，提示人绒毛膜促性腺激素（human chorionic gonadotrophin，HCG）可能影响子宫肌瘤的增殖。近年来一些临床和基础研究间接揭示黄体生成素（luteinizing hormone，LH）、HCG可能与子宫肌瘤的发生发展有关。Baird等基于LH可能促进子宫肌瘤生长的假设，通过建立Logistic模型研究35～49岁女性的尿LH水平与子宫肌瘤的相关性，结果表明LH高水平的女性患子宫肌瘤的比率较LH低水平者高。此外通过Bayesian分析判定，LH对子宫肌瘤的发生有加速作用，而对促进其生长的作用不大。

细胞因子

平滑肌细胞、纤维母细胞局部生成的生长因子、蛋白、多肽能控制细胞的增殖，增加细胞外基质，并刺激肌瘤生长。许多证据表明性激素对细胞的有丝分裂作用是由局部来源的多肽类生长因子通过自分泌旁分泌形式介导的。与子宫肌瘤的发生、生长有关的生长因子有表皮生长因子（epidermal growth factor，EGF）、胰岛素样生长因子（insulin-like growth factor，IGF）I和II、血小板源性生长因子A和B、促性腺激素释放激素、转化生长因子-β、过氧化物酶体增生物激活受体γ（peroxisome proliferatoractivated receptor，PPAR-γ）、碱性成纤维细胞生长因子和血管内皮细胞生长因子等。

微量元素

微量元素对健康的影响，尤其是与肿瘤的关系，越来越受重视。微量元素过多和过少均可影响肿瘤的发病。低锌降低肿瘤发病率，高锌则增加肿瘤发病率。铜具有酶和激素的生物催化作用，为多种金属酶的组成成分，铜含量可能与激素有内在联系。

子宫肌瘤分类

提示：按肌瘤生长部位分为宫体肌瘤和宫颈肌瘤，按肌瘤与子宫壁的关系分为浆膜下肌瘤、肌壁间肌瘤、黏膜下肌瘤。

浆膜下肌瘤

约占20%，肌瘤向子宫浆膜面生长，并突出于子宫表面，肌瘤表面仅由子宫浆膜层覆盖。若瘤体继续向浆膜面生长，仅有一蒂与子宫相连，称为带蒂浆膜下肌瘤，营养由蒂部血管供应。

肌壁间肌瘤

约占60%~70%，肌瘤位于子宫肌壁间，周围被肌层包围。

黏膜下肌瘤

占10%~15%，肌瘤向宫腔方向生长，突出于宫腔，表面仅为黏膜层覆盖。黏膜下肌瘤易形成蒂，在宫腔内生长犹如异物，常引起子宫收缩，肌瘤可被挤出宫颈外口而突入阴道。根据肌瘤向宫腔突出的程度，将黏膜下肌瘤分为3种类型：

0型：为有蒂黏膜下肌瘤，未向肌层扩散；

Ⅰ型：为无蒂肌瘤，向肌层扩散<50%；

Ⅱ型：为无蒂肌瘤，向肌层扩散>50%。

各种类型的肌瘤可发生在同一子宫，称为多发性子宫肌瘤。

子宫肌瘤临床表现

提示：子宫肌瘤多无明显症状，仅在体检时偶然发现。常见的症状有月经紊乱、下腹包块及压迫症状、不孕或流产。

常见症状

月经异常：多见于较大的肌壁间肌瘤及黏膜下肌瘤，肌瘤使宫腔增大，子宫内膜面积增加并影响子宫收缩；此外肌瘤周围的子宫内膜静脉丛充血与扩张，引起经量多、经期长。Buttram和Reiter研究发现子宫肌瘤引起月经过多的发生率在17%~62%，30%的患者月经天数在7天以上。长期月经量增多可继发贫血，出现头晕、乏力、心悸等全身症状。

下腹包块：肌瘤较小时在腹部扪不到包块，当肌瘤增大超出盆腔时可在腹部扪及。

白带增多：肌瘤可使宫腔面积增大，内膜腺体增多，分泌增加，并伴有盆腔充血时白带增多；黏膜下肌瘤合并感染时，可有大量脓样白带。若有出血、坏死、溃烂时，可有血性、脓血性恶臭液体从阴道溢出。

压迫症状：子宫前壁下段的肌瘤可压迫膀胱引起尿频、尿急；宫颈肌瘤可引起排尿困难、尿潴留；子宫后壁肌瘤可引起下腹坠胀不适、便秘等症状；阔韧带肌瘤向侧方发展，可压迫输尿管，形成输尿管扩张甚至发生肾积水。

不孕或流产：黏膜下肌瘤可导致月经紊乱、不孕或流产；肌壁间肌瘤与浆膜下肌瘤对不孕及流产的影响主要取决于肌瘤的大小，有无压迫宫腔造成宫腔变形或容积减小。

体征

子宫肌瘤有无体征与肌瘤大小、位置、数目及有无变性相关。较大肌瘤可在下腹部扪及实性肿块。临床双合诊检查子宫增大，表面不规则单个或多个结节状突起，质地硬。部分黏膜下子宫肌瘤可在宫颈口突出一圆形红色质硬肿物，与宫颈无粘连、蒂长，伸入宫腔，无法探及根部，有时脱出的肿物嵌顿坏死。

子宫肌瘤的诊断

提示：根据病史及体征，诊断多无困难。超声诊断是子宫肌瘤临床上最常用的诊断方法。超声下可以对子宫肌瘤的数量、大小、位置及黏膜下肌瘤和肌壁间肌瘤进入肌壁间的深度及其性质进行全面准确的评估。

超声检查

超声检查具有快速诊断、不需麻醉、费用小等优点，因无电离辐射在怀孕期间也可以应用，有经腹部和经阴道2种途径。经腹部途径无法诊断<1 cm的子宫肌瘤；经阴道超声可诊断4~5 mm的子宫肌瘤并能精确定位，同时可观察子宫内膜厚度。超声经阴道途径虽然比经腹部诊断子宫肌瘤的准确率高，但对有蒂的浆膜下子宫肌瘤和肌瘤进入宫腔的程度诊断有限。Fedele等经过对与子宫切除标本比较，发现经阴道超声诊断黏膜下子宫肌瘤的敏感性为100%，与宫腔镜诊断子宫腔异常比较，阴道超声的敏感性为63%。

宫腔镜检查

宫腔镜是评估肌瘤进入宫腔程度的金标准，它可以对子宫黏膜下肌瘤的位置和是否有蒂进行详细描述，并可以观察到肌壁间肌瘤对宫腔的影响和是否压迫输卵管开口。子宫黏膜下肌瘤典型的宫腔镜图像是圆形包块，突出于宫腔内，被覆的内膜常呈萎缩状，色泽较周围的内膜淡，表面可见扩张的血管网。

宫腔镜切除黏膜下肌瘤具有许多优点，可以在直视下观察子宫肌瘤并可手术摘除肌瘤，同时检查整个宫腔有无其他病变，一般不需住院且并发症少，术后恢复时间明显缩短。

妊娠对子宫肌瘤的影响

妊娠期妇女体内雌激素水平升高，子宫肌瘤合并妊娠并不罕见，发病率占肌瘤患者0.5%～1%，占妊娠者的1%～3.9%。随着越来越多的女性推迟生育年龄，子宫肌瘤合并妊娠的患病率可能会进一步增高。

妊娠期间子宫肌瘤体积是增大、减小还是保持稳定一直存在争议。大部分研究认为妊娠期间子宫肌瘤体积是增加的。Lev-Toaff AS等报道肌瘤生长多见于妊娠早期，中、晚期保持稳定或缩小。对113例孕妇检测发现，妊娠中期直径<5 cm的肌瘤增大，但大的肌瘤却减小。另一前瞻性研究对29例孕妇共32个肌瘤进行随访，每3～8周行超声检查，结果78%的肌瘤无增大，22%的肌瘤有所增大，但增大不超过原体积的25%。

子宫肌瘤与复发性流产

已有研究表明，子宫肌瘤增加流产的风险，而且是RSA的重要原因之一。

子宫肌瘤对着床的影响可能主要是机械因素或是宫腔形态的改变造成。在妊娠早期阶段形态发生改变的宫腔，不利于受精卵的着床和生长发育；子宫腔的机械扭曲、异常血管形成、子宫内膜发育异常及内膜血循环障碍、内膜炎症、内分泌环境异常、子宫肌的结构和收缩异常等干扰受精卵植入、胎盘形成及胚胎发育，增加流产的危险，自然流产的发生率是非肌瘤孕妇的2～3倍，可达20%～30%。另外孕期子宫肌瘤增长压迫胎囊或肌瘤红色样变刺激宫缩等，也可导致RSA。肌瘤对妊娠的影响与肌瘤大小及生长部位有关。一系列的体外受精和胚胎移植的结局分析发现，黏膜下肌瘤发生RSA概率高，未扭曲宫腔的肌壁间肌瘤对妊娠结果的影响较少，而浆膜下肌瘤一般不引起RSA。浆膜下肌瘤直径达到5～7 cm才会影响到生育结局；壁间直径<4～5 cm，没有侵占到子宫内膜也可认为对生育相对无害。子宫黏膜下肌瘤占据了受精卵着床的部位而导致着床失败，或影响子宫内膜血供而降低了子宫内膜容受性，不利于孕卵着床；即使妊娠，也常因影响胚胎发育不良而流产。大的黏膜下肌瘤突入宫腔或大的肌壁间肌瘤使宫腔变形或因机械压迫，导致内膜供血不良或子宫内膜功能异常引起流产。有研究报道，在妊娠早期合并子宫肌瘤的流产率为14%，中期妊娠流产发生率为17%。

快速增长的子宫肌瘤可能引起子宫收缩或改变胎盘的催产素酶的活性，从而破坏胎盘的形成导致流产。在一项研究中发现，肌瘤位于宫体比位于子宫下段的早期流产率明显增高。

子宫肌瘤还与多种妊娠合并症密切相关，如妊娠早期阴道出血、流产、早产、胎膜早破、胎盘早剥、骨盆疼痛、胎儿生长受限等。3 cm以下的肌瘤一般不引发早产，3～5 cm以上的肌瘤，早产的发生率为20%～28%。较大的肌瘤（直径＞5 cm）压迫宫腔，导致胎儿生长受限及变形，占据宫腔的空间影响胎儿活动，可妨碍胎先露下降，导致妊娠后期及分娩时的胎位异常、胎盘低置或前置、产道梗阻等，带来剖宫产率的上升。

子宫肌瘤治疗

提示： 子宫肌瘤的治疗方式包括期待观察治疗，药物治疗，常规手术和新的微创方法。治疗方式的选择受年龄、胎次、生育愿望、症状的严重程度，子宫肌瘤的位置、大小、数量及相关的医疗条件，恶变的危险性，是否近绝经期和子宫保留与否等因素的影响。

药物治疗

药物治疗适应证

（1）子宫体积＜2个月妊娠大小，症状不严重；

（2）有生育要求；

（3）较大的子宫肌瘤术前需缩小肌瘤体积，减少手术难度或拟行微创手术；

（4）肌瘤合并贫血，药物治疗纠正贫血以便于择期手术，并可减少术中输血或允许自体输血；

（5）对近绝经期者尽量避免手术；

（6）因个人或医学指征推迟手术的妇女或有手术禁忌证。

药物治疗前应除外其他恶性病变，尤其表现为围绝经期异常出血及腹痛的患者，需排除子宫内膜病变或肌瘤肉瘤变。

促性腺激素释放激素类似物

促性腺激素释放激素类似物（gonadotropin-releasing hormone analogues，GnRH-α）为人工合成的十肽化合物，可有效减小子宫肌瘤的体积，减少经期出血量，恢复血红蛋白水平，诱导医源性可逆的绝经，其作用机制与内源性促性腺激素释放激素（gonadotropin-releasing hormone analogues，GnRH）相同。研究显示，使用GnRH-α 3～6个月可使瘤体缩小20%～77%，一般应用3个月后，肌瘤体积可减少35%～65%，为大肌瘤患者创造最佳手术机会。

目前常用的GnRH-α长效制剂如进口的曲普瑞林、戈舍瑞林、布舍瑞林，国产的亮丙瑞林（丽珠制药）。一般于月经第1天开始注射，每28天注射

1/2～1支，注射3～6支，最多不超过6支。值得注意的是，GnRH-α停药后有反弹的情况。

GnRH-α用药4～8周后可出现潮热等低雌激素症状，长期应用还可出现骨质疏松等不良反应，故一般用药不超过6个月，同时采用"反向添加"激素类药物达到减少药物不良反应的目的，目前多采用含小剂量雌激素或雌激素样作用的药物。应用GnRH-α第2～3个月开始，联合应用以下药物：①GnRH-α+补佳乐（戊酸雌二醇）1～2 mg/d+甲羟孕酮2～4 mg/d，连续服用；②GnRH-α+补佳乐1～2 mg/d+炔诺酮5 mg/d，连续服用；③GnRH-α+利维爱2.5 mg/d，连续服用。

选择性雌激素受体调节剂

选择性雌激素受体调节剂（selective estrogen receptor modulators，SERMs）是一类非甾体化合物，能与雌激素受体结合，但其类雌激素或抗雌激素作用依赖于组织特异性和机体激素环境。理论上SERMs的抗雌激素作用对子宫肌瘤有一定的治疗效果，但长期应用易造成子宫内膜增生，息肉形成和内膜癌变可能，目前很少用于子宫肌瘤的临床治疗。

芳香化酶抑制剂

芳香化酶抑制剂（aromatase inhibitors，AIs）治疗子宫肌瘤，主要通过抑制卵巢和局部雌激素的产生，降低肌瘤部位雌激素生成达到肌瘤缩小的目的。研究显示，应用来曲唑2.5 mg/d和阿那曲唑1.0 mg/d方案进行短期给药治疗子宫肌瘤是有效的。

抗孕激素类药物

米非司酮（mifepristone）即RU486，为孕激素受体拮抗剂，与孕激素受体（progesterone receptor，PR）具高亲和力。其治疗机制为：与PR结合，阻断孕激素对肌瘤细胞的促生长作用及扩张肌瘤血管的作用。最近研究报道，30例子宫肌瘤患者口服米非司酮25 mg/d，连续6个月，肌瘤体积减小47%，子宫体积减小53%，出现闭经的患者75.7%，2例患者出现子宫内膜单纯增生过长。米非司酮停药后同样存在反弹问题，亦不宜长期使用，以免出现抗糖皮质激素效应。

生长激素抑制素类似物

越来越多的研究表明，在子宫肌瘤发生发展过程中，生长因子起到至关重要的作用，生长抑制素类似物也有望用于子宫肌瘤的治疗。兰瑞肽是一种长效生长抑制素类药物，可降低生长激素的分泌，研究结果显示该药物治疗3个月，肌瘤缩小的患者达42%。

其他药物治疗

雄激素、达那唑、孕三烯酮、棉酚及中成药物等均可治疗子宫肌瘤。

药物治疗小结

药物治疗主要是对症或姑息治疗，目的是缓解或改善症状和体征，使肌瘤有一定程度的缩小，但并非根治性治疗，且可能存在停药后反弹的缺点，所以药物治疗不能完全替代手术治疗。药物治疗过程中也应关注服用时间、用药剂量和药物的不良反应，定期随访肌瘤大小、内分泌情况等，若药物治疗无效或效果不明显则应根据患者情况调整治疗方案。

子宫动脉栓塞术

1995年，法国Ravina首次报道采用子宫动脉栓塞（UAE）治疗症状性子宫肌瘤，患者临床症状改善，肌瘤体积缩小。临床观察中UAE对极富血流型疗效最好，其次为富血管型、一般血流型，非富血流型疗效最差。但以下情况不建议行UAE治疗：①非富血管型的子宫肌瘤；②子宫肌瘤内出现较大范围的间变、钙化、坏死；③带蒂的浆膜下肌瘤、阔韧带肌瘤；④肌瘤恶性变或子宫肉瘤。

UAE治疗子宫肌瘤可以有效改善临床症状，相关症状改善率82%～94%。UAE后2个月肌瘤体积缩小43%，6个月缩小59%。O，Grady EA报道UAE治疗1 387例患者，6个月随访，84%的患者临床症状改善。

手术治疗

提示：子宫肌瘤需要进行手术干预的指征是肌瘤所致的异常子宫出血、压迫症状以及由于肌瘤所引起的不孕、流产等。

子宫肌瘤手术治疗的适应证

（1）月经过多继发贫血，药物治疗无效；

（2）严重腹痛、性交痛或慢性腹痛、有蒂肌瘤扭转引起的急性腹痛；

（3）有膀胱、直肠压迫症状；

（4）能确定肌瘤是不孕或复发性流产的唯一原因者；

（5）肌瘤生长较快，怀疑有恶变。

子宫肌瘤的手术途径

提示：可经腹、经阴道或宫腔镜及腹腔镜下手术。肌瘤剔除术关键的手术步骤是确定肌瘤位置，全层切开假包膜，减少剔除时的出血和缝合止血。

腹腔镜

腹腔镜子宫肌瘤剔除是治疗子宫肌瘤的保守手术方式，手术原则基本与开腹子宫肌瘤剔除手术相同，但与开腹手术相比具有创伤小、对盆腹腔脏器干扰小、腹壁不留疤痕、术后恢复快等优势，已经成为子宫肌瘤剔除的首选手术方式，也是要求保留子宫和保留生育功能的子宫肌瘤患者的微创伤治疗选择。

宫腔镜

对于任何影响子宫腔正常形态的、伴发月经过多或异常子宫出血症状的子宫及宫颈肌瘤，均应首先考虑实施宫腔镜子宫肌瘤切除术。

宫腔镜子宫肌瘤切除术术中建议使用B超或腹腔镜监护下实施，通过超声监护提示宫腔镜切割电极作用的方向和深度，提示并能够及时发现子宫穿孔。在腹腔镜监护下实施手术更安全，腹腔镜监护能够及时发现完全和不完全子宫穿孔，并可同时进行穿孔修补及其他相应处理。

手术治疗小结

复发性流产患者一般选择保留生育功能的子宫肌瘤剔除术。肌瘤剔除术后有50%的复发机会，约1/3的患者需要再次手术，这一点术前应向患者讲明。根据子宫肌瘤的不同生长部位，剔除肌瘤可采用不同的手术方式。浆膜下和肌壁间一般经腹或经腹腔镜剔除，黏膜下子宫肌瘤或较小的靠近宫腔肌壁间肌瘤可经宫腔镜下切除，带蒂的黏膜下肌瘤突出阴道者，可经阴道直接把肌瘤切除。

子宫肌瘤手术治疗争议

在临床上对于压迫内膜导致宫腔变形的肌瘤行手术切除已属必要，而未压迫内膜的肌壁间、浆膜下肌瘤，多大肌瘤该进行手术尚有争议。Li和他的同事们回顾分析了他们子宫切除后的患者妊娠率，分析了51例患者，这组患者在肌瘤切除前有60%发生自然流产，在肌瘤切除后妊娠丢失率为24%，这个差异有显著统计学意义。这种影响在那些以RSA为手术指征而行手术的患者尤其显著。即使手术后妊娠丢失率为33%，但与他们在手术前妊娠丢失率高达79%相比却明显下降。

妊娠合并子宫肌瘤常规行保守治疗、镇痛对症及加强胎儿监护，必要时手术干预。手术的安全性备受关注，术中出血及手术风险应权衡利弊。

总结

子宫肌瘤是女性生殖器官最常见的良性肿瘤，约占育龄期女性的20%~50%，不孕女性中5%~10%患有子宫肌瘤，其中1%~2.4%是引起不孕的唯一原因。患有子宫肌瘤的孕妇自然流产发生率是非肌瘤孕妇的2~3倍，自然流产率可达20%~30%。复发性流产的发生与子宫肌瘤的大小有一定关系，与子宫肌瘤位于子宫壁的位置有密切关系。

子宫肌瘤分为浆膜下肌瘤、肌壁间肌瘤、黏膜下肌瘤。黏膜下肌瘤者复发性流产的发病率最高。根据病史及体征，诊断多无困难。临床上常用超声及宫腔镜检查进行诊断。

子宫肌瘤的治疗方式包括：期待观察治疗，药物治疗，常规手术和新的微创方法。治疗方式的选择受年龄、胎次、生育愿望、症状的严重程度，子宫肌瘤的位置、大小、数量等因素的影响。

病例讨论

病例1

病史 29岁，女性。G2P0，胚胎停育2次均行清宫术，术中感觉宫腔凹凸不平。身高159 cm，体重55 kg，甲状腺无增大。平素体健，月经8~13/28~36，月经量稍多。

妇科检查：外阴发育正常，阴道通畅，宫颈光滑，子宫稍大，活动，无压痛，双侧附件未扪及包块及压痛。

阴道B超检查：子宫56 mm×59 mm×48 mm，子宫肌层回声均匀；内膜厚约6 mm，宫腔内见一15 mm×18 mm低回声团，边界清晰，卵巢大小正常，双侧卵巢小于10 mm的卵泡各有4~6个。

针对这个患者，还应该检查什么？

应该检查性激素、甲状腺功能、黄体功能、免疫相关检查、凝血功能检查，同时建议患者进行宫腔镜检查及诊断性刮宫，以排除和治疗内膜病变。

检查结果及治疗方法？

月经第3天性激素：FSH 5.73 U/L、LH 4.9 U/L、PRL 666 nmol/L、E_2 157.81 nmol/L、P 2.48nmol/L、T 1.67 nmol/L。

月经第23天检查：P 57.56 nmol/L。

甲状腺功能：TSH、FT_3、FT_4结果正常。

免疫相关检查：封闭抗体（+）、狼疮抗凝物（−）、β2-GP1-Ab（−）、ACA3项（−），CD16$^+$CD56：10%；CD19：8%。

凝血功能检查：凝血四项（−）、D-二聚体0.3 mg/L。

宫腔镜检查结果显示：宫腔稍大，形态基本正常，宫腔左侧壁中段见一带蒂赘生物约15 mm×20 mm，质硬，色白表面平滑，见走行规则的血管网，术中行赘生物摘除，并送检。病理诊断：子宫平滑肌瘤。

术后3个月再次妊娠，孕期顺利，足月顺产一女婴。

病例2

病史 女性，33岁。结婚3年，月经7/32，量较多，无痛经，G2P0，在过去的3年内怀孕2次，2次均孕7～9周B超见胎心搏动后停止发育，行清宫术；末次流产于1年前。

身高156 cm、体重50 kg。

妇科检查：外阴发育正常，阴道通畅，宫颈光滑，子宫增大如孕7周大，质中，活动正常，无压痛，双侧附件正常。

这对夫妇进行过何种复发性流产检查?

双方染色体正常；第2次流产胚胎染色体检查正常。

阴道B超显示子宫68 mm×62 mm×60 mm，子宫前、后壁肌层见多个低回声团，10～30 mm大小，有的向宫腔突出，有的向子宫浆膜突出。

宫腔镜检查：宫腔较大，形态欠规则，内膜中等厚度，表面光滑，子宫前壁向宫腔突出。

TORCH正常，无衣原体、淋菌感染。

你认为患者还要做其他什么检查吗?

做生殖内分泌和免疫因素检查，检查结果如下：

月经第2天LH 5.80 U/L、FSH 6.90 U/L、E_2 212.86 nmol/L、PRL 710.4 nmol/L、T 1.56 nmol/L；黄体期P 56.6 nmol/L。

甲功5项：正常。

APLA阳性，ACA阴性，β2-GP1-Ab及抗核抗体阴性。

NK细胞（CD3+/CD16+CD56）8%；B淋巴细胞（CD3+/CD19）10%。

D-二聚体0.21 mg/L（0～0.55）、凝血四项正常。

这对夫妇复发性流产的最可能的因素是什么?

子宫肌瘤致宫腔变形。

你计划采取何种治疗方案?

行宫腹腔镜联合下子宫肌瘤剔除。

具体治疗方案及临床效果

腹腔镜下摘除5个浆膜下肌瘤及肌壁间肌瘤，宫腔检查未见异常。术后一年建议患者试孕。试孕第2个月，检测尿妊娠试验阳性，给予一般保胎措施。孕5+周阴超见胎心搏动，孕38+5周剖宫产分娩一男婴，重2.98 kg。

第三节 宫腔粘连

引言

宫腔粘连（IUA）又称阿谢曼综合征（Asherman's syndrome），是指因手术创伤、继发感染等原因造成的子宫腔、子宫峡部、子宫颈管等子宫腔部分或全部粘连引起的一组临床综合征。最常见于近期妊娠子宫扩张和刮宫，也可见于其他类型的子宫手术如子宫肌瘤切除术、子宫内膜息肉电切术等。临床常出现月经减少、闭经、不孕、流产和周期性腹痛等，也称之为子宫粘连综合征。近年来，由于人工流产数增多及不规范手术操作等原因，致使宫腔粘连发病率明显升高，严重地影响了生育期妇女的身体健康及生育能力。

引导性问题

- 患者有宫腔手术史吗？
- 宫腔粘连与流产关系密切吗？
- 刮宫后发生月经量减少或闭经是宫腔粘连吗？
- 宫腔粘连可以导致流产吗？
- 宫腔粘连如何治疗？
- 宫腔镜下分离宫腔粘连是最佳选择吗？
- 严重的宫腔粘连患者行粘连去除术后，还会发生再次粘连吗？
- 宫腔粘连治愈后再次流产率会降低吗？

病因与发病机制

提示：宫腔粘连的发生率与宫腔手术损伤子宫内膜密切相关，宫腔感染也是导致宫腔粘连的重要原因。

正常情况下，子宫内膜完整，不会发生宫腔粘连；即使在月经期子宫内膜功能层剥脱后，因基底层保持完整，子宫内膜可在激素的影响下迅速修复，不会发生粘连。任何创伤引起子宫内膜功能异常和组织结构破坏的因素，均可导致子宫内膜瘢痕、血管形成减少，引起子宫腔粘连和不孕。宫腔操作容易引起宫腔粘连或是纤维变性，尤其是刮宫术，而且与刮宫术种类有密切关系。

手术损伤

近年来，分析宫腔粘连的发生率与刮宫密切相关，包括人工流产吸宫术、过期流产、葡萄胎和剖宫产后刮宫、诊断性刮宫等。当刮宫较深，破坏宫内膜基底层时易产生粘连。如流产清宫，宫腔粘连发生率为66.7%，产后清宫为21.5%。一项1 800多例宫腔粘连的分析发现，以前做过选择性剖宫产妇女占87%，产后刮宫者占22%。产后2~4周的子宫内膜特别容易受损。宫腔粘连还见于黏膜下子宫肌瘤切除术、子宫畸形成形术、子宫纵隔切除和其他子宫腔疾病，以及开腹或宫腔镜手术后并发症。宫腔手术操作次数越多，发生粘连的概率可能越高，程度越严重。

感染因素

除手术创伤外，宫腔感染也是导致宫腔粘连的重要原因。子宫内膜慢性炎症、严重感染，特别是子宫内膜结核等都是导致宫腔粘连的重要原因；结核菌导致的宫腔粘连分离效果极差。宫腔粘连的程度与感染的程度和时间有一定的正相关性。

宫腔粘连与复发性流产

提示：宫腔粘连引起复发性流产（RSA）与子宫腔容积缩小、子宫内膜纤维化、胎盘发育不良功能不全、子宫内膜炎症相关。宫腔粘连妇女的妊娠预后较差，流产率为40%~80%，早产率为25%。

宫腔粘连可以是整个宫腔消失，也可以是子宫某个部位膜性粘连，粘连组织脆或呈现玻璃样改变。宫腔镜下见结缔组织坚韧，粗细不等形成束状或索状。宫腔粘连的发生使宫腔变窄、容积减少，宫腔内膜减少、宫壁纤维化，导致妊娠后胚胎供血不足而停止发育。其机制为宫腔变形、子宫内膜异常，宫腔内粘连或纤维化部位的内膜对性激素的反应性减弱，影响胚胎着床，导致胎盘形成障碍而发生RSA。宫腔粘连的分离有可能恢复子宫内膜对激素的反应性，恢复规律的月经周期，提高妊娠成功率。

宫腔粘连多由子宫手术损伤内膜或术后感染子宫内膜炎症导致。轻中度宫腔粘连患者子宫腔变形、内膜受损及宫腔容积缩小，血供不良，影响孕卵着床及胚胎正常发育，干扰正常蜕膜和胎盘的形成，从而导致流产发生。

有学者研究分析宫腔粘连行手术分解后可明显改善妊娠预后，使足月分娩率达50%~90%，流产率降至7%~23%。妊娠的预后与子宫粘连严重程度相关。

宫腔粘连的临床表现

宫腔粘连主要表现为月经异常、不孕、RSA、早产、胎盘位置异常、胎盘植入、产后出血等。

　　宫腔手术操作后出现月经减少或闭经，部分患者伴有每月周期性下腹痛，应考虑为宫腔粘连或宫颈管粘连所致。月经期症状的轻重取决于粘连的严重程度。由于子宫内膜纤维化，受精卵不能种植导致不孕；或虽然种植成功，但子宫内膜供血不足、宫腔容积减少而发生反复胚胎停育、自然流产。

宫腔粘连的诊断

　　提示：阴道超声、子宫输卵管造影和宫腔镜是诊断宫腔粘连常用的检查方法，目前认为宫腔镜检查是诊断宫腔粘连最为准确可靠的方法，在诊断的同时可以对粘连部位、范围及类型进行评估和手术。

阴道超声检查

　　经阴道超声（TVS）检查是诊断宫腔粘连的有效方法。超声图像的特征性改变是子宫体形态、大小及肌层无明显改变，但宫内膜回声不均匀，并可见不规则的高回声或片状高回声区，其间伴有或不伴有不规则液区，宫腔线中断或显示不清。B超下宫腔粘连分4型：

　　Ⅰ型：宫内膜显示清晰，内膜线部分不连续，不连续区小于宫腔长径的1/2。

　　Ⅱ型：宫腔轻度分离，分离内径在10 mm以内，分离宫腔内见稍高回声带与宫腔前后壁相连。

　　Ⅲ型：宫内膜显示欠清，较薄，<2 mm，与肌层分界不清，并可见多处不规则液区，累及的范围大于宫腔长径的1/2。

　　Ⅳ型：宫腔重度分离，分离内径在10 mm以上，为宫颈内口完全粘连引起的宫腔积血。

子宫输卵管造影

　　不同类型的宫腔粘连，子宫输卵管造影图像各有特点。

　　周围型粘连：宫腔边缘呈鼠咬状或锯齿状，不规则的充盈缺损。

　　混合型粘连：宫腔边缘与中间充盈缺损影均存在。

　　完全性粘连：宫腔体积明显缩小或完全闭锁。

　　HSG虽能判断宫腔的封闭程度，但不能确切反映宫腔粘连的程度和范围，也不能提示粘连的类型和坚韧度。

宫腔镜

　　宫腔镜检查目前被认为是诊断宫腔粘连最为准确可靠的方法，在诊断的同时可以对粘连部位、范围及类型进行评估和手术。宫腔镜下粘连的表现有：

中央型粘连：宫腔中央见粘连带与宫壁相连。

周围型粘连：粘连带或粘连索附着于子宫角或宫壁，使子宫腔不对称。

根据欧洲妇科内镜协会ESGF宫腔粘连的分类标准，将宫腔镜下宫腔粘连的分度标准分为Ⅰ~Ⅴ度。Ⅰ度为轻度，Ⅱ度、Ⅲ度为中度，Ⅳ度、Ⅴ度为重度。

Ⅰ度：宫腔多处有纤维膜样粘连带，两侧宫角及输卵管开口正常。

Ⅱ度：子宫前、后壁之间有致密的纤维状粘连，两侧输卵管开口可见。

Ⅲ度：纤维状粘连致密部分及一侧宫角闭锁。

Ⅳ度：纤维状粘连致密部分及两侧宫角闭锁。

Ⅴ度：粘连带瘢痕化致宫腔极度变形及狭窄，粘连带致宫腔完全消失。

粘连带的性质与预后相关。膜性粘连组织较脆、易分离，预后好；肌性或纤维性粘连表面呈灰白，坚韧，手术分离后预后差。

宫腔粘连的治疗

提示：目前最主要的手术方法是宫腔镜下子宫粘连分离术，术后妊娠率增高，流产率下降；但对于严重的Asherman综合征患者宫腔粘连，即使经过粘连去除术，妊娠率及流产率也未必有改善。

以往对宫腔粘连的治疗通常采用盲视法，如刮宫、探针和扩宫棒分离宫腔粘连等，如此盲目的宫腔粘连分离，不仅不能获得满意的临床效果，术后妊娠结果也令人失望。也有通过子宫切开术，在直视下进行粘连分离，这些方法术后效果不佳，现已不用。

宫腔粘连的治疗原则包括安全、准确地分离粘连和预防宫腔再粘连，促进内膜的改善修复和增殖。目前最主要的手术方法是宫腔镜下子宫粘连切除术，是在宫腔镜直视下分离或切除宫腔粘连组织。宫腔镜可以治疗轻度宫腔粘连，术后妊娠率超过90%，流产率将近15%。该手术方法的优点是安全、创伤小，可在直视下有针对性分离或切除宫腔粘连带，尽可能恢复宫腔形态，使患者术后恢复正常月经周期，改善妊娠或分娩结局。

宫腔粘连分离术

依据粘连类型、粘连范围酌情选择分离方法。膜性粘连可以用微型剪刀分离，肌性粘连多以针状电极或环状电极分离；分离术中应分清子宫腔的解剖学形态，操作应沿宫腔中线向两侧进行，注意子宫腔的对称性，特别强调手术中对正常子宫内膜的保护。宫腔粘连分离时，可根据粘连程度酌情选用B超和（或）腹腔镜监护，以提高手术疗效与安全性。

宫腔粘连分离术后即刻放置宫内节育器，口服大剂量雌激素以促进子宫内膜再生，预防宫腔粘连，术后3个月取出宫内节育器。

有报道对51例宫腔粘连患者应用IUD治疗，59例应用Foley双腔单囊导尿管进行治疗，导尿管留置时间为10天，术后激素支持治疗2组间无差别。统计学分析对比2种方法的预后结局：81.4%使用Foley导尿管治疗患者恢复正常月经，62.7%使用IUD患者恢复正常月经；术后持续性闭经或月经稀发的患者同样是Foley组（18.6%）要低于IUD组（37.3%）。怀孕率Foley导尿管组要高于IUD组（33.9% vs. 22.5%），需要再次手术治疗的患者同样是Foley组要明显低于IUD组。作者认为在治疗宫腔粘连方面，留置Foley导尿管比放环更为安全有效。

台湾有学者在宫腔粘连术后立即放置美国COOK子宫球囊支架（J-BUS），能有效阻止粘连再生。J-BUS放置时间应根据粘连的严重程度来决定，可放置10～30天，放置球囊支架期间，应使用广谱抗生素预防宫腔感染。术后常规采用大剂量雌激素治疗，以促进子宫内膜再生。近几年治疗1 240例子宫内膜粘连患者，术后妊娠率62%。

生育功能的恢复与预后跟粘连的部位、粘连的范围、粘连松解后月经的恢复情况等因素相关。粘连范围小、月经恢复正常者，生育功能的恢复率高。文献报道宫腔镜下分离轻度宫腔粘连，术后妊娠率超过90%，流产率将近15%。重度宫腔粘连分离术后妊娠率为42.8%，20%在妊娠中期流产，活产率为32.1%。

总结

宫腔粘连是因手术创伤、继发感染等原因造成的子宫腔、子宫峡部、子宫颈管等子宫腔部分或全部粘连引起的一组临床综合征。临床上常出现月经减少、闭经、不孕、流产和周期性腹痛等，对生育期妇女的身体健康及生育能力有影响。

临床上常需要依靠超声、HSG、宫腔镜检查诊断。目前最主要的手术方法是在宫腔镜直视下分离或切除宫腔粘连组织。

尽管对宫腔粘连在宫腔镜下实施粘连分离手术及术后采取防止再次粘连措施，但术后并发症如自然流产率、早产率、胎盘异常概率、胎儿宫内生长迟缓、子宫破裂等发生率仍然较高。

病例讨论

病例

病史 35岁，女性，胚胎停育3次均行清宫术。末次清宫术为3个月前，因胚胎停育再次手术，术后月经未复潮，行基础体温测定呈"双相体温"。身高161 cm，体重57 kg，甲状腺无增大。平素体健，月经正常。

妇科检查：外阴发育正常，阴道通畅，宫颈光滑，子宫正常大小，活动，无压痛，双侧附件未扪及包块及压痛。

阴道B超检查：子宫大小正常，内膜线不清晰，卵巢大小正常，双侧卵巢小于10 mm的卵泡各有4~6个。

针对该患者，还应该检查什么？

检查性激素、甲状腺功能、黄体功能、免疫相关检查/凝血功能检查，同时建议患者进行宫腔镜检查及诊断性刮宫，以排除和治疗内膜病变。

检查结果及治疗方法？

月经第3天性激素：FSH 5.90 U/L、LH 5.3 U/L、PRL 710.4 nmol/L、E_2 168.82 nmol/L、P 3.50 nmol/L、T 2.26 nmol/L。

月经第23天检查：P 51.83 nmol/L。

甲状腺功能：TSH、FT_3、FT_4结果正常。

免疫相关检查：封闭抗体（+）、狼疮抗凝物（－）、β2-GP-Ab（－）、ACA3项（－）、TGAb及TPOAb正常。

凝血功能检查：凝血四项（－）、D-二聚体0.3 mg。

宫腔镜检查结果显示：宫腔狭小呈试管样，内充满粘连带和粘连索，双侧宫角呈溶洞样改变；术中行宫腔粘连分离、切除宫腔粘连带，术后即刻放置金属圆形宫内节育器，口服大剂量的雌激素和孕激素3个周期。术后3个月行宫腔镜检查，宫腔无粘连，取环，继续口服雌激素和孕激素2个周期。促排卵3个周期后怀孕，给予内分泌保胎措施，孕38周剖宫产分娩一女婴，重3.1 kg。

第四节　子宫内膜息肉

引言

子宫内膜息肉是妇科常见多发的子宫内膜良性疾病，发病率高达25%。可发生于任何年龄阶段的妇女，主要表现为不规则阴道出血、经期延长、经量增多、经间期少量阴道流血，部分患者无临床症状。子宫内膜息肉导致流产的机制尚不十分清楚，可能与慢性炎症、子宫出血、胚胎种植异常和刺激子宫异常收缩有关。

引导性问题

- 子宫内膜息肉影响怀孕，也能导致流产吗？
- 子宫内膜息肉如何诊断？
- 子宫内膜息肉有何临床表现？
- 子宫内膜息肉的治疗方法有哪些？
- 子宫内膜息肉治疗后容易复发吗？

病因及发病机制

子宫内膜息肉是子宫内膜基底层的局限性增生，由少量致密的纤维结缔组织组成的间质、管壁较厚的血管和分布不规则的内膜腺体组成。子宫内膜息肉的大体形态从略成圆形的子宫内膜突起，到宽大基底或细长的圆锥形、椭圆形或球形不等，其表面光滑，质地柔软，色桃红或粉红；若根蒂过于细长，血管内发生血栓时，也可因淤血而呈现暗褐色或紫红色。息肉通常以单发多见，亦可多发，直径较大且多发性息肉时可充满整个宫腔。显微镜下内膜息肉表面被覆子宫内膜上皮，间质由梭行的纤维母细胞和结缔组织以及大的厚壁血管组成。镜下诊断息肉取决于发现成束或成索的大血管，伴有间质纤维组织增生，这是区别于周围子宫内膜的一个重要特征。

子宫内膜息肉可发生于任何年龄，但具体的发病原因和发病机制目前尚不明确，可能与以下几方面有关。

子宫内膜息肉与炎症

以往认为子宫内膜息肉是炎症性疾病，子宫内膜在长期、持续的机械刺激和生物致炎因子作用下反应性增生。宫腔镜下内膜微小息肉形成与基质水肿、内膜增厚、腺体周围充血、炎症细胞浸润等一系列改变有关，而这些改变均提示慢性子宫内膜炎的存在。

子宫内膜息肉与局部类固醇激素环境紊乱

临床研究证实，子宫内膜在单一雌激素持续刺激而无孕激素拮抗状态下，易发生子宫内膜息肉；另外，局部雌激素受体和孕激素受体表达失调、内膜对激素反应失常也是子宫内膜息肉发生的重要因素。

子宫内膜息肉与细胞因子及其受体失调

子宫组织可表达多种细胞因子，特别是生长因子及其受体，如血管内皮生长因子（VEGF）、表皮生长因子（EGF）、转化生长因子（TGF）、胰岛素样生长因子（insulin-like growth factor，IGF）等。这些细胞因子通过自分泌和旁分泌机制作用于子宫内膜，介导和调节类固醇激素对内膜增殖和分化的作用，其分泌和表达异常可引起子宫良、恶性病变。

子宫内膜与细胞增殖凋亡失衡

在月经周期中，细胞增殖与凋亡活性的平衡可调控子宫内膜正常的周期性变化，其失衡可导致内膜重构或脱落过程异常，从而引起子宫内膜息肉的生长。

子宫内膜息肉与染色体异常

尽管子宫内膜息肉的临床病理表现相似，但其细胞遗传学亚型不尽相同。研究发现，子宫内膜息肉的发生与染色体重组有关。

组织病理学特点

组织分型与病理改变

功能性息肉

起源于成熟的子宫内膜，与周围的子宫内膜一样，属于成熟具有功能的子宫内膜，对雌激素和孕激素均有反应，能随卵巢的周期性变化而改变，特别是在卵巢的黄体期，息肉中的内膜也有分泌期改变，其体积能随月经周期的改变而增大或缩小，甚至有的息肉可随月经时内膜的剥脱而完全脱落。

非功能性息肉

起源于未成熟的子宫内膜，此种内膜不依赖卵巢激素生长，其表面子宫内膜仅对雌激素发生反应，对孕激素无反应。由于雌激素的持续作用，大部分腺体呈不同程度增生，而息肉内的腺体和间质无周期性改变，比较容易与息肉外的内膜分辨。

腺肌瘤样息肉

此类息肉少见，其特征是息肉间质内含有平滑肌纤维，表面被覆单层内膜上皮，多数有蒂与肌壁组织相连。体积较大的腺肌瘤样息肉需与黏膜下肌瘤相鉴别：前者腺体增生明显且部分腺体扩张，平滑肌纤维含量较少；后者是由大量平滑肌纤维组成，表面被覆薄层内膜组织。

绝经后息肉

与绝经后子宫内膜不同，较少随卵巢功能的衰退萎缩，较多表现为不同程度的增生。宫腔镜可见到表面淡粉色不透明的息肉，血管扩张不明显，但有时也可见到散在的半透明小囊泡及呈树枝状的扩张血管。

癌变

子宫内膜息肉的癌变文献报道不一，多数报道子宫内膜息肉癌变率0.5%~4.8%。癌变通常发生在子宫内膜增殖症伴有息肉形成的基础上。子宫内膜息肉恶变具备的3个条件：①看到整个息肉；②癌变限于息肉内；③息肉周边的内膜无癌变。若息肉周围内膜有癌灶则首先考虑子宫内膜癌。

子宫内膜息肉与复发性流产

长期以来，临床上并没有把子宫内膜息肉作为导致流产的原因来重视；但近年来发现在不孕或流产以及促性腺激素超排卵的妇女中，子宫内膜息肉的检出率增高。行宫腔镜下内膜息肉切除术后，不孕或流产患者的妊娠成功率明显增加；因此，提示子宫内膜息肉可能是引起不孕或流产的独立因素。子宫内膜息肉导致流产的机制尚不十分清楚，可能与慢性炎症、子宫出血、胚胎种植异常和刺激子宫异常收缩有关。

研究发现，子宫内膜息肉的部位尤其是位于输卵管开口处的息肉可影响受孕过程。Shokeir等研究认为，不孕患者中息肉多位于子宫与输卵管结合部位，邻近输卵管开口，可能通过阻止精子运送及精卵结合从而影响怀孕，经宫腔镜下息肉切除后获得50%的妊娠率。也有学者分析，子宫内膜息肉作为宫腔异物可能影响子宫收缩，加之息肉蒂部狭窄，易导致供血不足而发生变性、坏死、出血，影响受精卵着床。子宫内膜息肉切除后去除了对子宫收缩的影响，子宫内膜得以修复，受精卵容易着床。

临床表现

子宫内膜息肉是发生于子宫内膜的瘤样病变，最常表现为异常子宫出血，包括月经量增多、经期延长、经间期阴道点滴出血及绝经后阴道异常出血等。文献报道子宫内膜息肉占异常子宫出血的25%。引起异常出血的原因，主要是由于其根蒂部相对狭窄，导致息肉供血不足而发生坏死、变性、出血，且息肉表面由脆弱的子宫内膜组织覆盖，容易发生溃疡或炎症改变，导致不规则阴道流血。

诊断

提示：子宫内膜息肉的传统诊断方法主要是诊断性刮宫后病理检查；影像学诊断包括超声、HSG以及宫腔声学造影等。近年来，随着阴道超声技术的进步及宫腔镜检查的广泛开展，已经逐渐取代上述方法。

阴道超声检查

子宫内膜息肉的阴道超声声像图特征

（1）大多数表现为宫腔内见高或中等回声团，形态规则或不规则，团块可在宫腔任何部位，与内膜分界清晰。

（2）子宫内膜息肉体积小时，可能不影响子宫内膜的连续性，但当息肉较大时，其所在部位的内膜线呈弧形偏向一侧或中断。

（3）子宫内膜息肉所在侧内膜层增厚，使得"三线征"不对称。

（4）伴有或不伴有宫腔积液。

（5）体积较大的子宫内膜息肉可见根蒂回声。

（6）子宫内膜厚度正常或增厚，内部回声不均，局部区域回声增强，彩色多普勒（CDFI）下可在子宫内膜息肉内部或根蒂部探及血流信号呈稀疏星点状。

由于阴道B超是通过声像特征改变来确定子宫内膜息肉的存在，而子宫内膜息肉又缺乏典型的声像图特征，多数仅表现为宫内异常强回声；当回声低或强弱不均时，易与黏膜下子宫肌瘤相混淆；而当其体积较大、形态不规则、血流丰富时，又易与子宫内膜癌相混淆。

宫腔镜检查

与其他检查方法不同，宫腔镜检查是唯一能够在直视下对宫腔病变做出诊断的方法。文献报道宫腔镜诊断子宫内膜息肉的准确率在90%以上，是最佳的诊断方法。宫腔镜下的子宫内膜息肉特征性改变为单个或多个大小不等、有蒂柔软的赘生物，小者1～2 mm，大者可充满整个宫腔，表面呈粉红色或桃红色，有瘀血时可呈紫褐色，加压膨宫时赘生物颤动而不脱落。

虽然宫腔镜在诊断子宫内膜息肉时具备绝对优势，但如果周围内膜增生明显，而子宫内膜息肉体积较小或较扁平时，可隐匿于内膜中不易被发现，因此，宫腔镜检查最好选择在子宫内膜增生早期进行。此时，子宫内膜菲薄，操作时可适当增加膨宫压力，使内膜皱褶展平，息肉容易显露。检查动作要轻柔，尽量不损伤周围内膜，避免出血造成视野模糊而漏诊。

子宫内膜息肉的治疗

刮宫术

子宫内膜息肉的手术方法有钳夹术法和刮宫术法，这2种术式均具有盲目性，息肉残留率高，不能确保子宫内膜被完整切除，治疗效果欠佳，复发率高。刮宫术是既往治疗子宫内膜息肉的主要方式，但多年的临床实践对其可靠性产生了质疑。由于子宫内膜息肉是子宫内膜基底层的局灶性增生形成的突起性病灶，在宫腔内的部位不确定，而且其表面光滑，外表黏膜质脆，体积大小不一，因此刮宫时很难刮到；即便刮到息肉组织，也很难完整刮除，造成残留，术后极易复发。如若反复盲目刮宫，容易损伤正常的内膜组织，造成术后内膜瘢痕化或导致宫腔粘连的发生。

宫腔镜子宫内膜息肉切除术

随着宫腔镜技术发展，近年来多采用宫腔镜子宫内膜息肉切除术。宫腔镜子宫内膜息肉切除术是在直视下进行的操作，对有蒂的息肉可从根蒂部切除，可避免其持续存在及复发；对无蒂息肉，常使用环形电极切除，并且不损伤周围正常内膜。该方法的优势是创伤小、出血少，不影响卵巢功能、保留生育功能等优点。对于多发息肉和息肉样增生需保留生育功能的患者，不能破坏基底层内膜以免影响生育功能。

术后药物治疗

子宫内膜息肉是由子宫内膜基底层不成熟细胞过度增生形成，而子宫内膜基底层对激素无反应，因此激素对已形成的息肉无效，药物治疗的主要作用在于预防术后息肉复发。从病因学来讲，子宫内膜息肉形成原因可能与炎症疾病、内分泌紊乱，特别是局部雌激素水平过高导致的子宫内膜增生有关。因此有学者认为子宫内膜息肉切除术后，为预防复发应给予周期性孕激素类药物治疗，促使在高雌激素水平作用下的增殖期子宫内膜转化为分泌期改变，从而抑制子宫内膜息肉的形成。对于不孕的子宫内膜息肉患者，术后应积极指导患者受孕，必要时应通过辅助生育技术完成生育。

无症状型子宫内膜息肉的治疗

近年来，随着阴道超声及宫腔镜检查的开展，越来越多的无症状子宫内膜息肉患者在超声检查或因其他妇科疾病而行超声或宫腔镜检查时被发现。

关于无症状子宫内膜息肉的治疗，有学者认为功能型子宫内膜息肉可随体内卵巢激素的变化发生周期性改变，甚至有可能随经血脱落，建议对可疑子宫内膜息肉患者进行2～3个月经周期的观察。如子宫内膜息肉持续存在，应根据息肉大小及临床症状，决定是否行刮宫术或宫腔镜下子宫内膜息肉切除术。

结论

子宫内膜息肉是子宫内膜基底层的局限性增生形成的，分为功能性息肉、非功能性息肉、腺肌瘤型息肉、绝经后息肉4种类型，是妇科常见的良性子宫内膜病变，可发生于任何年龄。主要临床表现是异常子宫出血，包括月经量增多、月经期延长，经间期阴道点滴出血及绝经后阴道异常出血等。子宫内膜息肉与RSA的相关性，可能与慢性炎症、子宫出血、胚胎种植异常和刺激子宫异常收缩有关。

子宫内膜息肉的诊断方法主要是诊断性刮宫后病理检查；影像学诊断包括阴道超声、HSG以及宫腔镜检查等。对初发息肉可进行2～3个月经周期的观察，有的息肉可随月经时内膜的剥脱而完全脱落；如息肉持续存在，可选择手术。

子宫内膜息肉的手术方法有钳夹术法、刮宫术法和宫腔镜下息肉切除术。息肉切除后的复发率很高，为预防复发应给予周期性孕激素类药物治疗。息肉切除后去除了对子宫收缩的影响，子宫内膜得以修复，受精卵容易着床，保胎成功率提高。

病例讨论

病例

病史　女性，32岁。结婚7年，月经7～10/28，量多，无痛经，G2P0，结婚4年未孕，摘除了宫腔息肉后怀孕，在过去的3年内怀孕2次，2次均于孕6～7周B超见胎心搏动后停止发育，行清宫术；末次流产于1年前。曾因反复子宫内膜增厚行诊断性刮宫2次，病理检查均提示：子宫内膜增生过长，子宫内膜息肉。

身高155 cm、体重48 kg，妇科检查正常。

这对夫妇进行过何种复发性流产检查?

双方染色体正常。

月经第14天，阴道B超显示子宫大小正常，右侧卵巢有一16 mm×17 mm卵泡，内膜增厚约16 mm，回声不均匀，似见2个高回声光团，大小分别为9 mm×8 mm、9 mm×6 mm。

TORCH正常，无衣原体、淋菌感染。

你认为患者还要做其他什么检查吗?

做生殖内分泌和免疫因素检查，检查结果如下：

月经第2天LH 6.20 U/L、FSH 7.60 U/L、E_2 176.16 nmol/L、PRL 799.2 nmol/L、T 1.18 nmol/L；黄体期P 41.98 nmol/L。

甲功5项正常。

阴道分泌物检查：白带常规正常，BV阴性，衣原体、支原体和淋菌检查无异常；TORCH IgG/IgM阴性。

APLA阳性，ACA阴性，β2-GP1-Ab及抗核抗体阴性。

D-二聚体0.13 mg/L（0～0.55）、PT、APTT正常。

宫腔镜检查：宫腔形态基本正常，子宫内膜肥厚，左侧宫角处及子宫右侧壁中段各见一长圆锥形赘生物，粉红色，表面光滑。

这对夫妇复发性流产最可能的因素是什么?

子宫内膜息肉。

你计划采取何种治疗方案?

宫腔镜下子宫内膜息肉摘除。

具体治疗方案及临床效果

在宫腔镜下给该患者行子宫内膜息肉电切，术后月经量正常，超声下未发现息肉复发。建议患者试孕，排卵后给予安琪坦0.1 g、2次/天，共14天。试孕4个周期检测尿妊娠试验阳性，第13周B超检查胎儿未见明显畸形，NT为1.1 mm。孕39^{+2}周顺产分娩一女婴，重3.3 kg。

（黄 琳）

第五节 宫颈机能不全

引言

由于先天或后天各种原因导致的宫颈功能性或宫颈结构的变化及缺陷，无力支持妊娠的子宫而使宫颈内口形态和功能异常，致使非分娩状态下宫颈发生病理性扩张、无痛性的宫颈管消退、宫口的扩张，羊膜囊突出、胎膜破裂，最终发生流产或早产，此情况称为"宫颈机能不全"（cervical incompetence）。

正常妊娠孕妇的宫颈管保持一定长度，初产妇为2.5～4.7 cm，经产妇为2.4～4.0 cm。正常妊娠14～30周宫颈长度为3.5～4.0 cm，正常孕妇孕30周前宫颈长度稳定，孕晚期宫颈进行性缩短。宫颈长度的临界值为2.5 cm，存在宫颈机能不全的患者其宫颈缩短及形状改变常见于孕18～22周。妊娠期宫颈机能不全可导致RSA的发生，其发生率高达8%～15%，严重者导致中期妊娠流产，程度轻者导致早产。连续2次妊娠中期流产史的患者，下次妊娠维持至足月的可能性仅为60%～70%，因此临床上治疗宫颈机能不全显得尤为重要。宫颈环扎术是治疗宫颈机能不全的常用方法，其次是保守治疗：适当使用宫缩抑制剂、绝对卧床休息、减少活动、避免性生活、禁止吸烟等。

引导性问题

- 患者有多少次妊娠发生流产？在妊娠的哪个时期流产的？
- 孕前有无做过宫颈机能不全的检查？
- 妊娠中期流产时有无宫缩？
- 宫颈机能不全常用的诊断方法有哪些？
- 妊娠中期流产时采用了哪种治疗方法？
- 如何根据病情选择宫颈环扎术？
- 宫颈环扎术的最佳手术时机？
- 宫颈机能不全的非手术治疗有哪些？

宫颈机能不全发生机制

宫颈主要是由纤维结缔组织组成的，位置处于子宫的最下端，其上为子宫峡部与宫体连接，下经宫颈外口与阴道相连，解剖上分解剖学内口和组织学内口。伸入阴道部的宫颈部分称宫颈阴道部，阴道穹隆以上的部分称宫颈阴道上部。宫颈的纤维主要包括Ⅰ型纤维、Ⅲ型纤维及少量的Ⅳ型纤维。非孕时宫颈胶原纤维形成束，排列紧密而不规则，妊娠后宫颈的形态及组织学发生巨大的变化，胶原纤维明显减少，且疏松呈网状，随着妊娠的进展，宫颈组织中的胶原酶增多。妊娠3个月时胶原纤维成平行排列，胶原纤维细胞及细胞外基质逐渐水解，宫颈渐渐软化，当宫颈口扩张时，其胶原纤维解聚，解聚后碎片形成颗粒样物质，而诱发流产的发生。弹力纤维是宫颈细胞外基质的重要成分，与胶原纤维平行排列，此纤维是强有力的功能蛋白，对维持宫颈形态、保持宫颈口关闭状态起主要作用。随着妊娠进展，宫颈的各种组成成分都发生着变化，而宫颈成熟的机制是一个复杂的生化过程，宫颈成熟的初发因素至今尚不明确，宫颈管的消退及宫颈口的扩张机制目前也不清楚。

宫颈机能不全发生病因

提示：研究显示妊娠期发生宫颈机能不全的概率有逐渐增高的趋势，是否与宫颈的操作及宫腔的操作有关系呢？这个课题值得进一步研究。但目前明确的原因有先天性因素、后天性因素和感染等因素。

先天性因素

约占宫颈机能不全的1/3，先天性宫颈机能不全常合并苗勒管的发育异常，如单角子宫、纵隔子宫、双子宫等。另外也可能有宫颈组织学缺陷，如胶原纤维减少、胶原/平滑肌的比率降低等而使宫颈维持宫内妊娠物的能力减弱，对于妊娠晚期RSA或早产的患者行子宫输卵管造影（HSG）会发现有不同程度异常。

后天性因素

包括机械性损伤、创伤及生化因素等，主要是手术及产伤等造成的颈管损伤，特别是中期妊娠引产引起的宫颈组织损伤等，也可继发于宫颈或子宫下段的解剖结构的改变。有学者研究表明，人工流产时扩张宫颈的程度与宫颈功能不全的发生相关，当扩张宫颈口超过10 mm时，宫颈损伤及发生宫颈机能不全的概率明显增高。所以，人工流产手术中扩张宫颈的动作要轻柔，使其慢慢扩张，以免发生宫颈机能不全。其次，宫颈的局部损伤也可导致宫颈机能不全，比如宫颈锥切术及宫颈环切术等均可造成日后的宫颈机能不全。研究还发现，中期妊娠发生RSA及早产的危险与宫颈锥切的范围和深度具相关性。因此，对于有生育要求的患者，宫颈锥切术不宜切得太深。

感染因素

感染因素也是一个不容忽视的因素。众所周知，宫颈的局部感染也是日后发生宫颈机能不全的重要原因。宫颈局部受到感染后，炎性细胞浸润，这些细胞的胞浆及溶酶体内含有大量的胶原酶、蛋白酶等，这些物质可促进基质金属蛋白酶的产生，宫颈组织中的胶原纤维束松解，胶原降解，这些因素可导致宫颈的成熟，诱发和加重宫颈机能不全的发生。

宫颈机能不全与复发性流产

妊娠期宫颈机能不全可导致RSA的发生，其发生率高达8%～15%。宫颈机能不全多见于经产妇，初产妇也时有发生。流行病学资料显示，宫颈机能不全在整个产科人群中的发生率为0.5%，在有中期妊娠流产史的女性中发生率为8%。10%～25%的晚期流产和约15%左右的早产是由宫颈机能不全引起。发生过宫颈机能不全的患者下一次妊娠时，发生宫颈机能不全的概率升高为15%～30%。连续2次妊娠中期流产史的患者，下次妊娠维持至足月的可能性仅为60%～70%。

宫颈机能不全的临床表现及诊断

提示： 宫颈结构随着妊娠进程不断变化，所以动态观察妊娠期宫颈结构的变化意义更大。孕12周时使用阴道超声对宫颈长度、宽度和宫颈管内径3条径线进行测量，如宫颈长度<25 mm、宽度>32 mm和内径≥5 mm，符合上述任何一条，即提示宫颈机能不全。

非孕期患者宫颈机能不全不同于孕期的诊断，除存在反复流产及早产病史外，妇检时宫颈外口呈松弛状，HSG提示宫颈管内口宽度≥5 mm，或行宫腔镜检查可见宫颈内口已经丧失其环状结构，8号Hegar扩宫棒无阻力通过宫颈内口，上述情况则可以诊断孕前宫颈机能不全。

临床上常采用B超检查初步诊断是否存在宫颈机能不全，但是由于腹部超声检查测得的宫颈长度会受膀胱充盈程度的影响，因此目前常经阴道超声检查来检测宫颈管的长度（CL）及宫颈内口的形状。正常妊娠14～30周宫颈长度35～40 mm，妊娠晚期宫颈进行性缩短。孕12周时对宫颈长度、宽度和宫颈管内径3条径线进行测量，如宫颈长度<25 mm、宽度>32 mm和内径≥5 mm，符合上述任何一条，即提示宫颈机能不全。有学者提出宫颈长度>32 mm，且宫颈管无开大征象者，其预后良好；而宫颈长度<28 mm时则有发生宫颈机能不全的危险，宫颈管扩张>8 mm时，则需要缝扎宫颈管。

孕期宫颈机能不全诊断缺乏特异性指标和临床诊断标准，通常为回顾性诊断。临床上患者有反复流产、早产病史，妊娠中晚期无宫缩情况下宫颈发生病理性扩张、宫颈管进行性缩短超过50%，宫口扩大超过2 cm，宫口扩张，宫口开大、羊膜囊突出、胎膜破裂，最终发生流产或早产。B超检查测量宫颈外口到宫颈内口的距离<2.5 cm，同时B超下描述宫颈管的形状为T、Y、V、U 4种形状，如果宫颈管是关闭的，只需测量CL。宫颈内口形状的变化较宫颈管的长度变化更为重要。一般通过阴道超声检查宫颈管的长度及宫颈内口的形状对是否存在宫颈机能不全做出初步诊断，其次结合病史。

宫颈机能不全的治疗方法

因为宫颈机能不全与机械性薄弱有关，一些支持性措施如宫颈环扎术可以预防和治疗这种薄弱的缺陷，从而延长妊娠过程。其治疗分为孕前治疗及妊娠期治疗，多数是妊娠期治疗。目前将宫颈环扎术作为主要治疗手段，但缺乏足够证据证明手术治疗一定优于保守治疗。

宫颈环扎术是目前治疗宫颈机能不全最主要的手术方法，最大的受益者是发生3次或更多次中期流产或早产的患者，目的是修复和建立正常的宫颈结构、形态以及宫颈内口的扩张。一般对于无宫缩或无绒毛膜羊膜炎情况下，超声显示宫颈缩短（＜2.5 cm）或宫颈管进行性漏斗形成的患者，于孕12～18周进行预防性宫颈环扎术；但当宫颈发生颈管的进行性缩短、宫颈口开大、或羊膜囊突出而发生流产及早产时，实施紧急环扎手术，孕37～38周予以解除缝扎线。

按手术途径分经腹手术及经阴道手术，经腹手术又分为腹腔镜下高位宫颈环扎术及常规经腹宫颈环扎术；经阴道手术分McDonald法（宫颈荷包缝合法）、Shirodkar法、改良Shirodkar法，另外，还分为双褥式U字缝合法、左右褥式交叉缝合法及单褥式U字缝合法。

根据手术时机的不同又分为择期宫颈环扎术、紧急宫颈环扎术及应急性宫颈环扎术。

择期宫颈环扎术

在妊娠早、中期对明确诊断的宫颈机能不全或怀疑宫颈机能不全，在宫颈未出现宫颈管缩短及形态的改变以前，择期进院实施宫颈环扎术，以预防自然流产及早产的发生。最佳手术时机为孕13～18周。

紧急宫颈环扎术

在妊娠中、晚期宫颈管发生进行性缩短、宫颈口开大、或羊膜囊突出而发生流产及早产时而施行的急症手术，多数将时间限定在24 h内。如果宫口开大，羊膜囊突出到阴道口者，可行水囊堵塞法，回纳胎膜后再行宫颈环扎术，但有一定的手术风险，失败率也较高，应与患者做好沟通。

应急性宫颈环扎术

是指对已经诊断为宫颈机能不全但没有定期做检查，或者不知道宫颈机能不全者，阴道B超提示宫颈＜25 mm，伴有宫颈内口形态的改变，但无宫颈口的开大或羊膜囊脱出而实行的手术。目前这种情况下实施的手术较多。

孕前宫颈环扎术

对于先天性宫颈缩短、接受宫颈手术的患者（如宫颈锥切术、宫颈切除术、宫颈损伤所致宫颈手术形成的瘢痕等），其手术方式即腹腔镜或开腹下的高位子宫峡部环扎。在腹腔镜或开腹下分离膀胱腹膜反褶及宫颈周围，暴露宫颈峡部，于宫颈上部进行高位的子宫峡部环扎。对于严重宫颈机能不全，连续多次发生中期妊娠自然流产、早产及孕前宫颈极短或宫颈曾严重损伤的患者，可考虑预防性孕前宫颈环扎术。

宫颈环扎术方法选择

宫颈环扎术禁忌证

绝对禁忌证：胎膜早破、绒毛膜羊膜炎、胎儿畸形、宫腔出血。

相对禁忌证：前置胎盘、胎儿生长受限。

经阴道宫颈环扎术

McDonald法（简称M法）

不切开宫颈阴道部的黏膜，创伤及出血较少，但因不能将膀胱从宫颈前方向上推移，只能在膀胱附着部位以下进行缝扎，缝扎处只能达到宫颈中1/3段。此种做法只能将宫颈管下段水平缩窄，当宫腔内压增加时，仍可以将宫颈内口及宫颈管上段膨胀造成流产及早产。

Shirodkar法（简称S法）

切开宫颈阴道前后壁黏膜，将膀胱向上推至宫颈内口以上，行高位宫颈环扎术，缝扎位置可达宫颈上1/3段。此种做法治疗效果佳，当宫腔压力增加时不易发生宫颈口的扩张而导致流产及早产。

改良的宫颈环扎术

只切开宫颈阴道前壁，上推膀胱，于宫颈内口处进行环扎。此种做法简单，治疗效果好，创伤小。

经腹宫颈环扎术

适合多次经阴道宫颈环扎术失败、经阴道手术困难、宫颈极短，估计经阴道手术效果欠佳者等，行腹腔镜及开腹宫颈环扎术，多用于孕前纠正宫颈机能不全。夏恩兰教授在缝扎宫颈时多使用可吸收的带状缝合带替代常规多股缝合线，其优点是环扎作用确切，治疗效果好，更加便捷，减轻局部张力；避免了缝合线陷于宫颈肌层，造成拆除缝合线困难。

宫颈内口菱形切除缝缩术

此术式适合于曾行宫颈环扎术失败患者或严重宫颈机能不全患者，可提高宫颈环扎术的疗效。具体操作，缝合宫颈内口的顶端，在其下薄弱处做一菱形切除，切除组织不宜过少也不宜过多，过少则起不到治疗的作用，过多则容易引起宫颈内口的狭窄，然后缝合宫颈。

宫颈环扎术术后并发症

宫颈损伤、宫颈血肿、阴道出血、胎膜早破、宫内感染、流产、早产、宫颈管撕裂等。

宫颈环扎术注意事项

手术时机

一般选择在孕13~18周，北京协和医院为孕14~24周，最好在既往发生流产孕周之前；孕20周后实施手术，成功率大大降低，且并发症升高。

术前评估

手术前对孕周、妊娠史、流产史及宫颈机能进行评估。阴道B超确定宫颈管长度及宫颈内口的形状、宫颈扩张情况、胎儿发育情况等，并作常规术前检查。

术前常规检查

术前行白带常规、阴拭子培养、血常规、凝血功能、肝肾功能、C-反应蛋白（CRP）等检查；对阴道炎患者积极治疗，治愈后再行手术治疗。术前准备不建议阴道灌洗。

术前动态超声评估宫颈：对宫颈进行性缩短和宫颈管漏斗形成的妇女，施行连续超声宫颈评估，并适时进行选择性宫颈环扎术，能有效地改善预后。宫颈环扎术缝合宫颈组织要适中，缝合太深可能会引起宫颈管狭窄，缝合太浅则起不到治疗作用。

使用宫缩抑制剂

对术前有明显宫缩的患者，先使用宫缩抑制剂，抑制宫缩治疗，待宫缩消失后再行宫颈环扎术，以防宫颈撕裂。宫颈环扎术时对宫颈刺激可引起宫缩，术后常规使用宫缩抑制剂；孕20周以内多使用静滴硫酸镁，孕20周后多使用盐酸利托君控制宫缩。定期观察宫颈长度以初步评价治疗效果。

北京协和医院在术后24 h内，每6 h肌注哌替啶100 mg，术后绝对卧床休息，禁止性生活。

预防性使用抗生素

尽管没有研究支持围手术期使用抗生素预防感染治疗，但因为宫颈环扎术容易引起羊膜炎或绒毛炎等，根据化验指标仍选择术后24~48 h才停用抗生素。

拆除缝线时机

术后如发生流产、临产、胎膜早破、感染等征象时及时拆除缝线，如无上述情况则妊娠37周时应拆除缝线。

宫颈机能不全非手术治疗

孕激素

孕激素可减轻子宫肌层的敏感性，减少子宫收缩。孕激素常用品种有黄体酮针剂、黄体酮软胶囊、黄体酮胶囊、黄体酮胶丸、地屈孕酮片剂。黄体酮针剂20～40 mg/d，肌注；地屈孕酮片20～30 mg/d，黄体酮软胶囊0.3～0.4 g/d，黄体酮胶囊0.4～0.6 g/d；酌情选择一种黄体酮，口服或注射至孕10～12周。

宫缩抑制剂

常用药物有硫酸镁、间苯三酚、β_2肾上腺能受体激动剂（安宝）、催产素受体拮抗剂（阿托西班）、钙通道阻滞剂（硝苯地平）等。

硫酸镁

首次剂量：25%硫酸镁20 mL+25%葡萄糖100 mL，缓慢静推；

维持剂量：25%硫酸镁60 mL+5%葡萄糖1 000 mL，静滴，1.5～2 g/h，宫缩抑制后以此剂量维持滴注4～6 h。

镁离子直接作用于子宫肌细胞，拮抗钙离子对子宫的收缩作用，从而抑制子宫收缩。

注意事项：重症肌无力、肾功能损害、心肌梗死病史的患者禁用硫酸镁。使用硫酸镁期间要定期监测呼吸、尿量、膝反射，防止镁中毒，必要时注射钙剂。

间苯三酚

80～200 mg加入5%葡萄糖250 mL中静滴，1次/天；24 h最大剂量可达到400 mg。

间苯三酚与硫酸镁相比，能在较短时间内有效抑制宫缩，显效率达88.2%，有效率达94.12%。间苯三酚是亲肌性非阿托品类、非罂粟碱类纯平滑肌解痉药，在解除平滑肌痉挛的同时，无抗胆碱样副作用，不会引起低血压、心率加快、心律失常，对心血管功能无影响。特殊毒理实验研究表明，间苯三酚没有致畸、致突变及致癌性。可用于孕20周前各种原因引起的不规则宫缩、下腹胀痛或（和）阴道流血的先兆流产孕妇。

安宝

安宝100 mg加入500 mL液体中静滴，开始剂量为0.05 mg/min，每10 min增加0.05 mg/min，维持在0.15～0.35 mg/min，宫缩控制后，继续使用12～18 h。结束静脉给药前30 min改为口服安宝片剂，24 h内每2 h给药10 mg，此后每4～6 h给药10～20 mg。

安宝选择性地与子宫平滑肌细胞膜β₂受体结合，抑制钙的释放，降低平滑肌钙离子浓度，抑制子宫收缩。用于妊娠20周以后的流产及早产，但对于宫口开大4 cm或开全80%以上的有效性及安全性尚未确定。

注意：静滴时选择左侧卧位，从小剂量开始，将心率控制在140次/min以内；每天控制液体量不超过2 000 mL；检测血糖。

阿托西班

初始剂量为6.75 mg，首先采用7.5 mg/mL注射给药；紧接着用7.5 mg/mL浓缩持续3 h大剂量（每分钟300 μg）输注；然后以7.5 mg/mL浓缩液低剂量（每分钟100 μg）输注，最多达45 h。持续治疗应不超过48 h。整个疗程中，总剂量不宜超过330 mg。

作用：与缩宫素竞争受体而起到抑制宫缩的作用，具有高度的子宫特异性，能有效地抑制子宫收缩。具有副反应轻微的优点。

注意：该药禁用于产前大量阴道出血、重度子痫前期、高血压及发热的患者和对本药过敏者。

硝苯地平

首次10 mg舌下含服，1次/20 min，共3次，以后每6~8 h 1次，10~20 mg/次。硝苯地平能阻止钙离子进入子宫肌细胞，降低细胞内钙离子浓度而抑制宫缩。

注意：硝苯地平可以使血压降低，减少胎盘灌注量；不能与硫酸镁合用。

其他方法

子宫托：通过改变宫颈位置，减轻胎先露向下的压力而取得治疗的成功。

硅胶套：有报道使用硅胶套治疗宫颈机能不全均取得一定的治疗效果。

对发生宫颈机能不全或者有发生宫颈机能不全趋势的患者，要嘱其严格卧床休息。

总结

宫颈机能不全是由于各种原因导致子宫颈的功能性或结构性缺陷，致使宫颈内口松弛，无能力维持妊娠至足月。宫颈机能不全严重者导致妊娠中期流产，程度轻者可能发生早产。

宫颈机能不全患者其宫颈缩短及形状改变常见于孕18~22周。孕12周时对宫颈长度、宽度和宫颈管内径3条径线进行测量，如宫颈长度<25 mm、宽度>32 mm和内径≥5 mm，符合上述任何一条，即提示宫颈机能不全。

宫颈机能不全目前常用的治疗方法是宫颈环扎术。按手术途径分经腹手术及经阴道手术。根据手术时机的不同又分为择期宫颈环扎术、紧急宫颈环扎术及应急性宫颈环扎术。对术前有明显宫缩的患者，先使用宫缩抑制剂治疗，待宫缩消失后再行宫颈环扎术，以防宫颈撕裂。术后常规使用宫缩抑制剂，定期观察宫颈长度以初步评价治疗效果。

对部分宫颈机能不全也可选择非手术治疗。如肌注或口服黄体酮，使用宫缩抑制剂硫酸镁、安宝、阿托西班、硝苯地平等。对发生宫颈机能不全或者有发生宫颈机能不全趋势的患者，严格卧床休息。

病例讨论

病例

病史　女性，35岁，因妊娠15周，要求行宫颈环扎术入院。G4P0，人工流产2次，近2年自然流产2次，既往流产孕周分别为16周、17⁺周。

入院前B超提示：孕15周，胎儿发育正常，宫颈管长2 cm，内口扩张，宫颈口形状漏斗型。入院时无腹痛、腹胀，无阴道出血。

既往体健，家族史无特殊，男方体健。

体格检查无异常。产检未及宫缩，胎心150次/min。

这对夫妇进行过何种复发性流产检查？

夫妻双方染色体正常。

月经第3天检测FSH6.30 U/L、LH 5.82 U/L、E_2 176.16 nmol/L、PRL 799.2 nmol/L、T 1.15 nmol/L；黄体期P 38.16 nmol/L，甲状腺功能正常。

TORCH正常，无衣原体及淋菌感染。

APLA阳性，抗心磷脂抗体（ACA）和β2-GP1-Ab阴性、抗核抗体、狼疮因子正常，甲状腺抗体正常。

D-二聚体0.15 mg/L、PT和APTT等正常。

丈夫40岁，精液常规检查正常，ASAb28 U。

该患者最可能的诊断是什么？

孕15周，单活胎，宫颈机能不全，复发性流产。

针对这对夫妇的治疗方案如何？

入院后完善相关检查，入院后第2天在硬膜外麻醉下行经阴道改良的宫颈环扎术，术中切开宫颈阴道前壁，上推膀胱，于宫颈内口处进行环扎。术后2天给予抗生素预防感染，注射硫酸镁抑制宫缩，3天后停药。术后1周复查血常规及白带常规等均正常，出院后定期门诊复查。37周拆除缝线，38⁺周顺娩一活婴，母儿健康。

（王玉玲）

参 考 文 献

［1］连岩，王谢桐. 双子宫和纵隔子宫与复发性流产的关系及处理［J］. 中国实用妇科与产科杂志，2013，29（2）：82-85.

［2］刘程，朱颖，王影，等. 35例先天子宫畸形患者行IVF-ET治疗临床结局分析［J］. 生殖与避孕，2012，32（10）：706-709.

［3］卢春梅，邱艳. 宫腔镜对纵隔子宫的诊断分析［J］. 中国计划生育与妇产科，2010，2（6）：43-45.

［4］刘大菊，田秦杰，程榕，等. 促性腺激素释放激素激动剂预防子宫纵隔切除术后宫腔粘连的初步研究［J］. 生殖医学杂志，2013，22（2）：83-86.

［5］陶光实. 子宫发育异常对妊娠分娩的影响［J］. 实用妇产科杂志，2009，25（9）：521-523.

［6］雷贞武，杜娟. 子宫肌瘤与计划生育相关问题［J］. 中国计划生育和妇产科，2012，4（3）：49-51.

［7］陈雁威，蔡爱露，杨泽宇. 经阴道彩色多普勒超声在纵隔子宫诊断中的应用价值［J］. 中国临床医学影像杂志，2007，18（8）：572-574.

［8］段华. 纵隔子宫的特点及处理［J］. 实用妇产科杂志，2009，25（9）：520-521.

［9］张建平. 流产基础与临床［M］. 北京：人民卫生出版社，2012：248-251.

［10］李晓伟，王建六. 子宫肌瘤的病因［J］. 中国计划生育和妇产科，2012，4（3）：13-14.

［11］石一复. 子宫肌瘤药物和微创治疗的现况和趋向［J］. 中国计划生育和妇产科，2012，4（3）：10-12.

［12］Berek JS，Berek & Novak. 妇科学［M］. 郎景和，向阳，译. 14版，北京：人民卫生出版社，2008. 302，808-840.

［13］唐良苕，段赵宁. 子宫肌瘤的药物治疗［J］. 中国计划生育和妇产科，2012，4（3）：19-22.

［14］林仲秋. 子宫肌瘤的手术治疗［J］. 中国计划生育和妇产科，2012，4（3）：38-40.

［15］段华. 子宫肌瘤宫、腹腔镜诊疗现状与进展［J］. 中国计划生育和妇产科，2012，4（3）：41-45.

［16］孙瑜，朱依敏. 子宫肌瘤对子宫内膜容受性的影响［J］. 生殖与避孕，2014，34（7）：576-579.

［17］夏恩兰. 宫腔镜学及图谱［M］. 2版. 郑州：河南科学技术出版社，2009：279-296.

［18］陈乐真. 妇产科诊断病理学［M］. 北京：人民军医出版社，2002：162-226.

［19］刘新民. 妇产科手术学［M］. 3版. 北京：人民卫生出版社，2007：1115-1116.

［20］焦雪，赵涵，陈子江. 子宫内膜息肉的病因学研究进展［J］. 中华妇产科杂志，2011，46（6）：469-471.

［21］Robboy S. J. . 女性生殖道病理学［M］. 回允中，主译. 北京：北京大学医学出版社，2005. 298-299.

［22］郭春，黄薇. 子宫内膜息肉与不孕［J］. 实用妇产科杂志，2009，25（9）：526-527.

［23］刘芳荪，陈珠萍，藤银成，等. 宫颈内口功能检查在预防早产、流产中的作用［J］. 生殖与避孕，2007，27（7）：472-474.

［24］Hua M, Odibo Ao, Longman RE, et al. Congenital uterine anomalies and adverse pregnancy outcomes［J］. Am J Obstet Gynecol, 2011, 205（6）：558e1-e5.

［25］Chan YY, Jayaprakasan K, Zamora J, et al. The prevalence of congenital uterineaNomalies in unselected and high-risk populations: a systematic review［J］. Hum Reprod Update, 2011, 17（6）：761-771.

［26］Hammoud AO, Asaad R, Berman J, et al. Volume change of uterine myomas during pregnancy: do myomas really grow［J］. Jminim Invasive Gynecol, 2006, 13（5）：386-390.

［27］Laughin SK, Sehroeder JC, Baird DD. New directions in the epidemiology of uterine fibroids［J］. Semin Reprod Med, 2010, 28：204-217.

［28］Khan KN, Kitajima M, Hiraki K, et al. Changes in tissue inflammation, angiogenesis and apoptosis in endometriosis, adenomyosis and uterine myoma after GnRH agonist therapy［J］. Hum Reprod, 2010, 25（3）：642-653.

［29］Surrey ES, Gonadotropin-releasing hormone agonist and add back therapy: what do the data show?［J］. Curr Opin Obstet Gynecol, 2010, 22（4）：283-288.

［30］Sucheta Mukherjee, Somajita Chakraborty. A study evaluating the effect of mifepristone（RU-486）for the treatment of leiomyomata uteri［J］. Niger Med J, 2011, 52（3）：150-152.

［31］Shokeir TA, Shalan HM, El-Shafei MM. Significance of endometrial polyps detected hysteroscopically in eumenorrheic infertile women［J］. J Obstet Gynaecol Res, 2004, 30（2）：84-89.

［32］Taylor E, Gomel V. The uterus and fertility［J］. Fertil Steril, 2008, 89：1-16.

［33］Al-Jefout M, Black K, Schulke L, et al. Novel finding of high density of activated mastcells in endometrial polyps [J]. Fertil Steril, 2009, 92: 1104-1106.

[34] Deman S, Elizabeth E, Puscheck, et al. Y-chromosome microdeletions and recurrent pregnancy loss [J]. Fertility and Sterility, 2006, 85 (2): 441-445.

[35] Grobman W, Peaceman AM. What are the rates and mechanisms of first and second trimester pregnancy loss in twins [J]. Clin Obstet Gynecol, 1998, 41: 37-45.

[36] Stupin JH, David M, Siedentopf JP, et al. Emergency cerclage versus bed rest for amniotic sac prolapse bsfore 27 gestational weeks. A retrospective, comparative study of 161 women [J]. Eur J Obstet Gynecol Reprod Biol, 2008, 39: 32-37.

[37] Al-Fadhli R, Tulandi T. Laparoscopic abdominal cerclage [J]. Obstet Gynecol Clin N Am, 2004, 31 (3): 497-504.

第三章　内分泌异常与复发性流产

第一节　多囊卵巢综合征

引言

多囊卵巢综合征（polycystic ovary syndrome，PCOS）以稀发排卵/无排卵、雄激素分泌过多及卵巢多囊样改变为特征，病因尚不确切，是不孕常见的原因，也是育龄期女性最常见的内分泌/代谢性疾病。PCOS常引起一系列代谢紊乱和远期并发症，如胰岛素抵抗、糖耐量异常、血压升高、血脂谱异常、代谢综合征（metabolic syndrome，MetS）等，因此，这些女性即使受孕，流产和妊娠并发症如妊娠糖尿病、妊娠期高血压疾病等的风险亦增加。目前认为，PCOS发生流产及复发性流产涉及多种因素，除常见的染色体异常、解剖异常、感染、免疫因素等外，还可能与PCOS患者自身的内分泌及代谢异常有关，如肥胖、高LH水平、高胰岛素血症、高雄激素血症、高同型半胱氨酸血症、不足的纤溶活性等密切相关。

引导性问题

- 什么是多囊卵巢综合征？
- 什么样的多囊卵巢综合征患者容易发生流产及复发性流产？
- 什么是多囊卵巢综合征的鹿特丹诊断标准？
- 基础黄体生成素增高与流产相关吗？
- 高雄激素血症容易发生流产吗？
- 多囊卵巢综合征与易栓症有关吗？
- 如何评估胰岛素抵抗？
- 如何帮助这些发生过流产或复发性流产的PCOS患者获得后续的成功妊娠？
- 肥胖的多囊卵巢综合征如何治疗？
- 二甲双胍是治疗胰岛素抵抗的首选药物吗？

多囊卵巢综合征的诊断标准

提示： 鹿特丹标准将无排卵功能障碍的PCO+高雄型和无高雄的PCO+稀

发/无排卵型纳入了PCOS的范围，在临床工作中具有很强的实用性，为PCOS的研究及其成果交流提供了重要的基础。我国绝大多数学者仍然使用鹿特丹标准。

随着医学的发展，PCOS的诊断标准也在不断更新。Stein和Leventhal首次于1935年在《美国妇产科杂志》上报道了7例双侧卵巢多囊性增大的病例及其卵巢的病理学改变。这些病例的症状包括：①闭经或月经稀发；②与慢性无排卵相关的不孕；③男性型多毛；④肥胖等。此后，双卵巢多囊性增大合并上述临床表现者，被称为Stein-Leventhal综合征。

虽然对PCOS的认识和研究越来越深入，在检查手段上也有了长足的进展，但由于PCOS在临床表现上的异质性，也就是多样性，并非所有PCOS患者都完全表现出上述症状和体征，这就给诊断带来了困难，造成诊断标准方面的分歧和不统一。

1990年美国国立卫生研究院（National Institutes of Health，NIH）的专家委员会首次制定了PCOS的诊断标准：

（1）高雄激素征象，包括临床和（或）生化高雄激素血症；

（2）稀发/无排卵；

（3）排除已知的、与高雄激素或排卵障碍有关的疾病，如Cushing综合征、先天性肾上腺增生症和高泌乳素血症及甲状腺疾病。

这一标准主要强调高雄激素血症在PCOS诊断中的重要性。随着超声技术的发展和在妇产科的应用，发现有相当一部分PCOS患者呈现卵巢多囊样改变，而多囊卵巢的表现并没有包括在这个定义中。另外，NIH的标准在临床实际运用中存在一些问题：比如，临床表现有明显的稀发和（或）无排卵及不孕的患者，可以完全没有高雄激素血症的表现，却有明显的卵巢多囊样改变，这种情况是否能诊断为PCOS？

2003年5月欧洲人类生殖与胚胎学协会（the European Society for Human Reproduction and Embryology，ESHRE）和美国生殖医学协会（the American Society for Reproductive Medicine，ASRM）的专家们在Rotterdam（鹿特丹）举行会议，在NIH诊断标准的基础上，制定了一项新的诊断标准，俗称鹿特丹标准，其内容为：在排除NIH标准中提到的相关疾病的前提下，符合以下3条中的2条即可诊断PCOS。

（1）稀发排卵和（或）无排卵；

（2）有雄激素升高的临床表现和（或）生化改变；

（3）超声显示卵巢多囊样改变。

鹿特丹标准实际上是NIH标准的补充，它扩大了PCOS的范围，将无排卵功能障碍的PCO+高雄型和无高雄的PCO+稀发/无排卵型也纳入了PCOS的范围。在临床工作中具有很强的实用性，为PCOS的研究及其成果交流提供了重要的基础。

2013年10月美国《临床内分泌与代谢杂志》（JCEM）公布了美国内分泌协会关于PCOS诊断和治疗的临床指南。该指南推荐使用的成人PCOS诊断标准依然是Rotterdam标准。目前，这一标准已成为全世界比较公认的PCOS诊断标准。

除此而外，2006年美国雄激素过多协会（AES）提出的PCOS诊断标准为同时满足以下3条：

（1）多毛和（或）高雄激素血症；

（2）稀发排卵或无排卵和（或）多囊卵巢；

（3）排除其他雄激素过高的相关疾病，如CAH、Cushing综合征、严重的胰岛素抵抗综合征、分泌雄激素的肿瘤、生长激素肿瘤及甲状腺激素功能异常等。

另外，各国报道的PCOS的临床表现存在种族差异。鉴于此，2012年中华医学会妇产科学分会妇科内分泌学组颁布了《多囊卵巢综合征诊断－中华人民共和国卫生行业标准》，将"月经异常"作为PCOS的必要诊断条件，伴高雄激素血症及PCO的任意一种表现可诊断为"疑似PCOS"，确诊PCOS应在排除上述相关疾病后成立。目前为便于与国际学术界交流，我国绝大多数学者仍然使用Rotterdam标准。

PCOS患者中流产及复发性流产的发生情况

复发性流产（recurrent miscarriage，RM）常定义为连续3次或以上早期妊娠丢失，1%～4%的育龄女性受累。2013年美国生殖医学会实践委员会（the Practice Committee of the American Society for Reproductive Medicine）公布的复发性妊娠丢失（recurrent pregnancy loss）的定义为：2次或以上妊娠失败，这里的妊娠指的是临床妊娠，即在超声下见到孕囊或者组织学证实为妊娠。目前，我国学者也多采用此定义。

尽管2006年的一项meta分析在比较了PCOS与非PCOS患者进行长方案IVF助孕的结局后提出，两组在临床妊娠率和流产率方面无显著差异。然而，这项meta分析仅纳入了9项回顾性研究而缺乏前瞻性随机对照研究；仅纳入了进行IVF助孕的PCOS患者，而未纳入那些经过治疗自然受孕、促排卵或者人工授精（IUI）助孕妊娠的患者，其结论的可靠性受到争议。目前，更多的研究认为，PCOS是自然流产的高危因素，PCOS患者中自然流产及RM的发生率增高；PCOS患者ART助孕后的自然流产率也增加。

Glueck、Khattab、Zolghadri等均报道，妊娠20周前尤其是12周内PCOS

患者的自然流产率可高达50%；较正常女性的自然流产率10%～15%增加约3倍；RM在PCOS可高达40%～80%。Hudecova等对91例PCOS患者进行了8年的随访发现，其中73.6%的患者发生过自然流产。国内学者王蕴慧等2011年报道了PCOS组与对照组的自然流产率分别为34.54%和8.86%，差异有统计学显著性（$P<0.001$）；自然流产的风险增加了5倍（OR值5.432，95% CI 4.085～7.224）。自然妊娠、促排卵或者经IVF受孕者的自然流产率分别为31.00%、40.00%和35.58%，3种受孕方式之间的流产率差异无统计学意义，$P=0.5$。

反过来，RM的患者中，PCOS占有较大比例。Cocksedge等报道8.3%～10%被诊断为PCOS（鹿特丹标准），而Jakubowicz、Balen、Liddell等报道的比例更高，为50%～81%。早在1988年Sagle等就发现有RM的患者中，82%表现出多囊样卵巢（PCO），而正常对照中仅18%为PCO。在PCO改变的患者中早期RM率为56%，而普通人群为22%。因此，现认为PCOS患者发生自然流产的风险增加了3～5倍；PCOS也是RM的高危因素。

PCOS发生反复流产的相关因素

提示： PCOS在RM中的确切作用尚不明确，其相关因素除了为人熟知的LH升高、肥胖和胰岛素抵抗、高雄激素血症等因素外，研究还发现纤溶不足、高同型半胱氨酸血症及抗凝血酶缺陷、蛋白C和蛋白S功能缺陷、第V因子Leiden G1691突变等易栓症相关因子异常在PCOS患者中比例增高。

LH升高

PCOS患者中升高的LH水平与其流产率增加有关。尽管这一点被其他研究认为有争议，但大多数研究者认为LH水平增高是PCOS患者早期流产的重要因素。研究发现使用GnRH-α的IVF方案与未用GnRH-α的方案相比，累积妊娠率、累积活产率提高而流产率下降。Tarlatzis等也发现，发生流产的PCOS患者比获得活产的PCOS患者有更高的LH/FSH比值。Antoine等发现，GnRH拮抗剂抑制垂体分泌LH后，PCOS的流产率有下降趋势。研究还发现PCOS患者的流产率比低促性腺激素性腺功能不全患者的流产率高，分别为33%和10.6%，两者差异有统计学意义。目前认为，LH升高导致流产的机制还不十分明确，可能为：

（1）增高的LH改变了卵泡的甾体激素环境，主要是雄激素；

（2）升高的LH引起卵泡过早成熟，提前完成第一次有丝分裂，从而影响了卵母细胞和胚胎质量导致早期流产。

然而，Clifford等进行的一项随机对照研究并未发现降低LH后，流产率下降。这项研究纳入了106例有过≥3次妊娠丢失、卵巢多囊样改变及LH升高的患者，结果提示，进行垂体抑制和黄体支持组的妊娠率分别为80%和82%，差异无统计学显著性；活产率分别为65%和76%，差异亦无显著性。Nardo等进行的一项前瞻性观察性研究也未提示PCOS患者中高LH与妊娠结局之间的相关性。因此，升高的LH水平与RM之间的关联仍需大样本、前瞻性随机对照研究来证实。

肥胖

肥胖被认为是流产率增加的独立危险因素，而PCOS患者中肥胖的发生率高，为30%～70%。Lashen等比较了1 644例肥胖者与3 288例年龄匹配（平均26.6岁）的正常体重对照人群中，早期流产和反复妊娠丢失（连续≥3次自然流产）的发生率；他们发现在肥胖组中早期流产和反复妊娠丢失明显增加，早期妊娠丢失的风险增加1.2倍（95% CI 1.01 ± 1.46）；反复妊娠丢失的风险增加3.5倍（95% CI 1.03 ± 12.01）。

在ART治疗中，也报道超重或肥胖的不孕患者流产和反复流产的发生率增加。Bellver等报道了在712个赠卵IVF周期中，将受者按体重指数（BMI）分为4组：瘦组（BMI＜20 kg/m²）、正常组（BMI=20～24.9 kg/m²）、超重组（BMI=25～29.9 kg/m²）和肥胖组（BMI≥30 kg/m²）；肥胖组的流产率（38.1%）显著高于正常体重（13.3%）和超重组（15.5%）。同样，Wang等报道了2 349例经不孕治疗获得妊娠中，总体流产率为20%，进行干扰因素校正后发现，随着BMI增加，流产率增加，超重和肥胖组的流产率（分别为22%和31%）显著高于体重正常组（18%）和低体重组（17%）。

Wang等分析了1 018个进行IVF的妇女，其中37%为PCOS；PCOS组流产率为28%，非PCOS组发生率为18%（P＜0.01）。然而，这一显著性差异经多变量分析，在控制了肥胖及治疗类型之后就不存在了。因此，作者认为PCOS患者自然流产的高风险是由于肥胖以及接受治疗的类型不同所致。

Metwally等进行的一项meta分析结果也显示，当患者BMI≥25 kg/m²时无论受孕方式如何，流产的风险显著升高，OR值为1.67（95%CI 1.25～2.25）。

然而，也有结论不同的报道。2013年Bellver等扩大样本再次分析了在9 587个赠卵周期、4个不同体重指数组，临床妊娠流产率平均值分别为8.4%、8.6%、10.2%和9.0%，差异并无显著性，总的自然流产率（生化妊娠+临床流产）分别为14.6%、15.7%、16.7%和17.9%，差异也无显著性。不过，随着体重指数的增加，种植率、妊娠率、临床妊娠率和活产率下降。

目前，更多的学者认为肥胖可使流产率增加，可能从以下几方面发挥作用：

（1）影响脂肪组织中的性激素代谢；

（2）高胰岛素血症引起的高雄激素血症和局部生长因子的紊乱；

（3）血中瘦素过高（hyperleptinemia）影响卵泡中甾体激素的合成，从而影响卵子的正常发育，卵子质量下降，导致流产率的增加；

（4）肥胖影响内膜种植因子及种植相关基因表达，对种植产生不利影响。

高胰岛素血症及胰岛素抵抗

胰岛素抵抗（IR）引起RM的确切机制尚不清楚。动物实验提示，高胰岛素血症存在多方面的作用机制，包括影响了卵母细胞成熟，葡萄糖的摄取和代谢，植入相关基因及HOXA10基因表达的改变。动物实验研究表明，聚集在植入前胚胎周围的高水平胰岛素和（或）胰岛素样生长因子–1（IGF–1），可使IGF–1受体下调，导致葡萄糖摄取的减少及细胞生长的减缓，葡萄糖摄取减少导致胚胎细胞凋亡的增加。另一方面，高血糖可诱导"半胱天冬酶"（caspase）的表达，可启动程序性细胞死亡（即细胞凋亡）的级联反应，破坏胚胎细胞。另有假说认为，高胰岛素血症性胰岛素抵抗降低了血清和内膜的免疫抑制性糖蛋白及胰岛素生长因子结合蛋白–1（IGFBP–1）的浓度，这2种内膜分泌的蛋白在植入和妊娠维持中起重要作用。

另外，胰岛素抵抗可能影响内膜细胞的GLUT4载体，从而影响到胚胎的种植。GLUT4是受胰岛素调节的葡萄糖转运体，主要表达于增殖期的内膜上皮细胞。Mioni等发现在正常女性及PCOS患者内膜细胞中均有GLUT4的表达。高胰岛素血症并肥胖的PCOS患者的内膜GLUT4表达最低，而较瘦的胰岛素正常的PCOS及对照组则无明显差异。这些结果表明，高胰岛素和肥胖可能存在交叉作用来影响GLUT4的表达。

临床上也发现高胰岛素血症是PCOS患者发生RM的独立因素。Kotanaie等进行的一项年龄和BMI均匹配的病例–对照前瞻性研究中，对照组为50例已有一次活产而无流产史的女性，病例组为50例有≥3次RM史的患者，这些女性均无糖尿病及PCOS。结果发现病例组和对照组的空腹血糖、糖胰比无差异，而空腹胰岛素（fasting insulin，FI）存在差异（P=0.011 9）：FI≥20 μU/mL在病例组更高，相对危险度（odds ratio，OR）为4.438 6（95% CI 1.154 1～17.070 1，P<0.05）。提示，在RM患者中有更高的胰岛素抵抗的发生率。空腹胰岛素浓度每增加5 μU/mL，自然流产的风险度增加1.32倍（95% CI 1.09～1.60，P=0.000 5）。

Craig等也报道，与正常对照相比，RM患者中胰岛素抵抗的发生率增加；他们推测胰岛素与RM之间的关联可能是通过低纤溶性的高纤溶酶原激活物–1

（PAI-1）介导的，是自然流产的独立因素。PAI-1随着血清中胰岛素水平的增加而增加，当胰岛素被二甲双胍降低后PAI-1也相应下降。因此，治疗上着重于降低胰岛素水平有助于PCOS患者的妊娠率提高及流产率降低。

高雄激素血症

高雄激素血症是PCOS的主要内分泌改变之一。在流产患者中，雄激素水平明显增高，但机制尚不明确，有可能是直接影响卵母细胞。在生理情况下，卵巢分泌雌激素和孕激素，而位于子宫内膜上皮细胞的雄激素受体（AR）受其调节，分泌期表达下降。但PCOS患者雄激素受体（AR）的表达在分泌期是增高的，而且PCOS患者性激素结合球蛋白（SHBG）的下降使血清游离雄激素升高，这对AR表达又有正反馈作用，在子宫内膜局部更进一步促进了AR的表达。高LH和雄激素与子宫内膜上的受体结合，影响子宫内膜的增生及黄体期子宫内膜的分泌，从而影响胚胎着床而致流产。

有研究表明雄激素受体与孕激素受体作用类似，同样降低整合素的表达，这可能也与PCOS高流产率有一定关系。

另外胎盘蛋白14（PP14）和其他子宫内膜蛋白一样在胚胎着床中起重要作用，雄激素改变了这些蛋白的产生，从而影响胚胎着床。

同源框基因HOXA10在植入及维持妊娠方面也起重要作用。有研究发现在体外实验中卵巢来源的雄激素可使子宫内膜Ishikawa细胞株HOXA10的表达下调。Cermik等观察了7例高雄激素血症PCOS患者及5例正常对照的子宫内膜活检标本，发现PCOS患者的HOXA10及其mRNA的表达显著降低，这也可能与PCOS患者子宫内膜容受性下降相关。

Tulppala对50名有3～8次连续流产的妇女进行前瞻性研究发现，66%（33例）再次妊娠，其中48.5%（16例）再次发生自然流产，这些再次自然流产的患者比那些有RSA历史但未再发生自然流产者具有更高的总睾酮、游离睾酮和硫酸脱氢表雄酮水平。

易栓症倾向及低纤溶状态

研究发现，PCOS患者中与易栓症相关的因子如因子V Leiden突变、蛋白S缺陷及蛋白C缺陷、高同型半胱氨酸血症等的发生率增高。

Moini A等分析了反复妊娠丢失患者中易栓症（thrombophilia）的发生情况。在184例有反复妊娠丢失的患者中，92例为PCOS，92例为非PCOS，在PCOS患者中70.7%存在易栓症。PCOS患者中蛋白C缺陷的发生率高于非PCOS患者，分别为21.7%和10.9%，$P=0.04$。蛋白S缺陷的发生率在PCOS的患者也更高，分别为23.9%和13%，只是差异未达到统计学差异，$P=0.05$。而其他类型的易栓症，比如抗凝血酶Ⅲ缺陷、同型半胱氨酸升高、抗磷脂抗体和因子Ⅴ Leiden在两组间发生的水平相当。提示，蛋白C缺陷与PCOS患者的反复妊娠丢失相关，蛋白S与PCOS反复妊娠丢失的关系有待进一步的研究。Glueck等也发现因子Ⅴ Leiden G1691的突变在PCOS-RM患者中的发生率是正常对照的10倍，分别为18%和1.7%。

Chakraborty等2013年报道，在RM（≥2次）的PCOS患者中，高半胱氨酸血症及胰岛素抵抗的发生率分别为70.63%和56.34%，高于非PCOS流产组的57.26%和6.83%；而在高半胱氨酸组中流产率显著升高（70.63% vs. 29.36%）。

研究还发现，与易栓症和低纤溶相关的基因突变不仅与反复妊娠丢失（recurrent pregnancy loss，RPL）相关，也与PCOS的发生相关。易栓症因子Ⅴ Leiden的基因位点G1691A突变与PCOS及非PCOS-RPL均相关；低纤溶（高 PAI-1）也与PCOS-RPL相关联。PCOS患者中的妊娠丢失也认为部分是由于增高的纤溶酶原激活物-1（PAI-1）活性导致的低纤溶造成的。升高的PAI-I被认为是PCOS患者发生RM的独立相关因素。

2012年Idali等报道了伊朗的PCOS中PAI-1和MTHFR（亚甲基四氢叶酸还原酶，methylenetetrahydrofolate reductase）基因突变的发生情况，检测了MTHFR基因位点A1298C、C677T及PAI-1-675 4G/5G的基因突变。结果提示，不伴有PCOS的RPL组、PCOS-RPL组、PCO-RPL组与对照组相比，表现出更高的MTHFR A1298C（$P<0.001$）和PAI-1 4G/5G（$P<0.001$）基因突变频度，未发现RPL各亚组间存在显著性差异。伴有PCOS的反复妊娠丢失的患者A1298C、C677T基因突变更加常见。Glueck等认为，其流产机制为血PAI-1升高，纤溶活性下降，诱发胎盘血栓形成导致胎儿血供不足，造成滋养细胞生长阻碍而流产。也有研究提示，PAI-1活性增加也是非PCOS患者流产的高危因子。

子宫内膜功能异常

提示：高胰岛素血症导致PCOS患者子宫内膜血流不足，影响内膜的容受性；雌激素活性升高、孕酮抵抗，减低了子宫内膜容受性；内分泌失调使子宫内膜中与内膜容受性相关的蛋白表达异常，使PCOS患者内膜容受性下降，影响早期胚胎的种植而发生妊娠丢失。

子宫内膜的影像学检查特点

从影像学方面来看，PCOS患者的子宫内膜发生了如下变化：

（1）排卵期内膜厚度和容积大于对照组；

（2）黄体中期（着床期）内膜厚度与容积小于对照组；

（3）在排卵期和黄体期子宫动脉血流阻力指数RI高于对照组，而搏动指数PI低于对照组，多普勒血流参数低于对照组，提示内膜血流不足。更进一步的研究表明高胰岛素血症是内膜血流不足的病因，影响其内膜的容受性。

子宫内膜的组织学检查特点

从组织学方面看，PCOS患者子宫内膜的组织学特点有别于正常对照的子宫内膜：

（1）长期稀发或无排卵，PCOS患者子宫内膜与正常对照内膜相比，雌激素活性升高、孕酮抵抗，从而减低了子宫内膜容受性，也增加了内膜增生过长和癌变的危险。

（2）PCOS患者长期无主导卵泡发育，体内雌激素水平持续处于相对恒定较高水平，在雌激素的持续作用下使雌激素受体（ER）及孕激素受体（PR）增多，但局灶性致密处雌激素和孕激素受体减少，表明内膜间质对性激素的反应性下降，不能随着激素水平的变化而同步变化。因此，无排卵PCOS患者子宫内膜组织学缺乏周期性变化，腺体多表现为增殖中晚期样内膜，出现局灶性致密，局灶性致密处可见梭形细胞增多，表明此处细胞发育不良。

（3）有排卵PCOS患者，"着床期"子宫内膜分泌也不足。有排卵PCOS患者的子宫内膜可以呈现部分分泌期样改变，这种分泌期样改变内膜与正常对照组分泌期内膜比较，核下空泡结构不规整，缺乏栅栏现象。

（4）PCOS患者种植窗激素受体表达异常：雄激素受体过度表达，不能调节ER，ER表达降低，缺乏周期性变化；ER的激活子AIBI和转录中介因子TIF2表达增加，可能增强了局部子宫内膜细胞的雌激素活性；雌激素活性"marker"（Cyr61）过度表达。Cyr61（cysteine-rich61）是CCN家族第一个被克隆出来的、由生长因子诱导产生的富含半胱氨酸的即刻早期基因产物，作为一种重要的细胞基质调节因子，Cyr61在胚胎发育、伤口修复、血管性疾病及肿瘤的发生发展过程中均发挥重要的生物学作用。

（5）PCOS患者子宫内膜种植窗着床生物标记物（marker）表达异常：整合素αvβ3表达减少，HOXA-10、HOXA-11表达减少，IGFBP-1表达减少。

（6）PCOS子宫内膜种植窗基因芯片研究提示，与细胞膜功能、细胞外基质成分、胚胎黏附和侵入、细胞骨架等相关的基因下调，如RT-PCR证实与黏附相关的TM4SF4及与细胞外基质降解相关的MMP26表达显著降低。PCOS与对照组比较，194个基因差异表达，102个上调，92个下调，15组功能基因在PCOS种植窗内膜中的凋亡减少。

（7）种植窗子宫内膜转录组学研究提示，肥胖女性与对照相比，151个基因下调，肥胖PCOS女性这些基因的下调更加显著，涉及与发育、形态发生及免疫相关的生物合成基因，以及不同分子功能的相关基因。

（8）PCOS患者黄体期子宫内膜中的胎盘蛋白-14（glycodelin）水平降低，以及因高胰岛素血症导致的胰岛素样生长因子结合蛋白-1浓度增加。

因此，PCOS患者本身内分泌失调使子宫内膜中与内膜容受性相关的蛋白表达异常，从而使PCOS患者内膜容受性下降，影响早期胚胎的种植而发生妊娠丢失。

PCOS患者早期妊娠丢失的防治

PCOS患者早期妊娠丢失在一定程度上是可以预防的。对于PCOS患者应常规检测胰岛素抵抗状态、雄激素水平、LH水平、阴道B超了解子宫内膜、评估体重和BMI等自然流产的高危因素，另外一些指标比如纤溶功能、蛋白S、蛋白C和半胱氨酸等较新的检查，若有条件也应作为常规检查项目。

有反复流产史的PCOS患者的评估与非PCOS反复妊娠丢失患者的流程相同。首先，应当进行妊娠物绒毛培养-染色体核型分析，若染色体核型正常，则需要评估其他引起妊娠丢失的原因，包括解剖因素、免疫因素、易栓症及低纤溶状态、抗磷脂综合征、胰岛素抵抗状态、肥胖等。若绒毛染色体核型异常，则首先应进行夫妻双方染色体核型分析，如果病史及内分泌表现提示合并有PCOS则应同时评估胰岛素抵抗、糖代谢情况、纤溶状况、半胱氨酸水平。如果错过或者无条件进行妊娠物染色体核型分析，则只能进行全面检查，进行排除性诊断。

反复流产原因的寻找不仅依赖于实验室检查，也需要完整的病史采集，尤其是与PCOS相关的症状及体征如月经稀发、多毛、肥胖、多囊样卵巢的病史及糖尿病、高血压家族史。PCOS患者与糖尿病前期、2型糖尿病之间存在明显的重叠和交叉，未控制的糖尿病与增加的妊娠丢失相关。一项大型的前瞻性对照研究提示，胰岛素依赖性糖尿病中早期妊娠丢失（孕12周以前）显著地与空腹血糖及糖化血红蛋白升高有关。

胰岛素抵抗是PCOS患者发生RM最重要的环节，此处仅介绍胰岛素抵抗的评估及干预。

胰岛素抵抗的评估

经典的胰岛素抵抗定义是：正常剂量的胰岛素产生低于正常生物学效应的一种状态。这在胰岛素剂量反应曲线上可以表现为3种形式：

（1）单纯曲线右移，表示胰岛素效应器官（靶器官）对胰岛素的敏感性降低。所谓敏感性降低是指需要增加胰岛素剂量才能达到最大效应。

（2）单纯曲线高度的降低，增加胰岛素剂量也不能达到最大反应高度，这提示靶器官对胰岛素的反应性降低。

（3）同时伴有曲线右移（常称为胰岛素峰值后移）及曲线最大高度的降低，这表明胰岛素的敏感性及反应性均降低。

如何评估胰岛素抵抗？正常血糖胰岛素钳夹实验（euglycemic insulin clamp），简称钳夹实验，是迄今为止世界上公认的测定胰岛素敏感性（M值）的金标准。但由于它的实验操作繁琐、在临床工作中不具有可操作性，因此，仅在科研时使用。目前，临床上常采用以下胰岛素抵抗评价方法：

空腹及餐后血清胰岛素测定

胰岛素抵抗时，常伴有胰岛素分泌代偿性增加，因而出现空腹及（或）餐后高胰岛素，故高胰岛素血症往往被认为是胰岛素抵抗的代替性参数。在非糖尿病患者群中，空腹胰岛素是很好的胰岛素抵抗指数，它与钳夹实验测定的M值密切相关，相关系数为0.7～0.8，曾应用于国外许多著名的研究。而在糖尿病患者群，因有胰岛素分泌缺乏，此时降低的空腹胰岛素水平已不能代表机体的胰岛素抵抗情况，因此，空腹胰岛素水平不适用于糖尿病患者。

血清胰岛素测定方法常行胰岛素释放试验（insulin releasing test，IRT），即在行常规OGTT测定血糖的同时测定相应时点的胰岛素水平。当空腹或餐后胰岛素峰值大于正常人均值2SD时，可诊断为高胰岛素血症。一般来说，空腹胰岛素水平不应高于15 mU/L，餐后不应高于80 mU/L。也有学者以胰岛素释放试验2 h胰岛素＞150 mU/L为胰岛素抵抗。

当然，各实验室可根据当地人群做出自己的正常值作为参考。中山大学孙逸仙纪念医院妇产科根据体检人群测定的空腹胰岛素，设定正常值为12.58 mU/L，已应用于临床。

餐后血糖测定

口服75克葡萄糖耐量试验，测定2 h血糖和胰岛素水平来检测胰岛素抵抗。2 h血糖值正常≤7.8 mmoL/L，7.8～11.0 mmoL/L为糖耐量受损（impaired glucose tolerance，IGT），≥11.1 mmoL/L为2型糖尿病（NIDDM）。倪仁敏等报道育龄期PCOS患者约19.8%空腹血糖≥5.6 mmol/L，即空腹血糖受损（impaired fasting glucose，IFG）（IDF标准）；陈晓莉等报道PCOS患者中IGT的发生率为20.5%，NIDDM的发生率为1.9%。因此，对于PCOS患者糖代谢的评价，不能仅测空腹血糖，而应常规进行75 g葡萄糖OGTT试验。

胰岛素抵抗-稳态模型评价

胰岛素抵抗-稳态模型评价（homeostasis model assessment-insulin resistance，HOMA-IR）方法于1985年由Matthews等提出，此法只需空腹采血样1次（或连续采血2次，相隔10 min，测值取平均），测定血糖及血浆胰岛素水平，用下述公式计算IR：

HOMA-IR=（空腹血糖×空腹胰岛素）/22.5，血糖的单位为mmol/L，胰岛素单位为mU/L。一般以HOMA-IR大于健康育龄女性第75百分位数为胰岛素抵抗的判断标准。中山大学孙逸仙纪念医院根据体检人群测定出的HOMA-IR（75th）的界值为1.47，已应用于临床。

胰岛素作用指数

由于血糖和胰岛素是相互作用的，故有人设想以空腹血糖（FPG）和空腹胰岛素（FIN）之间的关系来判断IR。1993李光伟等提出，以1/（FPG×FIN）的自然对数作为胰岛素敏感性的指标，称为胰岛素作用指数（insulin action index，IAI）。

其他方法尚有G：I比值，即糖胰比（空腹血糖和空腹胰岛素之比），但当糖尿病时可能出现糖胰岛素比正常的不合理结果，因此，不能用于糖尿病患者。

也有学者应用定量胰岛素灵敏度检查指数（quantitative insulin sensitivity check index，QUICKI），QUICKI值等于空腹胰岛素对数与空腹血糖对数之和的倒数。此结果与钳夹实验有良好的相关性，但计算稍显复杂。

因此，临床常用的胰岛素抵抗评价指标为空腹和餐后胰岛素、空腹和OGTT血糖值。

胰岛素抵抗的处理

提示： 二甲双胍和胰岛素增敏剂可以降低PCOS患者的胰岛素和雄激素水平、PAI-Ⅰ活性和体重，可以明显降低早期妊娠丢失率；使PCOS患者的流产率降低到与健康妇女相似。但由于噻唑烷二酮类胰岛素增敏剂的肝脏毒性作用，故不推荐应用于PCOS患者，而仅推荐使用二甲双胍。

二甲双胍

二甲双胍可以降低PCOS患者的胰岛素水平和体重，可以明显降低PCOS患者的流产率。二甲双胍对肥胖和存在胰岛素抵抗的非肥胖PCOS患者均有益处，因此，二甲双胍的使用对于合并胰岛素抵抗的PCOS患者来说非常重要。

二甲双胍治疗不仅改善全身胰岛素抵抗，也能改善内膜局部的胰岛素抵抗。一些体外实验数据表明，胰岛素和葡萄糖调节胎盘绒毛细胞水平的葡萄糖转运体GLUTI。因此，母体胰岛素和葡萄糖的状态可能影响葡萄糖转运体

GLUTI的表达。肥胖PCOS患者与肥胖对照组相比，增殖期内膜GLUT4 mRNA与蛋白表达低，并与HOMA-IR呈负相关，二甲双胍可改善肥胖PCOS患者内膜GLUT4表达，改善内膜局部胰岛素抵抗。

研究发现，二甲双胍也能改善子宫内膜功能，有利于胚胎的种植。研究发现，二甲双胍治疗后卵泡期和黄体期的glycodelin和IGFBP-1都增加，IGFBP-1介导母胎界面上分子间的黏附，在RM中glycodelin降低。这些因子的正常化提示二甲双胍可能对维持早期妊娠有作用。另外，不孕的PCOS患者用克罗米芬（CC）促排治疗中，加用二甲双胍可以改善排卵率、卵泡成熟和内膜厚度。另一方面，二甲双胍降低PCOS患者子宫内膜螺旋小动脉血流阻力，内膜功能得到改善，血流参数明显增加。二甲双胍增强黄体期子宫的血流供应，减少妊娠12周前的自然流产。

二甲双胍除了改善胰岛素抵抗，还能改善PCOS患者的低纤溶状态。已观察到PCOS患者应用二甲双胍治疗后胰岛素下降，同时PAI-1也下降。PAI-1由内皮细胞和蜕膜化的子宫内膜产生，它是主要的快速抑制纤溶的因子，正常情况下，它也是慢反应凝血酶抑制因子，因此，虽然它促进损伤部位血栓形成，但它也限制血栓的蔓延。因此，在PAI-1增加时将出现纤溶降低，促进血栓形成，这可能与胎盘床血栓形成有关。

二甲双胍什么时候开始使用？应用多久有效？

助孕前及助孕期间应用二甲双胍。虽然在孕前或孕期使用二甲双胍改善活产率或降低妊娠并发症证据还不足（level A），但为了减少自然流产，理想的状况仍然是在PCOS患者助孕前将胰岛素抵抗降低到正常范围，并且在整个妊娠期能维持正常。一项纳入320例无排卵不孕PCOS患者的多中心随机双盲对照临床研究提示，二甲双胍能改善PCOS的妊娠率和活产率；肥胖的PCOS患者受益于二甲双胍（1.0 g，2次/天）预处理3个月后联合常规助孕治疗，使妊娠机会增加1.6倍。因此，助孕前3个月使用二甲双胍预处理并继以常规促排卵，对肥胖的PCOS患者可能产生裨益。

意大利的一项随机双盲对照研究中，PCOS患者在发现妊娠试验阳性后即停用二甲双胍，结果显示，使用过二甲双胍组患者的流产率下降（9.7% vs. 37.5%）。在另一项回顾性研究中，65名妇女整个妊娠期都接受二甲双胍治疗，流产率为8.8%，而对照组的流产率为42%。相反，在一项不孕患者的随机安慰剂对照研究中，并未发现二甲双胍对预防自发性流产有益，不过在这项研究中二甲双胍在诊断妊娠后即停用；因此，尚不清楚如果二甲双胍继续使用是否会有益处。

一些观察性研究发现，二甲双胍在孕前和整个孕期使用可以减少妊娠丢失及PCOS患者的RSA。

二甲双胍的用法为：0.5 g，3次/天，餐中服可减少不良反应、增加耐受性，即使每天服用0.5 g对胰岛素抵抗的控制也有效。

孕期使用二甲双胍的安全性

二甲双胍是美国FDA认证的妊娠期B类药物，人类未见致畸报道。二甲双胍在妊娠期的使用从1966年来一直有报道。二甲双胍在早孕期的使用越来越多，一些患者选择一直用到妊娠晚期。已有较多研究提示，在受孕之初或者早孕期间暴露于二甲双胍的患者的妊娠结局是良好的。与那些妊娠期间使用胰岛素控制血糖的患者相比，服用二甲双胍的患者本身的血糖控制、新生儿低血糖发生率无显著差异，并未增加先天畸形或其他的母儿不良事件。对在整个妊娠期使用二甲双胍的婴儿随访到1岁半，并没有发现孕期使用二甲双胍对这些孩子有害。

Marques等2014年报道了在186例妊娠期糖尿病（gestational diabetes mellitus，GDM）孕妇中，17.2%的患者整个孕期服用二甲双胍，饮食治疗组与二甲双胍组间的流产率、早产率、先兆子痫、巨大儿、小于胎龄儿（small-for-gestational-age，SGA）或大于胎龄儿（large-for-gestational-age，LGA）、剖宫产率、入NICU率、出生畸形、新生儿损伤等无统计学差异。同样二甲双胍组与胰岛素治疗组的结局无统计学差异，且在二甲双胍治疗组中无流产及围产儿死亡发生。这项回顾性研究提示，二甲双胍在GDM患者治疗中，可以作为胰岛素的一个安全、额外的治疗措施。与胰岛素治疗和饮食控制相比，二甲双胍治疗并没有使母儿并发症增高。

尽管没有对胎儿造成危害，但二甲双胍可以自由通过胎盘，在母亲和胎儿体内二甲双胍的浓度相当，尚无对二甲双胍的安全性进行长期随访的研究。因此，在美国临床内分泌学会最新发布的妊娠糖尿病治疗指南中，二甲双胍仅被推荐给那些经过饮食治疗无法获得满意血糖或者拒绝使用胰岛素、格列本脲片而又未处于第一个三月期内（即妊娠12周内）的患者，也就是建议不要在妊娠12周以内使用二甲双胍。

鉴于此，妊娠12周内尽量避免使用二甲双胍，若胰岛素抵抗仍未改善或者为妊娠糖尿病状态，则可改为使用胰岛素皮下注射，需要产科与内分泌科联合处理患者。与患者充分沟通后，如果是妊娠12周后空腹血糖水平<6.1 mmol/L，可考虑继续使用二甲双胍，必要时使用胰岛素控制血糖或者改善胰岛素抵抗。

PCOS的治疗原则

提示：低热量饮食、运动减肥，口服避孕药降雄激素、口服二甲双胍降低胰岛素抵抗，促排卵助孕，是治疗PCOS不孕的基本原则。

低热量饮食及加强运动

生活方式干预对于肥胖或超重的PCOS患者有益。建议超重或者肥胖PCOS患者采取低热量、低糖、低脂肪饮食和一定的运动量减肥法（如每天跑步、快速步行或骑自行车1 h），降低体重的5%～10%。尽管目前尚无有关PCOS患者的运动治疗的大样本随机对照研究，但对普通人群的研究显示，无论单独运动还是辅以饮食治疗均可以帮助减重及减低心血管、高血压和糖尿病的危险性。

高雄激素血症的治疗

避孕药是月经异常和多毛/痤疮的一线治疗。对于不需要生育、或有多毛、痤疮的PCOS患者，或性激素检查提示高雄激素或（和）高LH，建议服用短效避孕药。目前常用的效果较好的有达英-35和优思明。

对肥胖或有发胖倾向的PCOS患者长期服用避孕药时，首选优思明。优思明中的屈螺酮具有抗盐皮质激素活性和抗雄激素活性作用，对抗水、钠潴留，阻断雄激素受体，不引起水、钠潴留，不增加体重，甚至有减轻体重的效果。

胰岛素增敏剂

胰岛素增敏剂主要是双胍类和噻唑烷二酮类，前者主要包括二甲双胍，后者则包括罗格列酮和匹格列酮等。二甲双胍不仅对代谢/糖代谢异常有益处还可以改善月经不规律。推荐已并发糖尿病（DM）或IGT（经生活方式调整无效者）者使用二甲双胍治疗。对那些不能服用或者不能耐受口服避孕药的PCOS患者，建议二甲双胍作为二线治疗。噻唑烷二酮类药物用于胰岛素抵抗弊大于利，不推荐使用。

促排卵药

对于有排卵障碍的PCOS患者，首先评估其内分泌（高LH、高雄激素）和代谢情况（肥胖、胰岛素抵抗），若有异常，应先干预，纠正后再进行检测排卵或者促排治疗方能有效。如果存在高LH、肥胖、胰岛素抵抗，即使给予促排卵药物克罗米芬（CC）效果也不佳甚至无效（CC抵抗）。代谢异常不纠正，即使有排卵也不易妊娠或者妊娠后丢失率增加。因此，对PCOS存在的内分泌异常和代谢异常进行干预，也是对PCOS患者发生流产或者RM进行预防。

CC或雌激素调节剂（来曲唑）是无排卵PCOS患者的一线促排卵药物。促性腺激素（Gn）作为二线促排卵药，适用于CC治疗无效者，但应遵循小剂量递增原则，谨防卵巢过度刺激综合征（ovarian hyperstimulation syndrome, OHSS）发生。

总结

目前认为PCOS是RSA的高危因素，PCOS涉及的一些内分泌和代谢异常如升高的LH、高胰岛素血症、高雄激素血症、不足的纤溶活性等被认为是RSA可能的相关因素，尤其是胰岛素抵抗与RSA的关系尤为密切。胰岛素抵抗不仅涉及糖代谢异常而且还参与了凝血功能异常（低纤溶）的形成，也影响着子宫内膜的容受性。因此，对于RSA的PCOS患者不仅需评估相关的免疫因素，更重要的是需要评估胰岛素抵抗状态及与胰岛素抵抗相关的因素，如半胱氨酸血症、凝血功能等。对于胰岛素抵抗的干预，是治疗PCOS患者反复流产必须评估的一个核心环节。在孕前纠正胰岛素抵抗对于减少妊娠再丢失至关重要。

对于RSA的PCOS患者，首先仍然是进行详细的病史采集，尤其应当注意个人史和家族栓塞性疾病史、自身免疫性疾病史、显性糖尿病或甲状腺疾病史，然后进行全面的评估，包括免疫、血栓前状态等的评估，特别是PCOS本身的内分泌和代谢异常的检查，方能使患者在后续的妊娠中获得成功活产。

Rotterdam标准依然是全世界比较公认的成人PCOS诊断标准，PCOS的诊断为排除性诊断，应排除其他可引起雄激素过多的疾病。

低热量饮食、运动减肥，口服避孕药降雄激素、口服二甲双胍降低胰岛素抵抗，促排卵助孕，是治疗PCOS不孕的基本原则。

对于RSA的PCOS患者，如果尚存在其他与RSA相关的因素如易栓症倾向等情况，则应同时给予阿司匹林或者肝素等相应的处理（详见其他相关章节）。

病例讨论

病例

病史 女性，28岁。因"孕8周胚胎停止发育3次"前来咨询。在既往的4年内怀孕3次，B超见胚芽及胎心，均为孕8周胚胎停止发育，行人工流产术。末次流产于半年前。

身高163 cm、体重58 kg，妇科检查未见异常。

这对夫妇进行过何种复发性流产检查？

该患者在第2次胎停后已行宫腔镜检查未见异常。

夫妇染色体核型分析正常。

甲状腺功能：FT_3、FT_4、TSH正常。

抗心磷脂抗体（ACA）、抗核抗体（ANA）、抗双链DNA抗体（dsDNA）、β2-GP1-Ab、狼疮抗凝物（LA）及甲状腺抗体均正常。

D–二聚体、凝血常规、纤溶3项正常，抗凝血酶Ⅲ、血小板聚集功能正常，蛋白S、蛋白C、同型半胱氨酸正常。

淋巴细胞亚群及NK细胞正常。

APLA阴性，经丈夫淋巴细胞治疗多次，APLA转阳性后开始第3次妊娠，但第3次妊娠仍然以胚胎停育告终。

患者未行过妊娠物染色体核型分析。

你认为患者还要做其他什么检查？

该患者RSA的检查可谓完善，但为何她仍然再次妊娠丢失？首先，最基本和最重要的仍然是病史的采集，比如月经史、既往生殖系统病史等。对于该患者，经追问病史发现她月经稀发10余年，周期45～50天，经期5天，能自然来潮，未行诊治；外院阴道B超曾提示双侧卵巢呈多囊样（PCO）改变。根据鹿特丹标准，该患者诊断PCOS成立。正是月经稀发这条重要的线索，将该患者反复流产的原因与PCOS征联系起来，月经稀发的患者相对于无月经稀发者被诊断为PCOS的相对危险度（*OR*）增加28.63倍（95% *CI* 21.83～37.55）。因此，该患者应进行基础内分泌检查、黄体中期孕酮水平测定及胰岛素抵抗评估。

检查结果提示

月经第2天LH 6.20 U/L、FSH 6.50 U/L、E_2 172.49 nmol/L、PRL 577.2 nmol/L、T 0.87 nmol/L；

黄体中期P值为17.81 nmol/L。

存在胰岛素抵抗：

（1）IRT：空腹胰岛素16 U/L，1 h胰岛素66 U/L，2 h胰岛素99 U/L，即表现为胰岛素剂量反应曲线右移（胰岛素峰值后移）。

（2）OGTT：空腹血糖及1 h血糖均正常（分别为5.05 mmol/L和10.0 mmol/L），2 h血糖8.5 mmol/L（IGT、单纯糖耐量受损）。

这对夫妇复发性流产最可能的因素是什么？

多囊卵巢综合征、胰岛素抵抗。

黄体功能不足。

封闭抗体缺乏。

该患者如何治疗？

二甲双胍0.5 g，3次/天。

克罗米芬加HMG促排卵，排卵后即给予黄体支持。

促排卵3个周期妊娠，早孕后给予LIT一疗程，同时给予内分泌保胎，最终足月剖宫产一正常男婴，体重3 500 g。

（倪仁敏）

第二节　黄体功能不全

引言

黄体功能不全又称黄体期缺陷（luteal phase defect，LPD），是指月经周期中有卵泡发育及排卵，但黄体期孕激素分泌不足或黄体过早衰退，以致子宫内膜分泌反应性降低。临床上以分泌期子宫内膜发育延迟，内膜发育与孕卵发育不同步及孕激素低下为主要特征，是造成不孕及自然流产的重要原因。在生育期中LPD的发生率约为10%，在不育症中LPD的发生率为3%~20%，在复发性流产（RSA）中LPD的发生率为23%~67%。国内外均有报道子宫内膜异位症（EMT）患者常伴有LPD；药物促卵泡和诱发排卵时也常发生LPD。大多数作者认为LPD并非一种持续存在的疾病，可发生在某些月经周期中，但在其他的月经周期中黄体功能正常。LPD临床表现不明显，除月经周期稍短外，常无其他表现。此外，在不育和早期流产中，若不做监测，较难发现LPD，本症往往处于亚临床状态。

引导性问题

● 哪些特殊人群易发生黄体功能不全？
● 若偶发月经期短，不存在影响生殖问题，能诊断黄体功能不全吗？
● 怀疑黄体功能异常时选择什么检查方法？
● 月经周期不规则如何检查黄体功能？
● 月经周期短、有早早孕流产病史，是否要考虑黄体功能不全？
● 不确定是否存在黄体功能不全时，临床上应用黄体酮治疗的效果如何呢？
● 在补充黄体酮治疗黄体功能不全时有无必要补充雌激素？
● 如何使用HCG补充黄体？

病因

引起LPD的原因很多，但至今病因仍未完全明确。黄体来源于排卵后的卵泡，其发育成熟需要黄体生成素（LH）支持。黄体功能缺陷是卵泡期和黄体期垂体促性腺激素（Gn）分泌不足的直接后果，孕酮（P）分泌不足则是异常LH脉冲分泌的反应；而LH脉冲释放模式反映了下丘脑促性腺激素释放激素（GnRH）脉冲释放节律性的变化，后者又受中枢神经系统和外源性刺激的控制和反馈调节。内外源性刺激均可通过影响下丘脑GnRH脉冲发生器节律调节垂体对GnRH的反应，从而引起LPD。

　　一些内分泌疾病、代谢异常和机体内环境的变化也可通过影响下丘脑–垂体–卵巢轴功能而引起LPD。甲状腺功能减退（甲减）和亢进、雌激素代谢清除异常导致的血清总雌激素和游离雌激素升高等均可抑制垂体Gn的分泌，引起卵泡期卵泡刺激素（FSH）分泌降低，从而引起LPD。而高水平泌乳素（PRL）不仅能使垂体Gn分泌减少导致卵巢功能低下，还可直接抑制黄体颗粒细胞增生及功能，当PRL处于正常值上限时则可表现为LPD。当子宫内膜P受体缺乏时，即使P水平正常，也可导致子宫内膜对激素的反应性降低而发育不良，用外源性的P也不能纠正子宫内膜发育不良，这种情况被称为"假性LPD"。此外，国内外均报道EMT、高雄激素血症、体重过轻和剧烈运动以及使用促卵泡发育和诱发排卵的药物时常伴有LPD。此外，卵巢纤维化、卵巢及周围组织炎症等，临床常表现为LPD，往往通过腹腔镜检查可确诊及治疗。

病理机制

　　近年研究发现，RSA与细胞因子失衡有关，其体内Th1/Th2平衡向Th1偏移。而在成功的妊娠中，Th1细胞因子如肿瘤坏死因子（TNF）–α和干扰素（IFN）–γ等下调，Th2细胞因子如白介素（IL）–4、IL–6和IL–10等上调，Th1/Th2平衡向Th2偏移。此外，NK细胞毒性和数量增加也参与了RSA的发生。

　　孕期黄体酮诱导产生的一种蛋白，能阻断Th1因子对滋养细胞的炎性反应以及NK细胞脱颗粒过程，还能诱导子宫蜕膜组织产生NO，从而促使局部血管舒张和子宫肌肉处于静止状态。P是子宫内膜发生分泌期改变和种植所需的多种细胞因子产生的必不可少的因素，因此，P分泌不足可导致不孕和流产的发生。LPD不仅因黄体期异常所致，也可因卵泡期异常引起。

卵泡期异常

　　卵泡的发育成熟是黄体发育完全的前提，成熟的卵泡壁由颗粒细胞和卵泡膜细胞组成，颗粒细胞上有FSH受体，卵泡膜细胞上有LH受体，在垂体Gn及FSH作用下，FSH受体及LH受体以环磷酸腺苷作为第二信使，激活蛋白激酶，将颗粒细胞中由卵泡膜细胞提供的雄激素转化成雌二醇（E_2）及雌酮；卵泡膜细胞则必须接受少量LH，才能使细胞内的类固醇转化成睾酮与雄烯二酮，而合成雌激素的底物。颗粒细胞上由FSH与E_2诱导的LH受体，一旦与月经中期LH结合，即开始合成P。在生理情况下，卵泡被P物质（SP）与感觉神经元包围。SP是下丘脑释放的一种激素，其功能为抑制垂体的LH，雌激素可抑制SP，当SP受抑制时，GnRH的抑制被解除，即出现LH峰，P开始分泌。此时，颗粒细胞及卵泡膜细胞衍化成黄体细胞；所以，排卵后的黄体才有健全的功能。GnRH脉冲模式、FSH水平和有关激素的负反馈，对于卵泡的形成均有重要意义。GnRH不足、卵泡期FSH水平低下、松弛素等内分泌负反馈的变化，均可导致LPD。同时，颗粒细胞缺陷，雌激素对子宫内膜启动不足都可导致LPD。

黄体期异常

月经中期LH峰异常及黄体期LH水平低下、高泌乳素血症（HPRL）、黄体退化加快，均可导致LPD。近年研究发现，LPD患者黄体中期的黄体阻力指数明显高于正常对照组，黄体阻力指数的变化与黄体的形成和退化密切相关。颗粒细胞合成P必须以低密度脂蛋白作为前体，因此循环低密度脂蛋白成为控制P合成的重要因素，而它只能通过黄体中新生血管来运输。黄体血管形成不足，可能会导致P产生的量不足和黄体功能缺陷。有研究表明，用维生素E和左旋精氨酸等能降低黄体血流阻抗，从而明显改善黄体功能。

临床表现

提示： LPD的临床表现为月经周期缩短、月经前期点滴出血或月经淋漓不净等，有时亦可存在正常排卵或无排卵性周期交替出现的情况，导致月经紊乱、不孕或流产。

月经失调

黄体期缩短：正常黄体寿命14±2天，如黄体过早退化，黄体期<10天，可引起月经频发、周期缩短、经前出血、经期延长、月经过多、不孕或早孕期RSA。

黄体萎缩不全：育龄期妇女黄体完全退化时间为3～5天，如退化时间>7天，可引起子宫内膜不规则性脱落。表现为经前期出血、经期延长、月经过多、淋漓不净。

黄体期缩短和黄体萎缩不全可单独发生，也可同时出现。

排卵期出血：指月经中期出血，可伴有排卵痛。排卵期出血量较少，一般仅1～2天，伴有轻微下腹痛。

不孕和流产

研究发现，早期妊娠流产中LPD约为35%，RSA患者LPD发病率高达

23%~67%。Vollman曾做过一次广泛的调查，发现初潮后和第1年LPD的发生率占53%，以后逐渐降低，在生育期中LPD的发生率约为10%。

黄体不能按期萎缩退化或不完全退化持续分泌少量孕激素，使得子宫内膜不能按正常的时间剥落，经前的子宫内膜仍停留在早期分泌阶段，而且分泌反应欠佳，腺体上有轻度弯曲，难以受孕。胚胎着床是一个复杂的过程，成功的着床是孕卵、内膜相互协调作用的结果，良好的内膜容受性对胚泡着床具有决定性意义。LPD以子宫内膜与孕卵发育不同步为主要特征，与不孕或流产密切相关，其子宫内膜容受性的受损是不孕的重要原因。当内膜能够接受胚泡时，胚泡已失去其最佳着床时机，从而导致着床失败、胚泡流产。由于LPD不能分泌足够的孕激素，因此，即便LPD患者正常受孕后，也很难维持妊娠，从而导致流产或RSA的现象。

诊断

提示：由于LPD的病因尚未完全明确，目前主要依据病史（月经周期短、不孕和早期流产史等）、基础体温（BBT）、子宫内膜活检、黄体中期P水平的测定、B超监测卵泡发育和排卵情况等综合诊断。此外，彩色多普勒超声及子宫内膜容受性评估也已应用于黄体功能的判断。

基础体温

提示：基础体温法操作经济简单，缺点是影响体温因素多，有时波动大，反映的情况比较粗糙，准确率相对较低。

每天测量晨起时的静息体温，如患者高温相时间短（<11天）、上升幅度小（<0.3℃）、高温相上升或下降慢（>3天），提示可能有LPD。基础体温法虽可作为排卵的参考，但难用于LPD的诊断。

血清孕酮检测

提示：在排卵后6~8天测定P浓度，P<31.8 nmol/L为LPD，P>31.8 nmol/L为黄体功能正常。

根据黄体中期P水平可以粗略估计黄体功能。一般于下次月经来潮前一周或排卵后一周左右测定血清P水平，P若低于31.8 nmol/L，则认为可能存在LPD。

由于黄体以脉冲式分泌P，24 h内血清中P浓度波动范围比较大，其P峰值出现的时间及脉冲的大小个体差异极大。高峰期其浓度低至6.36 nmol/L，高至127.2 nmol/L，因此单个血清P分析，其精确性值得怀疑。有学者认为只有连续或重复LPD才会引起生育功能障碍，而且正常育龄妇女也会出现LPD。所以LPD的精确诊断需要连续2个周期以上的动态观察，仅一次检测血清P水平降低并不能说明LPD。为准确判断黄体功能，在排卵后第4天、第6天、第8天动态观察血清P浓度。3次P的平均值＞15.9 nmol/L提示有排卵，＜31.8 nmol/L为LPD，＞31.8 nmol/L黄体功能正常。

此外，当子宫内膜对P反应迟钝，或者子宫内膜P受体缺乏或异常时，即使P含量正常，子宫内膜仍会出现反应不良的情况，影响胚胎的着床。可见，检测子宫内膜较P含量的测定更能反映黄体的功能。

近年研究发现尿中P的代谢物孕烯二醇-3α-葡萄糖酸酐（pregnanediol-3α-glucuronide，PGD）与血中P水平相关，但其随年龄和月经周期而变化，如何将其应用于LPD的诊断，有待进一步研究。

子宫内膜活检

人类种植窗约在排卵后的6~10天，LPD、孕激素分泌不足可延缓子宫内膜成熟，引起种植窗时间向后推迟、植入延迟或失败。轻微的延迟，胚胎虽可植入，但由于HCG延缓分泌或生成减少，不能有效地促进已经退化的黄体分泌足够的P，以维持黄体期子宫内膜功能，导致胚胎丢失。长期延迟可引起胚胎成活率降低和植入失败。可见，子宫内膜组织的成熟是判断LPD的敏感指标，既可反映黄体生成P的能力，也可反映子宫内膜的反应性。

过去一直认为子宫内膜活检是诊断LPD的最佳标准。一般于下次月经来潮前2~5天行子宫内膜活检，若子宫内膜组织学发展落后于月经周期2天以上，或子宫内膜薄、腺体稀疏、腺上皮含糖原少、螺旋动脉血管壁薄，提示为LPD，需要在另一周期再检查一次，两次均不正常，则LPD的诊断成立。

常见的子宫内膜病理报告为分泌化不良型，提示P分泌不足；病理报告为不规则脱落型子宫内膜（即退化分泌期子宫内膜和新增生性子宫内膜同时存在者），提示黄体萎缩不全。

由于内膜活检是有创检查、费用较贵，且很难精确计算月经周期，因此，进行子宫内膜活检要有一定的指征。也有学者认为诊断性刮宫是一种创伤性手术，并且同一患者同一子宫内膜组织标本，不同病理学家的诊断差异率可达20%~40%，因此，目前子宫内膜病理检查不再作为诊断LPD的常规方法。但近年有作者采用塑料子宫内膜吸引管吸取子宫内膜进行活检，该管软硬适当，为活塞式，吸管外径约为3 mm，顶端及两侧各一个开口，管壁上有刻度可探测子宫的深度；进入时无需扩张宫口，吸管进入子宫腔，拉出吸管内芯（即活塞），上下移动抽吸，一次可吸出足量供检查的子宫内膜。患者一般无痛感，偶有下腹酸胀，数分钟后缓解，吸取内膜后偶有少许出血，一天后即消失。

由于LPD的病因尚未完全明确，而且LPD并不是持续存在的病症，可仅在某一月经周期中发生，下一月经周期可能又正常，因此，一次月经周期中黄体功能检查结果可供临床参考，但不能作为评估下一周期黄体功能的依据，其诊断标准仍待改进。

彩色多普勒超声

彩色多普勒超声已作为一个新的技术用于观察女性生殖通道的生理过程与病理状况，许多学者将排卵前卵泡直径＜17 mm，作为判断LPD的一个标准。Taukuya等研究发现，非LPD周期中，有80%的排卵前卵泡直径≥17 mm；相反，LPD周期中64%排卵前卵泡直径＜17 mm。脉冲式血流彩色多普勒能观察到支持黄体功能的微小血管，而黄体血管形成不足可能会导致LPD。多普勒超声中阻力指标能定量地描述子宫、卵巢内血流阻力和评价黄体血管形成的范围，对评价黄体功能具有一定的指导意义，但目前尚无统一的参考标准。

子宫内膜容受性评估

LPD主要表现分泌期子宫内膜发育延迟、内膜发育与孕卵发育不同步，导致P不能在子宫内膜起相应的生物效应，子宫内膜容受性损害。有研究表明子宫内膜容受性评估作为LPD的一种新的诊断方法，其准确性和可重复性要明显优于组织学时相法。一般从子宫内膜的形态学、超声学和分子生物学等指标方面对其进行综合评价。形态学上应用电子显微镜连续观察子宫内膜超微结构性标记——胞饮突。研究表明，胞饮突缺乏的患者，胚胎植入后着床反复失败；胞饮突越丰富的患者妊娠率越高。用以评价内膜容受性的超声指标包括：解剖学参数（内膜厚度、内膜类型、内膜容积）和生理学参数（子宫动脉及内膜下的血流情况）；分子生物学指标主要是：细胞因子、分泌蛋白、核转录因子等。

药物治疗

提示：LPD无论是引起不孕或自然流产，还是引起RSA的治疗方法是一致的。治疗原则是控制异常子宫出血、调节月经、促进排卵和补充黄体。

止血治疗

生育期妇女出现异常子宫出血首先应该排除妊娠合并流产或血液系统疾病，做尿HCG或血β–HCG检查、血细胞分析；如无异常，根据病情选择诊断性刮宫（或）性激素检测。偶尔出现排卵期少量出血一般不需治疗，出血可自行停止。经常发生排卵期出血的患者，可自月经第10天开始，每天口服补佳乐（戊酸雌二醇）1 mg，血止后3天停药；效果不佳者选用雌孕激素序贯疗法或避孕药调整月经周期。

黄体酮

目前，黄体酮的有效剂型包括口服、阴道、直肠使用和肌内注射。一般于黄体期即开始补充黄体酮。黄体酮的用药时间，目前尚无定论，理论上认为黄体能产生足够的P或胎盘可替代黄体功能时停药，一般用至孕8周逐渐减量。妊娠期黄体酮的补充以天然黄体酮为重要原则，不能给予人工合成孕激素如安宫黄体酮等。人工合成的孕激素能降低孕烯醇酮的转化率，引起腺体与间质不同步，且有溶黄体的作用，从而加重LPD，不适于孕卵植入和着床。合成孕激素的分子结构与雄激素极为相似，对胚胎有致畸作用，如果仅用于调整月经则可使用人工合成制剂。

黄体酮的补充在B超监测排卵后或BBT升高第2天开始，一般需用药12～14天，妊娠后酌情用至8～12周。有以下几种途径给药，选择其一。

肌内注射：根据不同促排卵方案的需要选择用药。诱发排卵周期排卵后隔天肌内注射黄体酮20～40 mg，共12～14天。在IVF-ET使用GnRH-激动剂和拮抗剂的超促排卵（COH）周期，需要加大黄体酮剂量，每天肌内注射黄体酮40～80 mg，连用14天，妊娠后继续使用。

阴道栓剂：雪诺酮每剂含微粒化黄体酮90 mg，每天1～2次，疗效与黄体酮肌内注射相似。

口服给药

地屈孕酮（商品名达芙通）：每片10 mg，每天20～40 mg，分2次口服。

黄体酮胶囊（商品名益玛欣）：每粒50 mg，每天200～400 mg，分2次口服。

黄体酮胶丸（商品名琪宁）：每粒100 mg，每天200～300 mg，分2次口服。

黄体酮软胶囊（商品名安琪坦）：每粒100 mg，每天200～300 mg，分2～3次空腹口服或阴道给药；妊娠后选择阴道给药效果更佳。

雌激素

在超促排卵周期，大量的卵泡排出后，黄体期不仅P水平下降，E_2水平也下降，补充E_2有助于维持黄体功能和提高妊娠率。排卵后每天口服补佳乐4～6 mg，持续整个黄体期。Goldstein在144例LPD的455个周期，发现了E_2和P比例失调的问题；黄体酮低下者受孕率低，若P值正常、E_2明显低下时受孕率亦低（受孕时需要E_2值275.25 pmol/mL和P值25.44 nmol/L），且子宫内膜的成熟明显受影响。Angus等对人/鼠IVF-ET的研究中发现E_2值过高、P和E_2值比值低亦影响受精卵的着床。

枸橼酸氯米芬

黄体是排卵后卵泡形成的，其功能状态取决于排卵前卵泡的质量。卵泡的生长、发育、成熟和排卵是一个连续的过程，而卵泡期FSH分泌降低可导致黄体期缩短。氯米芬（clomiphene citrate，CC，克罗米芬）能作用于下丘脑促进FSH及LH的释放，促进卵泡正常发育，对FSH、LH分泌不足而引起的LPD有效。氯米芬一般从50 mg/d开始（不超过150 mg/d），于月经第5天起连用5天。

研究发现用氯米芬治疗的排卵周期中，黄体酮浓度明显高于正常自然排卵周期，可能与多个卵泡的发育和多黄体形成有关。也有报道显示在氯米芬促排卵时，于排卵前单次大剂量应用雌激素，更有利于排卵及妊娠。但也有研究表明使用氯米芬促排卵者，大约25%可发生LPD，但是否有必要补充P仍有争议。

绒毛膜促性腺激素

绒毛膜促性腺激素（human chorionic gonadotropin，HCG）的生理功能是支持黄体发育。大量的HCG刺激卵巢黄体继续发育成妊娠黄体，对维持妊娠和胚胎发育起着重要作用。尽管黄体期使用HCG和P治疗黄体的作用尚未肯定，但多数学者都倾向使用。HCG在排卵后2～3天开始，2 000 U，肌内注射，每2～3天1次，共3～5次。如促排卵时有多个优势卵泡发育成熟，有发生卵巢过度刺激综合征（OHSS）风险的可能时，禁用HCG，改用黄体酮补充黄体。

总结

LPD是育龄期妇女常见疾病，在不育症中发生率为3%～20%，在早期妊娠流产中LPD约为35%，在RSA中发生率为23%～67%。

LPD机制尚未完全明确，卵泡期FSH分泌降低，LH脉冲释放节律异常，LH和FSH排卵峰值不足，以及子宫内膜对P反应性低下等，均可引起LPD。其病因可能与子宫内膜P受体缺乏、卵巢本身病变（如卵巢纤维化，卵巢及周围组织炎症）、植物神经功能紊乱、子宫内膜释放前列腺素增多等有关。

LPD主要表现为月经周期缩短、月经前期点滴出血或月经淋漓不净，不孕、流产或RSA。由于LPD的病因尚未完全明确，目前主要依据病史、基础体温、子宫内膜活检、黄体中期P水平的测定、B超监测卵泡发育和排卵情况等综合诊断。

LPD的治疗原则是控制异常子宫出血、调节月经、促进排卵和补充黄体。

病例讨论

病例

病史 女性，29岁，因"停经33天，阴道少许血性分泌物3 h"于2013年9月7日入院。3天前自测尿HCG阳性，门诊查血β–HCG 2 066.76 mU/mL，P 59.15 nmol/L。昨天复查P 57.88 nmol/L，血β–HCG 5 045.56 mU/mL，无明显早孕反应。

既往月经规则，初潮14岁，月经6～7/22～28，经量中等，无痛经。G2P0，自然流产2次。2007年3月孕48天自然流产1次，B超见胚芽未见胎心搏动，行人工流产术。2011年6月孕56天流产，B超见胚芽未见胎心，行清宫术，绒毛染色体检查未见异常。

身高160 cm、体重55 kg，体毛正常。

这对夫妇进行过何种RSA检查？

双方进行染色核型分析无异常、妇科B超子宫双附件未见异常、TORCH检查均阴性，子宫输卵管造影示双侧输卵管通畅，风湿十二项及β_2微球蛋白值均为正常范围；白带常规、衣原体、支原体、淋菌及免疫性不孕相关检查均为阴性，封闭抗体阳性，血沉、血糖、血常规在正常范围。未曾行子宫内膜活检，亦未测基础体温，未测黄体期P水平。

你认为患者还要做其他什么检查吗？

检测甲状腺功能、甲状腺抗体及PRL，排除甲状腺功能异常或（和）HPRL，根据检查结果给予相应的治疗。

B超检查确定胚胎着床部位。

早孕期在补充黄体酮和HCG的同时每周复查P。

该患者能否诊断LPD？

因阴道流血少，妇检未见宫口扩张，未见组织物排出，排除不全流产。孕前未在黄体期检测P，未进行子宫内膜诊刮病检，孕前未能确诊患有LPD。根据LPD相关诊断标准，其依据只满足一条：月经周期短、不孕和早期流产史；根据本次停经后测早孕2项结果，β–HCG上升正常，2次P值偏低，所以本病考虑LPD的可能性较大。

对该患者妊娠后黄体功能不全如何治疗及保胎？

早孕黄体支持主要使用天然黄体酮制剂，并肌内注射HCG，每周复查

β–HCG及P；如B超能见心管搏动后可黄体支持至孕9～12周。

黄体酮肌内注射，40 mg/d，同时每天口服地屈孕酮30 mg，分3次；或黄体酮软胶囊300 mg，分3次空腹口服，无阴道出血时选择阴道给药，可达到更好的效果。

HCG 2 000 U肌内注射，1次/天。

口服中成药滋肾育胎丸、维生素E等。

（韦相才　金芬品　赵　花）

第三节　高泌乳素血症

引言

高泌乳素血症（heperprolactinemia，HPRL）是一种下丘脑–垂体–性腺轴功能失调的疾病，以血清泌乳素（prolactin，PRL）升高为其主要表现，可引起月经紊乱、闭经、泌乳、不孕及流产。HPRL同时伴有溢乳和闭经者称为闭经–溢乳综合征。经过仔细检查未能发现病因的HPRL，称为特发性HPRL。临床上发现的HPRL多数为特发性，部分HPRL是由脑垂体瘤引起。PRL腺瘤多为良性肿瘤，直径<10 mm的肿瘤称微腺瘤，直径>10 mm的称大腺瘤。

流行病学调查数据显示，在正常人群中约有0.4%的人患HPRL，在计划生育门诊人群中HPRL的发生率为5%，在单纯闭经的患者中约有15%的人存在HPRL，而在闭经伴有溢乳的患者中，HPRL达70%，在无排卵的多囊卵巢综合征（PCOS）患者中有3%～10%的人有轻度PRL升高。HPRL与复发性流产（RSA）的关系尚有争论。多数认为HPRL可引起黄体功能不全（LPD），因而间接引起RSA；而LPD妇女HPRL的发生率为46%～70%。

引导性问题

● 高泌乳素血症如何引起不孕、生化妊娠及复发性流产？

● 非孕时泌乳素增高一定有问题吗？

● 高泌乳素血症与散发性自然流产有关，但是否可导致复发性流产？

● 高泌乳素血症是否都有溢乳？

● 闭经与高泌乳素血症有关系吗？

● 妊娠期泌乳素应该控制在什么水平？

● 高泌乳素血症患者妊娠后需要使用溴隐亭吗？

● 高泌乳素血症早孕时为防止复发性流产使用溴隐亭有效吗？安全性

如何？

● 病理性的高泌乳素血症能否根治？

高泌乳素血症病因

提示：引起PRL增高的原因比较多，可分为生理性、药物性、病理性和特发性HPRL血症。女性不同时期血清PRL含量的变化较大，非妊娠期血清PRL含量正常值≤1 110 nmol/L。

生理性高泌乳素血症

PRL的分泌方式为脉冲式，很多生理因素会影响患者血清PRL水平。精神因素、运动、进食、睡眠、性交、乳头刺激、应激（手术、低血糖、心肌梗死、晕厥、外伤）等可引起PRL暂时性升高。各种生理现象，如卵泡晚期和黄体期、妊娠期、哺乳期PRL均升高。

药物性高泌乳素血症

任何干扰多巴胺（DA）代谢的药物等都可通过拮抗下丘脑PRL释放抑制因子（PIF）与增强PRL释放因子（PRF）而降低DA类在DA受体水平的作用，从而促进PRL分泌导致HPRL，但一般都<4 444 nmol/L。

引起DA代谢的药物如避孕药、氯丙嗪、奋乃静、安定、胃复安、吗丁啉、三环抗抑郁药（丙咪嗪）、降压药（利血平、甲基多巴）、达那唑、H_2受体阻断剂（西咪替丁、法莫替丁），中草药如六味地黄丸、安宫牛黄丸等，都可引起患者PRL升高。

病理性高泌乳素血症

某些全身性的疾病如甲状腺功能低下以及肝、肾功能不全可导致HPRL，但较常见的还是下丘脑与垂体病变，以垂体本身的腺瘤最常见。此外还有下丘脑放疗破坏、功能性假孕、甲状腺功能异常、PCOS、子宫内膜异位症（EMT）、结核、某些恶性肿瘤及类肉瘤病、组织细胞增生症，胸壁局部病变如带状疱疹、胸壁创伤均有可能导致HPRL。妇产科手术如人工流产、引产、死胎、子宫切除、输卵管结扎术及卵巢切除术等，都有可能导致HPRL。

特发性高泌乳素血症

特发性HPRL，可由应激、炎症、微小的垂体瘤等引起。大多表现为PRL轻度升高（通常<4 444 nmol/L），垂体或中枢神经系统检查阴性，也无任何增加血PRL水平的其他原因而伴有泌乳、月经稀发、闭经等症状，病程较长，

但可自行恢复正常。特发性HPRL多因患者的下丘脑-垂体功能紊乱,从而导致PRL分泌增加;也可能受技术限制,目前的影像学技术无法探测得到非常小的垂体泌乳素瘤。

高泌乳素血症与不孕和流产的关系

提示: 目前认为HPRL可能的致病机制主要通过影响胚胎着床、黄体功能、免疫功能甚至精子质量引起。

影响胚胎着床

胚胎在子宫内膜的着床是人类生殖的关键步骤,成功着床依赖胚泡与可接受的内膜时间的相互协调,而蜕膜细胞分泌的PRL在此过程中起重要作用。蜕膜PRL通过自分泌作用调节子宫上皮细胞的分化、滋养细胞的生长和血管生成,并进行免疫调节。有研究发现低浓度PRL(133.2～1 332 nmol/L)可促进子宫内膜细胞的生长和胚泡黏附,而高浓度PRL(>4 440 nmol/L)却产生抑制作用,提示PRL对胚泡着床的调节有一定的浓度范围。高PRL条件下,雌激素和孕激素分泌不足,无明显LH高峰出现,使子宫内膜缺乏典型的周期性改变,子宫内膜偏薄,且常常在排卵前期表现为不均质的B型内膜。子宫内膜发育不良及不同步,妨碍孕卵植入及胚胎早期发育,易引起不孕和早期流产。

影响黄体功能

PRL对人类卵巢功能的影响尚有许多不明之处。高水平的PRL作用于卵巢局部PRL受体,减弱或阻断卵巢对促性腺激素(Gn)的反应,抑制卵泡发育与成熟,不能形成排卵前的雌激素(E)高峰及黄体生成素(LH)峰,并抑制卵泡刺激素(FSH)诱导的E生成、LH诱导的孕酮(P)生成。临床上表现为LPD、黄体期缩短,常发生不孕和早期流产,即使是短暂的或夜间的HPRL,亦可干扰黄体功能。研究发现隐匿性HPRL与RSA密切相关,是引起LPD的主要原因,建议RSA患者应常规检测PRL水平。

影响免疫功能

现已证实在人和大鼠的单核细胞和淋巴细胞以及人自然杀伤细胞上有PRL的结合部位或受体。PRL不仅可以通过内分泌机制影响免疫功能,而且还作为一种由免疫系统所产生和释放的细胞因子以旁分泌和自分泌方式参与调节淋巴细胞的反应。PRL对受T细胞受体(TCR)刺激的Th1型细胞的成熟发挥作用,并参与T细胞的分化,调节Th1/Th2平衡向Th1方向偏移;而正常妊娠中Th2型细胞因子占优势,Th1反应增强将不利于妊娠。HPRL除能诱导干扰素

（IFN）–γ和白介素（IL）–2的合成外，还能促进CD$_{69}$和共刺激分子的表达，使妊娠期母胎免疫耐受平衡紊乱。此外，PRL的增多还能上调人类天然细胞毒受体的表达，激活NK细胞的溶解酶功能，对胚胎的杀伤活性增强。因此，HPRL不利于正常妊娠维持。

影响精子质量

PRL可影响性腺功能。在男性可增强睾丸间质细胞合成睾酮，在睾酮存在下，可促进前列腺及精囊生长；但慢性HPRL却可导致性功能低下、精子发生减少，而出现阳痿和男性不育。精子质量下降会影响胚胎的发育，是否导致流产值得进一步研究。

泌乳素的生理功能及分子特征

PRL是由垂体前叶的PRL细胞、淋巴结、非孕期分泌期末的子宫内膜以及妊娠子宫的蜕膜组织等合成和分泌的一种多肽蛋白激素，经肝降解肾脏排泄，具有促进乳汁分泌的功能，同时也是参与生殖调节的一个重要激素。可促进黄体细胞类固醇激素合成、促进骨代谢等，在月经周期各期变化不大。

PRL的生理作用主要是刺激乳腺组织生长和产生乳汁，调节渗透压及调节羊水成分与容量。生理水平PRL是人颗粒细胞合成孕酮所必需的，而体外研究显示高水平PRL则表现为抑制作用。人外周血PRL水平高于4 440 nmol/L将导致卵泡内PRL升高，FSH和E$_2$水平下降，颗粒细胞数量减少。在整个妊娠过程中，基础PRL水平逐渐升高，主要是由于妊娠期激素环境的刺激作用引起催乳素细胞增生。足月时，PRL可以升高10倍，超过8 880 nmol/L，为哺乳做好准备。

血中PRL有多种异构体，主要有3种形式的PRL，分别是单体型PRL（23 kDa，占成人血清PRL的95%）、大PRL（50～60 kDa，可转化单体型）和巨PRL（＞100 kDa，小于循环PRL总量的1%）。大PRL和巨PRL因其分子量大，不能通过毛细血管壁与靶细胞受体结合，在体内没有生物学效应，免疫活性不受影响；但因其半衰期长，易于在循环中累积，导致免疫活性测定的PRL升高。近年来研究发现性腺和生殖功能正常的无症状的HPRL，可能是大分子PRL血症；大规模的临床筛查发现10%～26%的HPRL患者存在大分子PRL血症，此病具有自限性。

大分子泌乳素的检测

大分子PRL诊断是HPRL诊断的一个新的进展，其诊断方法主要有2种：聚乙烯二醇法和凝胶层析法。Leslie等检测1 225例HPRL的血清发现322例有大分子HPRL。开展大分子PRL的检测对HPRL的诊治具有重要意义，大多数大分子

PRL血症患者没有HPRL的症状和体征，可以正常妊娠。认识和区分此类患者的重要性在于可以避免一些不必要的重复检查和治疗，因为常规的多巴胺受体激动剂治疗，对此类患者是无效的。

泌乳素与复发性流产研究现状

PRL是参与生殖调节的重要内分泌激素，在早孕期对着床和维持妊娠起着重要作用。由于循环中PRL的升高，对下丘脑-垂体-卵巢轴3个部位生殖激素的分泌均有抑制作用，因而可导致早期或晚期流产。引起RSA的因素很多，其中由内分泌异常所导致的RSA是能够检测出病因并可以进行积极治疗的。PRL水平的异常与自然流产密切相关，但其是否可导致RSA至今仍有争议。HPRL与RSA的关系至今仍未完全明确，但已有数据显示，RSA患者中约有36.8%伴有泌乳素紊乱。

谷菲等观察发现86.7%的RSA患者在非孕期PRL水平处于正常范围，而对其中再次妊娠者孕早期的检测发现，妊娠流产者血清PRL水平明显低于妊娠成功者。另一研究表明经溴隐亭治疗的RSA患者妊娠成功率85.7%，较未治疗组的52.4%明显升高，且流产组孕早期PRL水平明显高于妊娠成功组。李维艳等研究发现血清PRL水平在既往有RSA病史的早期妊娠妇女呈现进行性上升趋势，并在一定的范围内波动。以上研究表明孕期PRL过高或过低都可能导致流产，适当的PRL水平对维持妊娠非常重要。

高泌乳素血症临床表现

泌乳素升高

血清PRL升高是HPRL的主要临床表现。女性不同时期血清PRL含量的变化较大，非妊娠期血清PRL含量正常值≤1 110 nmol/L，大于该参考值即为PRL升高。

闭经或月经紊乱

约85%以上患者有月经紊乱或闭经，主要表现为月经量少、月经稀发、原发或继发性闭经。PRL1 110~4 440 nmol/L时85%的患者闭经，PRL4 484~13 320 nmol/L时86.7%的患者闭经，PRL>13 320 nmol/L时95.6%的患者闭经，垂体腺瘤患者94%闭经。

溢乳

HPRL在非妊娠期及非哺乳期出现溢乳的患者为27%，是本病特征之一。少数自发溢乳，多数挤压乳房时才发现，乳汁较浓，水样、乳白色或淡黄色，量多少不定。泌乳的量与PRL水平增高的程度无关。PRL水平很高，但未必有乳汁分泌，反之PRL水平稍高却可见乳汁分泌。泌乳素瘤出现溢乳的比例很高，达70%～80%。

不孕与不育

HPRL患者不孕不育发生率约70%。HPRL可使卵巢功能改变，出现卵泡发育不良、不排卵或未破裂卵泡黄素化综合征（LUFS），也可出现LPD。虽然仍可有排卵，但往往黄体期缩短，P水平低下，因此不易怀孕，即使受精也不易着床，常出现流产。

脑垂体腺瘤

部分HPRL是由脑垂体腺瘤引起，微腺瘤一般无头痛；大腺瘤长大产生压迫时，患者可出现头痛、头胀。泌乳素瘤多数为良性肿瘤，恶变者极为罕见。绝大多数PRL微腺瘤不再继续增大，部分微腺瘤还会自然消失，只有约17%的微腺瘤会继续生长。PRL大腺瘤不给予治疗往往会增大。HPRL约20%～30%有脑垂体瘤，约75%的脑垂体瘤女性有HPRL。

高泌乳素血症与男性

HPRL对男性内分泌的影响表现为抑制性的结果，雄激素分泌减少；出现性欲减退、阳痿、精子数目减少性不育、女性样乳房发育、骨质疏松、肌肉组织减少。

高泌乳素血症诊断

提示： 首先要仔细询问病史，排除生理性、药物性和继发性HPRL，测定PRL及甲状腺功能。PRL水平显著高于正常者一次检查即可确定，当PRL测定结果在正常上限3倍以下时至少检测2次，以确定有无HPRL。PRL≥4 440 nmol/L时必须做脑磁共振（MRI）检查，以确定是否有分泌PRL的垂体瘤。

测定PRL要求

患者早晨进食碳水化合物，来医院静坐40～60 min，避免入睡，11点前后取血。

HPRL诊疗共识

根据2006年HPRL诊疗共识，PRL水平显著高于正常者一次检查即可确定，当PRL测定结果在正常上限3倍以下时至少检测2次，以确定有无HPRL。血清

PRL值高，无临床表现者应考虑是否为大分子的HPRL。由于实验室检验条件的限制，尚无法分辨出血清小分子PRL、大分子PRL、巨型PRL。部分HPRL是由于巨型PRL水平升高，而这种巨型PRL缺乏生物学活性，不需要治疗。因此，识别巨型PRL对临床工作的指导十分有意义，可避免不必要的治疗。

高泌乳素与脑垂体微腺瘤

高泌乳素含量与脑垂体微腺瘤的关系：如PRL＞2 220 nmol/L时，垂体肿瘤发生率约25%；PRL≥4 440 nmol/L时垂体肿瘤发生率约50%；PRL≥8 880 nmol/L垂体肿瘤发生率近100%。多数患者PRL水平与有无泌乳素瘤及其大小成正比。血清PRL水平虽然＞6 660 nmol/L，但月经规则时要除外。

甲状腺功能检测

对于已确诊的HPRL应测FT_3、FT_4及TSH，以排除甲状腺功能低下。此类患者常表现为FT_3、FT_4正常，而TSH可能升高。

视野检查

视野检查是简单、低廉、有价值的检查，对大腺瘤患者可作为常规检查。较大垂体肿瘤可能压迫视神经、视交叉和视束而产生视野缩小偏盲。

磁共振检查

PRL≥4 440 nmol/L时必须做MRI检查，以确定是否有分泌PRL的垂体瘤。MRI对微小肿瘤的检出、鞍区病变的定性与定位诊断等各个方面都优于CT，并且无放射线损伤。PRL腺瘤的分类主要根据MRI诊断，直径＜10 mm的肿瘤称微腺瘤，直径＞10 mm的肿瘤称大腺瘤。

高泌乳素血症治疗

HPRL确诊后应及时进行治疗，有药物治疗、手术治疗及放射治疗。对于治疗方法的选择，医生应该根据患者自身情况，如年龄、生育状况和要求，在充分告知患者各种治疗方法的优势和劣势的情况下，充分尊重患者的意见，帮助患者做出适当的选择。

药物治疗

溴隐亭

甲磺酸溴隐亭（bromocriptine，CB154）是一种半合成麦角生物碱溴代衍生物，其结构与多巴胺有相似之处，具有多巴胺活性，能直接作用于垂体PRL

细胞，有效地抑制PRL分泌，恢复性腺功能，减少PRL的体积，目前仍是临床上治疗HPRL最有效、最常用的药物。

溴隐亭适用于HPRL、闭经-溢乳综合征、HPRL伴不孕症、垂体腺瘤、空蝶鞍综合征等；对不明原因不孕症，虽PRL正常，亦可试用小剂量溴隐亭治疗。

用法：宜从小剂量开始，逐渐递增。常用剂量为每天2.5～10 mg，分1～3次服用，若PRL水平不能降至正常，可增加至7.5～10 mg。90%的病例每天只需要2.5～7.5 mg，剂量由血PRL水平升高的程度而定。为了减少药物副作用，从小剂量开始，1.25 mg/d，进晚餐时或睡前服用，每3～7天递增1.25 mg，递增到需要的治疗剂量。当闭经与溢乳症状消失后可酌情减量，每天最少维持量为1.25～2.5 mg。

主要不良反应为胃部不适、头晕、体位改变性低血压与便秘；不良反应较大时可以阴道给药。有5%～18%的患者对多巴胺受体激动剂的治疗耐药。耐药定义为每天15 mg的溴隐亭不能使PRL水平正常和（或）使肿瘤大小下降≥50%。对溴隐亭抵抗或不耐受溴隐亭治疗的PRL腺瘤患者，可改用卡麦角林和奎高利特这些新型多巴胺激动剂，仍有50%以上有效。

治疗期间发现妊娠后一般停服溴隐亭，但应严密观察有无流产症状；如果PRL水平过高且有先兆流产症状时，可以用最低有效量维持至孕3个月后。

对于孕期是否继续使用溴隐亭仍有争议，由于HPRL可导致流产，为防止流产的发生孕期应继续服用，直至胎盘代替妊娠黄体的功能。也有学者认为溴隐亭对胎儿的影响尚未明确，不推荐盲目的持续服用。

对伴有某些全身性疾病的患者，注意进行相应的治疗。对原发性甲减引起的HPRL，可以服用甲状腺素治疗，甲状腺功能恢复正常时即可妊娠。因为HPRL会导致LPD，所以孕早期应用黄体酮进行黄体支持非常有必要。

对于患有垂体生长激素腺瘤，生长激素水平升高伴有巨人症或肢端肥大症者亦可用溴隐亭治疗，剂量为每天10～30 mg，50%的患者疗效较好。

卡麦角林

卡麦角林（cabergoline，CAB）为半合成的麦角生物碱衍生物，高选择多巴胺D_2受体，是溴隐亭的换代药物；其血浆半衰期约65 h，每周服药1～2次即可。卡麦角林对多巴胺D_2受体具有高度的亲和力，直接抑制PRL从垂体分泌，且药效持续时间长。与溴隐亭相比，具有更高的D_2特异性，更长的持效时间，而且导致呕吐出现的趋向更低。麦角卡林对抑制PRL及恢复性腺功能等效果及药物的耐受性方面都强于溴隐亭，不良反应相对较少。对溴隐亭抵抗或不耐受溴隐亭治疗的PRL腺瘤患者改用卡麦角林后仍有50%以上患者有效。

研究发现卡麦角林治疗组有83%的患者泌乳素恢复正常水平，而溴隐亭组为59%；恢复排卵性月经分别为72%和52%；因不能耐受不良反应而停止治疗的分别为3%和12%，表明卡麦角林在治疗妇女HPRL上较溴隐亭的疗效及耐受性好。2011年HPRL诊疗指南中把卡麦角林作为首选用药。但卡麦角林价格相当昂贵，临床使用受到限制。

用法：0.25～0.5 mg/次，每周2次，治疗4周后，可增加到最大剂量1 mg，每周2次。

HPRL患者口服卡麦角林每周1～2 mg和溴隐亭5～10 mg/d的疗效相当；其1 mg顿服和溴隐亭5 mg/d用14天的效果相当。而且卡麦角林停药后，PRL能较长时间地稳定在正常范围。

诺果宁

诺果宁（quinagolide，CV205-502，奎高利特）是一种消旋新型非麦角类长效多巴胺激动剂，是选择性特异多巴胺D_2促效剂，半衰期22 h，故每天服药1次。此药可用于溴隐亭抵抗或不能耐受者，降PRL作用较溴隐亭强35倍以上，维持时间长，副作用小。

用法：每天25 μg，一周后增加至75 μg/d（每片25 μg、50 μg、75 μg）。

用于PRL大腺瘤，对溴隐亭耐药或不能耐受其副作用的HPRL患者可试用诺果宁。与溴隐亭相比症状轻且少见。

卡麦角林和诺果宁目前尚不能适用于欲妊娠者，涉及对胎儿的安全性问题，缺乏长期广泛应用观察。对不准备妊娠者或生理性溢乳及男性，可推荐卡麦角林或诺果宁为一线药。

维生素B$_6$

维生素B_6在下丘脑多巴胺合成过程中起辅酶作用，增加了中枢对PRL的抑制。常用剂量每天3次，每次2片。

手术治疗

垂体微腺瘤，可以不必手术，给予溴隐亭口服，以最低有效量长期服用，如服药过程中妊娠，可停药严密观察。垂体大腺瘤有压迫症状或药物治疗无效，需手术治疗，术前短暂服用溴隐亭可使肿瘤体积缩小，减少术中出血，提高疗效。术后需继续服用溴隐亭或进行放射治疗。

总结

HPRL是一种下丘脑-垂体-性腺轴功能失调的疾病，以血清PRL升高为其主要表现，可引起月经紊乱、闭经、泌乳、不孕及流产。HPRL同时伴有溢乳和闭经者称为闭经-溢乳综合征。直径<10 mm的PRL腺瘤称微腺瘤，直径>10 mm的PRL腺瘤称大腺瘤。

PRL水平显著高于正常者一次检查即可确定，当PRL测定结果在正常上限3倍以下时至少检测2次。PRL≥4 440 nmol/L时需要做MRI检查，以确定是否有分泌PRL的垂体瘤。

药物治疗主要选择溴隐亭，剂量由血PRL水平升高的程度而定。从小剂量开始，逐渐递增。常用剂量为每天2.5～10 mg，分1～3次服用。当溢乳闭经症状消失后，酌情减量或停药观察。妊娠后一般停服溴隐亭，但应严密观察有无流产症状，如果PRL水平过高且有先兆流产症状时，可以用最低有效量维持至孕3个月后。

卡麦角林和诺果宁是溴隐亭的换代药物，维持时间长，副作用小，但因价格昂贵，临床使用受到限制。垂体微腺瘤可以不手术，给予溴隐亭口服，以最低有效量长期服用。垂体大腺瘤有压迫症状者或药物治疗无效者需手术治疗。

病例讨论

病例1

病史 女性，30岁。结婚5年，月经7/28～30，量中等，无痛经，G1P0，4年前稽留流产1次，之后月经稀发，未避孕未孕。2年前数次查血PRL2 886～8 658 nmol/L，有泌乳，伴头晕，无明显视力下降；头颅CT未见明显异常，已服溴隐亭（5 mg/d）3个周期，月经仍不规律。现月经来潮第3天，要求进一步诊治。

这对夫妇做过哪些不孕及RSA检查？

双方染色体核型检查未见异常。

宫腹腔镜联合检查：子宫正常、双附件未见异常，双侧输卵管通畅。

TORCH正常，无衣原体、淋菌感染。

丈夫精液检查正常。

封闭抗体（APLA）阳性，抗心磷脂抗体（ACA）和β2-GP1-Ab阴性，抗核抗体、狼疮因子正常。

该患者还需做哪些检查？

需要做妇科常规检查、B超、性激素、甲状腺功能及MRI检查，结果如下：

妇科常规检查正常；

B超显示子宫卵巢大小正常，双侧卵巢无大于10 mm卵泡；

甲状腺功能检查正常；

性激素LH 4.30 U/L、FSH 3.25 U/L、E$_2$ 102.76 nmol/L、PRL 4 662 nmol/L、T 0.81 nmol/L、P 1.91 nmol/L；

MRI检查提示垂体微腺瘤，大小约8 mm×7 mm。

计划选用什么药物治疗？

该患者PRL超过正常值4倍，有脑垂体微腺瘤，暂时不考虑手术治疗。药物治疗首选溴隐亭口服，同时口服维生素B$_6$。

具体治疗方案及临床效果

口服溴隐亭，5 mg/d，一周后复查PRL，根据PRL水平增加用药剂量，加至溴隐亭7.5 mg/d，同时口服大剂量维生素B$_6$，60 mg/d。3个月后月经恢复正常，血PRL明显下降到2 220 nmol/L，继续口服溴隐亭5 mg/d，维生素B$_6$ 60 mg/d。4个月后泌乳消失，5个月后PRL大致正常，溴隐亭改为维持剂量，2.5 mg/d。

患者要求自然受孕，应定期复诊，发现妊娠后一般停服溴隐亭，但应严密观察有无流产症状，或以最低有效剂量维持至孕3个月后，长则用至孕足月。产后应3～6个月随访一次，定期监测PRL，如果无症状可不治疗。

病例2

病史 女，27岁，已婚。因停经50天，阴道出血8天入院。

该患者平日月经周期规则，7/28，Lmp2012-7-26；停经43天时出现少量阴道出血，无腹痛，在门诊查尿HCG阳性，一周后B超检查见胎心，提示宫内孕7周，检测血PRL5 328 nmol/L。患者拒绝用溴隐亭治疗，故仅给予HCG2 000 U/d肌内注射。保胎治疗3天后，阴道出血停止，隔日又有少量阴道出血，咖啡色，伴下腹不适，无组织物排出。

还要追问什么病史？

该患者分别于2008年3月、2009年11月各一次自然流产，2011年3月"因孕3个月、胚胎停止发育"行清宫术，术后查血PRL值高于正常范围，考虑HPRL，未做MRI检查，给予口服溴隐亭2.5 mg/d，3个月后复查血PRL正常后停药。

你认为患者还要做其他什么检查吗？

复查PRL，检测β-HCG、P、甲状腺功能，检查结果如下：
PRL 7 459.2 nmol/L、β-HCG 7 5843 U/L、P 143.1 nmol/L，甲状腺功能正常。
MRI检查提示脑垂体微腺瘤，直径8 mm×8 mm。

该患者诊断是什么?

患者3次早孕期自然流产,曾有PRL升高,此次停经50天,B超提示宫内孕7周,阴道流血8天,血PRL明显高于正常范围,MRI提示脑垂体微腺瘤,可以诊断为:

宫内妊娠7周先兆流产

高泌乳素血症

脑垂体微腺瘤

复发性流产

你计划采取何种治疗方案?

口服溴隐亭治疗高泌乳素血症及脑垂体微腺瘤。

注射HCG、黄体酮保胎。

口服维生素E、叶酸及滋肾育胎丸。

具体治疗方案及临床效果

入院后即予溴隐亭5 mg/d,分2次口服,HCG 2 000 U/d肌内注射,黄体酮40 mg/d肌内注射。用药3天后阴道出血止,7天后轻度恶心,经对症处理后好转。用药10天后, β –HCG 125 000 U/L,P 143.1 nmol/L,PRL 3 374.4 nmol/L;继续口服溴隐亭5 mg/d,2周后复查PRL 1 554 nmol/L,溴隐亭改为2.5 mg/d,PRL达正常后停药,每月复查PRL,使PRL控制在轻度升高范围。妊娠38周剖宫产分娩一健康胎儿。

(韦相才 赵 花 金芬品)

第四节 糖 尿 病

引言

糖尿病是较常见的一种多基因遗传、以内分泌障碍为主的代谢性疾病,临床上主要表现为绝对或相对胰岛素分泌不足,继而引起糖代谢紊乱,并发生脂肪、蛋白质的代谢障碍,水、电解质失衡等一组临床综合征。糖尿病对妊娠的结局可造成不良的后果,不仅影响胚胎及孕妇的生命健康,还会导致流产的概率大大增加。早孕期高血糖可使胚胎发育异常甚至死亡,自然流产发生率达15%~30%。孕妇的高血糖、高酮血症等造成不良的宫内环境,影响胎儿发育，导致胎儿畸形、胚胎停育，是发生自然流产的原因之一。妊娠合并糖尿病若血糖控制不佳，妊娠早期流产发生率高达35%；血糖控制在理想的状态，则使流产概率降低至15%。

糖尿病目前也是影响公众健康的一种疾病，统计显示美国每年超过20万孕妇患病，我国不同地区发病率不同，平均发病率约为4.3%。糖尿病发病率之高，使得孕妇及胎儿的发病率及死亡率严重增加，但如果及时诊断、治疗可大大改善妊娠的结局。因此，糖尿病目前已受到了全球的广泛关注，美国国立卫生研究院支持并进行了全球多中心前瞻性研究，即全球高血糖与妊娠不良结局的研究（the hyperglycemia and adverse pregnancy outcome study，HAPO）。近几年我国也展开了对糖尿病的多中心的研究，并制定出相应的诊疗规范。目前国际上多采用的是由美国糖尿病协会（ADA）、WHO及美国糖尿病资料组（NDDG）联合制定的诊断标准，我国多采用ADA和NDDG诊断标准。

引导性问题

- 糖尿病的高危人群有哪些？
- 哪些患者适合选择葡萄糖耐量试验？
- 糖尿病目前最好的筛查及诊断方法有哪些？
- 孕前糖尿病患者如何进行合理的咨询管理及治疗？
- 临床上如何诊断妊娠期糖尿病？
- 如何干预才能使妊娠的结局好转？
- 膳食控制和运动疗法能预防和减轻糖尿病吗？
- 妊娠合并糖尿病可以口服降糖药吗？
- 妊娠期高血糖是否首选胰岛素治疗？

糖尿病分类

提示：妊娠期高血糖分为孕前糖尿病（PGDM）、糖尿病合并妊娠、妊娠期糖尿病（GDM）和妊娠期糖耐量减低，本章重点讲解妊娠期糖尿病。

孕前糖尿病

即孕前已诊断为糖尿病、现合并妊娠，妊娠期病情可能较孕前加重。孕期糖尿病特点是慢性高血糖伴其他糖类和脂肪代谢障碍，且常常伴有微血管的病变，临床上表现为三多一少的症状，即多尿、多饮、多食、体重减轻。

妊娠期糖尿病

指妊娠期首次发现糖代谢异常和糖耐量受损，多于分娩后6～8周血糖水平恢复正常，一般无自觉症状，直到糖尿病筛查时才被确诊。不排除孕前已存在但尚未被诊断的糖尿病或糖耐量异常。妊娠期糖尿病与妊娠的不良后果密切相关，且容易导致2型糖尿病的发生。据报道40%～50%的GDM患者10～20年后可发展为临床显性糖尿病。

妊娠期糖耐量减低

口服葡萄糖耐量试验（OGTT）中只有一项血糖值超过正常范围，其余均在正常范围内即诊断为糖耐量减低，是介于正常和妊娠期糖尿病之间的一种糖代谢异常。

妊娠期间血糖的变化

妊娠期空腹血糖较非孕期血糖降低，多由于妊娠期雌激素、孕激素分泌增加，导致胰岛 β 细胞分泌，增加了机体对葡萄糖的利用而使血糖降低，且妊娠早期妊娠反应下胃纳欠佳更导致血糖降低。妊娠期母体肾血流量增加及肾小球滤过率增加，致使尿糖排出增加，且妊娠期葡萄糖利用率和清除率均增加，这些都导致了血糖降低。

高胰岛素血症和胰岛素抵抗

妊娠期胎盘分泌的一些激素，如胎盘催乳素（HPL）、孕酮、催乳素及雌激素等，随着孕期进展，这些激素产生量也逐渐增加，导致周围组织对胰岛素反应的敏感性下降而抗胰岛素作用逐渐增加，出现高胰岛素血症及胰岛素抵抗，进而引起血糖升高，分娩后对抗作用数小时至数日内消失。近年研究表明肿瘤坏死因子（TNF）-α 及肾上腺皮质激素在孕期也明显增加，导致内源性的葡萄糖产生、糖原储备增加及利用减少，因而明显降低胰岛素的效应。

妊娠和糖尿病的相互影响

提示：妊娠加重糖尿病的病情，糖尿病增加自然流产率、妊娠高血压疾病的发生及糖尿病的远期并发症。自然流产的发生主要与受孕前后血糖水平有关而与发生流产时血糖水平无关；妊娠的不同时期其影响也不相同，早孕期高血糖可使胚胎发育异常甚至死亡，自然流产发生率达15%～30%，胰岛素抵抗可能是独立于肥胖及多囊卵巢综合征等因素之外的引起自然流产的又一个因素。

妊娠加重糖尿病

妊娠期加重糖尿病的病情，并引发酮症酸中毒的发生，加重糖尿病性肾病和视网膜病变，使隐性糖尿病显性化，因此有人认为妊娠本身具有促进糖尿病发生的作用。

糖尿病与复发性流产

糖尿病增加自然流产率，主要原因是糖尿病患者的高血糖使胎儿生长发育受限，或导致胎儿畸形，造成流产。为了寻找糖尿病导致胎儿畸形的原因，国内外学者进行了大量的研究，试验表明糖尿病患者的高血糖及酮体会影响胚胎形态的发育，且在致畸方面具有相互协同作用。自然流产的发生主要与受孕前后血糖水平有关而与发生流产时血糖水平无关，这也就是说必须将糖尿病患者的血糖控制在正常范围内方可怀孕。妊娠的不同时期其影响也不相同，早孕期高血糖可使胚胎发育异常甚至死亡，自然流产的发生率达15%～30%，且轻度的糖代谢异常也与流产关系密切，主要是由于漏诊的糖尿病或显性糖尿病使病情严重，血糖在未控制到正常的情况下妊娠，孕妇的高血糖、高酮血症等可能影响胎儿的发育，导致胚胎停育、胎儿畸形及胎儿其他不良的宫内环境，这些均会导致自然流产的发生。

Zolghad等研究发现164例有RSA史的患者糖耐量受损的发病率为17.6%，其发生流产的机制尚不清楚，但考虑与胰岛素抵抗有关。Craig等人研究了74例有RSA史的患者，发现有RSA史的患者胰岛素抵抗发生率增高。近年来还有不少的学者报道胰岛素抵抗与自然流产的关系，研究结果显示胰岛素抵抗可能是独立于肥胖及多囊卵巢综合征（PCOS）等因素之外的引起自然流产的一个因素。最近研究还发现孕前及孕期尝试性地使用胰岛素增敏药物如二甲双胍，可以使流产的概率明显下降，这充分证明了胰岛素抵抗与自然流产的密切关系。

随后的相关研究均证实，RSA人群中糖尿病及临床上尚未诊断、无糖尿病症状的血糖增高及胰岛素水平升高的概率较正常人群明显增高。另外，糖尿病增加妊娠高血压疾病的发生，增加巨大儿、早产、糖尿病酮症酸中毒、感染、宫缩乏力等的发生，因此导致剖宫产率增加。糖尿病除可造成胎儿畸形外，还可激活蛋白激酶C信号途径而导致血管内皮细胞的损伤并激活血小板，导致血液呈高凝状态，使胎盘附着部位容易形成血栓而引起流产的发生。

妊娠期糖尿病诊断

提示：属于GDM高危因素的患者初次就诊即行OGTT，无高危因素的患者在孕24～28周再行OGTT。

妊娠期间糖尿病的高危因素

糖尿病家族史、高龄、多产、体型肥胖、多次不明原因流产及早产、PCOS、巨大儿分娩史、曾有胎儿畸形等患者。

妊娠期糖尿病的筛查方法

50 g糖筛查：随机服用50 g葡萄糖加入200 mL温开水中配制成糖水，服完后1 h抽取静脉血查血糖，假如血糖≥7.8 mmol/L为糖耐量异常。

空腹血糖：由于空腹血糖具有可操作性强、依从性好等优点，不少学者把空腹血糖也作为筛查指标，但应注意的是绝不能仅靠空腹血糖作为唯一筛查手段，因为不少孕妇餐后血糖异常而空腹血糖是正常的。

妊娠期糖尿病的诊断方法

提示： 目前国内外多推荐75 g葡萄糖作为负荷量的诊断，其中任何一项达到或超过该界限值即可诊断妊娠期糖尿病。检查期间禁烟酒，尽量避开孕妇在发热或服药期间做OGTT，以免影响检查结果。

由于糖尿病在诊断上缺乏疾病的特异性诊断标志，因此目前国际上尚无统一的诊断标准，直到2011年7月公布的GDM诊疗规范中才强调，妊娠期首次检查应进行空腹血糖的检测，再加上75 g糖的OGTT试验筛查指标。一般情况下当50 g糖筛查≥7.8 mmol/L多进行妊娠期糖尿病确诊检查。目前国内外多推荐75 g葡萄糖作为负荷量的诊断，行OGTT时要完全按照诊断标准及诊断要求进行。

OGTT

在进行OGTT检查前连续3天正常饮食，化验前一天晚餐后开始禁食4～8 h，清晨先检测空腹血糖，然后口服75 g葡萄糖配制的糖水，抽取1 h、2 h静脉血，检测1 h及2 h血糖。目前国内通用的3项血糖临界值分别为：5.1 mmol/L、10 mmol/L、8.5 mmol/L，其中任何一项达到或超过该界限值即可诊断妊娠期糖尿病，接近于ADA 100 g OGTT的诊断标准（见表3-1）。

表3-1 妊娠期糖尿病的诊断（WHO标准、75 g OGTT）

	WHO标准	NDDG	ADA
试验	75 g OGTT	100 g OGTT	100 g OGTT
空腹	7.0 mmol/L	5.8 mmol/L	5.3 mmol/L
1 h		10.6 mmol/L	10.0 mmol/L
2 h	7.8 mmol/L	9.2 mmol/L	8.6 mmol/L
3 h		8.0 mmol/L	7.8 mmol/L

注：以上血糖浓度为静脉血的血浆浓度。

检查期间静坐、禁烟酒等，注意尽量避开孕妇在发热或服药期间做OGTT，以免影响检查结果。

此外，为早期发现妊娠期糖尿病，多数学者建议所有妊娠妇女应于妊娠24～28周行50 g葡萄糖筛查试验，假如血糖≥7.8 mmol/L为糖耐量异常，即行75 g葡萄糖的筛查试验（OGTT）；假如血糖≥11.1 mmol/L，可以定为糖尿病，可直接查空腹血糖，不需行OGTT。

不少的研究证明RSA患者糖尿病和糖耐量的概率明显增高，因此这些患者孕前及早孕初次检查时，要常规行OGTT及胰岛素抵抗的相应检测，及早发现糖尿病及胰岛素抵抗，早期诊断、及时治疗。对早期发现的血糖增高者，要作为特殊人群给予全面、系统的检查。

妊娠期血糖控制

妊娠早期要进行全面系统的检查，如糖化血红蛋白、肝肾功能、眼底检查、血压的监测等。并进行糖尿病的分级，评估糖尿病的严重程度，评估风险，以确定是否继续妊娠，并进行合理正规的治疗。随着GDM新诊断标准的不断更新和应用，孕期血糖控制标准也随之发生变化。2012年美国糖尿病协会将推荐的标准进行了调整，考虑GDM与DM的血糖情况及疾病特点的差异，对孕期血糖控制标准给予了不同的推荐（见表3-2）。

表3-2　妊娠期血糖控制标准

	GDM	DM
空腹		3.3～5.4 mmol/L
餐前30 min	<5.3 mmol/L	3.3～5.4 mmol/L
餐后1 h	<7.8 mmol/L	
餐后2 h	<6.7 mmol/L	
峰值		5.4～7.1 mmol/L
夜间		3.3～5.4 mmol/L

妊娠合并糖尿病的监护

提示： 糖尿病对母儿的影响较大，如何做到早期诊断、早期治疗，并进行及时合理的血糖管理及监测，是一个不容忽视的问题。

首先做好孕前糖尿病的评估及检测，并进行全面的体格检查。检测孕妇的糖化血红蛋白、尿糖、酮体、血糖、24 h尿蛋白、肌酸、肌酐，眼底检查，肾功能检查等。做好糖尿病的分级，评估糖尿病的严重程度，以确定是否继续妊娠以及终止妊娠时机的判断等。

严密检测孕妇的血糖变化，严格控制血糖水平，加强营养，告知病情，解除孕妇的顾虑，取得患者在治疗上的支持及配合；加强产前检查，定时检测孕妇的一般情况。定期B超检测和胎儿超声心动的检测，以评估胎儿宫内状态的安危。

定期监测糖化血红蛋白

许多研究表明，孕早期糖化血红蛋白（HbA1）水平与自然流产密切相关，有学者已经证明HbA1c（是葡萄糖与血红蛋白发生反应形成的主要产物）的升高与胎儿畸形及自然流产率密切相关。当HbA1c≥8%时，自然流产率明显增加。但由于HbA1c在体内生成缓慢，且反映取血前2～3月内平均的血糖水平，血糖轻微升高时HbA1c仍然维持在正常范围内，因此不能准确反映孕妇轻微的血糖变化和反复出现的高血糖，所以不能单独使用HbA1c作为GDM的筛查及诊断指标，但能作为糖尿病长期控制的良好指标。遗憾的是至今尚未发现用于准确预测先天畸形发生的HbA1c界限值。

妊娠期糖尿病的医学营养治疗及药物治疗

提示：对妊娠期糖尿病孕妇要给予生活干预、饮食控制和运动疗法治疗，其目的是维持孕产妇体重的合理增长，保障孕妇合理的营养需要，使血糖控制在良好的状态，保证胎儿的正常生长及发育。医学营养治疗是GDM治疗的首选手段，是糖尿病的基础治疗措施，80%的妊娠期糖尿病患者可以通过合理饮食指导、适当的运动疗法，使血糖达到一个理想的状态。

医学营养治疗

医学营养治疗即个体化的膳食计划，原则为高蛋白、低糖、低脂肪、高维生素饮食，使孕期体重增长控制在12 kg以内。医学营养治疗是治疗GDM的首选手段，是糖尿病的基础治疗措施，80%的妊娠期糖尿病患者可以通过合理饮食指导、适当的运动疗法，使血糖达到一个理想的治疗状态。一般来讲，糖尿病合并妊娠和妊娠期糖尿病孕妇的营养需要相似，但餐饮安排有所差异，对于需要胰岛素治疗的患者，碳水化合物的摄入量需与胰岛素的使用剂量保持一致，使血糖控制在理想的水平，以能降低围生期母儿的并发症，保证母儿健康，且能降低产妇远期糖尿病的发生率。由于孕妇正处在妊娠的特殊时期，每天的饮食既要满足其能量的需要，又要适当的限制总热量的过多摄入，维持血糖达到理想的治疗状态。执行血糖检测及每天饮食记录，提供有价值的资料信息，用于调整胰岛素使用剂量和饮食计划。

运动疗法

运动疗法是大力提倡实施的一种治疗措施，也是配合饮食疗法治疗妊娠期糖尿病的另一种手段。患者可以选择体育运动或者娱乐性运动为主的运动形式，可进行量化的指标来评价运动的强度，以避免运动量的过度与不足。通过运动降低妊娠期基础的胰岛素抵抗，维持血糖的稳态而达到趋于正常的水平，减少降糖药物的使用，并在运动时可利用碳水化合物和产生乳酸的能力使血糖下降，也是GDM预防及综合治疗的措施之一。

药物治疗及未来治疗发展的方向

由于胰岛素的使用给患者带来许多不便，口服药物治疗可能成为临床治疗妊娠合并糖尿病的发展方向。以往研究表明妊娠期不建议使用口服降糖药，对孕前糖尿病患者在计划受孕前3个月停用糖尿病口服药物，改为胰岛素治疗，但近期很多研究证实了孕期使用格列苯脲的安全性和有效性。格列苯脲是妊娠期B类药，不透过胎盘；格列苯脲是继胰岛素之后的治疗妊娠期糖尿病的一种较好的选择。

格列苯脲：2.5 ~ 5 mg/d，与早餐同服。如果只是空腹血糖高，睡前服用2.5 mg。如果未能达到目标血糖值，每周增加2.5 mg；每天剂量超过10 mg时，分2次服；如果每天剂量达到20 mg，改用胰岛素。美国报道高达85%的患者可用格列苯脲良好控制血糖；但需注意格列苯脲易引起低血糖。

二甲双胍：可以通过胎盘，因此FDA将其归为B类药物。美国妇产科协会提出二甲双胍在妊娠期使用缺乏临床经验，尚缺乏对这种药物用于GDM患者的远期追踪调查，在临床使用仍要慎用，所以一直未普及临床。但口服降糖药具有便宜、方便的特点，使其在接受度及依从性上仍占有很强的优势，并且研究也显示其治疗效果并不差于胰岛素，对于拒绝使用胰岛素的患者可以尝试口服药物治疗。二甲双胍常用剂量每天3次，每次口服0.25 ~ 0.5 g。

其次，阿卡波糖越来越多的应用于临床，受到更多的关注，此药具有抗高血糖的作用，推荐的剂量为50 mg/次，3次/天。餐前整片吞服，以后根据血糖情况逐渐加量。但注意本药如果与磺酰脲类药物、二甲双胍、胰岛素合用会引起低血糖，其不良反应有胃肠胀气、腹泻及腹胀。

口服降糖药越来越受到临床的重视，不便于胰岛素注射的妊娠期糖尿病患者受益匪浅；随着糖尿病发病率的增高，口服降糖药物的应用前景较以往广阔。

胰岛素治疗

提示：妊娠期间使用胰岛素治疗以模拟正常人生理状态下胰岛素的分泌来

进行调节治疗，现临床多使用短效人胰岛素，其起效慢、作用时间长、与正常人进餐后胰岛素分泌模式的药代动力学的特点相似，使其接近和符合正常人的生理需要。

对于通过饮食控制与运动治疗后血糖仍控制不佳的孕妇，应选用胰岛素治疗。临床上也相应制定了使用胰岛素的指征，即采用医学营养治疗后2周血糖仍达不到以下标准，且只要有一项不达标者，则需要胰岛素治疗（参考表3-2）：空腹血糖<5.3 mmol/L、餐后1 h血糖<7.8 mmol/L、餐后2 h血糖<6.7 mmol/L。

胰岛素是当前治疗控制妊娠期高血糖的首选药物，对孕前糖尿病及妊娠期糖尿病的患者，胰岛素治疗除了要注意三餐前胰岛素的补充，同时也要注意基础胰岛素的替代。

胰岛素治疗方案多采用三餐前短效胰岛素及睡前中效胰岛素的治疗方法。短效胰岛素起始剂量为4~6 U，中效胰岛素起始剂量为6~8 U，餐前短效胰岛素可通过检测餐前及餐后2 h血糖进行调整；睡前中效胰岛素根据次日空腹血糖调整剂量。一般情况下，血糖每增加1 mmol/L，胰岛素的用量可增加3~4 U。胰岛素的具体用法应根据血糖轮廓试验结果，再结合孕妇的个体胰岛素的敏感性，个体化治疗。通过胰岛素的治疗使血糖尽快调整在一个稳定的较理想水平，避免低血糖及饥饿性酮体的发生。使用短效胰岛素应在注射药物后15 min进餐，使用中效或混合型胰岛素，应在注射药物后30 min进餐。

使用胰岛素注意事项

胰岛素的治疗必须在饮食治疗的基础上进行，饮食治疗血糖控制不佳者尽早积极使用胰岛素治疗。胰岛素的治疗要模拟正常人生理状态进行调节，治疗必须个体化，宜从小剂量开始。胰岛素用量的调节不要过于频繁，每次调节增减剂量不超过2~4 U。

妊娠合并糖尿病酮症酸中毒

糖尿病孕妇合并酮症酸中毒是以高血糖、高酮血症、脱水、电解质紊乱和代谢性酸中毒为主要特征，危及胎儿及孕妇生命安全的严重并发症。临床上多表现为食欲减退、乏力、头晕、头痛，三多症状及胃肠道不适等症状。处理原则是立即快速补充液体、先盐后糖，并给予胰岛素降低血糖，改善循环血容量和组织灌注，纠正电解质及代谢紊乱，去除病因、治疗并发症、宫内监测、必要时宫内复苏等治疗。

总结

糖尿病妊娠后自然流产率与妊娠前血糖水平有关系，高血糖会增加流产的概率。流产多发生于孕早期，这可能与妊娠早期糖尿病的漏诊或显性糖尿病病情严重尚未控制有关，因为早期血糖过高常使胎儿发育受累，最终导致胚胎流产、畸形、甚至死亡。自然流产发生与怀孕前后血糖水平有关，而与流产时血糖水平关系不大。为减少流产、早产等不良妊娠结局的发生，应做好孕前及孕期保健，建议在孕前将机体调整到一个最佳状态再受孕，如果已受孕，除做好相应的治疗外，要将身体尽快调整到最佳适宜妊娠的状态，避免不良妊娠结局的发生，使糖尿病孕妇妊娠结局的目标接近非糖尿病妊娠。

糖尿病对母儿的影响较大，要做到早期诊断、早期治疗，并进行及时合理的血糖管理及监测。由于妊娠合并糖尿病与RSA关系密切相关，因此，将有RSA病史的患者作为糖尿病高危人群，对这类患者初次就诊就应进行OGTT检查，在孕早期进行血糖监测，尽早排除或确诊妊娠合并糖尿病。孕前糖尿病患者在计划受孕前3个月停用糖尿病口服药物，改为胰岛素治疗。对妊娠合并糖尿病患者进行合理治疗管理，给予生活干预、饮食控制、运动疗法及药物治疗。胰岛素治疗方案多采用三餐前短效胰岛素及睡前中效胰岛素的治疗方法，治疗期间密切监测血糖变化，通过胰岛素的治疗使血糖控制在理想的治疗水平。

病例讨论

病例

病史 女性，25岁。停经21+周，出现乏力、心悸、胸闷及胎动减少半天入院。G2P0，既往月经规律，尚未定期产检，已行B超检查数次，未发现异常。入院前2天无明显原因出现乏力及胸闷不适，入院当日症状加重，急诊入院。

入院检查

T37 ℃，R22次/min，P128次/min，BP120/68 mmHg。神志清，急性病容，能平卧，心肺听诊未见明显异常，腹部膨隆，无压痛、反跳痛及紧张，胎心128次/min，规律，肝、脾正常，双下肢无浮肿。

既往健康，有糖尿病家族史，否认既往有糖尿病、高血压、肾脏病、心脏病史。

你认为患者还要做其他什么检查吗?

实验室检查：PG 29.1 mmol/L，HbA1C 14.2%，HDL 1.64 mmol/L，LDL 2.11 mmol/L，TG 3.12 mmol/L，BUN 8.14 mmol/L，肌酐及肝功正常。血气分析：pH 7.2 mmol/L，HCO_3^- 降低，尿酮体（++++），尿蛋白（－）。B超及眼底检查正常，心电图提示：窦性心动过速。

患者最可能的疾病诊断是什么?

中期妊娠，妊娠期糖尿病酮症酸中毒。

对该患者的病情如何处理?

积极纠正酮症酸中毒及脱水，维持水、电解质平衡等。

入院21 h后尿酮体转阴，各项异常生化指标逐渐趋向正常，病情好转出院。于孕40^{+5}周剖宫产一活胎，产后血糖控制良好，产后6个月血糖恢复正常。

本病例治疗后总结

本患者孕早期、中期未进行正规的检查，属于一例漏诊的妊娠合并糖尿病的病例，未能得到及时的诊断及治疗，以致造成酮症酸中毒。酮症酸中毒将对孕妇及胎儿构成严重危害，胎儿死亡率较高。应在严密监测血糖的基础上进行合理有效的治疗，根据临床检查进行糖尿病分级，评估疾病的严重程度，在饮食控制治疗的基础上根据血糖情况进行补液，维持水、电解质及酸碱平衡，合理使用胰岛素治疗，使患者的妊娠期血糖控制在较理想状态，并防止低血糖及脑水肿的发生。

第五节 甲状腺疾病

一、概　　述

引言

甲状腺激素作为重要的内分泌激素参与人体正常新陈代谢，参与人体正常生理活动调节、生长发育及生殖等多种组织器官的活动。妊娠期母体将会发生一系列生理性变化，妊娠期身体处于碘相对不足的状态，如果此时碘供给不足，就会出现细胞增生而导致甲状腺疾病。孕期垂体及甲状腺激素水平的生理性变化，造成甲状腺轻度增生和甲状腺轻度增大，从而影响甲状腺激素水平，容易出现甲状腺功能的异常，包括妊娠合并甲状腺功能亢进（甲亢）与妊娠合并甲状腺功能减退（甲减），这些都可能导致流产的发生。研究表明轻度甲亢对妊娠影响不大，但未经治疗的甲亢或重度甲亢能明显增加流产的发生率，其自然流产率高达11%～25%。重度甲减多因排卵障碍而导致不孕，因此未见报道与流产的关系；而亚临床甲减与复发性流产（RSA）及早产的关系密切，其自然流产发生率为3%～8%。治疗后的甲亢及甲减发生RSA的概率大大降低，因此最好在孕前及妊娠期做好甲状腺功能的筛查。对甲状腺功能异常的患者孕前及妊娠期积极治疗，控制病情，将甲状腺功能调整在理想的状态。

甲状腺激素调节与妊娠

甲状腺激素有2种：四碘甲状腺原氨酸（T_4）和三碘甲状腺原氨酸（T_3）。甲状腺激素的合成受到下丘脑–垂体–甲状腺轴的调节，下丘脑前叶产生的促甲状腺激素释放激素（TRH）和促甲状腺激素（TSH）能增加T_4、T_3的释放。甲状腺产生的T_4比T_3多，但T_3活性更强，且T_4也能部分性转化为T_3。血浆中99%的T_3、T_4与甲状腺中的球蛋白、白蛋白等结合，甲状腺结合球蛋白浓度较低，但与T_3、T_4的亲和力却最强。

甲状腺激素在胎儿生长及母体代谢过程中发挥着非常关键的作用。胎儿的甲状腺在妊娠12周以后才能提供足够的甲状腺素以满足其自身的需求，因此妊娠早期母体对甲状腺素的需求量增加，易出现甲低的现象。在妊娠期母体血清中人绒毛膜促性腺激素（HCG）在妊娠早期具有代替TSH的功能，能刺激母体甲状腺的作用。当HCG达到最高值时TSH处于最低值，而HCG下降至最低值并达到一种稳态时，TSH呈现出逐渐增高的趋势。随着孕周的增加，甲状腺水平进一步发生变化，孕5周时胎儿的甲状腺开始形成，孕10周发育成熟并产生功能，于12周可在胎儿血清中检测到。

妊娠期母体甲状腺功能的变化

正常情况下，妊娠期由于体内雌激素水平的增高，肝脏合成甲状腺素结合蛋白（thyroxine–binding globulin，TBG）的能力增加，自妊娠的第6～10周开始至妊娠20～24周达到一个高的水平，并持续在妊娠的整个过程中，因此使结合型的甲状腺素水平升高。妊娠期绒毛和胎盘均可以分泌HCG，HCG与TSH有相同的α亚单位和β亚单位及受体亚单位；妊娠早期HCG可以代替TSH刺激母体的甲状腺，具有一定的促甲状腺活性的功能，使总T_3（TT_3）、总T_4（TT_4）

增高。TT_3、TT_4在妊娠期均出现不同程度的增高，是目前判断甲状腺功能最重要的指标。血清游离T_4（FT_4）先轻微上升、后轻微下降、最后呈稳定的变化趋势，但是由于受升高的HCG影响，TSH水平会逐渐下降，妊娠12周达到最低值。

在妊娠期由于母体甲状腺发生一系列生理性功能变化，因此易导致出现甲状腺功能的异常，表现为甲亢或甲减。妊娠合并甲状腺疾病发生率为3%～10%，占育龄期妇女内分泌疾病中的第二位，仅次于妊娠合并糖尿病的发生率。由于甲状腺疾病所表现的许多症状同正常妊娠期的症状相似，给孕期的诊断和处理带来了困难。

甲状腺功能异常与复发性流产

未经治疗的甲亢对胎儿预后不利，可导致流产、早产，足月小样儿发生率以及围生儿死亡率增高。轻度甲减的患者可以排卵或怀孕，重度的甲减患者一般无排卵而导致生育能力降低，且孕后容易导致流产、早产的发生，自然流产发生率3.3%～8.0%，早产发生率3.4%～9.3%。亚临床甲减与RSA及早产的关系密切，其发生率为3%～8%。

结论

目前已证实甲状腺功能异常与流产及早产等妊娠结局密切相关，因此有不少学者提出要普及孕妇甲状腺功能的筛查，但目前在我国大多数地区尚无开展孕期甲状腺功能的筛查工作，况且临床上也没有足够的证据支持筛查。但值得一提的是对于不明原因的自然流产、早产等高危患者，由于妊娠期甲状腺功能异常可能带来日后潜在的不良妊娠结局及对胎儿生长发育的影响，因此对妊娠前及妊娠期存在高危因素的患者必须进行甲状腺功能的筛查，以得到早期诊断及治疗，也避免漏诊的发生。

二、甲状腺功能亢进

引言

甲亢为一种临床综合征，最常见的为弥漫性毒性甲状腺肿即Graves病和一过性甲状腺毒症（GTT）。甲亢时由于甲状腺受到破坏，大量甲状腺激素释放入血，引起甲状腺毒症；Graves病是一种自身免疫性疾病。轻度甲亢治疗后一般不影响妊娠，但重度甲亢及未经治疗的甲亢将会引起流产及早产的发生。

妊娠期甲亢是由于血液循环中甲状腺激素水平过高，引起循环、神经、代谢、消化等器官及系统发生兴奋性增高和代谢亢进为主要表现的自身免疫性疾病。妊娠合并甲亢的发病率并不高，为0.1%～2.1%，多发生在妊娠早期及产褥期，常多见于成年女性，为自身免疫性疾病。

引导性问题

- 甲亢可以导致流产吗？
- 甲亢未治愈前能否妊娠？
- TSH是筛查甲状腺疾病最准确的实验室指标吗？
- TSH控制在什么水平才适合妊娠？
- 如何判断甲亢患者是否继续妊娠？
- 甲亢的实验室检查方法有哪些？
- 妊娠合并甲亢如何选择药物治疗？

导致甲亢常见的病因

Graves病、毒性多发性甲状腺肿、毒性结节或腺瘤、亚急性甲状腺炎、慢性淋巴细胞性甲状腺炎、碘甲亢、垂体性甲亢、HCG相关甲亢、胺碘酮治疗、卵巢甲状腺肿物、分泌TSH的腺瘤、甲状腺癌等均可导致甲亢的发生。

甲亢对孕期患者的影响

轻度甲亢对妊娠影响不大，但中、重度的甲亢可导致流产、早产等发生。妊娠本身对甲亢疾病一般影响不大。

母儿预后与甲亢病情的控制程度相关。如妊娠前患甲亢并已控制良好，或妊娠早期发现甲亢进行合理治疗，母亲和胎儿预后一般较好。如果到妊娠中期母亲仍处于甲亢，母亲和胎儿及新生儿的并发症将明显增加。通常未经治疗的甲亢对胎儿预后不利，可导致流产、早产、足月小样儿发生率及围生儿死亡率增高。母亲的并发症主要包括流产、早产、贫血、妊娠期高血压疾病、胎盘早剥、心功能衰竭、感染等。妊娠合并重度甲亢，可加重甲亢患者原有的心脏病变。

临床表现

怕热、多汗、乏力、易怒、心悸、心动过速，食欲增强但体重下降或不增，大便稀，大便次数增加，有的伴有手指震颤、眼球凸，甲状腺肿大或杂音；神经精神症状包括情绪不稳定、神经紧张或抑郁症等。40%的甲亢患者无甲状腺肿大，少数患者心动过速，40%出现房颤。甲亢晚期可出现无排卵、月经稀少、闭经或不孕。

实验室检查

TSH是筛查甲状腺疾病最准确的方法及指标，TSH参考范围为0.4~2.5 mU/L，甲亢患者TSH<0.4 mU/L。

甲亢患者TT_4、TT_3及游离T_3（FT_3）、游离T_4（FT_4）明显增高。

甲亢诊断

提示：甲亢典型的3大临床表现为甲状腺弥漫性对称性肿大、高代谢综合征、突眼征，并伴有实验室的诊断数据，可考虑甲亢。

具备以下3项即可诊断为甲亢

（1）甲亢病史；

（2）甲状腺肿大、触痛、质硬，有时伴有发热、乏力、食欲差、颈部淋巴结肿大等上呼吸道感染的症状及体征；

（3）血清T_3、T_4升高而甲状腺摄碘率下降，呈现所谓的"分离现象"，超声检查甲状腺局部低回声或甲状腺扫描可见显影不均甚至不显影。

（4）血沉增快。

如果同时出现甲状腺肿大、突眼症、震颤及血管杂音，血清TRAb阳性，就可以诊断Graves病。而一过性甲状腺毒症会出现一过性的FT_4升高，或TSH下降，伴有或不伴有甲亢的症状，但不出现突眼症、震颤、甲状腺肿大等表现，临床上多有恶心、呕吐及水、电解质失衡的一些表现。

甲亢孕前及孕期咨询

是否适宜妊娠或继续妊娠取决于甲亢的病情，如果甲亢病情不稳定，即使已怀孕也容易发生流产、早产或胎死宫内。妊娠期服药不合理，可导致胎儿甲减，或新生儿甲亢。因此，确诊为甲亢的患者，要先进行甲亢治疗，暂不宜怀孕。

甲亢治疗

提示：治疗目的是改善和维持母体甲状腺和生殖生理功能，避免妊娠期甲亢对胎儿甲状腺功能损害，使T_4水平维持在妊娠期正常值的高限。使用抗甲状腺药物的剂量应调至最小有效剂量，这样可以最大限度地减少胎儿发生甲减。

抗甲状腺药物

抗甲状腺药物通常认为对孕妇是较安全的，治疗的目标是使用最小剂量的药物在尽可能短的时间内达到或维持血清FT$_4$在非孕期正常值上限或略高。主要的抗甲状腺药物有：丙基硫氧嘧啶（PTU）、甲基硫氧嘧啶（MTI）、卡比马唑、β-受体阻滞剂、碘制剂、放射碘等。

孕期使用β-受体阻滞剂可导致胎盘变小，发生胎儿宫内发育迟缓，故一般不主张使用β-受体阻滞剂。MTI容易通过胎盘，所以丙基硫氧嘧啶、卡比马唑是治疗孕期甲亢的主要药物，但丙基硫氧嘧啶通过胎盘的量低于卡比马唑，同时它能阻断外周T$_4$向T$_3$的转化，减少甲状腺激素的产生，因此临床上丙基硫氧嘧啶作为首选。

丙基硫氧嘧啶：起始剂量为50~100 mg，2~3次/天，甲状腺功能改善后，逐渐减量至50~100 mg/d作为维持量。治疗期间每2~4周检测甲状腺功能，根据治疗结果可延长至4~6周检测1次，一般需要治疗3~8周才能使实验室结果恢复正常。副作用有皮疹、发热、恶心、瘙痒，严重时出现粒细胞缺乏症。

饱和碘化钾溶液：每次2~5滴，加入水中服用，1次/8 h，总剂量300~600 mg。或碘化钠0.5~1.0 mg加入生理盐水250~500 mL中缓慢静脉注射，可迅速改善症状。

普萘洛尔：10~20 mg，3次/天，以维持心率在100次/min左右为宜。

苯巴比妥：30~60 mg，1次/6~8 h。

放射性碘治疗：由于孕期使用放射性碘治疗可影响胎儿甲状腺的发育，造成甲减的可能，甚至有可能导致畸形的发生，故一般在孕期列为禁忌证。

手术治疗

适用于甲状腺肿大出现压迫症状、结节性甲状腺肿、甲状腺瘤、异位甲状腺肿及甲亢药物治疗无效者。

妊娠早期不宜实施手术治疗，临床上很少采用，妊娠中期可以行甲状腺部分切除术。

一过性甲状腺毒症

临床上多表现为一过性的FT$_4$升高，或TSH下降，伴有或不伴有甲亢的症状，临床上有恶心、呕吐及水、电解质失衡的一些表现，但不出现突眼症、震颤、甲状腺肿大。治疗上以纠正水、电解质失衡为主，一般不需使用抗甲状腺的药物治疗。

总结

轻度甲亢对妊娠影响不大，但中、重度的甲亢可导致流产、早产等发生，自然流产率高达11%～25%。

根据甲亢典型的3大临床表现，甲状腺弥漫性对称性肿大、高代谢综合征、突眼征，并伴有实验室的诊断数据，可确诊甲亢。

TSH是筛查甲状腺疾病最准确的方法及指标，甲亢时TSH＜0.4 mU/L，TT_4、TT_3及FT_3、FT_4明显增高。

甲亢患者是否适宜妊娠或继续妊娠取决于甲亢的病情，如果甲亢病情不稳定，即使已怀孕也容易发生流产、早产或胎死宫内等。因此，尽量等甲亢病情稳定后再考虑怀孕。

抗甲状腺药物丙基硫氧嘧啶（PTU）作为孕期甲亢的首选治疗药物，因为它能阻断外周T_4向T_3的转化，减少甲状腺激素的产生并且较少通过胎盘，不会导致胎儿畸形。

甲亢的治疗在妊娠前即开始，因为孕前的放射性碘检查及药物的治疗不用考虑胎儿的安全，所以早期确诊、早期治疗尤为重要。孕前如果甲亢未控制，待甲亢控制后方可怀孕。正在接受药物治疗的患者，待血清TT_3、TT_4、FT_3、FT_4正常后，接受小剂量的药物治疗，可以怀孕。对于哺乳期的患者，最好待哺乳结束后再使用抗甲状腺的药物。一过性的甲亢，应该使用小剂量抗甲状腺药物治疗，同时密切监测甲状腺功能，以免治疗过度。

病例讨论

病例

病史 女性，27岁，G2P0，孕20周。主诉近2周食欲增强，多汗、烦躁、恶心、偶有呕吐，时常感乏力，无发热及寒战，无腹痛、无阴道流血及阴道排液。

入院后做了哪些检查?

体温正常，呼吸20次/min，心率120次/min，血压126/80 mmHg；甲状腺轻度弥漫性肿大，质软，光滑无压痛。心尖部可闻及Ⅱ级吹风样收缩期杂音，不传导；双肺呼吸音清。胎心156次/min，无宫缩，子宫大小与停经月份相符合。B超提示：孕20周，单活胎。心电图：窦性心律，阵发性室上性心动过速，低电压，高度顺时针转位。尿液分析提示：大量尿酮体。血检电解质正常。

你认为患者还要做其他什么检查吗?

患者既往无甲亢病史，因体检发现甲状腺轻度弥漫性肿大，故予以甲状腺功能检查，结果显示：FT_4升高（3.0 ng/dL），TSH测不到，总T_3、T_4稍高。

对该患者如何处理?

根据临床表现及甲状腺功能异常，该患者诊断为妊娠合并甲亢。由于妊娠期的正常生理变化、高代谢症候群及甲状腺肿大等，增加了妊娠合并甲亢的诊断难度。甲亢处于缓解状态的孕妇多能耐受妊娠过程，但甲亢未控制者则易导致流产、胎儿先天性甲状腺功能异常等，因此要积极治疗。该患者 FT_4 水平增高且有高代谢的症状，应首选丙基硫氧嘧啶（PTU），PTU 的用量为 300～400 mg/d，分 3～4 次口服，根据病情变化随时调整药量，不可骤然停药。另外适当使用 β–受体阻滞剂。此患者不宜碘（I）诊断与治疗，也不宜手术治疗。

对该患者的诊断应注意什么?

由于妊娠期母体甲状腺形态及功能变化类似于甲亢的临床表现，因此妊娠早期要区分妊娠期间所表现的高代谢症状或妊娠期合并甲亢。此病例提醒医生对于孕妇在妊娠期间引起的高代谢变化必须警惕患有甲亢的可能，常规检测 TSH 及 FT_4 水平，及时发现、及时治疗。

三、甲状腺功能减退

引言

甲状腺功能减退（甲减）是由于甲状腺激素分泌不足引起的以机体代谢率减低为特征的疾病，临床上为一系列低代谢综合征的表现。严重的甲减常引起性征发育不良、月经不调及不孕，即使妊娠也常常导致流产及早产。临床上多见的是亚临床甲减，大多数患者无明显的临床症状。甲减的发生率临床报道不一，平均 2%～3%，约 1% 的孕妇患有甲减，与甲减相关的 RSA 发生率为 1.44%～8.3%。

引导性问题

- 甲减对妊娠是否有影响?
- 甲减未治愈能否妊娠?
- 亚临床甲减与流产和早产有关吗?
- TSH 是确诊甲减最准确的实验室指标吗?
- TSH 控制在什么水平才适合妊娠?
- 左甲状腺素钠是治疗甲减的首选药物吗?
- 妊娠合并甲减如何选择药物治疗?

● 妊娠合并甲减治疗时TSH控制在什么水平最佳？

● 亚临床甲减需要治疗吗？

● 亚临床甲减伴有甲状腺抗体阳性如何治疗？

甲减病因

甲减常见原因是由于甲状腺过氧化酶自身抗体阳性的自身免疫反应，导致腺体破坏，引起腺体萎缩和纤维化，甲状腺激素分泌不足所致的以机体代谢率减低为特征的病症。成人甲减的原因多由于碘缺乏、自身免疫性甲状腺炎（包括桥本甲状腺炎、萎缩性甲状腺炎）、手术、放射治疗、药物抑制等所致。由于甲状腺合成、分泌或生物效应不足，导致全身性低代谢综合征。

甲减对妊娠的影响

轻度甲减的患者可以排卵或怀孕，重度的甲减患者一般无排卵而导致生育能力降低，且孕后容易导致流产、早孕的发生，自然流产发生率3.3%～8.0%，早产发生率3.4%～9.3%。甲减会引起黄体功能不足而导致流产。很少报道严重的甲减与流产的关系，但明确的是亚临床甲减比临床甲减与流产关系更应该引起重视。有研究表明，多次发生流产的患者体内甲状腺过氧化酶抗体（TPOAb）及甲状腺球蛋白抗体（TGAb）增多，这说明流产可能和抗体的滴度有关，流产的发生到底是与妊娠后血清反应的改变有关，还是与甲状腺自身抗体参与了其病理生理过程有关，目前尚不清楚。

临床表现

甲减包括3种：甲减、亚甲减和低T_4血症。临床上表现为一系列低代谢综合征的表现，如疲劳、怕冷、少汗、嗜睡、纳差、记忆力下降、注意力不集中等，严重时可出现典型的甲减表情，如目光呆滞、表情淡漠、面色苍白、皮肤干燥发凉、眼睑水肿、便秘、贫血、心动过缓、月经紊乱、闭经及不孕或自发性流产等表现。严重的甲减常引起月经不调及不孕，即使妊娠也常常导致流产及早产。临床上多见的是亚临床甲减，它与流产及早产的关系更为密切，大多数亚临床甲减患者无明显的临床症状。

诊断依据

（1）血清中TSH增高，TT_4、FT_4降低，病情较重的患者TT_3、FT_3也降低；

（2）血清TPOAb和TGAb阳性；

（3）放射性碘摄取率明显降低；

（4）TRH刺激试验：静脉注射TRH后，如果血清TSH不升高则为垂体性甲减；延迟升高者则为下丘脑性甲减；如持续升高者提示为原发性甲减。

甲减的治疗

提示： 妊娠前已被诊断为甲减的患者先接受甲状腺激素治疗，检测指标正常后再怀孕。临床上常用左甲状腺素钠（L-T$_4$），妊娠期治疗剂量较非妊娠期治疗剂量增加30%~50%。

孕期新发现的甲减很少见，多数是孕前甲减未完全控制而发病。如孕前已诊断为甲减的患者，需使用足量的L-T$_4$，将血清中TSH下降至<2.5 mU/L方可妊娠。甲减对妊娠的影响较大，即使亚临床甲减也可导致妊娠过程及胎儿的发育异常，最终导致自然流产、早产、胎儿畸形等，因此妊娠期甲减应积极治疗。

甲减治疗的理想药物是L-T$_4$，其次是甲状腺素片。L-T$_4$的使用剂量为150~200 μg/d，或甲状腺素片30~100 mg/d，连续服用4周；定期检测TSH、FT$_4$，根据TSH升降情况决定甲状腺素的用量。使血清中TSH尽快达到正常范围50%以下，即0.45~2 mU/L之间为宜。一般从调整剂量到出现TSH浓度变化至少需要8周的时间。由于孕期母体和胎儿对甲状腺素的需求增加，妊娠期应增加L-T$_4$剂量30%~50%。

对亚临床甲减，目前临床上尚无统一的治疗原则。孕早期疾病控制欠佳者要及时、定期检查甲状腺功能，以便为临床提供准确的药物调整剂量、治疗的资料和信息。

争议

近几年研究显示，亚临床甲减与流产、早产及胎盘早剥密切相关，孕妇TSH>10 mU/L或甲状腺抗体阳性是发生死胎的危险因素。妊娠妇女亚临床甲减发生率高达5%，因此早孕的患者应常规进行甲状腺功能的筛查。

亚临床甲减患者大多无明显症状。亚临床甲减的孕妇是否需要治疗？治疗是否需要个体化？目前尚无统一意见。有学者认为孕期亚临床甲减及低T$_4$血症也应积极干预，对这一问题尚存在争议。如果妊娠期亚临床甲减伴有TPOAb阳性，积极给予L-T$_4$治疗，用药方法及剂量同妊娠期临床甲减；但对于TPOAb阴性的患者，是否使用L-T$_4$治疗目前意见不统一，可以结合患者意愿选择。

总结

甲减包括3种：甲减、亚甲减和低T$_4$血症。甲减临床上表现为一系列低代谢综合征。临床上多见的是亚临床甲减，大多数患者无明显的临床症状。轻度甲减的患者可以排卵或怀孕，重度甲减的患者一般无排卵而导致生育能力降低，且孕后容易导致流产、早孕的发生。多次发生流产的患者体内TPOAb及TGAb增多，这说明流产可能和抗体的滴度有关。

甲减治疗的理想药物是L-T$_4$，150～200 μg/d，连续服用4周，每隔4周增加25 μg，使血清中TSH尽快达到正常范围50%以下，即TSH在0.45～2 mU/L之间为宜。一般从调整剂量到出现TSH浓度变化至少需要8周的时间。

妊娠前已被诊断为甲减的患者应先接受甲状腺激素的治疗，检测指标正常后再怀孕。妊娠期甲减治疗应增加L-T$_4$剂量30%～50%。

对亚临床甲减，目前尚无统一的治疗原则。妊娠期亚临床甲减伴有TPOAb阳性，积极给予L-T$_4$治疗，用药方法及剂量同妊娠期临床甲减。

病例讨论

病例

病史 女性，24岁。G2P0，孕8周，近10余天感疲劳、怕冷、嗜睡、注意力不集中，表情淡漠、困乏。

你认为患者要做哪些检查?

查体：生命体征平稳，皮肤干燥发凉，身高及体重正常，下肢呈黏液性水肿，B超检查宫腔内妊娠囊25 mm×21 mm，头臀径16 mm，见胎心搏动，提示宫内孕8周。

实验室检查：TSH8.9 mU/L，TT$_4$、FT$_4$降低；血β-HCG85 000 U/L、P 79.5 nmol/L。

这个患者最可能的诊断是什么?

根据临床症状及实验室结果，诊断为妊娠8周合并甲减。

计划采取何种治疗方案?

妊娠合并甲减的治疗首选L-T$_4$。由于孕期母体和胎儿对甲状腺素的需求增加，妊娠期应增加L-T$_4$剂量30%～50%。初期L-T$_4$剂量200 μg/d，连续服用4周，每隔4周增加25 μg；根据TSH升降情况调整药物剂量，使血清中TSH尽快达到正常范围50%以下，即0.45～2 mU/L为宜。

补充黄体酮，口服黄体酮软胶囊300 mg/d，分3次，或地屈孕酮片20 mg/d，分2次；多种维生素，每天1片。

四、甲状腺抗体

引言

甲状腺抗体（ATA）包括甲状腺过氧化物酶抗体（TPOAb）、甲状腺球蛋白抗体（TGAb）及促甲状腺素受体抗体（TRAb），三者均是反映自身免疫型甲状腺疾病（AITD）的特异指标，与RSA相关的主要为前2种。近几年研究发现，TPOAb与RSA关系密切，究其原因可能是TPOAb抑制了甲状腺过氧化物酶的活性，从而抑制了甲状腺激素的合成，而最终导致了甲状腺功能的减退而诱发流产及早产。目前已经证实TPOAb阳性是妊娠期间甲状腺功能异常及导致流产、早产的重要因素。

甲状腺抗体与妊娠

ATA是一种器官特异性自身抗体，可出现在正常人群中，更常见于育龄期妇女。这些特殊的抗体能够导致甲状腺正常的自身免疫功能紊乱，影响胎盘激素如HCG及人绒毛膜促甲状腺激素的分泌，或者胎盘激素与活跃的T淋巴细胞参与了母体免疫系统的改变，进而对妇女的妊娠和产后造成不良影响。

ATA是人的各种自身抗体中最典型的器官特异性抗体，以IgG为主；ATA可能是自身免疫激活的标志，ATA阳性可能预示机体存在高滴度的自身抗体，自身免疫状态亢进而导致流产，同时ATA阳性患者在局部细胞免疫方面与正常孕妇相比有一定变化。ATA阳性患者T细胞功能异常，子宫内膜T细胞数比正常对照组妇女多，分泌较多的干扰素（IFN-γ）。另外，RSA患者与正常妇女及一次流产患者相比，CD5$^+$/CD20$^+$的B细胞增加，提示机体存在免疫功能改变，从而导致流产。Bussem和Steck报道，RSA及早产的妇女中ATA阳性率为36%，远高于对照组的9%。红斑狼疮（SLE）女性的ATA阳性率高达45%。Stagnaro-Greens等观察到，ATA阳性的女性患者流产率是17%，而阴性女性的流产率则是8.4%。另外，一项前瞻性研究表明反复种植失败（RIF）和不明原因的不孕患者中TPOAb、TGAb阳性率较对照组显著增高，提示甲状腺自身抗体可能是RIF的独立标志。

甲状腺抗体与复发性流产

近年研究证实，即使甲状腺功能正常，而ATA阳性的早孕患者中，发生不良妊娠结局的概率也增加，这是因为妊娠女性体内存在ATA阳性者高达15%左右，它与妊娠密切相关。大量的研究发现，ATA阳性的妇女较易发生自然流产，ATA的存在标志着流产风险的增加。ATA阳性的孕妇自然流产率为10.4%，而在使用生殖辅助技术成功受孕的妇女中，ATA阳性的妇女流产发生率高达32%，ATA阴性的仅为16%；故认为，ATA可能是预测流产的敏感指标。Pratt等的研究显示，RSA伴ATA阳性的病例ACA阳性率并不增加，认为ATA可作为预测RSA的一个独立的指标。

目前已经证实，TPOAb阳性是妊娠期间甲状腺功能异常及导致流产、早产的重要因素。特别近些年随着生殖医学技术的发展，大量的研究发现孕妇体内TPOAb持续阳性，其流产率和早产率明显增高。高金瑜、王谢桐等研究了100例RSA和相同例数的正常妊娠史女性，研究发现前者TGAb和TPOAb阳性率分别为24%和28%，而后者仅为4%～6%，这也足以说明和解释上述观点。因此，此项检测指标现已被中华医学会内分泌学会推荐作为高危妊娠的一种筛查指标。另外，ATA阳性也干扰了甲状腺功能的自我调节过程，可能导致相对的甲状腺功能低下，从而引起不良的妊娠结局。然而，ATA阳性的患者是否治疗，至今尚未达成共识。

争议

目前对ATA的研究还存在争议和不确定因素。有学者研究证实，甲状腺功能正常的妇女，ATA的出现可导致RSA的发生，虽其机制不清，但有学者提出可能是免疫系统的激活参与并导致了RSA的发生。也有学者认为甲状腺自身抗体滴度与流产风险不呈正相关关系，甚至提出与流产率无显著相关性。这些疑问还需今后大样本的研究和调查，但2007年全球多国的研究指南及中华医学会内分泌学分会提出，对于RSA及妊娠期高危孕妇要进行TPOAb的筛查。对于TPOAb阳性的患者是否需要进一步检测和治疗至今仍众说纷纭。

总结

ATA导致流产的机制目前尚不清楚，有可能直接作用于胎儿组织而造成流产，也可能体现了更广泛的造成流产的自体免疫紊乱。ATA阳性患者尽管甲状腺功能未表现异常，但甲状腺可能已受损害，仅处于亚临床阶段，或甲状腺免疫异常人群有轻微的甲状腺激素不足，尤其在妊娠期对甲状腺激素需求增加的情况下，轻微的甲状腺激素不足却也显示效应。随着孕周的增加，TSH可能升高，游离甲状腺素呈现降低的趋势，导致流产或早产的危险性明显增加。

对于RSA患者常规检查甲状腺功能及ATA。如果妊娠期亚临床甲减伴有TPOAb阳性，积极给予L-T$_4$治疗，用药方法及剂量同妊娠期临床甲减。

自身免疫型甲状腺疾病妇女的治疗可考虑静脉注射免疫球蛋白，以增加母体缺乏或分泌不足的抗独特性抗体的水平，以减少流产的风险；还可选用优甲乐（L-T$_4$）、小剂量泼尼松和阿司匹林、硒元素，可获得较好的保胎效果。

五、甲状腺功能测定

甲状腺功能测定适应证

（1）曾有甲状腺功能异常和（或）有甲状腺功能异常家族史。

（2）有甲状腺肿和（或）症状疑似甲亢或甲减。

（3）不明原因反复流产或早产史。

（4）妊娠剧吐。

（5）不孕症。

（6）多囊卵巢综合征。

（7）月经异常。

（8）糖尿病。

甲状腺功能测定项目

包括甲状腺激素测定、甲状腺自身抗体测定（表3-3）和甲状腺影像学的检查等。

表3-3　甲状腺激素和甲状腺抗体测定的方法及参考值

检测指标	正常值 （放免法）	正常值 （化学发光法）
TT_4（nmol）	65～156	66～181
TT_3（nmol）	1.8～2.9	1.3～3.1
FT_4（pmol）	9～25	12～22
FT_3（pmol）	3～9	3.1～6.8
TSH（U/mL）		0.27～4.2
PTH（pmol）	1～10	13.42
TBI		0.8～1.3
TG（ng/mL）		1.4～78
Anti-TG（U/mL）		≤115
Anti-TPO（U/mL）		≤34

血清总T_4（TT_4）

监测甲状腺功能最重要的指标为TT_4，也是检测甲状腺功能最基本的方法。血清中95%～99%以上的T_4与蛋白结合，60%～75%与甲状腺球蛋白（TBG）结合，TT_4是指结合型T_4与FT_4的总量，受TBG等结合蛋白量和结合力变化的影响，且95%以上的患者随血清TBG的升高TT_4浓度升高，但FT_4仍在正常范围内，其正常值范围为65～155nmol/L。T_4浓度正常值因不同的测定技术及实验室的不同而有差异。

正常妊娠时使用放射免疫法TT_4一般不超过193.5 mmol/L。影响TBG的因素不影响FT_4，所以优选FT_4测定。

血清总T_3（TT_3）

血清中T_3与蛋白结合达99.5%以上，故也受TBG的影响，TT_3是诊断甲亢的一种灵敏指标，因为在甲亢及TBG浓度异常升高的患者，血清中的TT_3升高。血清TT_3浓度几乎在所有甲亢的患者中升高，但TT_4水平升高达临界值时，TT_3浓度是确诊该病有价值的指标。但TT_3对诊断甲减意义不大，甲减时会出现代偿性T_3增高，血中甲状腺结合球蛋白的变化会影响T_3的测定。

游离甲状腺激素（FT_4、FT_3）

游离甲状腺激素是测定血清中未与甲状腺素球蛋白等血清蛋白质结合的甲状腺激素FT_4、FT_3，FT_4、FT_3反应甲状腺功能较TT_4、TT_3更为敏感，且不受TBG的影响。

FT_4I的计算：$FT_4I={}^{125}I-T_3$吸收比值$\times TT_4$或$FT_4I=TT_4/{}^{125}I-T_3$血浆结合比值。

游离甲状腺素指数（FT_4I）

FT_4I与血清FT_4水平呈正比，代表FT_4的相对值，其正常范围为6.3～13.9。目前游离甲状腺指数测定已被游离T_4的检测所代替。

游离三碘甲状腺原氨酸指数（FT_3I）

此指数与血清FT_3水平成正比，可代表FT_3的相对值，但约30%甲减的患者，其值却在正常范围，因此对甲减诊断无意义，而对甲亢有诊断性价值。

促甲状腺素（TSH）

TSH是由腺垂体的TSH细胞分泌，调节甲状腺组织合成及甲状腺激素的分泌功能。TSH不仅受下丘脑TRH的调节，又受FT_4、FT_3的反馈调节，正常参考值为0.3～5.0 mU/L。TSH是甲状腺激素在组织水平作用的非常敏感的指标，可用单克隆抗体检测，它依赖于垂体对T_4的接触，在无下丘脑和垂体疾病时，TSH为检测甲状腺素过多或不足的最好指标。TSH的反馈调节机制也非常敏感，是甲减最灵敏的诊断方法。甲减时甲状腺激素浓度下降，而TSH浓度增高，甲状腺激素浓度与TSH浓度成反方向改变。Graves病时甲状腺激素增高，反馈使TSH浓度下降。如果TSH正常，基本排除了甲减或甲亢；如果TSH较高，为确定甲状腺功能是否减退需测定游离T_4。临床上TSH测定常与甲状腺激素联合测定。

基础代谢率（basic metabolism rate，BMR）

BMR指基础状态下的每小时每平方米体表面积产生的总热量，正常值为：−10%±15%。现已被直接测定甲状腺素所取代。

血清蛋白结合碘测定（PBI）

PBI测定可反映血中甲状腺激素的水平，早期采用测定血清中碘含量的方法，间接反映甲状腺的功能状态。由于PBI中约3/4的碘来源于T_4，故测定PBI可以间接检测甲状腺的水平。PBI容易受碘的影响，且干扰因素不易排除，测量值较高，而且不易与T_4区别，特异性较差，灵敏度较低。

甲状腺自身抗体测定

包括甲状腺过氧化物酶抗体（TPOAb）、甲状腺球蛋白抗体（TGAb）和TSH受体抗体。其中，TPOAb阳性是妊娠期间甲状腺功能异常或产后甲状腺炎的危险因素，也是流产和体外受精失败的危险因素，其流产率明显高于对照组，这在RSA研究中已得到证实。2010年的一个荟萃分析表明甲状腺自身免疫异常与流产显著相关，甲状腺自身免疫抗体阳性的孕妇较正常组略增加；甲状腺功能不足也可以导致流产风险增加，但此观点存在争议。尽管研究表明TPOAb阳性与流产的关系密切，但目前各项研究指南并不推荐对TPOAb阳性者进行治疗。

另外还有TSH受体抗体测定：其测定方法多采用放射方法，敏感性和特异性均不足。

提示：对诊断明确的妊娠合并甲亢的患者，应定期检测TSH、FT_4、FT_3I。它们是最好的检测指标，能正确反映甲亢的情况。

（王玉玲）

参 考 文 献

［1］王蕴慧，赵会丹，刘玉昆，等．多囊卵巢综合征及不同受孕方式对妊娠结局的影响
［J］．中山大学学报（医学科学版），2011，32（4）：505-510．

［2］陈子江，张以文，刘嘉茵，等．多囊卵巢综合征诊断．中华人民共和国卫生行业标
准［J］．中华妇产科杂志，2012，47（1）：74-75．

［3］黄佳，倪仁敏，陈晓丽，等．多囊卵巢综合征胰岛素抵抗及与代谢综合征的相关性
［J］．中国妇产科临床杂志，2011，12（2）：125-129．

［4］任卫娟，邵扬琴．单次大剂量雌激素在氯米芬促排卵前的应用［J］．现代妇产科进
展，2012，21（11）：891-892．

［5］陈建明．实用不孕不育诊断与治疗［M］．广州：广东科技出版社，2013：
133-140，212-241．

［6］李维艳，谭剑平，郭仲杰，等．复发性流产妇女早期妊娠血清泌乳素水平的变化
［J］．广东医学，2012，33（14）：2108-2110．

［7］杨冬梓．高泌乳素血症与闭经［J］．中国实用妇科与产科杂志，2008，24（12）：
893-895．

［8］魏玉梅，杨慧霞，高雪莲．全国部分城市妊娠期糖尿病发病情况的调查及适宜诊断
标准的探讨［J］．中华妇产科杂志，2008，34（9）647-650．

［9］杨慧霞．妊娠期糖尿病新诊断标准应用后面临的问题［J］．中国妇产科临床杂志，
2012，13（3）：161-162．

［10］杨慧霞．妊娠合并糖尿病临床与实践［J］．北京：人民卫生出版社，2008：11-15．

［11］中华医学会内分泌分会编写组．中国甲状腺疾病诊治指南——甲状腺功能亢进症
［J］．中华内科杂志，2007，46（10）：876-882．

［12］吴洁．甲状腺功能与女性生殖［J］．生殖医学杂志，2012，21（2）：176-179．

［13］蔺莉．妊娠期甲状腺功能保护［J］．中国实用妇科与产科杂志，2012，28（8）：
580-583．

［14］鲍时华，林其德．甲状腺自身抗体与复发性流产［J］．中国实用妇科与产科杂
志，2013，29（2）：94-98．

［15］古航，孙倩倩．甲状腺功能异常患者的孕前与孕期保健［J］．实用妇产科杂志，
2013，29（1）：5-7．

［16］藤卫平．妊娠甲状腺功能减退症研究的近期进展［J］．中华内分泌代谢杂志，
2008，24（7）：595-596．

［17］王新红，黄瑞萍，王秋伟．孕早期甲状腺功能不足的筛查及其妊娠结局分析［J］．
江苏医药，2010，36（18）：2218-2219．

［18］高燕明．亚临床甲状腺功能减退症——几个热点问题研究［J］．内科理论与实

践，2010，5（2）：118-124.

[19] Lo W, Rai R, Hameed A, et al. The effect of body massindex on the outcome of preg-nancy in women withrecurrent miscarriage [J]. J Family Community Med, 2012, 19 (3): 167-171.

[20] Kazerooni T, Ghaffarpasand F, Asadi N, et al. Correlation between thrombophilia and recurrent pregnancy loss in patients with polycystic ovary syndrome: comparative study [J]. J Chin Med Assoc, 2013, 76 (5): 282-288.

[21] Alijotas-Reig J, Garrido-Gimenez C. Current concepts and new trends in the diagnosis and management of recurrent miscarriage [J]. Obstet Gynecol Surv, 2013, 68 (6): 445-466.

[22] Su WH, Lee FK, Wang PH. Recurrent pregnancy loss and thrombophilia in women with PCOS [J]. J Chin Med Assoc, 2013, 76 (5): 243-244.

[23] Chakraborty P, Goswami SK, Rajani S, et al. Recurrent pregnancy loss in polycystic ovary syndrome: role of hyperhomocysteinemia and insulin resistance [J]. PLoS One, 2013, 21, 8 (5): e644-646.

[24] Chakraborty P, Banerjee S, Saha P, et al. Aspirin and low-molecular weight heparin combination therapy effectively prevents recurrent miscarriage in hyperhomocysteinemic women [J]. PLoS One, 2013, 8 (9): e741-755.

[25] Ke RW. Endocrine basis for recurrent pregnancy loss [J]. Obstet Gynecol Clin North Am, 2014, 41 (1): 103-112.

[26] Legro RS, Arslanian SA, Ehrmann DA, et al. Diagnosis and treatment of polycystic ovary syndrome: an Endocrine Society clinical practice guideline [J]. J Clin Endocri-nol Metab, 2013, 98 (12): 4565-4592.

[27] Ni RM, Mo Y, Chen X, et al. Low prevalence of the metabolic syndrome but high occur-rence of various metabolic disorders in Chinese women with polycystic ovary syndrome [J]. Eur J Endocrinol, 2009, 161 (3): 411-418.

[28] Practice Committee of American Society for Reproductive Medicine. Definitions of infertil-ity and recurrent pregnancy loss: a committee opinion [J]. Fertil Steril, 2013, 99 (1): 63.

[29] Moini A, Tadayon S, Tehranian A, et al. Association of thrombophilia and polycystic ovarian syndrome in women with history of recurrent pregnancy loss [J]. Gynecol Endo-crinol, 2012, 28 (8): 590-593.

[30] Maryam K, Bouzari Z, Basirat Z, et al. The comparison of insulin resistance frequency in patients with recurrent early pregnancy loss to normal individuals [J]. BMC Res Notes, 2012, 9, 5: 133.

［31］Mohsen IA，Elkattan E，Nabil H，et al. Effect of metformin treatment on endometrial vascular indices in anovulatory obese/overweight women with polycystic ovarian syndrome using three-dimensional power Doppler ultrasonography ［J］. J Clin Ultrasound，2013，41（5）：275-282.

［32］Bellver J，Martínez-Conejero JA，Labarta E，et al. Endometrial gene expre-ssion in the window of implantation is altered in obese women especially in association with polycystic ovary syndrome ［J］. Fertil Steril，2011，95（7）：2335-2341.

［33］Morin-Papunen L，Rantala AS，Unkila-Kallio L，et al. Metformin improves pregnancy and live-birth rates in women with polycystic ovary syndrome（PCOS）：a multicenter，double-blind，placebo-controlled randomized trial ［J］. J Clin Endocrinol Metab，2012，97（5）：1492-1500.

［34］Carvajal R，Rosas C，Kohan K，et al. Metformin augments the levels of molecules that regulate the expression of the insulin-dependent glucose transporter GLUT4 in the endometria of hyperinsulinemic PCOS patients ［J］. Hum Reprod，2013，28（8）：2235-2244.

［35］Marques P，Carvalho MR，Pinto L，et al. Metformin safety in the management of gesta-tional diabetes ［J］. Endocr Pract，2014，1：1-21.

［36］Misso ML，Costello MF，Garrubba M，et al. Metformin versus clomiphene citrate for infer-tility in non-obese women with polycystic ovary syndrome：a systematic review and meta-analysis ［J］. Hum Reprod Update，2013，19（1）：2-11.

［37］Blumer I，Hadar E，Hadden DR，et al. Diabetes and pregnancy：an endocrine society clinical practice guideline ［J］. J Clin Endocrinol Metab，2013，98（11）：4227-4249.

［38］Branch DW，Gibson M，Silver RM. Clinical practice. Recurrent miscarriage ［J］. N Engl J Med，2010，28，363（18）：1740-1747.

［39］Alijotas-Reig J，Garrido-Gimenez C. Current concepts and new trends in the diagnosis and management of recurrent miscarriage ［J］. Obstet Gynecol Surv，2013，68（6）：445-466.

［40］Takasaki A，Tamura H，Taniguchi K，et al. Luteal blood flow and luteal function ［J］. Journal of Ovarian Research，2009，2：1-6.

［41］Díaz-Gimeno P，Ruiz-Alonso M，Blesa D，et al. The accuracy and reproducibility of the endometrial receptivity array is superior to histology as a diagnostic method for endometrial receptivity ［J］. Fertil Steril，2013，99（2）：508-517.

［42］Melmed S，Casanueva FF，Hoffman AR，et al. Diagnosis and treatment of hyperpro-lactinemia：an Endocrine Society clinical practice guideline ［J］. Clin Endocrinol

Metab, 2011, 96（2）：273-288.

［43］Fumiki H, Noriko A, Kaori S, et al. Hyperprolactinemic recurrent miscarriage and results of randomized bromocriptine treatment trials ［J］. Reproductive Endocrinology, 1998, 70（2）：246-252.

［44］Mottola MF, Ciroux I, Gratton R, et al. Physical activity before and during pregnancy and risk of gestational diabetes mellitus：a meta-analysis ［J］. Diabetes Care, 2011, 34（1）：223-229.

［45］Stafne SN, Salvesen KA, R omundstad PR, et al. Regular exercise during pregnancy to prevent gestational diabetes：a randomized controlled trial ［J］. Obstet Gynecol, 2012, 19：29-36.

［46］Barakat R, Cordero Y, Coteron J, et al. Eeercise during pregnancy improves maternal glucose screen at 24-28 weeks：a randomized controlled trial ［J］. Br J Sports Med, 2012, 46：656-661.

［47］Hadar E, Oats J, Hod M. Towards new diagnostic criteria for diagnosing GDM：the HAPO study ［J］. J Perinat Med, 2009, 37（5）：447-449.

［48］Sun Y, Yang H, Sun WJ. Risk factors for pre-eclampsia in pregnant Chinese women with abnormal glucose metabolism ［J］. Int J Gynecol Obstet, 2008, 101（1）：74-76.

［49］Yang H, Wei Y, Gao X, et al. Risk factors for gestational diabetes mellitus in Chinese women：a prospective study of 16286 pregnant women in China ［J］. Diabets Medicine, 2009, 26：1099-1104.

［50］Chopra IJ, Baber K. Treatment of primary hypothyroidism during pregnacy：Is there an increase in thyroxine dose requirement in pregnancy? ［J］. Metab Clin Exp, 2003, 52：122-128.

［51］Feki M, Omar S, Menif O, et al. Thyroid disorders in pregnancy：frequency and asso-ciation with selected diseases and obstetrical complications in Tunisian women ［J］. Clin Biochem, 2008, 41（12）：927-931.

［52］Krassas GE, Poppe K, Glinoer D. Thyroid function and human reproductive health ［J］. Endocr Rev, 2010, 31（5）：702-755.

第四章　遗传因素与复发性流产

复发性流产（RSA）原因非常复杂，甚至同一个患者多次发生自然流产原因各自不同。常见的原因有遗传因素、解剖因素、内分泌因素、免疫因素、感染因素、孕产史、母体全身疾病、环境因素等。据统计，近年来，在一些大中城市，特别是人口密集的城市，早孕胚胎停止发育的发生率呈上升趋势，甚至已经达到了早孕夫妇的15%~20%。

第一节　夫妇染色体异常

引言

大量资料显示，染色体异常是RSA的重要原因之一。RSA夫妇的个体染色体异常比率为3.3%~12%，远高于正常人群（0.5%），由此可见染色体异常与流产的关系是非常密切的。因此，本节内容将着重介绍遗传因素中夫妇染色体异常与RSA的关系。

引导性问题

● 什么是染色体？
● 染色体异常类型有哪些？
● 染色体异常与疾病的关系？
● 染色体异常治疗的决策是怎样的？

染色体和染色体异常

染色体是细胞内具有遗传性质的物体，在细胞分裂期，DNA凝集形成棒状的染色体。染色体的数目和功能有种属特异性，人类有44条常染色体和2条性染色体（23对同源染色体）。同源染色体携带有等位基因而且排列顺序相同，但来自不同的双亲，一条来自母方，一条来自父方。在正常人体内，人类基因组以二倍体形式存在，只有成熟的配子（卵子和精子）是以单倍体形式存在的（只包含每对同源染色体的一条，总共23条染色体）。受精后，卵子和精子细胞内的染色体融合在一起，再次形成二倍体合子。新组织、新器官的所有细胞都是由该合子细胞分裂、分化而来的。

研究表明，3%～8%的RSA夫妇有染色体异常，而一般群体染色体异常发生率仅为1/500。染色体异常包括数目异常和结构异常，两种异常都会导致遗传物质的增加或减少。数千种基因数量上的差异会造成大多数器官和系统的严重畸形、发育迟缓或智力低下，更有甚者会引起胎儿或新生儿的死亡。胚胎形成过程中的一些异常会导致胚胎植入前死亡，从而导致那些有生育能力并计划怀孕的夫妻每个周期的受孕率降低（约25%）。

染色体数目异常

已知的染色体异常中95%以上是染色体数目异常，可以是增加一组染色体（多倍体），也可以是增加或缺失单个染色体（非整倍性）。早期复发性流产（ERSA）胚胎中三倍体和四倍体的发生率分别为8%和2.5%，大约有7%的临床可识别的自发性流产是由三倍体引起的。极少数三倍体胚胎可发育至足月，但大部分三倍体及四倍体为致死性染色体畸变，胚胎在发育早期即流产。而非整倍性可以发生在任何一条染色体上，其中以16号染色体三体型最多见。

在流产胚胎中所见的染色体三体型极少发生于足月活产婴儿，足月活产婴儿常见的三体型染色体异常，如21-三体、13-三体也很少发生于流产胚胎中，出现这一现象很可能是由于21-三体及13-三体等异常为非致死性染色体畸变，不易导致胚胎死亡和流产。三体型染色体异常再次妊娠复发的概率为1.5%。单体型主要为X染色体单体，发生原因主要是精子发生障碍，染色体不分离所致。X染色体单体也是活产婴儿中唯一能见到的单体型染色体畸变。

由性染色体非整倍性造成的智力障碍通常程度较轻，而常染色体三体造成的智力障碍的程度是非常严重的。性染色体非整倍体的临床症状主要是影响性器官和性激素的发育和功能；不育可能是这些患者最常见，也可能是唯一表现的症状。

常染色体三体型的临床特征是影响体细胞发育，通常影响多器官、多系统功能。因此，大多数存活的三体患者或单体患者基本无生育能力，少数嵌合型染色体异常患者虽有可能获得正常配子，但是成功妊娠正常胚胎的概率仍旧是非常低的。

染色体结构异常

染色体结构异常包括缺失、重复、倒位和易位，通常是由染色体断裂并伴有染色体异常修复引起的。染色体损伤可以是自发的，但更常见于暴露在射线或诱变剂之后。

如果断裂部位只涉及一条染色体，将会导致断裂部分的染色体修复片段的倒位或丢失、重复。染色体倒位后，遗传物质的改变是平衡的（既不增加也不丢失），而染色体丢失、重复后，遗传物质改变是不平衡的，总伴有异常表型和智力障碍。当父母中的一方携带有平衡倒位时，子代发生染色体不平衡的风险在进行羊水诊断时大约为6%。该风险会因携带者的性别不同而有差异。当父亲携带有倒位染色体时，子代发生不平衡的概率为4%；而当母亲携带有倒位染色体时，不平衡的概率为7%。因此，倒位携带者在孕前都应该进行遗传咨询，而且不管母亲年龄多大，都应该通过羊膜腔穿刺或绒毛取样进行产前诊断。与此相反，如果是因为其他指征而通过羊水或绒毛样本诊断为倒位时，应该要取得父母染色体核型结果。如果父母一方也携带有这个倒位，那么妊娠胎儿的表型应该是正常的。如果父母核型都正常，这个倒位是新发的，那么由于基因活性的位置效应或断裂位点位于基因结构内，或断裂点部位发生微缺失，胎儿可能会出现智力障碍或表型异常。

如果断裂涉及2条染色体，那么2条染色体断裂片段之间的交换会导致易位。易位可以是平衡的也可以是不平衡的。表型是否正常取决于易位所涉及的染色体以及重排是否平衡。发生过2次或2次以上流产的夫妻其携带有平衡倒位或易位的概率为2%～4%，比群体中易位患者的发生率高出10倍。在携带有不平衡易位的个体中，大约1/3～1/2遗传自携带平衡易位或倒位的父母。

当父母中的一方携带有平衡易位时，理论上子代染色体正常的概率仅有1/18，表型正常的概率也只有1/9。其中，常见的2种易位类型是相互易位和罗伯逊易位。相互易位是2条非同源染色体发生断裂且两者间断裂的部分相互交换。在平衡易位携带者中，这2种核型的命名是46，XX或XY，t（a；b）。通常相互易位的携带者的表型都是正常的，但如果在断裂位点发生微缺失，这些人的表型就可能发生异常。根据携带者配子染色体分离机制，计算所得子代发生染色体不平衡的风险是8/9；但是子代发生染色体不平衡的实际风险却只有12%～14%。

罗伯逊易位，又称着丝粒融合。核型命名为45，XX或XY，t（a；b）。这是发生于近端着丝粒染色体的一种易位形式。当2个近端着丝粒染色体在着丝粒部位或着丝粒附近部位发生断裂后，二者的长臂在着丝粒处接合在一起，形成一条由长臂构成的衍生染色体；两个短臂则构成一个小染色体，小染色体往往在第二次分裂时丢失，这可能由于其缺乏着丝粒或者是由于其完全由异染色质构成所致。由于丢失的小染色体几乎全是异染色质，而由2条长臂构成的染色体上则几乎包含了2条染色体的全部基因，因此，罗伯逊易位携带者虽然只有45条染色体，但表型一般正常，只在形成配子的时候会出现异常，造成胚胎死亡而流产或出生先天畸形等患儿。理论上，罗伯逊易位携带者的子代有1/3的概率为不平衡核型，并伴有表型异常；1/3的概率像其父母一样携带有平衡易位，表型正常；还有1/3概率为染色体核型正常。

已经观察到的罗伯逊易位的染色体分离存在着显著的性别差异。对于涉及21号染色体罗伯逊易位的女性携带者，子代存活的21-三体的风险为10%～20%。21；21罗伯逊易位携带者是例外，这种情况下所有的妊娠都将是异常的，或是单体或是三体（为可存活的Down综合征患者）。其他罗伯逊易位携带者出生存活的子代发生染色体不平衡的风险很低，大约在1%～2%。由于所有涉及14号、15号或22号染色体的三体及大多数13号染色体三体的妊娠都会发生流产，因此罗伯逊易位携带者的流产率较高。

染色体结构重排常常是因其他指征而进行产前诊断时偶然发现的。如果这个重排是不平衡的，那么部分单体或三体意味着发生智力落后或表型异常的风险极大。当染色体结构重排看上去是平衡的时候，确定父母一方是否也带有相同的重排是很重要的。如果父母核型为相同的染色体重排，可以确定所检测的胎儿表型很可能是正常的，同时也提示有对其他家族成员及下一胎进行染色体检查的必要。

染色体多态性

染色体多态性也称异态性，是指不同个体之间染色体结构和染色体的着色强度存在恒定但属非病理性的细小差别，其特征如下：

按孟德尔规律遗传，主要集中在人类的1、9、16以及Y等染色体上，涉及短臂、次溢痕及Y染色体长臂远侧端等部位，其本质为含有高度重复DNA的结构异染区；通常不具有表型效应，不影响个体健康。

但近十几年的研究表明，染色体多态性具有遗传效应并可能会产生相应的临床效应，如引起生殖异常，尤其大Y染色体变异与RSA关系目前争议较大。

基因突变

另一类染色体变异为基因突变，是指基因组DNA分子发生的突然的、可遗传的变异现象。约1%的活产婴儿有严重的基因突变，但反复性早期自然流产（ERSA）中基因突变所占的比例尚不得而知。基因突变与染色体畸变不同，仅少部分可通过分子遗传学检测或家系分析而确诊，大部分无法作遗传学检查。

目前，对夫妇一方或双方为染色体异常携带者所引起的ERSA尚无有效的治疗方法，只能尽量避免再怀孕染色体异常胎儿。通常采取的措施为遗传咨询，估计染色体异常胎儿复发风险概率，如复发风险高，最好采用供者精子（男方为携带者）或卵子（女方为携带者）作体外受精-胚胎移植（IVF-ET）。如复发风险低，可以妊娠，怀孕后做羊水穿刺、绒毛活检或孕妇外周血胎儿有核红细胞分离等产前诊断，如发现染色体异常胎儿则终止妊娠。对夫妇双方染色体正常，而流产胚胎染色体异常的ERSA，除避免环境致畸因素刺激外，尽可能使排卵和精子进入生殖道同步发生，以防止产生因精子、卵子老化而形成的染色体异常的胚胎。

第二节 胚胎染色体异常

引言

染色体承载着亲代全部的遗传信息即遗传基因，这些基因的数量和所处染色体的位置非常恒定。卵子和精子在受精时会进行染色体的分裂、配对和组合，精子和卵子重新组合成一个新的生命。在这一过程中，一旦发生排列组合错误则会出现染色体的断裂、重复和丢失；一旦出现了数目和位置的异常，当亲代双方的精子和卵子染色体配对时必定发生识别错误，所形成的胚胎必定出现异常，以致不能正常发育，而造成胚胎早期停止发育。据国外医学研究证实，停止发育的胚胎绒毛细胞染色体异常可达50%~70%。

引导性问题

- 胚胎的形成和发育主要经历哪些过程？
- 胚胎的染色体异常对其发育过程会有影响吗？
- 目前有哪些有效的检测技术能够帮助我们检测出胚胎染色体的异常？

胚胎的形成与发育

人体的发生开始于精子与卵子的结合，精子产生于精曲小管的生精上皮。每个初级精母细胞，经2次成熟分裂形成4个精子，染色体减少一半呈单倍体（23条），其中性染色体一半为X，一半为Y。初级卵母细胞，经过2次成熟分裂形成卵子。第一次成熟分裂，形成一个大的次级卵母细胞和一个小的第一极体。次级卵母细胞需发育至减数第二次分裂中期才具备受精能力。

获能的精子与该时期的次级卵母细胞相遇后，发生顶体反应，释放出顶体酶，溶解卵丘细胞间的物质，形成一条通道，随后与透明带接触，顶体酶在透明带中再次溶出一条孔道。精子通过顶体酶溶解出的2条通道与卵黄膜接触，立即发生透明带反应以妨碍其他精子通过透明带，这是防止多个精子进入卵细胞的第一道屏障。精子与卵黄膜接触后，被其表面大量的微绒毛抱合，随后，精子外膜与卵黄膜发生融合，精子的尾脱落，细胞核进入卵细胞。精子入卵后，卵细胞随即发生卵黄膜封闭作用，这可以说是阻止多精受精的第二道屏障，之后被激活进行减数第二次分裂，排出第二极体。同时发生的还有精子的细胞核核膜破裂，重新形成一个更大的细胞核，称雄原核。减数第二次分裂后的卵细胞形成的细胞核，称雌原核。两原核相互靠近并彼此融合，最后则形成了一个二倍体合子，受精过程基本完成。整个受精过程是在输卵管中完成。

受精卵在卵裂时期会先分裂成2个细胞，之后细胞通常会逐次倍增。细胞分裂成16个到32个细胞的阶段，称为桑葚胚。到了32个以上细胞数目的阶段，称为囊胚。受精卵在母体内经过一系列复杂的发育过程，形成胎儿。

胚胎染色体异常包括数目异常和结构异常，特别是后者，还会影响到基因的孟德尔分离。染色体数目异常（非整倍体）的特征是染色体的增加或丢失。染色体结构异常包括缺失（一条或多条染色体的部分丢失）、重复（染色体的部分增加）、易位（染色体片段交换）和倒位（染色体内部位置的颠倒）。

每一条染色体上均已发现了异常，50%的早期自发流产、25%的有严重精神异常和畸形小孩、12%的严重发育迟滞的小孩以及0.6%的活产婴儿。

胚胎染色体异常

胚胎染色体数目异常

多倍体

多倍体的特征是在正常二倍体46条染色体的基础上增加了单套或多套单倍体型23条染色体，如三倍体（3n，69条染色体）和四倍体（4n，92条染色体）。三倍体的形成可能是双精子受精（在人类中最常见的是双倍体精子受精），或双倍体卵子受精的结果，分别由精子和卵子减数分裂的差错造成。四倍体存活新生儿中非常罕见，一般见于嵌合型个体。

三倍体在自发性流产的胚胎中非常多见，在有细胞遗传学异常的早期自发性流产中占16%。四倍体在有细胞遗传学异常的早期自发性流产中占5%。四倍体的核型常常为92，XXXX或92，XXYY，提示是由合子早期分裂的差错所引起。

非整倍体

当个体染色体的减少或增加不是单倍体的整倍数，我们称之为非整倍体。在存活的有染色体异常的新生儿中，非整倍体异常占一半以上，最常见的为三体（多一条染色体）、单体（少一条染色体）和嵌合体（有一个以上细胞系，每个细胞系有不同数目的染色体）。

单体型

细胞中某对染色体为1条而不是正常时的2条，成为单体。绝大多数单体是胚胎致死性的，在人类唯一除外的是X染色体单体（45，X，也称Turner综合征）。

染色体数目异常综合征

21-三体（Down综合征）

最早被发现的染色体病，细胞分裂过程中染色体不分离是Down综合征的遗传病理基础，导致全部或部分体细胞额外多出一条21号染色体。95%是由于减数分裂染色体不分离所致，约3%是由于罗伯逊易位所致（其中半数是遗传性获得，半数是新生突变），2%是嵌合体，因此98%的Down综合征是不遗传的。罗伯逊易位型Down综合征与三体型Down综合征在临床上不能区分。

孕妇年龄与Down综合征发生的关系已被肯定，发病风险随孕妇年龄增大而升高。

18-三体（Edwards综合征）

18-三体综合征是第二个比较常见的常染色体异常综合征。97%的病例染色体不分离发生在卵细胞减数分裂，并且以MⅡ期为多见，约占70%；与孕妇年龄有密切关系，再发风险的经验值不超过1%。

18-三体综合征核型有3种：标准型，占80%，核型为47，XN，+18；嵌合体型，核型为46，XN/47，XX，+18，占10%；不足10%的为多重三体，如48，XXY，+18等。易位型少见。

13-三体（Patau综合征）

13-三体综合征是第三个比较常见的常染色体三体综合征，是由于体细胞的基因组额外多出一条13号染色体所引起，发病率约为1/5 000活产婴儿，女性明显多于男性。其发生机制主要是由于生殖细胞减数分裂过程或者合子后早期卵裂过程中的染色体不分离所导致的，再发风险低。

13-三体综合征核型有3种：标准型，占90%，核型为47，XN，+13；家族性罗伯逊易位携带者，以13号和14号染色体易位为多见；嵌合体型，由于受精卵在早期分裂过程中染色体不分离所致。就像18-三体综合征一样，绝大多数13-三体综合征胚胎在怀孕早期自然流产，存活至出生者，通常因复杂型心脏病在出生后数天内死亡。仅仅大约5%的患儿能存活至出生后6个月，但存活者有严重的智力低下，轻度运动神经元性癫痫板高峰节律紊乱脑电，以及全身衰竭。

X染色体单体（Turner综合征）

Turner综合征，又称先天性卵巢发育不全，性腺发育不全。X染色体单体的发生最常见的原因是性染色体不分离。性染色体不分离导致X染色体缺体生殖子的产生，与正常的生殖子受精后形成X单体合子，即45，X。绝大多数单条X染色体来源于母亲，提示染色体不分离的事件发生于父方，与母方年龄无关。虽然X染色体单体在活产新生儿中的发生率很低（1/5 000活产女婴），但在早期自发性流产中最为常见，占细胞遗传学异常妊娠的20%。这些胎儿中的99%会发生自然流产，仅有很少部分存活至出生。

减数分裂过程中发生性染色体不分离是Turner综合征的遗传病理，与孕妇年龄无关。

47，XXY综合征（Klinefelter综合征）

XXY综合征又称克氏综合征，是由于男性患者细胞额外多出一条X染色体所致，发病率为男性新生儿的1/1 000，是引起男性性功能低下的最常见的疾病。男性生殖细胞减数分裂过程中的染色体不分离是克氏综合征的遗传病理，导致性染色体二体生殖子的产生。额外的X染色体导致精细胞发育障碍，位于X染色体上逃避X失活的基因剂量效应也可能是遗传病理之一。染色体不分离可以发生在卵细胞也可以发生在精细胞，各占约50%，前者与孕妇高龄相关，而后者与父方高龄有关。

47，XYY综合征

估计发病率约为1/1 000。XYY核型的发生是父源性减数分裂II期染色体不分离的结果。可见异常包括儿童中期生长加速，最终身高高于同龄儿童，青春期可能有严重的痤疮。患者通常有生育能力，异常核型从父亲传递给儿子的情况少有报道。

胚胎染色体结构异常

缺失

缺失造成染色体片段的丢失，导致染色体部分单体。导致染色体末端无着丝粒染色体区段、染色单体区段或亚染色单体区段的丢失，以及这一染色体区段所含有的遗传信息丢失所产生的一种染色体结构变异。

染色体的缺失会导致缺失区段上基因丢失：基因所决定、控制的生物功能丧失或异常；基因间相互作用关系破坏；基因排列位置关系改变，从而会引起相应的临床表现。

重复

重复是一种使某一染色体区段加倍的染色体结构变异，加倍区段的大小可以有明显的不同。重复可以出现在同一染色体内，或者出现在非同源染色体之间，因而分别称它们为染色体内重复和染色体间重复。

重复对个体综合表现的影响：重复区段内的基因重复，影响基因间的平衡关系；会影响个体的生活力（影响的程度与重复区段的大小有关）。

易位

易位有2种类型：罗伯逊易位和平衡易位。2种易位均可由遗传而来或者由新生突变所致，2个非同源染色体之间、染色体区段的转移或互换。

罗伯逊易位是指2个近端着丝粒染色体在着丝处或其附近断裂后融合成为一个染色体，常发生在13、14、15、21和22号染色体。罗伯逊易位发生自发性流产的理论值是可以计算的，生育过染色体异常患儿的夫妇在生育下一胎时应做产前诊断等相关检测。通常最为常见的是交互易位，因为从细胞的成活性出发，应具有平衡的一组遗传物质，交互易位的细胞提供了这种条件。

平衡易位是指2条不同源的染色体各发生断裂后，互相变位重接而形成2条结构上重排的染色体。这种易位大多数都保留了原有基因总数，对基因作用和个体发育一般无严重影响，故称平衡易位。在减数分裂时，如果2个相互易位的染色体一起进入生殖细胞中，将产生具有一套完整基因的平衡配子。平衡易位的携带者通常没有表型的异常。如果一个易位的染色体和一个正常的染色体在一起分离而进入生殖细胞中，将产生不平衡的配子。平衡易位是人类最多的一类染色体结构畸变，在新生婴儿中的发生率约为1/500～1/1 000。

倒位

倒位是染色体发生断裂以后，某一部分的基因序列发生了逆转，然后又愈合的一种染色体结构变异类型。分为2种类型：

臂内倒位，倒位区段局限于一个染色体臂内。由这种类型畸变产生的倒位个体体细胞中，其染色体的臂比没有发生变化。

臂间倒位，在倒位的染色体区段内包含有着丝粒。这种倒位通常由于改变了着丝粒的位置和臂比，结果改变了染色体的形态。

大片段的臂间倒位可有临床症状，因为在减数分裂过程中倒位环内可能发生交叉，产生不平衡重排的配子。臂内倒位可能产生无着丝粒和双着丝粒染色体，不利于胚胎发育，因此臂内倒位携带者生育异常后代的发生率极低。

胚胎染色体结构异常综合征

脆性X综合征

脆性X综合征是引起智力障碍最常见的遗传因素。主要表现为中度到重度的智力低下，其他常见的特征尚有身长和体重超过正常儿，发育快，前额突出、面中部发育不全、下颌大而前突、大耳、高腭弓、唇厚、下唇突出，另一个重要的表现是大睾丸症。一些患者还有多动症，攻击性行为或孤僻症，中、重度智力低下，语言行为障碍；20%患者有癫痫发作。

过去曾认为，由于女性有2条X染色体，因此女性携带者不会发病，但由于2条X染色体中有一条失活，女性杂合子中约1/3可有轻度智力低下。

现今在X脆性部位已发现了致病基因FMR-1，它含有（CGG）n三核甘酸重复序列，后者在正常人约为30拷贝，而在正常男性传递者和女性携带者增多到150～500bp，称为小插入，相邻的Cpg岛未被甲基化，这种前突变（premutation）无或只有轻微症状。女性携带者的CGG区不稳定，在向受累后代传递过程中扩增，以致在男性患者和脆性部位高表达的女性达到1 000～3 000 bp，相邻的Cpg岛也被甲基化。这种全突变（full mutation）可关闭相邻基因的表达，从而出现临床症状。由前突变转化为完全突变只发生在母亲向后代传递过程中。根据对脆性部位DNA序列的了解，现已可用限制性片段长度多态性连锁分析、DNA杂交分析、PCR扩增等方法来检出致病基因。

猫叫综合征

猫叫综合征（criduchat syndrome）是由于5号染色体丢失了一个片段所引起，又称cri-du-chat综合征，1963年Lejeune首先报道此病。

猫叫综合征是一种染色体短臂畸形，发生率为1/100 000，在国内外均很少见。患儿一般表现为生长发育迟缓，头面部典型的畸形特征，如小头圆脸、宽眼距、小下颌、斜视、宽平鼻梁及低位小耳；伴生较多毛发，口腔中上腭也较高；哭声奇特、皮纹改变，并有智能障碍，而其最明显的特征是哭声类似猫叫，比正常新生儿喜哭。据称，病儿哭声异常可能系喉部发育不良所致，也可能与脑损害有关。患有猫叫综合征的新生儿先天愚型，目前尚无理想的治疗手段。

Y染色体微基因缺失

Y染色体微基因缺失的类型主要有以下几个方面：

（1）Y染色体短臂微缺失：临床表现为无精子症、小睾丸；由于睾丸发育不良，生精功能异常，从而导致不育。

（2）Y染色体长臂微缺失：临床表现为无精子症或少精子症，部分患者性功能基本正常，有时有早泄。

（3）Y染色体微缺失嵌合型：临床表现均为少精子症，不同程度性功能障碍，妻子不孕或妊娠早期胚胎停止发育而自然流产。

（4）X和Y染色体微缺失结合型：即X染色体长臂和Y染色体长臂都有微缺失。临床表现为原发不育，小睾丸、无精子症、第二性征发育不良；可能2种微缺失有累加遗传效应或协同基因效应而影响睾丸发育不良，精子生成障碍。

（5）Y染色体微缺失易位型：易位涉及Y染色体微缺失，临床表现均为精子生成障碍、少精子症。

（6）Y染色体臂间倒位：由于Y染色体长臂明显变小，也可将其列入Y染色体微缺失，临床表现为少精子症。

胚胎染色体异常的检测

胚胎的发育过程非常精细和复杂，其中任何一个环节出现问题都会导致胚胎发育受阻。近20余年来人类对自身生殖过程的认识有了巨大的进步，而同期发展起来的辅助生殖技术与分子遗传学技术的有机结合，使人们能够在种植前的早期胚胎中取出部分细胞检测疾病，从而筛选出正常胚胎进行宫腔内移植，即植入前遗传学诊断（PGD）。该方法一直在辅助生殖技术和临床优生学中占有重要的一席之地，为控制遗传病患儿的出生、降低遗传病发病率、探讨出生缺陷等的发病机制提供了新的途径。

PGD要求获得受孕后6天之前的胚子或胚胎，有3种方法：①极体活检；②分裂球活检或从6~8细胞期胚胎（2~3天）中抽吸1~2个分裂球；③从5~6天囊胚中行滋养外胚层细胞活检。

目前能够检测出胚胎染色体正常与否的方法有荧光原位杂交（FISH）、微阵列比较基因组杂交（aCGH）、微阵列单核苷酸多态性分析（aSNP）以及二代测序技术。

荧光原位杂交技术

荧光原位杂交技术（FISH）是用荧光染料对DNA探针进行标记，将待检测样本通过低渗处理、固定后与探针进行荧光原位杂交，最终在荧光显微镜下分析结果。以荧光信号的多少来判断检测位点是否存在缺失或重复。

微阵列比较基因组杂交技术

微阵列比较基因组杂交（aCGH）技术是用不同的荧光染料，通过缺口平移法分别标记待测样本与正常对照DNA制成探针，并与芯片上正常人的间期染色体进行共杂交，以在染色体上显示的待测样本与正常对照的荧光强度的不同来反映整个样本DNA表达状况的变化，再借助于图像分析技术可对染色体拷贝数量的变化进行定量研究。

微阵列单核苷酸多态性分析技术

单核苷酸多态性（single nucleotide polymor-phisms，SNPs）是指存在于基因组特定位置上的单个核苷酸的变异，即由单个核苷酸置换、颠换、插入或缺失所形成的遗传变异现象。单核苷酸多态微阵列分析（aSNP）是将大量SNP DNA探针采用特殊方法固定在厘米见方的硅芯片上，获得高密度的DNA探针阵列，然后与样品杂交，通过激光扫描、软件分析获得结果。

RSA常提示染色体异常可能，至少有50%早期自然流产的胎儿染色体异常，其中约1/2是三倍体。如果首次流产的胎儿为非整倍体，再次流产的胎儿也可能为非整倍体，但这种异常可以不在同一染色体上发生。三体征（如16三体）妊娠可能是致死的并常导致流产，但再次妊娠可能还会出现表型异常和其他三体型（如18三体）的活婴。曾有非整倍体活婴分娩史者，再次妊娠非整倍体活婴的风险增加。然而，非整倍体RSA者，究竟是否增加以后非整倍体活婴的风险仍不清楚。一些遗传学家认为，RSA应作为产前诊断的指征，必要时做夫妇双方染色体重组检测。

第三节　基因异常与复发性流产

引言

随着基因克隆、表达和功能研究技术的发展和应用，目前发现了许多与RSA相关的基因，这些基因突变也可造成RSA。基因突变（gene mutation）是由于DNA分子发生碱基对的增减或替换，从而引起基因结构和功能发生改变，可发生于任何基因。基因突变包括碱基置换突变、移码突变、缺失突变、插入突变等，基因突变可造成基因的多态性。

引导性问题

- 复发性流产是否与基因异常相关？
- 基因突变会引起复发性流产吗？
- 基因多态性与复发性流产的关系。

基因突变与复发性流产

Jivraj等提出嗜血栓基因突变是RSA的一个潜在原因，该研究表明357例RSA和68例正常生育夫妇的3个嗜血栓基因（FVL，PTG，MTHFR）突变率无统计学差异，但携带嗜血栓基因突变的夫妇与未携带突变基因的夫妇相比，再发流产的相对危险性增大为1.9%（95%CI 1.3～2.8）。此外，该研究还指出，男性携带一个以上嗜血栓性突变基因的流产率比女性携带者发生流产的概率高。

Y染色体微缺失可造成无精子症和少精子症，在男性不育患者中的发生率为3%～55%。对于Y染色体微缺失与RSA的关系报道较少。慕明涛等发现7对RSA夫妇中有1例男性存在AZFc区缺失。黄燕平等报道RSA人群与对照组相比Y染色体微缺失发生率较高。虽上述研究实验例数较少，但在一定程度上说明Y染色体微缺失可能是引起RSA的一个遗传学原因，提示RSA夫妇在其他检测未发现异常时，可行Y染色体微缺失检测。

基因多态性与复发性流产

大量研究还显示人类基因多态性与RSA有潜在相关性。SNPs作为一种工具可研究遗传变异与疾病易感性的相关性。排除环境因素的影响，基因多态性可增加RSA的风险性。白细胞抗原-G（HLA-G）是一种最初表达在母胎界面上胎儿组织内的非经典人类白细胞抗原，该基因的表达对孕早期建立和维持胎儿胎盘单位发挥起着至关重要的作用，可通过自然杀伤细胞发生作用。Aldrich等认为HLA-G基因多态性和不明原因的RSA有关，夫妇任何一方携带HLA-G*0104或HLA-G*0105N都易造成RSA，且流产5次以上的夫妇基因多态性的表达高于流产2次或3次的夫妇。

还有研究报道CYP1A2、CYP17、CYP1A1、亚甲基四氢叶酸还原酶（methylenetetrahydrofolate reductase，MTHFR）的基因多态性与RSA的发生明显相关。而有研究发现MTHFR及eNOS基因多态性与RSA无关，血管生成及凋亡相关基因的低表达与RSA有关。研究发现p53密码子72多态性更易发生RSA。人类腺苷脱氨酶（ADA）活性在维护正常妊娠时非常重要，ADAG22A基因多态性也可导致RSA。Mohammad Seyedhassani等研究发现BAX基因多态性将导致RSA。有报道称Foxp3基因多态性易导致RSA的发生。

据目前研究表明，40多种基因产物在RSA患者中表达存在差异，这些基因可能参与调节妊娠，其中任何一个核苷酸序列发生改变均可致不同产物的表达与激活，从而造成流产。

因此，更好地明确遗传背景和基因异常变化，有助于为RSA夫妇提供更好的遗传咨询和诊断。

（王　珺）

参 考 文 献

［1］刘艳秋，刘淮，黄婷婷. 复发性流产遗传学研究 ［J］. 中国实用妇科与产科杂志，2013，2：86-89.

［2］慕明涛，霍满鹏，刘俊俊，等. 习惯性流产与Y染色体微缺失关系的研究 ［J］. 中国妇幼保健，2011，28：4404-4405.

［3］黄燕平，邓春华. 习惯性流产男性相关因素研究进展 ［J］. 中国男科学杂志，2009，9：64-68，72.

［4］Jivraj S，Rai R，Underwood J，et al. Genetic thrombophilia mutations among couples with recurrent miscarriage ［J］. Hum Reprod，2006，21（5）：1161-1165.

［5］Tang W，Zhou X，Chan Y，et al. p53 codon 72 polymorphism and recurrent pregnancy loss: a meta-analysis ［J］. J Assist Reprod Genet, 2011, 28（10）: 965-969.

［6］Aldrich CL, Stephenson MD, Karrison T, et al. HLA-G genotypes and pregnancy out-come in couples with unexplained recurrent miscarriage ［J］. Mol Hum Reprod, 2001, 7（12）: 1167-1172.

［7］Nunes DP, Spegiorin LC, Mattos CC, et al. The ADA*2 allele of the adenosine deaminase gene（20q13. 11）and recurrent spontaneous abortions: an age-dependent association ［J］. Clinics, 2011, 66（11）: 1929-1933.

［8］Mohammad Seyedhassani S, Houshmand M, Mehdi Kalantar S, et al. BAX pro-apoptotic gene alterations in repeated pregnancy loss ［J］. Arch Med Sci, 2011, 7（1）: 117-122.

［9］Balkan M, Tekes S, Gedik A. Cytogenetic and Y chromosome microdeletion screening studies in infertile males with Oligozoospermia and Azoospermia in Southeast Turkey ［J］. J Assist Reprod Genet, 2008, 25: 559-565.

［10］SaoPedro SL, Fraietta R, Spaine D, et al. Prevalence of Y chromosome deletions in a Brazilian population of nonobstructive azoospermic and severily oligozoospermic men ［J］. Braz J Med Biol Res, 2003, 36: 787-793.

第五章 感染与复发性流产

引言

复发性流产原因非常复杂，甚至同一个患者每次发生自然流产原因各自不同。据报道因为胎儿感染引起复发性自然流产率低于4%。流产的可能机制包括有毒的代谢产物，胎儿或胎盘感染，慢性子宫内膜感染以及绒毛膜羊膜炎，而病毒似乎是经常涉及的病原体，因为其中一些可以产生慢性或复发性的感染。常见感染因素包括TORCH感染和生殖道人型支原体、解脲支原体和衣原体感染。弓形虫、风疹病毒、巨细胞病毒和疱疹病毒感染合称TORCH感染。

再次怀孕前的检查在排除亲代遗传、子宫解剖异常、自身免疫因素、同种免疫因素、血栓形成因素、内分泌因素以及Rh血型不合的基础上，排除生殖道感染和TORCH感染是一个明智的做法。

引导性问题

- 是否有猫、狗等动物接触史？
- 如何解读TORCH感染的抗体IgG或IgM阳性？
- 是不是TORCH感染的抗体IgM阳性就一定要终止妊娠？
- 妊娠期哪些感染可以导致不良妊娠结局？
- 感染源的诊断方法可靠吗？
- 如何看待感染与流产的关系？
- 支原体治疗后复发率很高，治疗的决策是怎样的？

TORCH感染

弓形虫（toxoplasma gondii，TOX）病是世界性分布的一种人畜共患疾病，弓形虫可因人们接触了含有卵囊的猫粪而传染，感染时胎龄越小受损越严重，若胎龄<3个月，多引起流产。

风疹病毒（rubella，RV）是一种呼吸道病毒，其传播途径主要为呼吸道，对胎儿的损害与感染时的胎龄关系非常密切，感染的孕周越早，胎儿畸形的发生率越高；孕20周后发生感染，则胎儿畸形很少出现。人可通过自然感染或疫苗接种获得对风疹病毒的终身免疫力。

巨细胞病毒（cytomegalovirus，CMV）在成人主要为性接触传播，母婴间为垂直传播，在孕早期感染可引起流产及死胎。

单纯疱疹病毒（herpes simplex，HSV）有Ⅰ型和Ⅱ型之分，Ⅰ型称口腔型，主要侵犯口腔、鼻腔、颜面部；与流产相关的主要是Ⅱ型，又称生殖器型，主要侵犯泌尿生殖道黏膜。孕妇于妊娠20周前患生殖器疱疹，可以感染胎儿，会引起流产或胎儿畸形，新生儿单纯疱疹病毒感染几乎都是产时经产道感染。

孕妇发生TORCH感染时的共同特点是自身症状大多轻微，甚至无明显症状和体征，但却可能垂直传播给胎儿，感染的孕周越早，对胎儿的影响越大。人体TORCH急性感染后会产生IgM抗体。IgG抗体表明既往感染史，人体并不能消除这些病原体，即使产生了特异性抗体，CMV、HSV、RV仍将以潜伏状态长期存在于宿主体内，在机体免疫力降低或其他诱发因素下，病原体可能被激活而引起复发感染，目前并没有特效药可以杀灭这些病毒。

已经有大量的研究显示TORCH感染与不良的妊娠结局密切相关。比如来自一项研究显示，不良妊娠孕妇群体中TOX、RV、CMV和HSV-Ⅱ的IgM抗体阳性率分别为11.96%、15.54%、21.54%和10.03%，是不良妊娠结局的重要危险因素。2 413例不良妊娠病例中TORCH-IgM阳性率分别为14.0%、10.4%、22.0%、7.9%；5 370例对照中阳性率分别为2.1%、0.7%、3.5%、1.5%，有显著性差异。复发性流产（RSA）组的TORCH-IgM阳性率分别为9.0%、10.0%、19.0%、7.0%，总阳性率45.0%；对照组相应阳性率为1.06%、2.13%、4.26%、0，总阳性率为7.45%，两组比较差异有统计学意义。

TORCH感染的筛查与结果判断

临床上筛查TORCH感染的方法主要是ELISA方法。但是，对449例血标本RV-IgM抗体阳性孕妇为期3年的追踪研究显示，重复检查只有31%仍为阳性，最终只有6例被确诊为风疹病毒初次感染。而且TORCH感染的IgM抗体阳性并不是原发感染的特异指标，因为自身免疫疾病患者，往往会因为非特异性免疫应答激活产生IgM抗体。因此，对血清学检查为阳性的妇女，最好继续检测TORCH感染特异性免疫球蛋白抗体、应用PCR检测病原体核酸、收集含有感染病原体的体液或分泌物进行病原体分离鉴定、培养、形态学检测或病理检查等进一步确诊。

TORCH感染血清学检测的基本判断是：急性感染的时候，首先产生的抗体是IgM，2~4周后产生抗体IgG，因此抗体IgM阳性提示近期感染，急性期也可以合并IgG阳性；IgG阳性、IgM阴性提示既往的感染，有免疫保护作用；IgG、IgM均阴性，提示无感染。若IgG阳性或滴度升高，IgM在阴性后再次转为阳性，可能是再发感染。一般说来，再发感染对胚胎的影响没有原发感染明显。

近年来，质疑结果的判读为临床处理带来的指导意义及筛查指征的选择等问题日益引起临床的注意。这种质疑主要与取材部位、诊断方法、人群选择、季节等相关。目前国内外不同地区TORCH感染情况有很大的差异，有些地区的TORCH感染率非常低，没有必要进行常规的筛查。比如来自印度的一个调查显示，对早孕期妇女筛查TORCH感染的特异性IgM抗体发现，TOX感染率是19.4%，RV是30.4%，CMV是34.7%，HSV-Ⅱ是33.5%，因此他们认为应该对所有的孕妇进行筛查。但我国对北京地区4 141例孕妇进行血清TORCH-IgM抗体筛查，总阳性率只有1.47%。来自日本的资料显示，对319例胎儿宫内发育迟缓的孕妇进行TORCH感染筛查，未发现TOX、RV、HSV的感染，CMV也只有1.8%（6例），其中的2例新生儿除了宫内发育迟缓并无合并其他的畸形。

弓形虫感染的检测与治疗要求

由于弓形虫的发生率比较低，筛查手段有限和治疗效果欠佳等问题，在某些国家，比如加拿大，并不作为孕妇的产前常规筛查项目。加拿大妇科与产科医师协会建议：

（1）应该对所有孕妇和计划怀孕的妇女进行预防弓形虫感染的宣传；对低风险孕妇无须进行常规的筛查；对使用免疫抑制剂的孕妇或者HIV阳性孕妇，应该进行筛查。

（2）对怀疑近期有感染的孕妇在采用孕期干预前要尽量采用准确的检测方法确诊；对怀疑急性弓形虫感染的所有孕妇都应该进行遗传学咨询；未孕妇女急性感染弓形虫，需要进行优生咨询并等待6个月后再试孕。

（3）羊膜腔穿刺诊断弓形虫感染不可应用于小于18周的孕妇，并且应该在怀疑急性感染的4周内进行。

（4）PCR方法检测羊水中的弓形虫，指征包括：母体原发感染；血清学检测无法确诊或排除急性感染；异常的超声检查结果（胎儿的颅内钙化灶、小头畸形、水肿胎、胎儿腹水、肝脾肿大以及严重的宫内发育迟缓等等）。

（5）对怀疑急性感染者立即给予乙酰螺旋霉素治疗，0.5 g/次，4次/天，连服14天为一个疗程，停药后7天复查；对孕妇已经确诊感染弓形虫，而胎儿尚未确诊感染的病例，可以使用螺旋霉素进行预防性治疗；对既往感染弓形虫的免疫正常的孕妇无需进行抗弓形虫治疗。

（6）对胎儿宫内感染已经确诊，或者高度怀疑的病例，联合使用乙胺嘧啶（pyrimethamine）、磺胺嘧啶（sulfadiazine）和亚叶酸（folinic acid）。若胎儿弓形虫病确诊，则立即改为每天给乙胺嘧啶50 mg和磺胺嘧啶3 g，连服4周，继之再用螺旋霉素2周交替治疗直至分娩。若在停经后6～16周证实有胎儿感染者，则可以考虑终止妊娠，因为在这段时间遭受感染的胎儿，其病损是十分严重的。若在停经后17周开始用乙胺嘧啶和磺胺嘧啶治疗者，则应定期对胎儿做B超检查，视病情变化与孕妇商讨是否继续妊娠或终止妊娠。酌情补充亚叶酸钙，每天15 mg，分3次口服。

针对TORCH感染的特点和我国TORCH感染的发生率，2007年我国人口和计划生育委员会建议育龄妇女应在孕前半年筛查风疹病毒IgG抗体，抗体阳性说明已经具备免疫力，不需再做其他相关抗体检测；如果抗体阴性则建议到有关机构接种风疹病毒疫苗，接种3个月后再怀孕。育龄妇女在孕前筛查CMVIgG抗体，结果为阳性者不需再做相关检测。对产前诊断为CMV宫内感染的孕妇，若超声检查未发现胎儿异常，一般不建议终止妊娠。孕期口服阿昔洛韦治疗CMV宫内感染，可显著降低胎儿血中CMV的含量，减少胎儿畸形的风险，但有关治疗的安全性和有效性有待研究。孕期HSV感染对胎儿的主要危害是产时传播，如果无相关高危因素，孕前及孕期不需常规筛查HSV。

支原体与衣原体感染

支原体是目前国际上非常关注的与不良妊娠有关的病原体之一，人类发现的支原体主要有解脲支原体（ureaplasma urealyticum，UU）和人型支原体（mycoplasma hominis，MH）；它们是一种处于细菌与病毒之间的原核微生物，主要寄生于泌尿生殖道黏膜，属于条件致病菌，是正常女性菌群组成的一部分，当达到一定值或混合其他微生物时可导致子宫内膜炎和急性输卵管炎。衣原体（chlamydia trachomatis，CT）是革兰染色阴性的原核细胞型微生物，含DNA和RNA，因缺乏三磷酸腺苷（ATP）酶而必须寄生在宿主细胞内，在胞质内形成包涵体。CT主要通过性交而传染。

当女性生殖道感染支原体、衣原体后可引起各种妇科炎症，甚至导致不孕不育，给女性的生殖健康和身心健康带来伤害。对孕妇的阴道分泌物培养后发现，MH检出率是6.8%，CT的检出率是9.6%，UU检出率是28.8%，并认为CT增加氧化应激可能是导致先兆流产和早产的发病机制。来自意大利的一项研究得出类似的检出率，妇科门诊患者MH感染率为28%，UU为4.6%。也有研究显示，CT感染在怀孕期间增加早产、低出生体重及围产儿死亡的风险，但无证据表明CT感染与胎膜早破、流产和产后子宫内膜炎有关。

结论

感染是引起自然流产的一个不可忽视的重要原因。偶发性自然流产与感染相关，而感染引起RSA缺少证据支持。由于生殖道感染原与偶发性流产具有明显相关性以及容易治疗，因此，RSA妇女生殖道分泌物检查异常，应对夫妇双方进行积极治疗。

女性生殖道感染支原体、衣原体后可引起各种妇科炎症，甚至导致不孕不育。CT感染在怀孕期间增加早产、低出生体重及围产儿死亡的风险，但无证据表明CT感染与胎膜早破、流产和产后子宫内膜炎有关。

TORCH感染血清学检测的基本判断是：抗体IgM阳性提示近期感染，急性期也可以合并IgG阳性；IgG阳性、IgM阴性提示既往的感染，有免疫保护作用；IgG、IgM均阴性，提示无感染。若IgG阳性或滴度升高，IgM在阴性后再次转为阳性，可能是再发感染。

对孕前及孕妇进行TORCH的筛查，并治疗TORCH原发活动性感染和复发性感染尤其多种病原体感染，是降低自然流产发生率的重要措施。孕前检测风疹病毒特异性IgG 抗体，如果抗体阴性则应注射风疹疫苗可能更有临床意义。

病例讨论

病例1

病史 女性，28岁。G4P0，平时的月经周期原则是28～30天，在既往的4年时间里总共胚胎停育4次，每次都是孕40天左右开始少量阴道出血，孕50天的时候B超未见胎心搏动，等待一周仍然未见胎心搏动而清宫。末次流产是半年前，最后2次进行了胚胎绒毛染色体检查，一次是16-三体，一次正常。患者非常紧张，认为自己可能做不成母亲了，因为她和丈夫已经完成了系列的检查，唯一的异常是最近一次清宫后检查HSV-Ⅱ IgM阳性。通过询问，患者HSV-Ⅱ IgM阳性的检查结果是一周前的结果，没有用药，没有检查IgG。平时白带不多，无异味也无外阴瘙痒、疼痛。没有做阴道分泌物的检查。男方当时检查结果也是HSV-Ⅱ IgM阳性，也没有症状。建议检查UU、CT、BV、淋球菌、梅毒和HIV。结果是细菌性阴道病（BV）阳性，UU（+），其余阴性。

这对夫妇应该做哪些治疗?

给予女方口服阿奇霉素0.5 g，1次/天，共7天，之后定君生（乳杆菌活菌胶囊）每天阴道用药共10天，下次月经后复查BV转为正常。建议2个月后夫妇双方复查HSV-Ⅱ IgM和IgG。

这对夫妇何时可以再次试孕? 试孕前还要做哪些方面的检查?

待HSV-Ⅱ IgM和IgG结果回复,如果IgM(-)、IgG(+),可以开始试孕。试孕前开始服用多种维生素。患者最好进行心理咨询,因为她已经非常焦虑。

病例2

病史 32岁,女性,诊断为复发性流产。既往孕早期不全流产清宫2次,月经规则,一系列的检查已经完成,封闭抗体阴性已经进行2个疗程的治疗,因为反复UU阳性来诊。患者近2年来检查UU不少于5次,服药后好转,过一段时间复查又是阳性。都是夫妻同时治疗,患者要求再次检查和治疗。患者自诉平素无外阴不适、无排尿不适,分泌物不多也无异味,多次应用阿奇霉素或克拉仙进行治疗。

针对该患者的UU阳性该如何处理?

检查患者阴道分泌物的乳酸杆菌和BV,结果表明都是正常的。建议患者停止治疗UU。

UU阳性的治疗方法?

目前关于UU的治疗并没有一个统一的规范。由于菌株在不同人体内耐药情况不同,所以有条件的实验室应进行药敏实验以指导临床医生正确用药,以减少耐药菌株的产生,从而提高治愈率。根据药敏结果治疗2个疗程后可以不再复查。

(蔡柳洪)

参 考 文 献

[1] 王晓莉,吴洁,浦丹华. 妊娠妇女TORCH感染与妊娠结局的相关性Meta分析 [J]. 江苏医药,2011,37(4):432-435.

[2] 胡京辉. 习惯性流产与TORCH感染相关性研究 [J]. 中华医院感染学杂志,2013,23(1):106-107.

[3] 姚贝,张捷. 19500例不孕妇女及4141例孕妇TORCH感染情况分析 [J]. 中国妇幼保健,2012,27(10):1519-1521.

[4] 桂俊豪,黄国香,王铮,等. TORCH感染与不良妊娠的大样本回顾分析 [J]. 中国

优生与遗传杂志, 2006, 14（1）: 67-68.

［5］Nigro G, Mazzocco M, Mattia E, et al. Role of the infections in recurrent spontaneous abortion ［J］. J Matern Fetal Neonatal Med, 2011, 24（8）: 983-989.

［6］Hofmann J, Liebert UG. Significance of avidity and immunoblot analysis for rubella IgM-positive serum samples in pregnant women ［J］. J Virol Methods, 2005, 130（1-2）: 66-71.

［7］De Carolis S, Santucci S, Botta A, et al. The relationship between TORCH complex false positivity and obstetric outcome in patients with antiphospholipid syndrome ［J］. Lupus, 2012, 21（7）: 773-775.

［8］Sen MR, Shukla BN, Tuhina B. Prevalence of serum antibodies to TORCH infection in and around Varanasi, Northern India ［J］. J Clin Diagn Res, 2012, 6（9）: 1483-1485.

［9］Yamamoto R, Ishii K, Shimada M, et al. Significance of maternal screening for toxoplasmosis, rubella, cytomegalovirus and herpes simplex virus infection in cases of fetal growth restriction ［J］. J Obstet Gynaecol Res, 2013, 39（3）: 653-657.

［10］Paquet C. Yudin MH. Toxoplasmosis in pregnancy: prevention, screening, and treatment ［J］. J Obstet Gynaecol Can, 2013, 35（1）: 78-79.

［11］Bałajewicz-Nowak M, Kazimierz P, Małgorzata M. Antioxidative system in pregnant women infected by Chlamydia trachomatis, Mycoplasma hominis, Ureaplasma urealyticum ［J］. Ginekol Pol, 2011, 82（10）: 732-737.

［12］Verteramo R, Patella A, Calzolari E, et al. An epidemiological survey of Mycoplasma hominis and Ureaplasma urealyticum in gynaecological outpatients ［J］. Epidemiol Infect, 2013, 28: 1-8.

［13］Silva MJ, Florêncio GL, Gabiatti JR, et al. Perinatal morbidity and mortality associated with chlamydial infection: a meta-analysis study ［J］. Braz J Infect Dis, 2011, 15（6）: 533-539.

第六章　免疫与复发性流产

第一节　免疫型复发性流产概述

引言

　　复发性流产（RSA）的发病原因非常复杂，既可以单一因素导致流产，也可能是混杂的多因素导致流产。免疫因素导致的RSA占RSA患者的50%～60%。其中自身免疫型RSA约占免疫型RSA的1/3；同种免疫型RSA约占免疫型RSA的2/3。与自身免疫型RSA关系较为密切的自身抗体是抗磷脂抗体（APA），APA是引起流产和不孕症最主要的自身抗体；未经治疗的APA阳性患者，约70%以上将发生自然流产或胎死宫内。母体缺乏APLA，可引发母体对胎儿产生强烈的排斥现象，孕早期出现流产，孕晚期出现妊娠高血压综合征、胎儿宫内生长迟缓，甚至胎死宫内。流产次数越多的患者，其体内APLA缺乏的可能性越大。不明原因自然流产80%以上与免疫因素有关，绝大部分属于同种免疫型RSA。

　　近30余年，RSA的免疫治疗技术有了飞跃发展，如封闭抗体（APLA）缺乏的淋巴细胞免疫治疗（LIT）、免疫球蛋白被动免疫治疗、低分子肝素（LMWH）和阿司匹林抗凝治疗及自身抗体异常的泼尼松免疫抑制治疗等。尽管这些治疗尤其是LIT主要是基于临床经验和一些临床观察，尚缺乏高质量的多中心、大样本、随机分组的可靠数据，因而具有很大的争议，但免疫治疗后妊娠保胎成功率明显提高还是令人鼓舞的。

引导性问题

- 患者有无做过流产原因检查？检查结果是否可靠？
- 患者在被诊断为免疫型RSA前，是否做过满意的流产原因排查？
- 是否患过自身免疫型疾病？
- 有无甲状腺抗体及功能异常？
- 有无血管栓塞病史及凝血功能异常？
- 患者是否有封闭抗体缺乏？
- NK细胞及B细胞是否升高？

● 如何选择免疫型流产治疗方案？

● 复杂性、多因素导致的流产治疗时间长、保胎费用高，患者经济上能承受吗？

自身免疫型复发性流产

提示：APA阳性的妇女容易发生RSA，APA阳性如不予治疗，约70%以上将发生自然流产或胎死宫内。

自身免疫是指机体免疫系统产生针对自身抗原和（或）自身致敏性淋巴细胞所产生的免疫反应。

自身免疫型RSA主要与抗磷脂抗体综合征（antiphospholipid syndrome，APS）、系统性红斑狼疮（SLE）及干燥综合征等自身免疫疾病和自身抗体有关；其中与RSA关系较为密切的自身抗体是抗磷脂抗体（antiphospholipid antibody，APA）。当具有APA相关的血栓形成、血小板减少、RSA等临床表现时，统称为APS。APS是严重的血液凝固疾病，导致危及生命的动脉、静脉血栓形成，胎儿丢失或顽固的血小板减少症。APS多见于年轻人，60%～80%为女性患者，并与妊娠密切相关。

林其德等对3 000余例RSA患者进行病因筛查，自身免疫异常占12.15%，血液高凝状态占8.23%。另有研究发现，APA阳性率在RSA患者中则高达50%～60%，正常人群其阳性率仅4%。APA阳性如不予治疗，约70%以上将发生自然流产或胎死宫内；即使给予治疗，再次妊娠流产率也较高。

同种免疫型复发性流产

提示：封闭抗体缺乏是RSA常见的重要的流产原因。

同种免疫型RSA是指母体对胚胎之父系抗原识别异常而产生免疫低反应性，导致母体APLA缺乏和其他的细胞免疫及体液免疫异常，引发母体免疫系统对胎儿产生强烈的排斥现象，母体将胚胎来自父体的一半当作异物排斥而产生流产。发生于孕早期可发生自然流产，孕晚期则可发生妊娠高血压综合征、胎儿宫内生长迟缓，甚至胎死宫内。流产次数越多的患者，其体内APLA缺乏的可能性越大。

不明原因复发性流产

使用目前的技术无法查出的致病因素，称为原因不明性RSA，占RSA的35%～48%。随着相关研究的不断深入，研究人员发现免疫异常是导致以往认为是不明原因流产的重要病因。不明原因自然流产80%以上都与免疫因素有关，主要与妊娠免疫耐受相关。绝大部分不明原因自然流产属于同种免疫型

RSA。

免疫学因素和不明原因流产是近30年来国内外不断研究的成果。特别是母–胎界面免疫耐受机制的构建，使研究者得以从分子角度理解自然流产的机制。这部分研究几乎涉及经典及现代免疫学理论的各个方面，所获得结果也存在不稳定、互相矛盾，甚至不可重复的种种问题。

NK细胞

提示： CD56是人类NK细胞最具代表性的表面标志，妊娠外周血NK细胞的细胞毒性调节是妊娠成功与否的关键。

自然杀伤细胞（natural killer cell，NK细胞）是机体天然免疫系统中一类十分重要的非T非B类淋巴细胞，在无抗原刺激、也无抗体参与的情况下即能杀伤某些靶细胞，其数量占淋巴细胞总数的10%～15%。CD56是人类NK细胞最具代表性的表面标志。

NK细胞可分为2种亚群，根据NK细胞表面表达分子的不同可分为$CD56^+CD16^+$及$CD56^+CD16^-$2个亚群。$CD56^+CD16^+$细胞是母体外周血中的主要亚型，对靶细胞具有免疫杀伤作用；$CD56^+CD16^-$细胞是子宫蜕膜中的主要亚群，对胚胎有免疫保护作用。

流式细胞技术对蜕膜NK细胞（uNK）表面分子研究证实，非孕期uNK细胞数量随月经周期的不同阶段而变化，在增殖期数量较少，排卵后迅速增加，分泌晚期达高峰，从增生晚期到分泌晚期NK细胞的比例由26.4%上升到83.2%。

研究发现，RSA患者妊娠时外周血中NK细胞总数明显增加（$CD56^+CD16^+$细胞亚群），同时细胞毒活性增强，对胚胎有免疫杀伤作用。妊娠期间uNK细胞在底蜕膜部位最为丰富，但在孕20周后滋养层细胞完成向蜕膜的侵蚀时，uNK细胞数量开始明显减少，至孕晚期完全消失。进一步的观察还发现，下次妊娠结局为足月分娩的患者外周血NK细胞的数量显著低于结局为流产的患者。

国外对RSA妇女子宫内膜细胞的免疫表型研究，显示为不同的自然杀伤细胞群（$CD56^+$）。一些人认为NK细胞的增加与流产有关，而另外一些人则认为自然杀伤细胞的降低与流产有关；目前没有足够证据表明外周血NK细胞或者子宫内膜NK细胞与RSA有直接关系，因此有些学者不建议对NK细胞进行检测或治疗。

血栓前状态

提示： 妊娠期血栓前状态是RSA领域的研究热点，血栓前状态可能导致子宫胎盘血流状态改变、微血栓形成，绒毛梗塞及蜕膜血管纤维素样坏死，从而引起胚胎缺血缺氧，最终发育不良及流产。

血栓前状态（prethrombotic state，PTS）又称为易栓症（thrombophilia），分为遗传性易栓症和获得性易栓症2类。

血栓前状态是自身免疫型RSA的一种类型。指多种因素引起的凝血因子浓度升高，或凝血抑制物浓度降低和纤溶系统功能失调或障碍而产生的血液易凝状态，尚未达到生成血栓的程度，或者形成的少量血栓正处于溶解状态。

妊娠期血栓前状态是RSA领域的研究热点，大部分的研究都倾向于血栓前状态妇女RSA发生率更高。虽然目前对于血栓前状态与RSA扑朔迷离的关系尚有争议，但越来越多的证据表明，血栓前状态在流产的发病中起着重要作用，并且这一人群中RSA的发生率更高。

遗传性血栓形成是系统性血栓症公认的原因，是遗传性的抗凝血因子或纤溶活性缺陷导致血栓形成的凝血机制异常。遗传性血栓形成的凝血机制异常如凝血因子V Leiden（FVL）基因突变，活化蛋白C抵抗，凝血酶原基因突变，蛋白C、蛋白S和抗纤维蛋白酶Ⅲ缺陷症，高同型半胱氨酸（HHCY）血症及亚甲基四氢叶酸还原酶（MTHFR）基因突变等。凝血因子V（FV）在血液中具有抗凝作用和促凝作用，FV突变主要表现为削弱人体自身抗凝系统，产生活化蛋白C抵抗；FV突变称为FV Leiden（FVL）。报道显示这些缺陷与流产及孕晚期并发症相关。

获得性血栓形成主要是APS、获得性HHCY血症等各种引起机体血液高凝状态的疾病所致。

APA是一种强烈的凝血活性物质，通过与β2-糖蛋白1（β2-glucoprotein 1，β2-GP1）结合干扰其抗凝功能；阻止前列环素的合成，引起全身和胎盘血管的痉挛缺血，形成血栓；促进凝血功能导致血小板聚集，加速血栓的形成，同时可直接造成血管内皮细胞损伤，加剧血栓形成，引起蜕膜血管病变和胎盘血栓形成、梗死，从而使胚胎缺血死亡而流产。血栓形成与APA明显相关，抗体滴度越高，发生血栓的危险性也越大，APA呈持续阳性的患者血栓形成发生率为30%。血管栓塞者APA阳性率可达64%~68%。血栓栓塞史患者妊娠不仅容易发生流产，而且血栓栓塞复发风险大。

HHCY血症作为血管内皮损伤的标志之一，是血液高凝状态及相关疾病的独立危险因素。HHCY的病因包括遗传性代谢障碍和获得性遗传障碍，前者是由于参与蛋氨酸循环的酶基因缺陷所致，后者是由于食物中缺乏HCY代谢中必需的辅助因子，如叶酸（维生素B_9）、维生素B_6、维生素B_{12}等缺乏所致。血浆中维生素B_9、维生素B_6及维生素B_{12}浓度越低，HCY水平越高。

在正常妊娠过程中，血清HCY浓度显著呈下降趋势，在孕8~12周时即开始明显下降，在孕20~28周时达到最低水平。妊娠时高水平的HCY不仅对胚胎有直接毒性作用，抑制甲基转移酶活性，干扰甲基化反应，影响RNA、DNA合成并引起DNA损伤，还可使绒毛及蜕膜血管化不良，胎盘血管床与无血管绒毛比例增加，血管密度降低，血管面积及周长和直径减少并使血液处于高凝状态，导致胎盘动脉微血栓，从而导致胚胎着床率降低，流产率升高。现已有研究证明HHCY是血液高凝状态及RSA等相关疾病的独立危险因素。

长期饮用咖啡、吸烟、饮酒、吸毒、口服避孕药物等，均会导致血浆HCY水平升高；肾功能损害、高脂饮食也可影响HCY水平；某些疾病如甲低、糖尿病、肾功能衰竭、炎症、恶性肿瘤等可引起血液高凝状态。

免疫型复发性流产检查项目

免疫因素检查

自身抗体检查：主要包括抗心磷脂抗体（anticardiolipin antibodies，ACA）、抗β2-糖蛋白1-抗体（抗β2-GP1-Ab）、狼疮抗凝物（lupus anticoagulant，LA）、抗核抗体（anti-nuclear antibobies，ANA）、抗脱氧核蛋白抗体（human deoxyribonucleic protein antibody，RNPAb）、抗双链脱氧核糖核酸（double stranded-DNA，dsDNA）抗体、抗核可抽提抗原抗体（extractable nuclear antigen，ENA；包括抗U1-nRNP、Sm、SS-A、SS-B、Scl-70和Jo-1抗体）、抗平滑肌抗体（antismooth muscle antibody，ASMA）、抗核小体抗体（AnuA）、抗线粒体抗体（anti-mitochondria antibody，AMA）、抗组蛋白抗体（anti-histone antibody，AHA）、抗角蛋白抗体AKA、抗环瓜氨酸肽抗体（anti-cyclic cirullinated peptide antibodies，ACCP Ab）、抗甲状腺过氧化物酶抗体（TPOAb）、抗甲状腺球蛋白抗体（anti-thyroglobulin antibodies，TGAb）、ABO血型抗体和Rh血型抗体。

ACA的检验结果应以阴性（≤10 U/mL）、弱阳性（11~20 U/mL）、中度阳性（21~80 U/mL）、强阳性（>80 U/mL）表示。少部分正常人ACA可为弱阳性，以中度阳性、强阳性的临床意义最大。ACA至少检查2~3次，每次间隔6~12周，2次阳性者才能确诊。

生殖系统自身抗体：抗精子抗体、抗卵巢抗体、抗子宫内膜抗体、抗HCG抗体、抗卵细胞透明带抗体、抗滋养层细胞膜抗体。

同种免疫抗体：封闭抗体。

淋巴细胞检查：CD16+CD56+（NK细胞表面标志）、CD19+（B淋巴细胞标志）、CD3+、CD4+、CD8+（T淋巴细胞亚群）。

白细胞抗原检查：夫妻间HLA组织不相容或者母体封闭抗体缺乏与RSA相关始终存在争议，因此不推荐常规检查。

Th1细胞因子：白介素-2（IL-2）、IL-12、干扰素（IFN）-γ、

TNF-α、TNF-β等。

Th2细胞因子：IL-4、IL-5、IL-6、IL-10、转化生长因子-β等。

血栓前状态相关因素检查

凝血常规4项：包括凝血酶时间（TT）、部分凝血活酶（APTT）、凝血酶原（PT）及纤维蛋白原（Fbg）。

血栓前状态分子标志物：凝血酶原片段（F1+2）、血栓调节蛋白（TM）、凝血酶-抗凝血酶复合物（TAT）、抗凝血酶-Ⅲ（AT-Ⅲ）、血小板颗粒糖蛋白140（GMP140）、血栓烷B_2（TXB_2）、D-二聚体、纤溶酶原激活物抑制物-2（PAI-2）、凝血因子Factor Ⅴ Leiden（FⅤL）、凝血因子Ⅷ、抗凝血酶、血小板聚集度、血流变学14项、同型半胱氨酸、蛋白C和蛋白S等因子检查。

免疫型复发性流产的诊断特点

免疫型RSA虽然可以分类为自身免疫型与同种免疫型RSA，但临床上自然流产的免疫性病因既可单独存在，也可与其他病因合并发生，因此，免疫型RSA的诊断是排除性诊断。必须在确定排除其他可能导致自然流产的病因，才能做出免疫型流产或不明原因自然流产诊断。

免疫因素的检查主要限于2次或2次以上自然流产。对不明原因的2次或2次以上体外受精-胚胎移植（IVF-ET）反复着床失败或流产、有免疫紊乱史及不明原因胎儿生长受限（FGR）、羊水过少妊娠史也需要进行检查。除了详细询问病史和常规妇科检查外，必须排除染色体异常、生殖道解剖结构异常、内分泌异常、生殖道感染等疾病，并且排除了患者身体因素、心理因素、环境因素和男方因素后，患者APLA检查阴性或（和）自身抗体阳性，方可诊断为同种免疫型或（和）自身免疫型RSA。

免疫型复发性流产的分类及治疗

根据流产的发病机制及病理改变，对与免疫有关的RSA按以下分类法指导治疗。

自身免疫型和同种免疫型复发性流产治疗

自身免疫型

治疗以免疫抑制剂和抗凝剂为主，主要采用泼尼松、阿司匹林和低分子肝素治疗。

同种免疫型

主要采用淋巴细胞主动免疫治疗及免疫球蛋白被动免疫治疗。免疫抑制剂抑制APLA产生，削弱对胚胎的免疫保护作用，不适合这种类型的治疗。

母胎免疫识别过度型、低下型和紊乱型复发性流产的治疗

母胎免疫识别过度型（自身免疫型）

治疗以免疫抑制剂和抗凝剂为主，主要采用泼尼松、阿司匹林或（和）低分子肝素治疗。禁用LIT治疗等免疫增强疗法，否则会导致母体对胚胎抗原的免疫过度识别，加速对胚胎的免疫排斥反应。

母胎同种免疫识别低下型（同种免疫型）

这种类型主要呈现APLA缺乏，是RSA的主要病因类型。

治疗宜采用淋巴细胞主动免疫治疗及免疫球蛋白被动免疫疗法。

母胎免疫识别紊乱型（自身免疫型和同种免疫型）

小部分RSA患者一方面表现为APLA缺乏，显示母胎同种免疫识别低下，另一方面又表现出自身免疫及同种免疫损伤作用异常增高。此类的RSA不多见，但其病因复杂，是临床十分棘手的一种病因类型。

治疗首先选择免疫抑制剂及抗凝剂疗法，待自身免疫恢复正常后，再选择淋巴细胞主动免疫治疗及免疫球蛋白被动免疫疗法。

国内有研究发现LIT不但不增加APA的产生，相反能使部分APA阳性转阴，提示这两方面变化可能存在相互联系，LIT仍然可用于此类型RSA患者。

免疫病理学分类及治疗

Ⅰ类：HLA相容性升高，妊娠APLA缺乏。

Ⅰ类免疫紊乱不仅损伤胎盘和滋养细胞，还能诱发以下的Ⅱ类、Ⅲ类、Ⅳ类、Ⅴ类免疫异常。

选择淋巴细胞主动免疫治疗。

Ⅱ类：抗磷脂抗体（＋）。

此类患者病理表现主要是APS导致的胎盘病理损伤。

选择阿司匹林和低分子肝素治疗。

Ⅲ类：抗DNA抗体或抗DNA裂解产物抗体（＋）。

此类患者检查可以发现：①ANA阳性（斑点式）。②抗DNA抗体引起胎盘炎症。③妇女自身免疫疾病筛选阴性（没有SLE或风湿性关节炎的证据）。对抗胎儿和胎盘DNA的抗体ANA阳性导致胎盘炎症，包括绒毛炎、绒毛间质炎和蜕膜炎症等。

选择泼尼松治疗。

Ⅳ类：抗精子抗体（ASAb）和（或）APA（＋）

此类患者由于同时存在Ⅱ类或Ⅲ类的自身抗体，因此往往存在夫妇不能正

常受孕，而一旦受孕则存在前述的Ⅱ类和Ⅲ类病理变化。

选择泼尼松、阿司匹林和低分子肝素治疗。必要时宫腔内人工授精（IUI）、IVF-ET。

V类：CD56⁺NK细胞可产生毒性细胞因子（Th1细胞因子），妨碍胚胎种植，损伤胎盘细胞，引起蜕膜坏死；损害孕囊，孕囊小于正常或不规则变形，羊水量过少；引起绒毛下出血，导致胚胎发育不良或停止发育，最终流产。

CD19⁺5⁺细胞对维持妊娠发育所必需的激素产生抗体（抗雌激素、黄体酮和HCG抗体），这些抗体降低激素水平，可以引起黄体功能不全，妊娠时HCG水平上升缓慢；在诱导排卵周期中刺激不足，内膜发育不良；这种细胞还产生抗神经转移因子抗体，包括复合胺（serotonin），改变子宫肌细胞以适应妊娠的需要，其抗体使子宫不能适应妊娠期的变化。

选择淋巴细胞主动免疫治疗和免疫球蛋白被动免疫治疗。

总结

免疫因素导致的RSA占RSA患者的50%～60%。其中自身免疫型RSA约占免疫型RSA的1/3；同种免疫型RSA约占免疫型RSA的2/3。不明原因自然流产80%以上与免疫因素有关，绝大部分属于同种免疫型RSA。

CD56是人类NK细胞最具代表性的表面标志，妊娠外周血NK细胞的细胞毒性调节是妊娠成功与否的关键。

血栓前状态可能导致子宫胎盘血流状态改变、微血栓形成，绒毛梗塞及蜕膜血管纤维素样坏死，从而引起胚胎缺血缺氧，最终发育不良及流产。血栓形成与APA明显相关，抗体滴度越高，发生血栓的危险性也越大。血栓栓塞史患者妊娠不仅容易发生流产，而且血栓栓塞复发风险大。

免疫因素的检查主要适用于≥2次以上自然流产，或≥2次以上试管婴儿反复着床失败或流产，有免疫紊乱史及不明原因胎儿生长受限、羊水过少妊娠史等。

免疫型RSA的诊断是排除性诊断，必须在排除其他可能导致自然流产的病因后，才能做出免疫型流产或不明原因自然流产诊断。

免疫型RSA的治疗主要有以下几种：APLA缺乏的LIT、免疫球蛋白被动免疫治疗、LMWH和阿司匹林抗凝治疗，自身抗体异常的泼尼松免疫抑制治疗及中药治疗等。

第二节 自身免疫型复发性流产

引言

自身免疫型复发性流产主要与抗磷脂抗体综合征（antiphospholipid syndrome，APS）、系统性红斑狼疮（SLE）及干燥综合征等自身免疫疾病和自身抗体有关；其中与RSA关系较为密切的自身抗体是抗磷脂抗体（antiphospholipid antibody，APL或APA）。当具有与APA相关的血栓形成、血小板减少、复发性流产等临床表现时，统称为APS。原因不明RSA伴APA阳性也属于APS范畴。APS是严重的血液凝固疾病，可以通过高凝状态、血栓形成和直接损伤滋养细胞导致危及生命的动、静脉血栓形成，胎儿丢失或顽固的血小板减少症。APS多见于年轻人，60%～80%为女性患者，并与妊娠密切相关。

多数与APA相关的早孕期流产在流产发生前B超检查已见到胎心搏动，流产多发生于妊娠10周之后。随着超声技术的发展，发现部分患者可发生孕龄小于10周的胎死宫内现象。对于这部分患者的治疗，免疫抑制和抗凝治疗临床效果令人满意。

引导性问题

- 患者流产几次？是早期妊娠流产还是晚期妊娠流产？
- 每次流产时有无见到胚芽、胎心搏动？血HCG、P值多少？
- 既往流产时有无检查凝血功能？
- 流产时有无合并妊娠高血压？
- 如果患者有过活产，在妊娠哪个时期发生的？
- 流产时的保胎措施？有无做过抗凝治疗？
- 是否患过自身免疫型疾病？
- 有无血管栓塞病史及凝血功能异常？
- 如何选择免疫型流产孕前治疗方案？
- 孕后有哪些可供选择的保胎治疗方法？
- 检查治疗费用较高、治疗时间较长，患者能理解、能持续配合吗？

自身免疫抗体定义

自身免疫抗体是指针对自身组织、器官、细胞及细胞成分的抗体。

人体的生长、发育和生存有完整的自身免疫耐受机制的维持，正常的免疫反应有保护性防御作用，即对自身组织、成分不发生反应。一旦自身耐受的完整性遭到破坏，则机体视自身组织、成分为"异物"，而发生自身免疫反应，产生自身免疫抗体。正常人体血液中可以有低滴度的自身免疫抗体，但不会发生疾病，但如果自身免疫抗体的滴度超过某一水平，就可能对身体产生损伤，诱发疾病。

自身免疫定义

自身免疫是指机体免疫系统产生针对自身抗原和（或）自身致敏性淋巴细胞所产生的免疫反应，导致胚胎停止发育而流产。

生理性自身免疫现象主要功能是清除降解自身抗原和体内衰老、凋亡或畸变的细胞成分，并调节免疫应答平衡，从而维持机体的自身稳定。如果自身抗体和（或）自身反应性T细胞攻击自身组织、细胞，导致其产生病理改变和功能障碍时，即为病理性自身免疫，形成自身免疫病，可能导致胚胎停止发育而流产。

与复发性流产相关的自身抗体

目前已知的与RSA有关的自身抗体有非器官特异性抗体和器官特异性抗体。前者主要有APA、抗核抗体（ANA）、抗可抽提的核抗原抗体如抗可溶性抗原（ENA）抗体，包括抗Smith抗体、抗核糖蛋白（RNP）抗体、抗Sjogren-A（SS-A）抗体和抗Sjogren-B（SS-B）抗体、抗线粒体抗体（AMA）、抗双链脱氧核糖核酸抗体（抗Ds-DNA抗体）等；后者主要有抗平滑肌抗体（SMA）、抗甲状腺抗体（ATA）、抗心肌抗体（HRA）等。其中与RSA关系较为密切的自身抗体是APA。

抗磷脂抗体与复发性流产的关系

APA是一组针对各种带有负电荷的磷脂及其结合蛋白成分而产生的自身抗体，结合蛋白主要有 $\beta 2$-糖蛋白1（$\beta 2$-GP1）、凝血酶原、蛋白C、胎盘抗凝蛋白（annexin V）以及血小板和内皮细胞抗原。目前已发现的APA有20余种，主要是根据磷脂成分命名的。APA是引起流产和不孕症最主要的自身抗体，其中以抗心磷脂抗体（anticardiolipin antibodies，ACA、ACL）、抗 $\beta 2$-GP1-Ab和狼疮抗凝因子（LA）最有代表性和临床相关性。ACA是针对血管内皮细胞膜和血小板上的磷脂的自身抗体，有IgG、IgA、IgM 3种类型，以IgG类最具临床意义。LA是在红斑狼疮（SLE）患者体内发现的，因此称为狼疮抗凝因子。

APA阳性并伴有血栓形成或者病理妊娠的一组临床征象，称为抗磷脂抗体综合征（antiphospholipid syndrome，APS），包括2类抗体：一类抗体作用于磷脂，主要为ACA和LA；另一类作用于磷脂结合蛋白，主要是抗 $\beta 2$-GP1-Ab。

ACA是中国人群中自身免疫型RSA的最主要的自身抗体，在APS患者中ACA的出现率是LA的5倍以上。不孕和流产的妇女APA阳性率高于健康妇女，APA阳性的女性RSA患者先兆子痫、胎儿宫内发育迟缓等的风险增高。β2-GP1-Ab与RSA的关系尚不明确。Walid认为β2-GP1 IgM抗体与早期流产有关；国内报道RSA患者β2-GP1 IgG型抗体阳性率显著高于健康对照组。也有学者认为单独β2-GP1-Ab与RSA不相关。

林其德等研究显示，排除SLE的RSA病例检测，ACA阳性率为14.29%，而正常妇女ACA阳性率仅为6.37%。另有报道认为，ACA在RSA患者中阳性率为5%~51%，LA在RSA患者中的阳性率为0~20%，而APA阳性率在RSA患者中则高达50%~60%，正常人群其阳性率仅4%。不管是否有SLE等原发疾病，APA阳性如不予治疗，约70%以上将发生自然流产或胎死宫内。即使给予治疗，再次妊娠流产率也较高。

提示：APA以ACA、抗β2-GP1-Ab和LA最有代表性和临床相关性。APA阳性的女性患者RSA、先兆子痫、胎儿宫内发育迟缓等的风险增高；APA阳性如不予治疗，约70%以上将发生自然流产或胎死宫内。

抗磷脂抗体与原因不明反复种植失败的关系

随着APS在RSA中作用的肯定，越来越多的学者开始考虑APA与不明原因反复种植失败是否同样存在相关性。Matsubayashi等对74例反复着床障碍（RIF）和273例RSA患者进行研究，结果提示RIF患者APS和ACA血清学阳性比率明显高于RSA组及对照组。但也有研究认为，APS与IVF后妊娠率和活产率低无明显相关性。

APA导致着床障碍的机制目前仍不明确，可能在胚胎种植处使血管形成受损，形成微血栓，导致滋养细胞侵入母体血管出现异常；也可能对滋养细胞的侵入、分化、增殖、蜕膜化产生负面影响，导致种植失败，甚至通过对免疫系统的直接作用，导致种植失败。Qublan等观察到RIF组中遗传性因子Ⅴ（FV）Leiden突变（FVL）、亚甲基四氢叶酸还原酶（MTHFR）C677T突变和ACA的检出率较一次IVF成功组和自然受孕组明显增高；RIF组中至少一项结果异常者比例高达68.9%，≥2项结果异常者比例也有35.6%，均明显高于2个对照组，说明血栓形成倾向在RIF发病机制中扮演着重要角色。

抗磷脂抗体导致复发性流产的机制

正常情况下，磷脂分子带负电荷位于细胞膜脂质双层的内层，不被免疫系统识别，但磷脂分子一旦暴露于机体免疫系统，即可产生各种APA。APA不仅是一种强烈的凝血活性物质，激活血小板，促进凝血功能导致血小板聚集，血栓形成，同时可直接造成血管内皮细胞损伤，加剧血栓形成，引起蜕膜血管病变和胎盘血栓形成、梗死，损伤胎盘母儿单位的功能，从而使胚胎缺血死亡而流产。近来研究还表明，APA可能直接与滋养细胞结合，抑制滋养细胞的功能，影响胚胎着床过程。APA使胎盘不能紧密附着或不能完全附着，另外，直接抑制细胞滋养细胞分化为合体滋养细胞，使胎儿营养供应不足。

抗β2-糖蛋白1-抗体与复发性流产

β2-GP1分子量为50 kD，与带阴性电荷的磷脂有高的亲和力，是血清中APA与磷脂结合的协同因子。β2-GP1广泛存在于人类血浆中，参与凝血及抗凝过程。抗β2-GP1-Ab与β2-GP1结合后扰乱抗凝血过程，导致血栓形成。此外，抗β2-GP1-Ab也可能直接损害滋养层，在合体细胞分化时，滋养层表达的细胞膜带阴离子磷脂可与带阳离子的β2-GP1结合，这种结合蛋白与抗β2-GP1-Ab或APA发生免疫反应后，抑制胎盘滋养细胞生长，促进细胞凋亡。

国外报道β2-GP1-Ab在RSA中的阳性率为22.2%，对照组仅为2.2%；国内报道β2-GP1 IgA、IgG、IgM型抗体在RSA者阳性率分别为13.1%、9.1%和15.6%，对照组阳性率分别为1%、0和1%。

ANA与复发性流产

ANA是一种自身抗细胞核内脱氧核糖核酸（DNA）、核糖核酸（RNA）、蛋白或这些物质的分子复合物抗体的总称。主要由以下几种：①抗ENA抗体；②抗DNA抗体：又分抗单链DNA抗体（ssDNA）、抗双链DNA抗体（dsDNA），后者对诊断SLE有特异性，并可作为治疗的评估；③抗组蛋白抗体；④抗着丝点抗体；⑤抗核仁抗体。

ANA与抗原产生的免疫复合物可沉着于蜕膜血管，使蜕膜血管受损，影响胎盘发育而导致流产。此外，ANA与RNA相关抗原结合可能引起RNA转录的障碍，并影响DNA复制；ANA尚可干扰细胞的分裂过程。ANA的形成是机体活跃的自身免疫状态所致，针对身体任何器官、组织的自身免疫反应均有可能产生ANA，因此在几乎所有的自身免疫性疾病或自身免疫活跃相关的状态下，都可以发现ANA。ANA阳性在许多情况下仅表示机体当时自身免疫比较活跃，但这种自身免疫异常不一定导致流产，与胎儿安危无明显相关。因此，ANA并非是RSA的较好筛查指标。

在RSA患者中ANA阳性率为8%~50%；连续2次流产患者ANA阳性率为38.1%，流产≥3次或死胎患者ANA的阳性率则为43.5%。妊娠丢失次数越多，ANA阳性率越高，ANA抗体效价也越高。ANA阳性患者的流产通常发生在妊娠前3个月或最后3个月。另有研究认为ANA阳性可能与RSA关系不大，研究组与对照组的差异无显著性。

SLE与复发性流产

SLE是一种自身免疫性疾病，是一种多基因遗传病，发病和多种易感基因有关。SLE的病理特征为患者体内有多种自身抗体，这些抗体单独存在或形成复合体，介导炎症和组织损伤。

SLE好发于育龄妇女，妊娠妇女中发病率约为1∶1 660。SLE是与RSA最为密切的自身免疫疾病。SLE患者血清内存在大量自身抗体，这些自身抗体可沉积于胎盘，胎盘绒毛可见IgG、IgM、IgA、C3免疫复合物沉着，绒毛血管内血栓形成，导致胎盘缺血、缺氧和胎儿发育受阻，使流产、死胎、早产、胎儿生长受限（FGR）等的发生率明显上升。SLE妇女自然流产率可达20.55%。

抗甲状腺抗体与复发性流产

提示：ATA阳性反映体内存在导致妊娠失败的异常免疫反应，是自身免疫激活的标志，与流产相关。ATA阳性患者尽管甲状腺功能未表现异常，但甲状腺可能已受损害，处于亚临床阶段；随着孕周的增加，TSH可能升高，游离甲状腺素呈现降低的趋势，导致流产或早产的危险性明显增加。

ATA主要分3种，抗甲状腺过氧化物酶抗体（TPOAb）、抗甲状腺球蛋白抗体（TGAb）、抗促甲状腺素受体抗体（TRAb），与RSA关系密切的为前2种。

ATA导致流产的机制目前尚不清楚。ATA是人的各种自身抗体中最典型的器官特异性抗体，以IgG为主。ATA阳性可能预示机体存在高滴度的自身抗体，自身免疫状态亢进而导致流产。ATA阳性患者在局部免疫细胞方面与正常孕妇相比有一定变化，ATA阳性患者T细胞功能异常，子宫内膜T细胞数比正常对照妇女多，分泌较多的干扰素（IFN）-γ，故检测ATA可作为T细胞功能异常的外周血标志物。SLE女性的ATA阳性率高达45%。Bussem和Steck报道，RSA妇女中ATA阳性率为36%，远高于对照组的9%。一项前瞻性研究表明反复种植失败（RIF）和不明原因不孕患者较RSA及对照组TPOAb、TGAb阳性率显著增高，提示ATA可能是RIF的独立标志。

ATA阳性的妇女较易发生自然流产，ATA的存在标志着流产危险的增加，且口服甲状腺素治疗并不能改善妊娠结局。Stagnaro-Greens等观察到，ATA阳性女性的流产率是17%，而阴性女性的流产率则是8.4%。另一项研究表明，ATA阳性的孕妇自然流产率为10.4%，而在使用生殖辅助技术成功受孕的妇女中，ATA阳性的妇女流产发生率高达32%，ATA阴性的仅为16%，故认为，

ATA可能是预测流产的敏感指标。Pratt等的研究显示，RSA伴ATA阳性的病例ACA阳性率并不增加，认为ATA可作为预测RSA的一个独立的指标。在妊娠早期的妇女中TPOAb的阳性率约10%，TPOAb阳性会增加流产风险，增加妊娠期甲状腺功能异常的发生率，同时会增加产后发生甲状腺炎的可能，在产后5~10年中发生甲状腺炎的风险高达30%~50%。

ATA与甲状腺功能关系密切。自身免疫性甲状腺炎患者血清中ATA升高可引起甲状腺组织形态和功能损害，其中4%~5%患者血清中存在ATA但甲状腺功能正常；50%患者血清中存在ATA表现为甲低；另外45%患者血清中存在ATA，虽为甲低但无明显临床症状。自身免疫性甲状腺炎极少数表现为甲亢。英联邦国家对2万名生育期妇女的流调结果显示，ATA可疑阳性者在3年内28%出现甲低症状，12年内58%出现甲低症状。TPOAb阳性的妇女，产后甲状腺功能异常发生率为50%，永久性甲低发生率为25%~30%。妊娠期暂时性甲状腺功能异常者，7年后进展为甲低的概率为50%。

抗平滑肌抗体与复发性流产

抗平滑肌抗体在不明原因不孕症患者中的阳性率为49%，而在正常妊娠女性为17%。该抗体与RSA的研究较少。少数报道显示自然流产患者中抗平滑肌抗体阳性率有所增加。持续的病毒感染是产生该抗体的原因。

抗子宫内膜抗体、抗卵巢抗体、抗精子抗体、抗透明带抗体等详见有关章节。

血栓前状态与复发性流产

提示：血栓前状态是导致RSA的重要病因。FVL基因突变、活化蛋白C抵抗、HHCY血症、APS等原因可能引起血液高凝状态、血栓形成、胚胎缺血死亡而流产。

血栓前状态（prethrombotic state，PTS），又称为易栓症（thrombophilia），与RSA的关系备受关注。PTS是指多种因素引起的凝血和抗凝血系统、纤溶和抗纤溶系统功能失调或障碍的一种病理过程，患者存在血栓形成的风险因素。PTS是自身免疫型RSA的一种类型，分为遗传性和获得性2类。妊娠期发生血栓前状态的患者RSA发生率很高。

遗传性血栓形成

遗传性血栓症是遗传性的抗凝血因子或纤溶活性缺陷导致血栓形成的凝血机制异常，如凝血因子V Leiden（FVL）基因突变，活化蛋白C抵抗（activated protein C resistence，APCR），凝血酶原基因突变，蛋白C（protein C，

PC）、蛋白S（protein S，PS）和抗纤维蛋白酶Ⅲ缺陷症，高同型半胱氨酸（HHCY）血症及亚甲基四氢叶酸还原酶（methylenetetrahydrofolate reductase，MTHFR）基因突变等。

同型半胱氨酸（homocysteine，HCY）是一种由蛋氨酸通过蛋氨酸循环产生的一种含硫的氨基酸，不能直接从食物中获取，其本身不参与蛋白质的合成，但在蛋氨酸代谢通路中占重要地位，将含硫氨基酸、还原性叶酸、维生素B_6、维生素B_{12}等物质紧密联系起来。在正常妊娠过程中，血清HCY浓度呈显著下降趋势，在孕8~12周时即开始明显下降，于孕20~28周时达到最低水平。妊娠期高水平的HCY除对胚胎有直接毒性作用外，尚可通过刺激自由基的产生和释放，损伤血管内皮细胞，使得抗凝型血管内皮转变为促凝型，利于血栓形成，损伤血管内皮功能，影响其表面的多种凝血因子，形成促凝血的环境，增加母体血栓形成的危险，引起胎盘血栓栓塞，造成流产。孕早期过高的HCY对绒毛血管的形成有明显的抑制作用，使得绒毛血管数目明显减少，影响胚胎的供血量，从而导致胚胎死亡。此外，高HCY可使细胞处于高氧化应激阶段，而具有胚胎毒性作用，使胚胎发育异常而流产。高HCY血症是动脉硬化症、静脉血栓、神经管缺陷、胎盘早剥、胎盘梗死、先兆子痫以及复发性早期自然流产的高危因素。

MTHFR基因在HCY代谢中起着重要作用，而MTHFR基因C677T点突变可引起MTHFR严重缺乏或活性下降，从而导致HHCY，而升高的HCY被认为是血栓性疾病的独立危险因素。国内研究提示，MTHFR多态性与RSA有关；MTH-FR677TT基因型与HHCY血症有关，导致早孕期RSA2~3倍的高风险。Nelen等进行的Meta分析结果表明，MTHFR基因TT基因型和HHCY血症均是RSA的危险因素，但HCY更加敏感。HHCY引起绒毛膜的血管化缺陷与RSA有关。

ＦＶＬ和凝血酶原的基因突变与遗传性易栓症密切相关。ＦＶＬ基因G1691A突变，导致活化蛋白C抵抗，抗凝血功能障碍。凝血酶原基因G20210A突变，造成血浆凝血酶原水平增高。因此，这2个基因的突变均造成血栓形成倾向。目前认为，ＦＶＬ和凝血酶原的基因突变可能与RSA相关。Rey等通过对2 087例妇女研究结果的荟萃分析中发现，与对照组相比，G20210A突变者流产机会增加2~3倍。但也有学者提出G20210A与RSA不存在相关性。最近的一项Meta分析显示，ＦＶＬ的突变增加了早期流产和早期胎死宫内的风险。

凝血酶原水平升高是血栓形成的一个独立危险因素。蛋白C缺陷提示凝血活性增强，纤溶活性降低，是血栓形成的原因之一。蛋白C是肝脏合成的维生素K依赖性丝氨酸蛋白酶抑制物，凝血酶及胰蛋白酶均可激活蛋白C，激活的蛋白C称为活化蛋白C，具有抗凝和促纤溶作用。蛋白C缺陷提示凝血活性增强，纤溶活性降低，是血栓形成的原因之一。有报道认为蛋白C与蛋白S结合形成活化蛋白C复合物（activated protein C complex，APC），能选择性的裂解凝血因子Ⅴa及Ⅷa，发挥抗凝作用；而当蛋白S或者蛋白C缺乏时，胎盘血栓形成风险增大。蛋白S是活化蛋白C发挥抗凝作用的一个重要辅助因子，加速活化蛋白C灭活因子Ⅴa、Ⅷa。蛋白S缺陷同样造成血栓形成倾向。

　　FVL基因突变与早期和晚期的RSA相关，而凝血酶原基因突变则只影响早期RSA。一项包括31个回顾性研究治疗的meta分析结果显示，FVL基因突变、遗传性活化蛋白C抵抗与早孕期、晚孕期RSA及晚孕期非RSA史均有关系。蛋白S缺乏与晚孕期非RSA相关。亚甲基四氢叶酸突变、蛋白C和抗纤维蛋白酶Ⅲ缺乏与流产无显著性关系。

获得性血栓形成

　　主要是抗磷脂抗体综合征（antiphospholipid syndrome，APS）、获得性HHCY血症等各种引起血液高凝状态的疾病等。

　　APA是一种强烈的凝血活性物质，血栓形成与APA明显相关，抗体滴度越高，发生血栓的危险性也越大，APA呈持续阳性的患者血栓形成发生率为30%。血管栓塞者APA阳性率可达64%~68%。

　　获得性HHCY最常见的原因是食物中缺乏HCY代谢中必需的辅助因子，如维生素B_9（叶酸）、维生素B_6或维生素B_{12}。研究发现，血浆中叶酸、维生素B_6及维生素B_{12}浓度越低，HCY水平越高。维生素B_{12}和叶酸是蛋氨酸合成酶的辅助因子，在HCY的再甲基化中起重要作用，因此补充叶酸、维生素B_6和维生素B_{12}可以降低血浆HCY水平。

　　目前认为PTS导致流产的机制是血液高凝状态导致子宫胎盘循环障碍有关，即PTS患者容易形成微血管血栓，妊娠时胎盘微血栓形成，导致胎儿胎盘微循环障碍，从而导致流产的发生。因此，临床上应重视PTS的筛查与诊断。

　　血栓前状态与RSA关系密切已经得到众多学者的公认，但具体研究结果仍然是相互矛盾，即使在相对客观、全面的荟萃分析中也不可避免存在矛盾。这种现象与血栓前状态在各个区域、各个种族的分布不均有关。另外，众多研究质量参差不齐，如存在纳入对象的偏倚、研究方法的不同、研究数量的限制等也有影响。

自身免疫型复发性流产的诊断

　　APS是一种非炎症性自身免疫病，临床上以动脉、静脉血栓形成，病态妊娠（妊娠早期流产和中晚期死胎）和血小板减少等症状为表现，血清中存在APA，上述症状可以单独或多个共同存在。APS可分为原发性抗磷脂综合征（PAPS）和继发性抗磷脂综合征（SAPS）。PAPS的病因目前尚不明确，可能与遗传、感染等因素有关。SAPS多见于SLE或类风湿关节炎（RA）等自身免疫病（悉尼标准建议不用原发性和继发性APS这一概念，但目前的文献多仍沿用此分类）。自身免疫型RSA是APS的一种表现。

根据"2006年悉尼国际APS会议修订的APS分类标准"和2011年中华医学会风湿病学分会APS诊断和治疗指南，诊断APS必须具备下列至少1项临床标准和1项实验室标准。

临床标准

血管栓塞

任何器官或组织发生1次以上的动脉、静脉或小血管栓塞，血栓必须被客观的影像学或组织学证实。组织学还必须证实血管壁附有血栓，但没有显著炎症反应。

病态妊娠

（1）发生1次以上的在孕10周以上不可解释的形态学正常死胎，正常形态学的依据必须被超声或被直接检查所证实，或

（2）在妊娠34周之前因严重的子痫或先兆子痫或严重的胎盘功能不全所致1次以上的形态学正常的新生儿早产；或

（3）在妊娠10周以前发生3次以上的不可解释的自发性流产，必须排除母亲解剖、激素异常及双亲染色体异常。

实验室标准

（1）血浆中出现LA，至少发现2次，每次间隔至少12周。

（2）用标准ELISA法在血清中检测到中、高滴度的IgG/IgM类ACA抗体（IgG型ACA＞40GPL；IgM型ACA＞40MPL；或滴度＞99%的百分位数），至少2次，间隔至少12周。

（3）用标准ELISA法在血清中检测到IgG/IgM型抗β2-GP1-Ab，至少2次，间隔至少12周（滴度＞99%的百分位数）。

与诊断标准有关的问题

提示：至少间隔12周的2次发现血中存在中、高滴度的IgG/IgM型ACA，或LA阳性才有诊断价值。抗β2-GP1-Ab比ACA敏感，假阳性低，常规检测可提高RSA患者的ACA的检测率。APS的诊断标准仍有待完善。临床上APS孕妇的病理妊娠表现是多样化的，不仅限于早产、流产，还可出现先兆子痫、胎儿宫内发育迟缓（FGR）等等。

目前可检测的APA有20余种，以ACA和LA较为标准化。鉴于5%的健康人群也会出现低滴度ACA，因此中、高滴度的ACA更具诊断价值。某些感染性

疾病也会出现APA一过性阳性，这种因感染引起的短暂的APA阳性并不会引起APS的临床症状。因此，按照目前的通用诊断标准，至少间隔12周的2次发现血中存在中、高滴度的IgG/IgM型ACA，或LA阳性才有诊断价值。

ACA与磷脂的免疫病理反应是通过β2-GP1而起作用的。近年来研究发现，一些APS患者ACA呈阴性，抗β2-GP1-Ab呈阳性。抗β2-GP1-Ab比ACA敏感的原因是心磷脂没有抗原性，只有与其辅助作用蛋白如β2-GP1-Ab结合才可成为易识别和稳定的抗原。抗β2-GP1-Ab与血栓的相关性比ACA强，假阳性低，对诊断原发性APS的敏感性与ACA相近。抗β2-GP1-Ab也能够通过与β2-GP1结合发挥与ACA相似的病理作用。作为磷脂结合蛋白的β2-GP1对于引发APA的产生是非常重要的，所以，为提高RSA患者的ACA的检测率，常规增加抗β2-GP1-Ab的检测更具特异性。

关于APS的诊断标准仍有待完善。临床上APS孕妇的病理妊娠表现是多样化的，不仅限于早产、流产，还可出现先兆子痫、胎儿宫内发育迟缓（FGR）等等。国外报道在胎儿死亡病例的研究中，发现在很大程度上是伴随有APS。大约1/3的APS妇女，在妊娠期间发生子痫前期，伴有APS的孕妇有发生显著的早发型严重子痫前期（<34周）、子痫或LELLP综合征的危险。APA还可以通过胎盘进入胎儿，沉积在胎儿的心脏，引起胎儿的房室传导阻滞或心脏发育异常。

妊娠期本身是一种高凝状态，加上APA影响了各种凝血与抗凝血因子的功能，导致动脉、静脉血栓反复形成，因此对有血栓形成病史的孕妇将有危险。

自身免疫性复发性流产的治疗

提示：目前治疗自身免疫型RSA主要策略为免疫抑制加抗凝治疗。方案包括：①单独口服阿司匹林或合用泼尼松；②单独使用低分子肝素、普通肝素或合用泼尼松；③泼尼松、阿司匹林、低分子肝素加大剂量免疫球蛋白。

根据"2008年北京人类生殖医学国际研讨会——复发性流产免疫学诊断和治疗规范共识"，自身免疫型RSA的治疗宜采用小剂量、短疗程、个体化免疫抑制和抗凝疗法。

对APA持续阳性或呈中、高水平，采用小剂量泼尼松；对宫内死胎史和血管栓塞的病例主张阿司匹林加低分子肝素（low molecular weight heparin，LMWH）或（和）普通肝素（unfractionated heparin，UFH）治疗。因疗程比较长，要定期监测，主要观察指标包括血小板聚集度（PagT）、D-二聚体、B超子宫动脉血流量。对血管栓塞患者孕前应用华法林抗凝治疗，孕后改为LMWH。对SLE合并死胎和血管栓塞患者主张用泼尼松、阿司匹林、LMWH加免疫球蛋白（intravenous immunoglobulin，IVIG）治疗。这些治疗方案需要进一步探讨，以期循证医学支持。

免疫抑制疗法

对APA持续阳性或呈中、高水平，采用小剂量泼尼松5 mg/d，确定妊娠即开始用药。用药疗程长短根据APA水平变化，频繁出现阳性或持续阳性者用药至妊娠结束；用药期间抗体水平转阴1～2个月可考虑停药。合并SLE者，泼尼松用药剂量及用法根据SLE治疗方案。

抗凝疗法

由血栓前状态引起的RSA中，抗凝治疗被公认为有效的治疗方法，包括小剂量阿司匹林和LMWH等。

阿司匹林适用于血小板激活状态者［血小板聚集试验和（或）GMP-140水平增高］。从确定妊娠开始用药至产前3天，药物起始剂量为25 mg/d，后继用量根据控制血小板聚集试验在每毫升35%～75%所需要的剂量进行调节，一般用量在25～75 mg/d。

LMWH适用于D-二聚体水平大于正常值的血液高凝状态者，从确定妊娠开始用药至产前3天，妊娠期间密切检测D-二聚体水平变化。药物起始剂量为低分子肝素每天1支，皮下注射（如达肝素5 000 U/支或那屈肝素4 100 U/支），后继剂量根据D-二聚体水平调整，使D-二聚体维持在0.2～0.4 μg/mL；一般用量为1～3支/d，每8～12 h注射1次。

大量临床研究报告证实，预防性LMWH抗凝可显著改善有血栓形成倾向孕妇的妊娠结局。Sanson BJ报告使用LMWH治疗486例孕妇，其中93例既往有RSA史的孕妇，83例（89%）成功活产，而28例有先兆子痫史的孕妇全部活产。Boda在60例（其中32例有血栓形成倾向）有既往流产史的孕妇中，对比那屈肝素、普通肝素（UFH）和无抗凝治疗的结局，结果显示3组间活产率分别为92.3%、72.7%和17.4%，那屈肝素显著改善了妊娠结局。

对于获得性HHCY血症的治疗目前尚无统一标准，普遍认为补充大剂量叶酸，每天1～5 mg，1个月后复查HCY，正常后改为每天0.8 mg；维生素B6和维生素B12有一定作用。

抗凝疗法方案

ACA呈偶发阳性和（或）伴有血小板聚集性增高：应用阿司匹林。

ACA呈偶发阳性并伴有高凝状态：应用LMWH。

ACA呈偶发阳性伴有血小板聚集性增高和高凝状态：应用阿司匹林和LMWH。

ACA呈频繁出现阳性或持续阳性，不伴有血小板聚集性增高和高凝状态：

应用泼尼松。

　　ACA呈频繁出现阳性或持续阳性并伴有血小板聚集性增高：泼尼松和阿司匹林。

　　ACA呈频繁出现阳性或持续阳性并伴有高凝状态：应用泼尼松和LMWH。

　　ACA呈频繁出现阳性或持续阳性并伴有血小板聚集性增高和高凝状态：应用泼尼松、阿司匹林和LMWH。

阿司匹林作用机制及不良反应

　　阿司匹林主要是能抑制血小板凝集、降低前列腺素（PG）合成酶的活性，有抗血栓形成和缓解血管痉挛的作用；可升高血液中白细胞介素-3（IL-3）含量，而IL-3有助于滋养细胞增生和浸润。

　　阿司匹林最常见的不良反应是消化道溃疡、出血倾向、过敏反应、血管神经性水肿，小剂量使用很少发生副反应。

　　阿司匹林孕期用药属于FDA C类。阿司匹林对胎儿是否致畸曾有争议。有文献报道妊娠早期使用阿司匹林可致畸胎，如脊柱裂、头颅裂、面部裂、腿部畸形，以及中枢神经系统、内脏和骨骼的发育不全，妊娠晚期长期使用可能致胎儿动脉导管收缩或过早关闭，导致新生儿持续性肺动脉高压及心力衰竭。一项22个研究的荟萃分析显示早孕期服用阿司匹林胎儿腹裂风险增加2~3倍，是否增加神经管缺陷、中枢神经系统畸形、唇腭裂风险尚不确定。因该药通过胎盘，有报道可致新生儿颅内出血。阿司匹林可通过乳汁排泄，哺乳期最好不用。

　　美国食品和药品管理局（FDA）监测报告显示，妊娠早期服用阿司匹林是安全的，没有胎儿致畸报告。目前多数认为在妊娠期服用小剂量阿司匹林（<150 mg/d）对产妇和胎儿都安全，不增加先天畸形发生率。尽管孕期服用小剂量阿司匹林是安全的，但专家建议，必须使用抗凝剂的RSA患者，妊娠前服用阿司匹林，妊娠后停药，改用LMWH。

低分子肝素作用机制及副反应

　　提示： 使用LMWH极少发生副反应，产科出血、皮肤过敏反应发生率不到2%，血小板减少概率仅有0.1%，妊娠后的骨质丢失与妊娠生理性的骨质丢失没有差异。LMWH不通过胎盘屏障，目前尚未有发现引起胎儿畸形的报道，可以在妊娠期安全使用；LMWH不分泌于乳汁中，在哺乳期也同样可以安全使用。

　　β2-GP1与磷脂的结合促成APA的产生，磷脂一旦失去与β2-GP1的结合，即失去抗原性，同时容易裂解而被清除。肝素能直接结合β2-GP1，其结合位点正是APA与β2-GP1的结合位点，因此肝素能竞争性抑制β2-GP1与APA的结合。体外试验显示，肝素可恢复因APA作用而受损的滋养细胞侵蚀能力，也可升高因APA作用而下降的胎盘分泌HCG的水平。低浓度肝素有抗凝血酶原激酶作用，高浓度肝素可抑制凝血酶，阻止血小板凝集。LMWH不但能抑制高凝状态，而且还减少血小板减少性紫癜和骨质疏松等并发症。

长期使用LMWH增加了产科出血、皮肤过敏反应和血小板减少风险，但这些风险发生率不到2%，血小板减少概率仅有0.1%。长期使用LMWH，妊娠后的骨质丢失与妊娠生理性的骨质丢失没有差异。

目前国内外临床上使用的LMWH有：那屈肝素（nadroparin，速碧林），4 100 U/1 mL（支）；达肝素（dalteparin，法安明），5 000 U/0.2 mL（支）；依诺肝素（克赛、enoxaparin），5 000 U/1 mL（支）；帕肝素（parnaparin，栓复欣）；亭扎肝素（tinzaparin），2 500 U（支），3 500 U（支），5 000 U（支）；赛博利，5 000 U/1 mL（支）。这些LMWH的来源、生产工艺、药代动力学和抗凝谱有所不同，临床上不可随意替换。

LMWH皮下注射后半衰期为3~6 h，在体内主要通过肾脏代谢，肌酐清除率＜30 mL/min时应慎用。LMWH分子量较大，带有丰富的负电荷，因此不通过胎盘，也不分泌于乳汁中，在妊娠期和产褥期都可安全使用。

在LMWH使用过程中，必须对药物的不良反应进行监测。主要是出血事件及血小板减少两方面。在出血事件方面，首先是观察用药过程患者的症状，如鼻衄、牙龈出血、皮肤黏膜出血等；其次是可以监测相关凝血指标。LMWH引起血小板减少的概率极低，但是在用药过程中定期监测血小板计数可以更好地避免严重血小板减少的发生。

LMWH孕期用药属于FDA B类。国内外文献报道，孕期使用LMWH对于母、胎都是比较安全的。可能引起母体的不良反应有过敏反应、出血、血小板减少及骨质疏松等。对于骨质疏松，通常可以合并使用钙剂预防。在对胎儿的安全性方面，目前尚未有发现LMWH引起胎儿畸形的报道。LMWH不通过胎盘屏障，不会增加胎儿出血事件的发生，因此，可以在妊娠期安全使用。另外，LMWH不分泌于乳汁中，在哺乳期也同样可以安全使用。

LMWH新用途

提示：LMWH对于滋养细胞的分化、侵袭具有促进作用，还具有抗凝、抗栓、抗炎和免疫调节的功能；LMWH影响滋养细胞分泌HCG的水平，促进滋养细胞增长。目前临床上对RSA患者早孕时血β-HCG上升缓慢的患者注射LMWH保胎，获得满意效果。

体外实验证实，LMWH对于滋养细胞的分化、侵袭具有促进作用，对于早期妊娠自然流产的绒毛进行培养，肝素可以通过增加其金属基质蛋白酶的表达活性进而促进其侵袭。这一基础研究也支持了抗凝治疗在安胎治疗中的应用。

对不明原因的RSA孕妇进行LMWH治疗，成功率为85.1%。这就提示LMWH除了抗凝、抗栓作用外，还可能通过其他途径起到保护胚胎的作用。近年国外研究发现，LMWH还具有抗炎和免疫调节的功能。LMWH可以抑制肿瘤坏死因子（TNF）-A、白介素（IL）-8及NK细胞的功能，抑制粒细胞的游走和渗出，抑制补体的激活，调节母胎界面的细胞因子网络向Th2型优势转化等。阻断补体的激活；与β2-GP1在内的许多蛋白结合，剂量依赖性地干扰APA与β2-GP1及磷脂之间的相互作用，促进滋养细胞增殖和分化，通过抗氧化作用调节细胞凋亡，增加早孕期绒毛外滋养层细胞的侵袭能力。LMWH可以影响滋养细胞分泌HCG的水平，体外试验治疗剂量的LMWH可以促进滋养细胞增长。目前，已有学者对RSA患者早孕时血β-HCG上升缓慢的患者注射LMWH保胎，临床效果良好。

Chakraborty等认为肥胖、PCOS等引起的RSA主要原因是蜕膜血管血栓形成，认为妊娠早期使用阿司匹林联合低分子肝素可抑制血栓形成，明显改善妊娠结局。但是也有学者报道无论是单用阿司匹林还是联合使用低分子肝素钠均不能提高胚胎存活率。

另有研究发现，对反复着床障碍的患者，在排卵期前后注射LMWH可改善胚胎植入，提高妊娠率。

治疗要点

自身免疫型RSA的治疗宜采用小剂量、短疗程、个体化免疫抑制和抗凝疗法。用药疗程长短根据APA水平变化，频繁出现阳性或持续阳性者用药至妊娠结束；用药期间抗体水平转阴1~2个月可考虑停药。以往认为APA持续阳性或呈中、高水平的RSA患者应使用小剂量糖皮质激素，但近年随机对照研究发现孕期用糖皮质激素治疗APA相关的RSA并不改善活产率，而且长期服用皮质激素致妊娠期糖尿病、早产、胎膜早破及感染的风险增加，目前不推荐常规使用。

对有明显高凝状态的患者可在孕前1~2个月开始治疗，以口服阿司匹林为主。使用肝素的确切时间仍有待评价，如果LMWH治疗的主要目的是抑制血栓形成常从早孕期开始，可选择在β-HCG诊断妊娠或者B超确定宫内妊娠后开始用药。前者用药时间相对较早，而后者则能排除异位妊娠及同时判断胚胎宫内发育情况，两者各具优点。如果其主要目的在于改善胚胎植入可在排卵期前后开始。有学者认为在改善胚胎植入时UFH可能优于LMWH。必须使用抗凝剂的RSA患者，妊娠前服用阿司匹林，妊娠后停药，改用LMWH，或阿司匹林联合LMWH应用。一般用达肝素10 000 U/d或那屈肝素8 200 U/d或依诺肝素10 000 U/d，分2次下腹部皮下注射。有研究显示，治疗APS有关的RSA，LMWH联合阿司匹林的效果优于静脉注射免疫球蛋白。

LMWH用药初期，每3~4周复查D-二聚体、APTT及血小板，复查2次后如无明显变化，以后4~6周复查1次，根据实验室指标调整药物剂量；D-二聚体降至正常或APTT延长1.5倍停药。治疗过程中，如果胎儿生长发育良好，与孕周相符，凝血-纤溶指标检测项目恢复正常可停药或减量继续用药2周后停药。停药后每4~6周复查凝血-纤溶指标，有异常时重新用药。用药可维持整个孕期，一般在终止妊娠前24 h停止使用。

抗凝疗法争议

根据阿司匹林抗血小板聚集作用，改变血栓素与前列环素之间的平衡，促使血管扩张，改善APA所导致的血栓形成趋势，希望可以提高种植率，但是研究的结果还有很多争议。Kutteh等对APA阳性的患者给予阿司匹林联合LMWH进行治疗后，与未治疗组相比，妊娠率差异无统计学意义（42.1%vs.35.3%）。Buckingham等分析15篇报道APA与IVF妊娠结局之间关系的文献，发现APA血清学阳性并不会影响IVF结局；故认为对于反复种植失败的患者，不主张行APA相关检查。

Sheret等的非随机研究发现，LMWH连同阿司匹林用于APA阳性的IVF助孕者，与未治疗者相比，可提高临床妊娠率（49%vs.16%，$P<0.05$）。

临床经验发现，反复种植失败的患者可以从LMWH获益，可能是由于LMWH抗凝的作用。LMWH通过硫酸肝素蛋白聚糖或肝素相关上皮生长因子，直接或间接作用于囊胚黏附子宫内膜上皮的过程，起到促进作用。因此，有学者提出对反复种植失败的患者可以经验性应用LMWH，起始于取卵日，一直持续至妊娠12周，使用期间需定期复查血常规及凝血功能。目前大多数学者仍然倾向认为，使用抗凝治疗对于有血栓前状态的RSA患者有益。

预防性使用LMWH需综合考虑医疗成本和潜在风险。妊娠期长期使用LMWH价格昂贵且注射部位出现皮下出血和硬结。妊娠期以40周计，若每天1次、共需250次注射；如孕20周时增至每天2次，则需注射400余次。因此，对有血栓形成倾向的孕妇，在决定使用LMWH前必须考虑风险-效益比。

免疫球蛋白

提示：免疫球蛋白（intravenous immunoglobulin，IVIG）抑制NK细胞毒

性、促进胚胎着床和早期妊娠维持，改善妊娠结局。IVIG治疗开始的时间一般在妊娠试验阳性后即开始应用，愈早应用效果愈好。

IVIG治疗可能减少了自身抗体的产生并提高了其清除率，可降低Th1型细胞因子的产生，增强Th2型细胞因子生成，维持Th1/Th2细胞因子的平衡，抑制NK细胞毒性和自身抗体等多种途径促进胚胎着床和早期妊娠维持，改善妊娠结局。

（1）首剂量静脉滴注5%IVIG30 g（0.5 g/kg），以后每3周静脉滴注20 g，至妊娠22~24周。

（2）IVIG20 g/d，连续5天，以后每2~3周1次，至孕26~30周。

（3）IVIG10 g，每周1次，孕10周后每2周1次，孕20周后每3周1次，至孕26~30周。

由于静脉滴注IVIG费用较昂贵，并有潜在血源性感染的危险，迄今为止尚缺乏明确的免疫指标来确定如何选择IVIG治疗的RSA患者，也无统一的治疗方案，故IVIG目前还没有在临床上得到广泛使用。

总结

APA与RSA关系较为密切，APA阳性的女性患者RSA、先兆子痫、胎儿宫内发育迟缓等的风险增高。多数与APA相关的早孕期流产在流产发生前已有胎心搏动，流产多发生于妊娠10周之后。APA阳性如不予治疗，约70%以上将发生自然流产或胎死宫内。

血栓前状态与RSA关系密切已经得到众多学者的公认。血栓形成与APA明显相关，抗体滴度越高，发生血栓的危险性也越大。

ACA检测至少间隔12周，2次存在中、高滴度的IgG型和（或）IgM型ACA，或存在LA才有诊断价值。

治疗自身免疫型RSA主要策略为免疫抑制加抗凝治疗。必须使用抗凝剂的RSA患者，妊娠前服用阿司匹林，妊娠后停药，改用LMWH，或阿司匹林联合LMWH应用。用药期间D-二聚体、APTT每4~6周复查1次，根据实验室指标调整剂量，D-二聚体降至正常或APTT延长1.5倍停药。

LMWH除了抗凝、抗栓、抗炎和免疫调节的功能外，还可以增加早孕期绒毛外滋养层细胞的侵袭能力，促进滋养细胞增长，影响滋养细胞分泌HCG的水平，故对RSA患者妊娠后血β-HCG上升缓慢的注射LMWH保胎，临床效果良好。

IVIG治疗开始的时间一般在妊娠试验阳性后即开始应用，愈早应用效果愈好。由于静脉滴注IVIG费用较昂贵，并有潜在血源性感染的危险，迄今为止没有统一的治疗方案，故IVIG的使用尚处于临床探索阶段。

病例讨论

病例1

病史　女性，28岁。结婚4年，初潮12岁，月经5/30～35，G2P0；在过去的3年内怀孕2次，均为孕8～10周B超见胚芽、胎心搏动后停止发育，行清宫术。末次流产于8个月前。

身高156 cm、体重48 kg，妇科检查正常。

这对夫妇进行过何种复发性流产检查？

女方染色体46，XX，第2次流产胚胎绒毛染色体检查正常。

HSG：子宫正常、双侧输卵管通畅。

阴道B超提示子宫卵巢正常，动态监测卵泡发育正常并排卵。

TORCH正常，无衣原体、淋菌感染。

丈夫32岁，身体健康，精液检查正常，染色体46，XY。

你认为患者还要做其他什么检查吗？

还要做生殖内分泌和免疫因素检查，结果如下：

月经第3天LH 5.20 U/L、FSH 6.20 U/L、E_2 110.1 nmol/L、PRL 820 nmol/L、T 1.60 nmol/L；黄体期P 38.16 nmol/mL，甲状腺功能正常。

APLA阳性。

ACA检查3次均为阳性，β2-GP1-Ab阳性、抗核抗体及狼疮因子正常，TPOAb及TGAb正常。

D-二聚体0.62 mg/L（0～0.55），PT和APTT等正常。

宫腔镜检查未发现异常。

导致这对夫妇复发性流产最可能的因素是什么？

APS导致的自身免疫型RSA。

如何治疗？

口服泼尼松5 mg/d，阿司匹林50 mg/d；用药3个月ACA和β2-GP1-Ab转阴，停服泼尼松，继续口服阿司匹林，同时给予氯米芬加HMG促排卵治疗。促排卵2个周期怀孕，孕后检查D-二聚体0.78 mg/L，ACA及β2-GP1-Ab正常，TSH1.5 mU/L；停服阿司匹林，注射达肝素5 000 U/d、黄体酮40 mg/d，口服维生素E、叶酸等。孕7周B超见胎心后停用黄体酮注射，改口服安琪坦每天300 mg，孕10周停药。孕10周D-二聚体恢复正常，继续注射达肝素2周停药。孕中晚期复查自身抗体及凝血功能无异常，足月分娩。

病例2

病史 女性，34岁。结婚5年，月经3/28，量中等，无痛经，G3P0，在过去的4年内怀孕3次，前2次孕7~9周B超见胎心搏动后停止发育，行清宫术；末次流产于1年前，停经8周未见胚芽及胎心搏动。

身高164 cm、体重55 kg，妇科检查正常。

这对夫妇进行过何种复发性流产检查?

女方染色体46，XX，第3次流产胚胎染色体检查正常。

子宫输卵管造影：子宫正常，双侧输卵管通畅，盆腔粘连。

阴道B超提示子宫卵巢正常。

宫腔镜检查：未发现异常。

TORCH正常，无衣原体、淋菌感染。

你认为患者还要做其他什么检查吗?

做生殖内分泌和免疫因素检查，检查结果如下：

月经第2天LH 4.20 U/L、FSH 13.50 U/L、E_2 253.23 nmol/L、PRL 799 nmol/L、T 0.55 nmol/L；黄体期P 13.36 nmol/L。

甲状腺功能：FT_3、FT_4正常，TSH 5.69U/L。

APLA阳性，ACA阴性，β2-GP1-Ab及抗核抗体阳性，TPOAb295.70 U/mL（0~34）、TGAb50.7%（0~30）。

NK细胞（$CD3^+/CD16^+CD56$）22%；B淋巴细胞（$CD3^+/CD19$）21%。

D-二聚体1.02 mg/L（0~0.55）、PT降低、APTT降低。

这对夫妇复发性流产的最可能的因素是什么?

卵巢储备功能降低（FSH/LH>3.2）。

黄体功能不全（黄体期P 13.36 nmol/L）。

亚临床型甲状腺功能低下（TSH 5.69 U/L）。

自身免疫抗体异常（APA阳性，ATA升高）。

血栓前状态（APA阳性，D-二聚体升高）。

NK细胞及B细胞数量增多（>12%）。

你计划采取何种治疗方案?

口服克龄蒙调节内分泌功能，治疗卵巢储备功能不良及黄体功能不全。

口服优甲乐治疗亚临床型甲状腺功能低下。

口服泼尼松和阿司匹林治疗自身免疫抗体。

孕后低分子肝素联合免疫球蛋白治疗。

具体治疗方案及临床效果

月经第5天开始口服克龄蒙，每天1片，服21天停药，治疗3个周期后复查 FSH、LH比值恢复正常水平，黄体期孕酮12ng/L。

优甲乐每天50 μg，服药1月后复查TSH 1.42 U/L，改为25 μg/d，再服1月后停药。

孕前口服泼尼松5 mg/d，阿司匹林50 mg/d。

各种异常指标正常后给予克罗米芬+HMG促排卵治疗，卵泡排出后补充黄体。

怀孕后如何监测和保胎?

促排卵第4周期患者怀孕。停经35天血β-HCG 1 450 U/L、P 111.3 nmol/L，D-二聚体1.25 mg/L、PT降低、APTT降低；β2-GP1-Ab阳性，TPOAb及 TGAb升高，TSH2.1。

NK细胞（CD3+/CD16+CD56）25%；B淋巴细胞（CD3+/CD19）18%。

停经36天阴道B超示宫内液性暗区3~4 mm，周边光晕明显。

孕后检查提示：宫内早早孕，血β-HCG及P值正常，自身免疫抗体异常、血栓前状态、NK细胞及B细胞异常。

孕后保胎需要联合用药：泼尼松+低分子肝素+免疫球蛋白+内分泌保胎。

早孕期每天皮下注射低分子肝素（速碧林4 100 U/支）2支，分2次；口服泼尼松5 mg/d。注射6周后D-二聚体及自身抗体恢复正常，速碧林改为每天1支注射，2周后停用速碧林及泼尼松，4周后复查D-二聚体正常。

早孕后肌注黄体酮40 mg/d，确认为宫内孕后联合HCG2 000 U/d，见到胎心后停用黄体酮和HCG，改为口服地屈孕酮20 mg/d，每晚阴道放置安琪坦0.2 g，10周后停药。

确定为宫内孕后每周静脉滴注免疫球蛋白10 g，12周后每2周静滴免疫球蛋白1次，16周后每3周静滴免疫球蛋白10 g，孕26周时NK细胞及B细胞降至12%以内，停用免疫球蛋白。

早孕期每1~3周复查血β-HCG、P，4~6周复查D-二聚体及凝血4项，注射4~6次免疫球蛋白复查自身免疫抗体及NK细胞、B细胞。根据检验结果调整用药方案。

孕晚期凝血功能及自身免疫抗体正常，孕38周剖宫产娩出一健康男婴。

第三节 同种免疫型复发性流产

引言

同种免疫型复发性流产（RSA）是指母体对胚胎之父系抗原识别异常而产生的免疫低反应性，导致母体封闭抗体（APLA）缺乏和其他的细胞免疫及体液免疫异常，使得胚胎遭受异常免疫系统的攻击而造成的RSA。APLA缺乏，将引发母体对胎儿产生强烈的排斥现象。发生于孕早期可出现流产，孕晚期则可出现妊娠高血压综合征、胎儿宫内生长迟缓，甚至出现胎死宫内。据报道88%的RSA患者APLA阴性，而对照组仅23%为阴性。APLA可在首次妊娠6周时出现，在妊娠晚期下降，分娩后3~6周又上升，以后持续存在。淋巴细胞主动免疫治疗后4~8周体内出现APLA，APLA出现后可在体内存在数月或数年。

1981年由Taylor和Beer开创了淋巴细胞免疫治疗（lymphocyte immunotherapy，LIT）RSA成功的先例，这一疗法的建立为RSA的免疫治疗开辟了新的手段。LIT面世30多年来，至今仍处于一种临床探索实验阶段。LIT的应用缺乏随机分组、大样本、多中心的令人信服的临床研究数据。国内报道RSA选用LIT的妊娠成功率约87%，而国外妊娠成功率仅60%。这主要与治疗对象的选择、临床诊断标准及鉴别诊断标准不一致也不严格有关。

LIT作为RSA的一种常用治疗方法，虽然有较多争议，但其临床疗效毋庸置疑。但要将LIT作为一种规范化的疗法在医学界进行广泛开展，目前仍缺乏大量多中心、大样本、随机分组、严谨的临床试验的支持。因此，将LIT作为同种免疫型RSA的规范治疗仍有待于进一步深入的研究。

引导性问题

- 患者在被诊断为同种免疫型RSA前是否进行过满意的流产原因评估？
- 患者是否按流产5大原因逐一排除后确诊为同种免疫型RSA？
- 封闭抗体缺乏是否为流产单一原因？
- 患者有无做过LIT？该治疗有什么副作用？
- LIT前是否对供血者做严格的血液传染病检查？

- 如果丈夫无法供血，对选择第三方供血有什么要求？
- 封闭抗体转阳后妊娠如何保胎？
- 封闭抗体缺乏未治疗或治疗后未转阳，妊娠后如何保胎？
- 母胎免疫识别紊乱型如何选择治疗方案？
- 患者经济状况如何？能否接受孕后注射免疫球蛋白被动免疫治疗？
- 未来对同种免疫型RSA有无简单、安全的治疗方法？

发病机制

白细胞抗原与同种免疫型复发性流产

提示： 配偶间HLA相似性高，不能刺激母体产生维持妊娠所需要的APLA，母体免疫系统容易将胎儿作为异物排斥而造成流产。配偶间HLA相容性越高，RSA的发生率也越大。LIT能有效增加RSA患者血清中HLA的水平，降低母-胎HLA的相容性。

正常妊娠时，夫妇白细胞抗原（HLA）不相容，胚胎所带的父系HLA能刺激母体免疫系统并产生抗配偶淋巴细胞的特异性IgG抗体，它能抑制混合淋巴细胞反应，并与滋养细胞表面的HLA结合，覆盖来自父方的HLA，从而封闭母体淋巴细胞对滋养层细胞的细胞毒作用，保护胚胎或胎儿免受排斥，被认为是维持妊娠所必需的APLA。反之，当妻子在遗传学上与其丈夫是纯合子时，与丈夫共有HLA，特别是D/DR抗原系的相似性高，则不能刺激母体产生维持妊娠所需要的APLA，母体免疫系统容易对胎儿产生免疫学攻击，将胎儿作为异物排斥而造成流产。配偶间D/DR抗原的相容性越高，RSA的发生率也越大。90%以上的夫妇双方HLA无相同位点，一旦出现一个以上的相同位点则可能出现夫妇双方发生排斥反应，导致流产，流产与HLA相同位点数呈正相关。大量证据表明，RSA的夫妇具有共同HLA的频率较正常对照组显著增高，并发现与RSA相关的抗原主要表现在HLA-DR位点及HLA-DQA1位点上。

大部分研究认为HLAⅡ类分子共容导致的流产主要发生在围着床期，使流产发生在6周以前甚至更早，以致临床上难于确认。HLAⅠ类分子共容性增大发生的流产较晚，多数能被临床确认。

许多研究表明，RSA患者血清中HLA含量明显低于同期正常妊娠孕妇，LIT能有效增加RSA患者血清中HLA的水平，降低母-胎HLA的相容性，故有学者提出HLA可以作为RSA患者成功妊娠的检测指标。

但另有研究认为，没有证据表明夫妻间HLA组织不相容，或者母体APLA缺乏与RSA相关，因此不推荐对RSA患者常规检查APLA。

易感基因单元型和易感基因与复发性流产

众多研究发现RSA患者存在易感基因和易感基因单元型，且不同种族间的基因位点存在差异。这种易感单元或单元型可能存在于HLA复合体内或与其紧密连锁的基因组内，含有易感基因或单体的母体对胚胎抗原呈低反应状态，不能产生APLA，或产生不适当的免疫反应，最终造成T细胞抗原识别异常和免疫反应异常，使胚胎遭受母体免疫系统的排斥而发生流产的概率增加。

众多研究发现RSA患者存在易感基因和易感基因单元型。Christiansen对63例RSA患者进行家谱分析，发现与患者共有全部2个单元型的姐妹流产率高达59.1%，有一个单元型相同者流产率为25%，而无相同单元型流产率仅为6.3%，因此推测RSA可能是由HLA基因决定与免疫调节有关的遗传性疾病。

目前认为HLA–Ⅱ类基因的DQ区和DR区为RSA的易感基因区，但各国报道的流产易感基因或单体存在的位点或部位有所不同，这可能与种族特异性有关。黄色人种（中国汉人）RSA的易感基因为HLA–DQB1*0604/0605，易感单元为DQA1*01–DQB1*0604/0605。

HLA–G免疫调节学说

提示：*HLA–G对母–胎免疫耐受机制的调节主要是通过对NK细胞和T细胞的作用实现的。HLA–G在早期胚胎的表达是获得妊娠成功的基本和必要条件。如果HLA–G在早孕时表达下降，可能导致胎儿宫内生长迟缓（IUGR）、先兆子痫、流产等。*

近年来HLA–G在母–胎免疫耐受中的作用已引起广泛重视，被视为来自胎儿一方的调节母–胎免疫耐受的重要武器。HLA–G对母–胎免疫耐受机制的调节主要是通过对NK细胞和T细胞的作用实现的。

在移植免疫中，移植物表达与受者不同的HLA–Ⅰ和HLA–Ⅱ抗原，因此移植物的存活与供受者之间HLA相容性密切相关，两者的组织相容性越高则移植成功的机会越大。而在母–胎之间同样存在HLA差异的现象。与胎儿组织不同，母–胎界面的滋养细胞有独特的HLA表达模式，即合体滋养细胞和细胞滋养细胞表面都缺乏经典的HLA–Ⅰ和HLA–Ⅱ类分子的表达，但绒毛外滋养层有非经典的HLA–G分子表达，这种独特的HLA表达模式尤其是HLA–G的表达可能在维持正常妊娠和导致病理妊娠的机制中发挥重要作用。

HAL–G通过与自然杀伤细胞（NK细胞）和T细胞上的抑制性受体结合，传导抑制信号，阻抑细胞毒效应，并通过调节细胞因子的释放来抑制NK细胞的非特异性免疫反应，进一步抑制其杀伤作用，保护细胞免受蜕膜NK细胞和细胞毒性T细胞（CTL）杀伤，并诱导T细胞的凋亡。同时，HLA–G可通过与抑制性受体结合，抑制抗原递呈细胞（APC），降低抗原递呈的有效性，诱导免疫耐受。HLA-G还可诱导Th2型细胞因子产生，使Th1/Th2型平衡向有利于妊娠的Th2型方向偏移。滋养细胞HLA-G表达下降，影响了其与NK细胞、T淋巴细胞、巨噬细胞和树突状细胞上的抑制性受体的结合，进一步阻碍了抑制性信号的传入，从而激活了蜕膜上述免疫细胞，造成母体对胚胎抗原的免疫攻击，导致流产、妊娠期高血压疾病等。

HLA-G在早期胚胎的表达是获得妊娠成功的基本和必要条件。HLA-G表达可提供一种免疫保护及调节作用，使母-胎界面保持一种特赦区、免疫耐受区，有利于滋养细胞生长和发育、胎盘的形成和发育。但HLA-G与胚胎的生长、发育无直接关系。如果HLA-G表达下降，尤其早孕时，使滋养细胞侵蚀分化过程受阻，滋养细胞不宜侵入子宫蜕膜及重铸螺旋动脉，绒毛着床过浅，血管发育欠佳，不能有效供应胎盘营养，使胎盘生长发育受限，可导致胎儿宫内生长迟缓（IUGR）、先兆子痫、流产等。如果HLA-G表达过高，滋养细胞侵蚀力过强，甚至有发生滋养细胞肿瘤的可能。

HLA-Cw基因多态性与反复胚胎种植失败

随着体外受精-胚胎移植（IVF-ET）和胚胎培养相关技术的发展，IVF的妊娠率得到了很大提高，但依然存在10%~15%的反复胚胎种植失败（RIF）。研究发现，HLA-Cw基因多态性与RIF有关，RIF组较对照组在HLA-Cw*06基因频率增加而HLA-Cw*07基因频率则降低，HLA-Cw[LYS]频率有增加趋势。

HLA-Cw在人群中具有多态性，近年来发现其分子可识别杀伤细胞免疫球蛋白样受体（KIRs），作为配体与KIR分子组成特异性信号传导系统，在机体多种免疫机制中发挥作用。

HLA-Cw属于经典的HLA-Ⅰ类基因，位于HLA-A、HLA-B位点之间，广泛分布于有核细胞表面，具有高度多态性。HLA-Cw不仅呈递内源性多肽给CD8[+]T细胞，诱发特异性细胞杀伤效应，同时还可作为KIR的配体，与KIR结合，传递抑制/激活信号，从而调节NK细胞的功能。随着生殖免疫的发展，越来越多研究提示许多妊娠相关性疾病，如先兆子痫或RSA，均与HLA-Cw/KIR相关。目前大多数研究者认为，RSA和RIF有共同的发病原因。

自然杀伤细胞与同种免疫型复发性流产

提示： NK细胞可分为两个亚群。CD56[+]CD16[+]细胞是母体外周血中的主要亚型，对靶细胞具有免疫杀伤作用，CD56[+]CD16[-]细胞是子宫蜕膜中的主要亚群，对胚胎有免疫保护作用。妊娠时外周血中NK细胞总数明显增加

（CD56$^+$CD16$^+$细胞亚群），对胚胎有免疫杀伤作用，导致流产率增高。

自然杀伤细胞（natural killer cell，NK细胞）是一类既不需要抗原刺激，又不需抗体参与即能杀伤某些靶细胞的非T非B类淋巴细胞，还可以通过分泌细胞因子发挥免疫调节作用，其数量约占淋巴细胞总数的10%~15%。CD56是人类NK细胞最具代表性的表面标志，目前临床检测中将表型为CD3$^-$CD56$^+$CD16$^+$的淋巴细胞定性为NK细胞，它们的数量增加和（或）活性增高均可引起流产。研究发现，外周血高水平的NK细胞，预示染色体核型正常的妊娠可能发生生化妊娠或自然流产；并发现早孕期NK细胞活性较未孕时明显降低，表明减少NK细胞的比例和抑制其活性，也许能阻止母体免疫系统对胎儿抗原的攻击，维持妊娠。

正常子宫内膜自然杀伤（uNK）细胞数量较少，uNK细胞数量在月经周期及妊娠前后的变化最为显著，在围着床期迅速增加，从增生晚期到分泌晚期NK细胞的比例由26.4%上升到83.2%，若发生妊娠，uNK细胞在孕3个月时可高达70%~80%，随后uNK细胞数量开始下降，在孕20周后滋养层细胞完成向蜕膜的侵蚀时，uNK细胞数量开始明显减少，至孕晚期完全消失。而孕妇外周血NK细胞只占外周血淋巴细胞的5%~10%。妊娠期间uNK细胞在底蜕膜部位含量最为丰富，这是妊娠早期特有的现象，可能与子宫内膜的蜕膜化以及胚胎滋养层的侵入有关。uNK细胞在着床和妊娠时起着较T细胞更为重要的作用。反复种植失败（RIF）或RSA妇女分泌中期子宫内膜间质uNK细胞比例升高，可使内膜血管形成增多，血流阻力下降，过早形成母–胎循环。植入时胚胎受到过量的氧化应激，形成一个不适宜的种植环境，这可能是导致种植失败或流产的原因之一。有研究显示，绒毛染色体异常的流产较之正常者蜕膜中uNK细胞数量更多。

NK细胞可分为两种亚群：根据NK细胞表面表达分子的不同可分为CD56$^+$CD16$^+$及CD56$^+$CD16$^-$两个亚群。CD56$^+$CD16$^+$细胞是母体外周血中的主要亚型，对靶细胞具有免疫杀伤作用；CD56$^+$CD16$^-$细胞是子宫蜕膜中的主要亚群，对胚胎有免疫保护作用；两者的相互配合促使子宫内膜在最大程度上容受胚胎，同时防止滋养细胞过度侵入。妊娠蜕膜中的NK细胞主要为CD56$^+$CD16$^-$亚群，通过分泌细胞因子和生长因子等来诱导局部免疫抑制反应以及营养胚胎细胞，对胚胎有免疫防护作用。

根据NK细胞所分泌的细胞因子不同，可分为4种亚型：

（1）NK1：分泌干扰素（IFN）–γ、肿瘤坏死因子（TNF）–α等；

（2）NK2：分泌白介素（IL）–4、IL-5、IL-13等；

（3）NK3：分泌转化生长因子（TGF）–β、血管内皮生长因子（VEGF）等；

（4）NKr1：分泌IL-10等。

正常妊娠时uNK细胞以NK3型为主。NK细胞的各种细胞因子分工协调，若其表达失衡，会引起胚胎种植失败和流产。

正常妊娠时母体外周血中的$CD56^+CD16^+$细胞比例和活性处于抑制状态，使得母体形成了以$CD56^+CD16^-$细胞为主导的$CD56^+CD16^-/CD56^+CD16^+$平衡模式。RSA患者的$CD56^+CD16^+$细胞比例及活性均上调，平衡模式被打破。对NK细胞升高的患者，经免疫球蛋白注射后能明显降低NK细胞的数量，并且能显著提高妊娠成功率。研究发现，LIT也可以明显下调$CD56^+CD16^+$NK细胞亚群的比例和活性，逆转失调的平衡，提高妊娠成功率。因此，LIT后检测NK细胞的比例和活性，可能成为评价LIT疗效的有效指标。

NK细胞起自然杀伤肿瘤细胞、病毒感染细胞等异常细胞的作用，具有免疫调节作用。1995年Aoki等研究发现，RSA患者再次妊娠前的NK细胞较正常者高，如将正常组的NK细胞毒性的平均值加一个标准差定为NK细胞毒性升高的界值，则NK细胞毒性升高者中71%妊娠后再次流产，而NK细胞毒性正常者只有20%妊娠后再次流产。

Beer等于1996年提出NK细胞百分比＞12%是RSA的危险因素，且NK细胞增多与抗磷脂抗体密切相关。NK细胞活性分析在50：1时，＞15%为异常。$CD19^+$B淋巴细胞正常值为2%～10%，＞10%为异常。

由于RSA患者NK细胞所占百分比和毒性在孕前即升高，且对妊娠结局有一定的预测价值，人们希望能够应用NK细胞作为免疫治疗的筛选和监测指标。目前尚未在临床上广泛应用。

T淋巴细胞与同种免疫型复发性流产

T淋巴细胞（T）简称T细胞，来源于骨髓淋巴样干细胞，占外周血淋巴细胞总数的65%～70%，主要功能是介导细胞免疫应答和调节免疫。

正常增生期子宫内膜中T淋巴细胞占45%，分泌期及妊娠早期由于uNK细胞数量的增加T的数量相对减少，仅占5%～10%。RSA外周血T淋巴细胞亚群中$CD3^+$T细胞的数量与正常非孕妇比较无差异，而$CD8^+$T细胞的比例显著上升，$CD4^+$T细胞无明显变化，$CD4^+/CD8^+$比例显著上升。

$CD4^+CD25^+$调节性T细胞（$CD4^+CD25^+$Tr）和NKT是近年来被广泛研究的2种新的T细胞亚群。正常妇女外周血存在一定数量的$CD4^+CD25^+$Tr细胞，在保护胎儿免遭母胎界面同种异体免疫攻击中发挥重要作用，在妊娠时诱导母胎免疫耐受，使妊娠获得成功。流产妇女外周血和蜕膜中$CD4^+CD25^+$Tr细胞数量减少，其诱导母胎免疫耐受的作用减弱，从而使胚胎遭受免疫攻击而流产。给予患者LIT后，$CD4^+CD25^+$Tr细胞数量较治疗前明显增加，IL-2活性明显下降，促进母体对胚胎的免疫保护及抑制母体对胚胎的免疫损伤，有利于妊娠成功。故LIT后检测CD4⁺CD25⁺Tr的数量，可以作为评价LIT疗效的可靠指标。

李大金等研究结果显示，围着床期单次应用环孢素A（CsA）显著降低自然流产模型孕鼠胚胎吸收率的同时，伴有CD4⁺CD25⁺调节性T细胞亚群的显著扩增，大部分扩增的脾脏CD4⁺CD25⁺的细胞表达细胞内Foxp3。

NKT细胞与同种免疫型复发性流产

NKT细胞具有NK细胞的表面标志物——NK1.1，故其被命名为NKT细胞，NKT细胞为CD3⁺CD4⁻CD8⁻细胞，这是明显区别于传统T淋巴细胞、B淋巴细胞和NK细胞的另一种淋巴细胞群。

NKT细胞既表达T细胞的表面受体，也表达标志NK细胞的表面受体，能够产生高水平的细胞因子，诱导Th2、抑制Th1免疫应答，并可诱导NK细胞增生，促进B细胞、CD4⁺、CD8⁺、细胞毒性T淋巴细胞（CTL）旁路活化，从而有利于妊娠获得成功；同时也具有细胞杀伤作用。

围着床期NKT细胞数目增加40倍。NKT细胞在器官特异性免疫微环境中参与某种作用，能调节母体免疫反应，在诱发流产过程中起重要作用。

近年来NKT细胞在母胎免疫耐受中的作用逐渐得到关注。研究显示，外周血NKT比例增高的反复着床障碍（RIF）和RSA患者，免疫球蛋白（IVIG）治疗后，NKT细胞比例明显降低，且妊娠成功率明显高于NKT细胞比例正常的患者，NKT细胞比例是IVIG用于治疗RIF和RSA妊娠成功与否的独立预测指标。

Th1/Th2细胞因子平衡与同种免疫型复发性流产

提示： 自然流产与Th1细胞因子增多或Th2细胞因子减少有关。Th1/Th2型免疫反应平衡偏向Th1时，可能影响胚胎及胎儿的生长发育，严重时可导致免疫型流产。Th1/Th2型免疫反应平衡偏向Th2时，能有效地抑制Th1细胞反应，促进胚胎的生长发育。

与自然流产关系较大的CD4⁺Th细胞根据所分泌的细胞因子和所介导功能的差异不同，又分为Th0、Th1、Th2 3种亚型。Th0细胞为Th1、Th2的共同前体细胞，在不同的细胞因子及不同的抗原剂量等环境因素作用下，Th0细胞可分别向Th1或Th2细胞分化。

Th1细胞因子包括白细胞介素（IL）-2、IL-12、干扰素（IFN）-γ、肿瘤坏死因子（TNF）-α、TNF-β等细胞因子，与抑制迟发型变态反应T细胞（TDTH）和细胞毒性T细胞（Tc）的增殖、分化、成熟有关，可促进细胞介导的免疫应答，即细胞免疫，表现为免疫杀伤。如诱导巨噬细胞及自然杀伤（NK）细胞活化，参与急性超排反应、参与迟发超敏反应和器官特异性自身免疫反应，协同攻击胚胎，导致流产。

Th2细胞因子包括IL-4、IL-5、IL-6、IL-10、转化生长因子-β（TGF-β）等细胞因子，与B细胞增殖、成熟以及抗体生成有关，介导同种排斥反应的免疫耐受，即体液免疫，抑制Th1反应，表现为免疫防护或免疫营养。Th2细胞产生的细胞因子抑制炎症因子，能阻止Th0细胞到Th1细胞的诱导作用，有利于妊娠的建立与妊娠的维持作用。

正常情况下Th1/Th2型免疫反应维持在平衡状态，使胚泡乃至胎儿不被母体所排斥。在胚胎植入时及以后的妊娠过程中，母-胎界面的细胞因子以Th2型为主，有利于母胎免疫耐受的产生和妊娠的维持。Th2型细胞因子是维持同种异体免疫耐受的核心。Th2型细胞因子通过负反馈效应抑制Th1型细胞因子的产生，抑制TDTH及细胞毒性T细胞（Tc，亦称CTL）活性，从而抑制母-胎排斥反应。

在妊娠晚期，母-胎界面的细胞因子以Th1型为主，与分娩的启动关系密切。因此，不同妊娠阶段界面上的细胞因子种类和功能是动态变化的。Th1/Th2细胞亚群相互制约，维持着机体细胞免疫与体液免疫间的动态平衡。

自然流产与Th1细胞因子增多或Th2细胞因子减少有关。Th1型细胞因子对着床、滋养细胞生长、胚胎发育和胎儿生存是有害的；而Th2型细胞因子则使Th1型细胞因子介导激活NK细胞和细胞毒性T淋巴的应答抑制，防止对滋养细胞和胎儿的继发损伤，使妊娠得以成功进行。当Th1/Th2型免疫反应平衡偏向Th1时，则可能影响胚胎及胎儿的生长发育，严重时可导致免疫型流产。研究显示流产患者Th1/Th2比例显著高于正常早孕者，自然流产妇女未孕时外周血Th1/Th2型细胞因子的改变不明显。

Th2型细胞因子可以下调Th1的反应，从而诱导母体对胎儿产生免疫耐受，并可促进胚胎的生长发育。妊娠期母体产生大量的雌激素和孕激素，能有效地抑制Th1细胞反应，促进Th2细胞反应。Pence等研究认为，在正常妊娠免疫耐受的其中一个机制可能是由孕激素介导的逃逸免疫监督，尤其是NK细胞的监督。在妊娠妇女中有一种34 kDa大小的蛋白，可以阻断NK细胞所介导的细胞溶解作用，而这种由CD8$^+$T细胞分泌的蛋白，需要在足够孕激素的环境下才能表达，因此命名为孕激素诱导阻断因子（PIBF）。PIBF被证实可诱导Th1向Th2转换，可促进Th2样细胞（IL-4、IL-5及IL-10）的优先增殖和Th2细胞因子高水平表达，在维持正常妊娠中起重要作用。

LIT可以诱导CD8$^+$T细胞表面表达孕激素受体，在适宜的孕激素环境下，CD8$^+$T细胞分泌PIBF。PIBF通过抑制NK细胞释放穿孔蛋白抑制NK细胞活性，促使Th1类细胞因子IL-2、IFN-γ出现下降，而Th2类细胞因子IL-10则明显升高，Th1/Th2平衡从Th1向Th2转化，从而抑制细胞免疫，诱导体液免疫，逃逸免疫监督，形成免疫耐受，使妊娠获得成功。所以Th型细胞因子可能成为评价LIT疗效的指标之一。

巨噬细胞与同种免疫型复发性流产

巨噬细胞有非常重要的生物学作用，不仅参与非特异性免疫防御，而且是特异性免疫应答中一类关键的细胞，其广泛参与免疫应答、免疫效应与免疫调节。巨噬细胞如不能及时清除凋亡的滋养细胞，则凋亡的滋养细胞蓄积，可促使胎儿抗原"泄露"，引发针对胎儿抗原的免疫攻击，并影响细胞因子的合成、释放，促进Th1型反应，抑制Th2型反应，并可进一步促使细胞凋亡。分泌期及妊娠早期受高水平激素的影响，子宫内膜巨噬细胞数量从增生期的$10\% \sim 15\%$增加至$20\% \sim 25\%$，同时分泌多种细胞因子，这些因子参与子宫局部胞细胞因子的网络形成，调节细胞的代谢、生长、分化，尤其是滋养细胞的功能，抑制免疫反应，松弛子宫平滑肌，从而影响胚胎的着床及其后的生长发育。

活化的巨噬细胞能导致流产、早产及胎膜早破等，从而导致妊娠失败。巨噬细胞可以分泌许多种细胞因子，如TL-1、肿瘤坏死因子-α（TNF-α）、干扰素-γ（IFN-γ）等，其中TNF-α是妊娠毒性物质，IFN-γ可以杀伤滋养层细胞，抑制蜕膜血管的形成，且两者都导致妊娠的失败。

巨噬细胞从3个方面参与了母胎界面免疫耐受：分泌细胞因子使Th2/Th1比值上升；清除凋亡细胞功能增强；抗原提呈功能下降。巨噬细胞在母胎界面的免疫耐受形成中起枢轴作用。

Th17、Treg细胞因子平衡与同种免疫型复发性流产

研究发现，有Th2型免疫反应通过免疫细胞分泌的细胞因子占主导的RSA病例，Th1/Th2体系已不足以解释妊娠期母胎免疫耐受的机制。目前，Th1/Th2体系已扩展到Th1/Th2/Th17以及调节性T细胞（Treg）体系。

Treg细胞是一类具有独特免疫调节（低反应性及免疫抑制性）的T细胞，高表达CD25，主要分泌IL-10等细胞因子，表达特异转录因子Foxp3，通过抑制某些细胞因子的分泌等维持外周免疫耐受，其活化和免疫调节作用受到miRNA的调控。

正常妊娠时T调节性细胞升高，复发性流产时Treg下降。Treg细胞数量减少可能通过阻碍胚胎成功着床而导致原因不明性不孕。

滋养叶淋巴细胞交叉反应抗原与同种免疫型复发性流产

除HLA外，滋养叶淋巴细胞交叉反应抗原（TLX）也是刺激APLA产生的

重要抗原之一。妊娠时胚胎滋养层与母体直接接触，合体滋养层细胞表面无HLA，却存在着大量的滋养层细胞膜抗原（TA），TA的抗血清能与淋巴细胞发生交叉反应，故也称为TLX。妊娠过程中伴随合体滋养层细胞的脱落，TLX进入母体循环，引起免疫识别和免疫反应，母体首先产生具有细胞毒性的抗体TLXAb1，继而产生抗独特型抗体TLXAb2，前者诱导淋巴细胞毒反应，后者刺激母体产生封闭抗体BA（抗TLX抗原封闭抗体）。BA可通过与母体反应性淋巴细胞结合，或直接与相应的抗原结合而阻断免疫反应。如果BA封闭了TLX，使其不被母体免疫系统识别，妊娠得以维持。当夫妇间具有相同的TLX时，则不能激发母体产生BA，从而使滋养细胞TLX暴露，遭受母体免疫系统攻击而流产。

胚泡着床和胎儿发育需要母体对TLX进行免疫识别，而TLX免疫反应受自身抗独特型网络调节，这种网络调节是正常妊娠期母体的保护性反应。

RSA患者胚胎滋养叶细胞TLX呈低表达，还有部分患者虽然表达TLX，但夫妇间TLX具有一致性，不能有效刺激母体产生抗TLX抗体。

补体系统与同种免疫型复发性流产

正常妊娠中，胚胎种植前后并不发生炎性反应，这与补体系统存在正常的调节机制有关。其中衰变加速因子（DAF）和膜辅助因子蛋白（MCP）在调节补体的激活过程中和维持妊娠方面起重要作用。DAF的表达贯穿妊娠全过程，广泛分布于孕妇、胎儿及母胎界面。受精前，精子表面表达具完整功能的DAF及另外2个补体CD46、CD59；卵子也表达DAF和CD59；受精后着床前胚胎同时表达DAF和CD59。胚胎的滋养上皮受孕后6周起开始表达DAF。补体调节因子，特别是C3的调节因子DAF在保护胎儿、维持妊娠方面起重要作用。在小鼠中Crry是一种类似DAF活性的蛋白，对胚胎的生存起免疫调节作用，Crry基因表达下降，可导致自然流产的发生。

补体系统可以从C1开始依次按一定顺序激活，也可以从C3开始依次激活。补体激活可能是APA导致胎儿丢失和组织损伤的重要机制之一。在成功妊娠中，孕期前3个月的补体溶血活性处于稳定状态，而ACA阳性的流产患者存在补体的过度激活，而补体的过度消耗使血清补体水平降低，血清补体C3、C4水平明显低于正常对照组。APA与抗原结合形成的免疫复合物在蜕膜上沉着，产生的裂解产物使蜕膜血管受损，最后导致流产。提示正常的补体活动对于成功妊娠有重要意义。

孕激素诱导阻断因子与同种免疫型复发性流产

在妊娠妇女中有一种34 kDa大小的蛋白，它可以阻断NK细胞所介导的细胞溶解作用，而这种由CD8⁺T细胞分泌的蛋白，需要在足够的孕激素的环境下才能表达，因此命名为孕激素诱导阻断因子（PIBF）。PIBF被证实可诱导Th1向Th2转换。正常妊娠是由Th2产生的免疫反应进行维持的，Th2可以诱导体液免疫，同时可以分泌IL-4、IL-5及IL-10等细胞因子，这些细胞因子在维持妊娠中起作用。Ng等研究发现，在反复种植失败的患者中Th1/Th2的比例与正常妇女相比明显增高。

LIT可以诱导CD8⁺T细胞表面表达孕激素受体，在适宜的孕激素环境下，CD8⁺T细胞分泌PIBF，PIBF通过抑制NK细胞释放穿孔蛋白抑制NK细胞活性，同时抑制Th1，促进Th2的作用，抑制细胞免疫，诱导体液免疫，逃避免疫监督，形成免疫耐受。

封闭抗体与复发性流产

提示： APLA是妊娠时母体的一种胚胎保护性抗体，可以防止胚胎滋养层的父系抗原被母体免疫系统识别和攻击，使胚胎得到保护并生长发育。母体缺乏APLA可能对胎儿产生排斥现象，孕早期出现流产，孕晚期出现妊娠高血压综合征、胎儿宫内生长迟缓，甚至胎死宫内。

同种免疫型RSA的发病机制主要与免疫耐受失衡和母体免疫调节异常有关。APLA是HLA、TLX等刺激母体免疫系统所产生的一类IgG抗体（胚胎保护性抗体）。胚胎的基因组1/2来源于母亲，1/2来源于父亲，其滋养细胞表面的HLA也有1/2是父系基因编码，所以对于母体来说胚胎是一个半同种个体。正常妊娠时，夫妇HLA不相容，胚胎所带的父系HLA能刺激母体免疫系统并产生抗配偶淋巴细胞的特异性IgG抗体，称为APLA。APLA能抑制混合淋巴细胞反应，并与滋养细胞表面的HLA结合，覆盖来自父方的HLA，从而封闭母体淋巴细胞对滋养层细胞的细胞毒作用，保护胚胎或胎儿免受排斥，被认为是维持妊娠所必需的APLA。反之，当妻子在遗传学上与其丈夫是纯合子时，与丈夫共有HLA，特别是D/DR抗原系的相似性高，则不能刺激母体产生维持妊娠所需要的APLA。母体缺乏APLA，可引发母体对胎儿产生强烈的排斥现象，孕早期出现流产，孕晚期出现妊娠高血压综合征、胎儿宫内生长迟缓，甚至胎死宫内。流产次数越多的患者，其体内APLA缺乏的可能性越大。

国外近年大量的研究显示HLA（HLA-DQα）、纯合性与RSA之间没有相关性。没有同种免疫机制能引起人发生流产的明确证据，没有明确的证据支持夫妇HLA相容性高、母亲细胞毒抗体缺乏或母体APLA缺乏与RSA有关，因此这些试验不应该作为RSA患者的常规检查。

同种免疫型复发性流产的诊断

同种免疫型RSA属于一种排他性诊断，医学上尚缺乏特异性检测指标。对有2次或2次以上的自然流产患者，APLA检查阴性，必须排除染色体异常、生殖道解剖结构异常、内分泌失调、生殖道感染、免疫异常及血栓前状态等原因，并且排除了患者身体因素、心理因素、环境因素和男方因素后，可诊断为同种免疫型RSA。

同种免疫型复发性流产的治疗

1981年由Taylor和Beer开创了用丈夫淋巴细胞免疫治疗（LIT）同种免疫型RSA成功的先例，这一疗法的建立为RSA的免疫治疗开辟了新的手段，此后，LIT在世界上许多国家开展起来。1987年上海林其德率先对同种免疫性RSA采用LIT，取得良好的临床效果，并在全国逐步推广。广州张建平连续13年举办国家级"女性生殖免疫学习班"，使国内的LIT得到大范围的推广应用。目前，LIT被认为是治疗RSA的一种有效手段，解决了多年以来RSA难以治愈的难题，获得了较好的临床效果。

LIT一直是一种饱受争议的治疗方法，主要是临床研究存在许多缺陷，如LIT缺乏随机分组、大样本、多中心的临床研究数据，患者个体差异大、治疗方法的差异等。LIT作为RSA的一种常用治疗方法，目前已风靡全国。LIT在临床上被误认为是治疗RSA的主要手段，扩大化的、滥用LIT的现象时有发生。LIT的临床疗效毋庸置疑，但要将LIT作为同种免疫型RSA的规范化治疗仍有待于进一步深入的研究。

淋巴细胞主动免疫治疗适应证

提示： APLA缺乏导致的RSA在排除了其他可能导致流产的原因后，主要选择LIT。

LIT是一种针对APLA缺乏的经验性治疗方法，并不适用于所有的RSA。免疫治疗前除了详细询问病史和常规妇科检查外，必须排除染色体异常、生殖道解剖结构异常、内分泌失调、生殖道感染、自身免疫等疾病，并且排除了患者身体因素、心理因素、环境因素和男方因素后，患者APLA检查阴性，可给予LIT。

LIT适应证：流产次数≥2次以上的妊娠20周之前的RSA；不明原因的2次或2次以上IVF-ET反复着床失败（RIF）或流产；年龄大于35岁、不明原因多年不孕、有月经紊乱史（未能排除生化妊娠史）；不明原因胎儿生长受限（FGR）妊娠、羊水过少妊娠史。

淋巴细胞主动免疫治疗机制

目前，LIT主要是用丈夫或无关个体的淋巴细胞作为免疫原，通过反复皮内注射小剂量的淋巴细胞，刺激母体产生具有胚胎保护性的APLA，降低其与胚胎父系HLA的相容性，从而防止胚胎滋养层的父系抗原被母体免疫系统识别和攻击，使胚胎得到保护并生长发育；并且通过反复刺激患者的免疫系统，提高其免疫记忆有利于下次妊娠的成功。

研究结果显示，经3~5次主动免疫治疗后，患者APLA及其独特性抗体水平明显升高，其升高的APLA主要作用于母胎界面局部，与胎儿-胎盘单位有害的免疫活性细胞（如Tc及NK细胞等）及有关因子（如IL-2等）产生作用，进而构成胎儿-胎盘单位的重要免疫保护网络，使患者$CD4^+CD25^+$调节性T细胞及$CD4^+/CD8^+$比例较治疗前明显上升，IL-2活性明显下降。LIT促进Th1型反应向Th2型反应转换；血清巨噬细胞集落刺激因子（M-CSF）的水平提高，诱发母体对胚胎的免疫耐受状态；降低外周血$CD56^+$NK细胞水平，下调外周血$CD56^+CD16^+$ NK细胞的百分比；抑制HCG抗体的活性或减少HCG抗体的产生。以上研究说明主动免疫治疗有可能是通过外来抗原激活母体调节性T细胞，进而诱导对胎儿这一外来抗原的耐受，促进母体对胚胎的免疫保护及抑制母体对胚胎的免疫损伤，最终有利于妊娠成功。

国内研究表明，正常妊娠时母体外周血中的$CD56^+CD16^+$细胞比例和活性处于抑制状态，使得母体形成了以$CD56^+CD16^-$细胞为主导的$CD56^+CD16^-/CD56^+CD16^+$平衡模式。RSA患者的$CD56^+CD16^+$细胞比例及活性均上调，平衡模式被打破，而LIT能逆转这个失调的平衡，提高妊娠成功率。LIT后患者体内TCRγδT淋巴细胞亚群的模式由之前的Vγ9Vδ2T淋巴细胞优势转变为Vγ9Vδ1T淋巴细胞优势模式。这提示LIT能改变患者体内TCRγδT淋巴细胞的亚群分化，继而影响Th细胞因子的平衡，最终改善妊娠结局。故LIT能下调$CD56^+CD16^+$细胞亚群的比例及活性是复发性流产的又一治疗机制。

淋巴细胞主动免疫治疗方法

提示： LIT前严格按照输血有关规定对供患双方进行检查。LIT每疗程4次，间隔2~3周。一疗程后如果APLA未转阳，重复治疗直至APLA转阳，妊娠后尽早再进行一个疗程LIT。APLA转阳后未妊娠，可每2~3个月免疫治疗加强一次。APLA阴性未治疗或治疗后APLA未转阳而再次妊娠者，孕后适当增加LIT次数或（和）联合免疫球蛋白治疗，可明显提高保胎成功率。

同种免疫型RSA主要采用LIT。目前，LIT仍处于一种探索实验性阶段，各个国家和地区使用的治疗剂量、治疗次数、间隔时间大相径庭，但具体治疗方法大致类似。免疫原可采用丈夫或无关第三个体的淋巴细胞。采用丈夫的淋巴细胞和无关第三方男性或女性的淋巴细胞作为免疫原对母体进行免疫治疗，三者的妊娠成功率及安全性无显著差异。由于使用丈夫的淋巴细胞方便，患者心理上容易接受，故临床上绝大多数使用丈夫的淋巴细胞作为免疫原进行LIT。如果患者丈夫因患乙肝、丙肝等血液传染疾病不能供血，可选用无关第三个体供血治疗，优先选择与患者没有血缘关系的健康人。

治疗前严格按照输血有关规定检查。患者与供血者双方检查血常规、ABO及Rh血型、丙肝、乙肝、梅毒、艾滋病、肝功能，检查结果无异常方可做免疫治疗。

LIT在妊娠前和妊娠后进行。抽取供血者20~30 mL全血，分离提取淋巴细胞，调至淋巴细胞浓度为（20~100）×10^6，将分离出的淋巴细胞在患者的双上臂皮内注射，注射3~6个点，每点注射0.1~0.2 mL。每疗程4次免疫，间隔2~3周。每疗程4次治疗不仅能提高RSA转阳率，还能改善机体免疫功能，更有利于妊娠的维持。

分离出的淋巴细胞液浓度较高时外观明显浑浊，用1 mL皮试注射器推注时压力较大，须用手将注射针针栓与注射器乳头部连接抓紧，否则推注时压力过大有可能造成针栓与注射器脱开，造成淋巴细胞液喷出浪费。

第一疗程完成后2~3周复查APLA。如果阴性，重复LIT一个疗程，直至APLA转阳。

APLA转阳性后争取早日妊娠，确诊妊娠后尽早再进行一个疗程LIT。妊娠16周后一般不需要加强免疫。

APLA转阳性后未妊娠，可每2~3个月加强免疫治疗一次，巩固疗效。

对RSA患者APLA阴性未治疗或治疗后APLA未转阳而再次妊娠者，建议孕后适当增加LIT次数。有条件者可联合免疫球蛋白被动免疫治疗，明显提高保胎成功率。

林其德等改进LIT方法，每次注射淋巴细胞总数为（20~40）×10^6，每疗程免疫次数由4次改为2次，疗程间隔3周。第一疗程结束后鼓励患者在3个月内妊娠，如获妊娠则再进行1个疗程。如3个月后仍未妊娠，则在排除不孕症的情况下重新进行1个疗程。虽然免疫次数减少，但取得疗效相同。

李大金等抽取供血者50 mL新鲜血，分离淋巴细胞（20~30）×10^6，对女方多点皮内注射，间隔4周1次，3次为1个免疫疗程。末次免疫后2周复查APLA，如仍未升高者，加强免疫1次，直至产生较高APLA水平。

张建平采用孕前进行4次LIT，每次间隔4周。治疗结束后半个月复查APLA，如APLA转阳性或弱阳性，指导其受孕，于孕后再进行3次LIT，每次间隔4周。如复查APLA为阴性，则暂不宜受孕，加多4次LIT；治疗结束后半月第

2次复查APLA，如APLA转阳性或弱阳性，指导其受孕。若第2次复查APLA仍为阴性，则在指导受孕同时使用丙种球蛋白。

冷冻活化淋巴细胞主动免疫治疗方法

张建平于近年开展冷冻活化淋巴细胞主动免疫治疗研究，抽取丈夫或者第三方供血者的血液，分离淋巴细胞，并用细胞因子进行体外刺激，使其活化并增殖，得到纯度更高、活性更强的淋巴细胞，注入患者体内后更容易刺激APLA的产生。注射后将剩余的淋巴细胞冻存备用，可以维持1年左右、注射10次以上。

该方法特别适合因为时间、交通、抽血恐惧及第三方供血等原因，不方便每次治疗时前来抽血的供血者。

淋巴细胞主动免疫治疗注意事项

供血者与患者首次血液传染病检查结果3个月内有效，3个月后如需LIT，供患双方复查丙肝、乙肝、梅毒、艾滋病。以后如需继续LIT，供患双方每6个月复查1次。供血者检查结果异常，应立即停止供血。

使用同一供血者LIT 2个疗程而APLA未转阳，考虑更换供血者。优先选择无血缘关系者供血，性别不限。

LIT后患者发生过敏反应，如与供血者相关，可更换供血者。供血者如感染发热，应暂时停止供血。

淋巴细胞主动免疫治疗临床效果

提示：国内报道LIT一疗程APLA转阳率80%～95%，妊娠成功率约87%。孕前LIT后APLA转阳者，孕后继续LIT保胎成功率较高；APLA阴性孕前未做LIT，孕后才做LIT者，保胎成功率降低。

RSA患者经治疗后达到正常的妊娠免疫耐受和母胎免疫调节是LIT最成功的表现，RSA患者LIT的最终目标是成功妊娠。LIT在全球应用30余年，获得较好的疗效。注射一疗程APLA转阳率80%～95%，国内妊娠成功率约87%，国外约60%，临床效果显著。

Kling等回顾性分析686对在多次种植失败后采用LIT的夫妻，发现在接受LIT后的6个月内可以获得短期的、明显的益处。

研究发现，RSA与RIF的病因可能存在部分重叠，有些学者将治疗有效的免疫治疗方法引入到对RIF的治疗中，主要是LIT和静脉注射免疫球蛋白，取得了良好的效果。Check等进行的一项回顾性研究表明，虽然接受LIT治疗组的妊娠率与对照组相比无统计学差异，但前者每次移植后的活产率显著高于后者。

对于既往移植5次失败的RIF患者，LIT治疗组的妊娠率与活产率显著高于对照组。

笔者对APLA缺乏的RSA行LIT，1个疗程APLA转阳率92%，2个疗程转阳率99.5%，3个疗程转阳率100%，妊娠后保胎成功率85%，联合免疫球蛋白保胎成功率大于90%。临床研究发现，孕前LIT后APLA转阳者，孕后继续LIT保胎成功率较高；APLA阴性孕前未做LIT，孕后才做LIT者，保胎成功率降低。

LIT后4～8周体内出现APLA，产后APLA阳性可维持较长时间。笔者在临床工作中发现，LIT后APLA转阳的患者，生育后数年检查APLA仍然阳性。因此，对于APLA缺乏的RSA患者，经LIT后APLA转阳生育者，如计划将来再生育，产后无需做淋巴细胞免疫加强，待计划妊娠前复查APLA，了解孕前是否需要淋巴细胞免疫加强。

APLA对胚胎有免疫保护作用，可能避免流产的发生，但APLA的保护作用是有限的，APLA阳性的患者并不能完全避免流产，其作用机制有待进一步探讨。由于同种免疫型RSA的诊断是建立在排除其他病因基础上的，因此，对于治疗后APLA转阳而再次流产的患者，应重新进行详细的病因筛查，尤其要排除胚胎染色体核型异常。妊娠后宜采用LIT、抗凝治疗、注射免疫球蛋白、内分泌治疗和中药治疗等综合保胎措施。

证据及争议是什么？

提示： LIT问世以来，争议不断。一些研究认为有无APLA不是妊娠成败的决定性因素，APLA缺乏患者不需要做LIT。国内大量的临床效果证明LIT确实有效，但LIT治疗的机制不明，缺乏随机分组、大样本、多中心的临床研究数据。

近年来，我国各级医疗机构纷纷开展LIT用于RSA处理，但依据主要来自专家经验和早期文献报道，妇产科医生普遍对其缺乏循证医学认识。大量研究早已确证RSA的自然预后良好，约有60%的RSA患者即使未经任何治疗也能获得活胎分娩。

国外一些早期的单中心病例–对照研究和多中心研究荟萃分析显示，应用LIT可显著提高RSA患者活产率，但这些研究存在诸多试验设计漏洞（多为回顾性研究、对照组设置不合理、未遵循随机分组原则、未预先计算所需样本量。）和数据分析有误（剔除未妊娠患者、统计方法不当）等重大缺陷，令其结论的科学性备受质疑。2006年Porter等整合15个高质量的临床研究发表了循证医学分析报告，确认丈夫或第三方LIT不能改善RSA患者妊娠预后，目前这一观点已被欧美生殖医学界广泛接受。

国内陈雷宁等将符合条件的638例不明原因RSA患者随机分为LIT组（314

例）和对照组（324例，仅予0.9%氯化钠液注射）。结果：2组末次治疗后1年内受孕方式比例、异位妊娠率、再次妊娠率、流产胚胎异常染色体核型比例、严重母胎并发症发生率、粗活产率和校正活产率比较，差异均无统计学意义（$P > 0.05$）。结论：LIT不能对RSA患者再次妊娠有明显的保胎作用。

LIT的机制一直是遭人诟病的主要方面。因为从LIT诞生之日起，就有各种不同的假说探讨LIT的机制。截至目前各种对LIT机制的探讨，主要集中在"APLA"、Th1/Th2免疫平衡、NK细胞活性等方面。现在研究认为妊娠免疫耐受的重点在于细胞免疫，妊娠成功与否与母胎界面T细胞亚群的变化有关，即与Th1/Th2/Treg/Th17平衡关系有关。但Th1/Th2平衡理论显得过于简单，现在这种理论已经不断扩展为炎性因子TNF-α和IFN-γ介导的子宫和系统某种程度的炎性反应是维持种植到成功妊娠的必要因素；并且妊娠中外周血NK细胞的细胞毒性调节，就是妊娠成功与否的关键。

国外另一些研究显示，HLA（HLA-DQα）纯合性与RSA之间没有相关性。一些人认为NK细胞的增加与流产有关，而另外一些人则认为NK细胞的降低与流产有关。这些实验都没有显示与流产有明确的关系，因此不建议做APLA和NK细胞（CD56$^+$）的检测。同时也有研究认为LIT和静脉滴注免疫球蛋白用于原因不明性RSA无明显临床疗效。

基于LIT疗效欠佳和存在母婴风险。2002年FDA强调指出：RSA患者不宜常规应用LIT，医疗单位必须获得FDA许可证后方能应用于严格监管下的临床研究。最近，由英国皇家妇产科医师学会颁布的RSA诊治指南也明令禁止进行APLA检查和LIT。

虽然对APLA缺乏的患者进行LIT争议不断，但国内LIT临床效果显著，APLA转阳后妊娠保胎成功率明显提高，而APLA缺乏未治疗再次妊娠流产概率仍较高。因此，LIT受到临床医生和患者的推崇，目前国内有条件的地方已普遍开展LIT，但随机对照研究和生殖结局的比较缺乏临床资料。

尽管LIT机制缺乏固定的明确的理论依据，治疗效果也存在争议，但总体而言LIT能够纠正母胎界面紊乱的免疫反应，大量的临床效果证明确实有效。即使目前仍然没有一个合理的治疗机制解释，但也不妨碍这种治疗继续发挥积极的作用。

淋巴细胞主动免疫治疗的安全性及风险

提示： 淋巴细胞注射存在通过血液传播疾病的可能，故对于供血者和受血者在治疗前按照输血检查规定进行严格的相关检查，防止血液传染病的发生。LIT对母体及子代无明显副作用，未见有易感染和恶性肿瘤的报道；国内外多数学者认为LIT疗法是较为安全的。

文献报道LIT可诱发母体自身免疫性疾病和变态反应。作者有一例患者，曾患血小板减少性紫癜已愈，首次注射丈夫淋巴细胞后紫癜复发，全身散在皮肤瘀点，更换供血者后，再未发生皮肤紫癜。另一例封闭抗体缺乏的RSA患者，孕前未做LIT，早孕后首次皮下注射丈夫淋巴细胞后发生全身较重荨麻疹，遂停止LIT，仅给予黄体酮注射，之后再次流产。陈雷宁等报道一例患者在末次LIT治疗后3个月出现反复低热、关节痛、口干、吞咽困难，经风湿免疫科确诊为"干燥综合征"退出试验，经多学科会诊不排除与LIT有关。

LIT后偶有流感样症状，荨麻疹、关节疼痛，输血后反应、产生红细胞和血小板抗体；注射局部发生反应常见，包括注射部位疼痛、水泡、发热、红肿及局部感染等，多可自行消退。

LIT采用的淋巴细胞属于新鲜制备的血制品，接受注射存在通过血液传播疾病的可能，如肝炎、梅毒、艾滋病等。另外在采血、离心、洗涤、浓度调节等环节中均存在微生物污染可能。故对于供血者和受血者在治疗前要按照输血检查规定，进行严格的相关检查，防止血液传染病的发生。对丙肝、乙肝检查正常但肝功能异常的供血者，需要查清肝功异常原因，不建议其做供血者。作者有2例拟供血者检查肝功能异常，再做其他检查时发现患有戊肝。

LIT前向患者详细告知治疗程序、治疗效果、副反应及接受血液制品可能带来的不良后果，并签署知情同意书。

LIT对母体免疫功能没有影响或影响极小，迄今为止尚未见有易感染和恶性肿瘤的报道；未见LIT对子代产生明显副作用。LIT的后代在出生体重、体格生长发育和智力等方面与正常分娩的同龄儿童比较差异无显著性意义。综合国内外文献，多数学者报道认为LIT疗法是较为安全的，但是LIT疗法对母儿健康的长远影响尚无一致意见。

免疫球蛋白被动免疫治疗

被动免疫治疗即使用人丙种球蛋白（含有多效价的免疫球蛋白），利用其中的抗胎盘滋养层抗原的独特性抗体及抗独特性抗体，弥补RSA患者保护性抗体的不足，同时与NK细胞受体结合，封闭其杀伤功能，维持母胎免疫耐受。

免疫球蛋白（IVIG）含有多种抗异型抗体，能够中和病理性抗体（甚至是HLA-Ab），减少血循环中自身抗体的滴度，从而保护胚胎。能够灭活参与免疫反应的活性T细胞和多克隆性B淋巴细胞，选择适合妊娠的免疫反应。IVIG可降低Th1细胞因子的产生，减少外周血NK细胞数量，降低NK细胞毒性和抑制自身抗体产生，诱导外周血免疫细胞的Th2细胞因子的释放，维持Th1/Th2细胞因子的平衡，多种途径促进胚胎着床和早期妊娠维持，改善妊娠结局。

提示： 对流产次数≥2次，APLA缺乏，NK细胞数量及毒性异常，RSA

患者APLA阴性未治疗或治疗后APLA未转阳再次妊娠，母胎免疫识别紊乱型RSA，胚胎反复着床失败者宜选择免疫球蛋白被动免疫治疗。

免疫球蛋白治疗方案

提示：妊娠后注射免疫球蛋白剂量及疗程长短的选择，主要根据RSA病史、妊娠后NK细胞数量及活性、HCG、P及B超检查结果综合判断。

孕前治疗：促排卵周期月经第8天静脉点滴5%IVIG10～25g。

孕后治疗：首剂量静脉滴注5%IVIG25～30g（0.5g/kg），以后每2～3周静脉滴注20g，至妊娠22～24周。

孕后小剂量治疗：早孕后尽早注射，IVIG10g，每周1次，孕10～12周后每2周1次，孕20周后每3周1次，至孕26～30周。

试管婴儿（IVF-ET）：受精卵移植前2～7天静脉滴注IVIG10g，1周后再静脉滴注10g。确定妊娠后每周静脉滴注10g，妊娠10～12周后每2～3周1次，至孕26～30周。

孕后IVIG治疗开始的时间一般在妊娠试验阳性后即开始应用，愈早效果愈好。

被动免疫治疗的疗效

据文献报道，对RSA患者APLA检测阴性已妊娠，立即给予IVIG10～30g静脉滴注，每2～3周1次，至妊娠26～30周。孕后注射4次约76.2%的孕妇APLA转阳，保胎总成功率约84%。

实验结果证明，对合并HLA相容性过高（夫妇间≥3个HLA位点相同）的胚胎反复着床失败患者，在卵泡募集阶段和超声探及胎心搏动时分别给予IVIG30g静脉滴注，结果发现再次胚胎移植时妊娠率明显提高。

静脉注射免疫球蛋白能降低NK细胞的细胞毒性，提高妊娠成功率及活产率。Clark等对静脉注射免疫球蛋白来治疗既往IVF周期失败的3个随机对照试验进行Meta分析，结果治疗组活产率显著提高。

Winger将反复种植失败患者的202个新鲜周期分为4个小组，将检测出CD56$^+$CD16$^+$细胞水平升高或正常、Th1/Th2水平升高或正常的患者，根据是否接受IVIG治疗分为4个组，分别比较各组之间种植率、临床妊娠率及活产率。结果显示，在孕前检测到CD56$^+$CD16$^+$细胞水平升高或（和）Th1/Th2水平升高的反复种植失败者，对其进行IVIG治疗有益于改善妊娠结局。研究还发现，Th1/Th2水平升高比CD56$^+$CD16$^+$细胞水平升高更具有预测意义，而Th1/Th2水平升高很可能通过影响卵泡生长而影响胚胎的质量。因此，妊娠前开始使用IVIG治疗，减少卵泡液中肿瘤坏死因子-α（TNF-α）水平，改善Th1/Th2水平，提高卵子质量及卵子数量。此外，IVIG可能通过IgG与调节性T细胞表面CD200受体相结合，介导CD200免疫耐受信号，增强调节性T细胞数量，降低Th1/Th2比值。

日本学者认为，IVIG只有在大剂量（75～100 g）周期性（每2～4周）使用才能获得良好的治疗效果。张建平临床使用剂量每次25 g，连用2～3天，孕前预防性使用的量可酌情减少。

因IVIG治疗费用较昂贵，起始治疗时间一般选择胚胎移植前7天，每2～4周注射0.2～1 g/kg，妊娠28～36周停药。

但国外有学者研究认为，静脉注射IVIG用于原因不明性RSA无明显临床疗效。

免疫球蛋白被动免疫治疗与LIT相比不具备优势，联合应用可取得较好疗效，增加活产率。

被动免疫治疗副反应及注意事项

IVIG应用安全性较高，很少发生严重不良反应。主要的不良反应有头痛、肌痛、发热、发冷、头晕、胸闷、恶心、呕吐等，尚未发现对胎儿有致畸作用。

IVIG中含有少量IgA，IgA缺乏症患者输入IVIG后可产生过敏反应，少数可发生溶血，因此IVIG禁用于IgA缺乏症患者。但IgA缺乏患者并不常见，故目前临床暂无常规筛查IgA。

由于静脉滴注IVIG费用较昂贵，并有潜在血源性感染的危险，应用此种治疗方法还存在争议。由于缺乏明确的免疫指标来识别和筛选适合应用IVIG的RSA患者，也无统一的治疗方案，目前IVIG还没有在临床上得到广泛使用，因而其疗效有待进一步观察。

复合性免疫型流产的治疗

同时伴有APA阳性和APLA阴性的RSA是临床十分棘手的一种病因类型，亦称为母胎免疫识别紊乱型RSA。一方面呈现母胎免疫识别低下，另一方面呈现母体自身免疫及同种免疫功能异常增高。上述两方面的变化实际上体现了母体对胚胎免疫保护作用的削弱及母体对胚胎免疫损伤作用的增强，可能是临床上最难处理的一种类型。由于免疫抑制剂能抑制APLA产生，因而削弱对胚胎的免疫保护作用，故对此类患者孕前应先使用肾上腺皮质激素治疗，待磷脂抗体阴转后，再进行LIT。

苗竹林等将母胎免疫识别紊乱型患者分为3组，A组首先进行免疫抑制治疗后3个月进行LIT；B组给予免疫抑制治疗，直到自身抗体转阴后才进行LIT；

C组直接进行LIT。研究发现，B组因治疗时间长效果较差，其他2种治疗方案结果比较无统计学意义。提示LIT对母胎免疫识别紊乱型有较好的临床效果。

母胎免疫识别紊乱型RSA孕前未治疗已妊娠者，孕后治疗宜联合用药：低分子肝素+LIT+免疫球蛋白。

治疗发展的未来方向

自体外周血单核细胞治疗（PBMC）

受到某些母体免疫细胞有利于胚胎植入的启发，将LIT试用于着床障碍的患者。对≥4次移植失败患者，在取卵日抽取自体外周血单核细胞，以HCG培养48 h后与新鲜获得的PBMC共同注入患者宫腔内，取卵后5天进行囊胚移植，结果治疗组的临床妊娠率、着床率和活产率（41.2%、23.4%和35.3%）显著高于未治疗组（11.1%、4.1%和5.5%）。推测宫腔内注射PBMC可能成为改善反复植入失败患者胚胎植入的一种有效途径，但其确切机制仍然不清楚，值得深入探索。

脂肪乳剂

脂肪乳（intralipid）能够活化免疫系统。动物和人类试验都证实静脉注射脂肪乳能够增加种植成功率并能维持妊娠。Roussev RG等发现静脉注射20%脂肪乳剂能够在体外成功抑制反复生育失败的妇女的外周血异常NK细胞的细胞毒性作用。国内外已有报道证明妊娠妇女使用10%和20%的脂肪乳是安全和成功的。脂肪乳剂价格便宜，因为不是血制品，使用相对安全。

治疗方案可参照免疫球蛋白治疗方法，每1～2周静脉滴注20%脂肪乳250 mL。

注射后部分人可能体温升高，偶见发冷、畏寒以及恶心、呕吐、静脉炎、头痛、血管痛及出血倾向。长期使用，应定期检测肝功能、血胆固醇、血脂及游离脂肪酸。

恩利

恩利（enbrel）为肿瘤坏死因子TNF受体，是一种新型的重组蛋白药物，最初的适应证是类风湿关节炎。它主要的作用机制是抑制由活化NK细胞分泌的内膜毒性因子TNF-α，在阻断TNF-α释放的同时还可以灭活活性NK细胞。如果研究能够获得证实，enbrel将可能替代IVIG对升高的毒性NK细胞水平进行治疗。已经有部分试验证实enbrel确实在治疗RSA中发挥作用。

环孢素A

自从20世纪70年代初环孢素问世并应用于临床以来，其作为选择性免疫抑制剂使得器官移植取得划时代进展。环孢素A（CsA）作为一种选择性免疫抑制剂，治疗效果佳、毒副作用小，在临床上广泛应用，大大提高了器官移植的成功率，并在自身免疫性疾病的治疗方面也取得了良好的效果。CsA能够与细胞浆内的环孢亲和素结合蛋白高亲和性结合，干扰和阻碍一些细胞因子如IL-2、IL-4、IFN-γ基因的活化和mRNA的转录，选择性抑制T淋巴细胞的活化，使辅助性T细胞的数量明显减少，从而有效抑制T细胞介导的细胞免疫应答。除了作用于T细胞外，CsA对B细胞、MΦ、DC细胞等抗原提呈细胞表面协同刺激分子的表达及IL-12的生成也有降调节作用，并能有效抑制NK细胞活性。同时CsA损伤DC细胞在中枢的迁移和成熟，诱导免疫耐受。CsA抑制转化生长因子-β2（TGF-β2）的分泌促进滋养细胞的增殖与侵袭、迁移，从而有助于胎盘形成与正常妊娠的维持。

李彦虹等研究发现，小鼠自然流产模型的母-胎界面存在Th1/Th2细胞因子免疫调节的失衡与紊乱，用CsA于孕早期加以干预后，能够纠正和改善这种失衡状态，形成维持正常妊娠所需的Th2型优势，亦能诱导外周免疫细胞对父系抗原的免疫耐受，有效改善妊娠预后。此外，体外实验证实，CsA能促进人早期滋养细胞的增殖、侵袭和迁移，抑制其凋亡。可见，CsA对母-胎界面的生物学事件发挥了积极重要的调节作用，但这种调节作用的分子机制迄今尚不明晰。

李大金等研究表明：低浓度环孢素对母-胎界面可能具有双向调节作用，即对滋养细胞生物学功能具有升调节作用，可抑制过度的母亲免疫细胞激活，诱导耐受形成，从而有利于妊娠维持，提示环孢素可能成为一种新型保胎剂。

研究证实，对封闭抗体缺乏的RSA患者，不需要做淋巴细胞免疫治疗，孕早期每天口服100 mg环孢素可显著改善RSA患者的妊娠结局。初步观察再次妊娠的成功率达90%以上，且无肝肾功能异常、无感染及肿瘤的发生，新生儿随访亦无发育异常。国内该药已经进入Ⅱ期临床实验，环孢素作为新型保胎制剂的临床疗效有待进一步验证。

结论

APLA缺乏导致的流产是RSA较常见的重要原因。同种免疫型RSA的诊断为排除性诊断，必须按流产的5大原因详细检查后才能确诊。

同种免疫型RSA主要选择LIT。治疗前对供血者和受血者按照输血检查规定进行严格的相关检查，防止血液传染病的发生。

孕前LIT后APLA转阳者，孕后继续LIT保胎成功率较高；APLA阴性孕前未做LIT，孕后才做LIT者，保胎成功率降低。

对于APLA缺乏并有NK细胞、B细胞水平升高或母胎免疫识别紊乱型的患者，妊娠保胎时选用LIT联合LMWH和免疫球蛋白，可明显提高保胎成功率。

国内LIT临床效果显著，但治疗缺乏随机分组、大样本、多中心的临床研究数据，国内外报道的治疗效果也有较大差异。国外有研究认为，LIT用于原因不明性RSA无明显临床疗效。

LIT偶可诱发母体自身免疫性疾病、变态反应和局部反应发生。迄今为止尚未见有易感染和恶性肿瘤的报道，未见对子代产生明显副作用，多数学者报道认为LIT是较为安全的。

治疗发展的未来方向有：自体外周血单核细胞治疗、脂肪乳、恩利、环孢素A等。目前这些方法和药物尚在临床试验阶段，临床疗效有待进一步验证。

病例讨论

病例1

病史 女性，32岁。初婚5年，月经正常，G3P0，在过去的4年内怀孕3次，均为孕5~8周自然流产；B超见胚芽，未见胎心搏动，行清宫术。末次流产于1年前。

身高158 cm、体重45 kg，妇科检查正常。

这对夫妇进行过何种复发性流产检查?

女方染色体46，XX。前2次流产未做胚胎染色体检查，第3次流产胚胎染色体检查为16-三体。

子宫输卵管造影：子宫正常，双侧输卵管通畅。

阴道B超提示子宫卵巢正常。

月经第3天LH 7.30 U/L、FSH 6.11 U/L、E_2 157.81 nmol/L、PRL 666 nmol/L、T1.54 nmol/L；黄体期P 57.7 nmol/L，甲状腺功能正常。

TORCH正常，无衣原体、淋菌感染。

丈夫36岁，精液检查正常，染色体46，XY。

你认为患者还要做其他什么检查吗?

还要做免疫因素检查，结果如下：

APLA阴性，抗心磷脂抗体（ACA）和β2-GP1-Ab阴性、抗核抗体、狼疮因子正常，甲状腺抗体正常。

D-二聚体0.35 mg/L、PT和APTT等正常。

宫腔镜检查未发现异常。

这对夫妇复发性流产最可能的因素是什么？

APLA缺乏造成的同种免疫型RSA。

如何治疗？

丈夫供血做LIT。治疗前双方检查乙肝、丙肝、梅毒、艾滋病、肝功能，检查结果均无异常。

LIT：每疗程4次免疫，间隔2周；第一疗程完成后2周复查APLA转阳，给予氯米芬促排卵治疗，3个周期怀孕，确诊怀孕后立即进行一个疗程LIT，同时注射黄体酮，口服维生素E、叶酸片等。

病例2

病史　女性，35岁。初婚6年（丈夫43岁，再婚，精液检查正常；与前妻有一位9岁健康女儿）。近2年月经周期25～50天，3～8天干净，经量明显减少。G4P0，在过去的5年内怀孕4次，前3次宫内孕均于孕7～10周自然流产。早孕期P值偏低（41.34～83.6 nmol/L），B超见胎心搏动后停止发育，行清宫术。末次妊娠于2年前，左侧输卵管妊娠未破裂，腹腔镜切除左侧输卵管。

身高162 cm、体重56 kg，妇科检查正常。

这对夫妇进行过何种复发性流产检查？

女方染色体46，XX，丈夫染色体46，XY。第3次流产胚胎染色体检查正常。

子宫输卵管造影：子宫正常，右侧输卵管通畅，左侧输卵管峡部阻塞。

阴道B超提示子宫卵巢正常。

优生5项正常，无衣原体、淋菌感染。

你认为患者还要做其他什么检查吗？

做生殖内分泌和免疫因素检查，检查结果如下：

月经第3天LH 2.30 U/L、FSH 10.86 U/L、E_2 132.12 nmol/L、PRL 1 465.2 nmol/L、T1.22 nmol/L；黄体期P 18.44 nmol/L，甲状腺功能正常。

APLA阴性，抗心磷脂抗体（ACA）和β2-GP1-Ab阳性、抗核抗体、狼疮因子正常，甲状腺抗体正常。

NK细胞（$CD3^+/CD16^+CD56^+$）34%；B淋巴细胞（$CD3^+/CD19^+$）23%。

D-二聚体0.85 mg/L（0～0.55）、PT降低、APTT降低。

宫腔镜检查未发现异常。

这对夫妇复发性流产最可能的因素是什么?

自身免疫抗体异常

血栓前状态

APLA缺乏

NK细胞及B细胞＞12%，数量增多、活性增强

黄体功能不全

高泌乳素血症

你计划采取何种治疗方案?

口服溴隐亭治疗高泌乳素血症。

克龄蒙调节内分泌功能，治疗黄体功能不全和卵巢储备功能不良（FSH＞LH4.72倍）。

口服泼尼松和阿司匹林治疗自身免疫抗体。

淋巴细胞主动免疫治疗。

促排卵周期黄体期补充黄体。

孕后免疫球蛋白被动免疫治疗。

具体治疗方案及临床效果

溴隐亭每天1.25 mg（1/2片），服7天后改为每天1片。服药1月后复查泌乳素恢复正常；减量为每天1/2片，连服2月后泌乳素水平正常，停药。

雌孕激素序贯疗法治疗黄体功能不全及调节卵巢功能。月经第5天开始口服克龄蒙，每天1片，服21天停药，治疗3个周期后复查FSH、LH比值恢复正常水平。

泼尼松每天1片（5 mg）、阿司匹林每天1片（50 mg）；该患者口服泼尼松4个月自身抗体未转阳，继续口服泼尼松和阿司匹林的同时做LIT（丈夫供血），一疗程后APLA转阳。

APLA转阳后给予HMG促排卵治疗，卵泡排出后补充黄体，口服安琪坦0.2 g/d，14天。

怀孕后如何监测和保胎?

促排卵第2周期患者怀孕。

早孕时检查D-二聚体1.55 mg/L、PT降低、APTT降低。

母胎免疫识别紊乱型RSA孕前未治愈已妊娠者，孕后保胎宜联合用药：泼尼松+阿司匹林+低分子肝素+淋巴细胞主动免疫治疗+免疫球蛋白。

早孕后给予LIT一疗程；

早孕期每天皮下注射低分子肝素钙（速碧林4 100 U/支）2支，分2次；口服泼尼松5 mg/d、阿司匹林50 mg/d。注射6周后D-二聚体及自身抗体恢复正常，停服阿司匹林，速碧林改为每天1支注射，2周后停用速碧林及泼尼松，以后每4周左右复查D-二聚体再未上升。

孕后每周静脉滴注免疫球蛋白10 g，12周后每2周静滴免疫球蛋白一次，16周后每3周静滴免疫球蛋白一次，孕26周时NK细胞及B细胞降至12%以内，停用免疫球蛋白。

孕后肌注黄体酮40 mg/d，确认为宫内孕后联合HCG2 000 U/d；见到胎心后停用黄体酮和HCG，改为口服地屈孕酮20 mg/d，每晚阴道放置安琪坦0.2 g，10周后停药。

早孕期每1~2周复查血β-HCG及P，4周复查D-二聚体及凝血4项，注射4~6次免疫球蛋白复查自身免疫抗体及NK细胞、B细胞。根据检验结果调整用药。

（陈建明）

第四节　生殖系统自身抗体与复发性流产

引言

临床上发现与复发性流产（RSA）相关的自身抗体包括非组织、器官特异性抗体和组织、器官特异性抗体。非器官特异性抗体又称为系统性自身抗体。由于抗原抗体复合物广泛沉积在血管壁等原因常常导致全身多器官损害和系统性自身免疫性疾病，习惯上又称之为胶原病或结缔组织病。这是由于免疫损伤导致血管壁及间质的纤维素样坏死性炎及随后产生多器官的胶原纤维增生所致，如系统性红斑狼疮患者容易发生自然流产。

器官特异性自身抗体是指组织器官的病理损害和功能障碍仅限于抗体或致敏淋巴细胞所针对的某一器官。对于生殖系统来讲，主要包括抗精子抗体，抗子宫内膜抗体，抗卵巢抗体，抗透明带抗体以及抗滋养层细胞膜抗体等。

自身抗体可存在于无自身免疫性疾病的正常人，另外，受损或抗原性发生变化的组织也可激发自身抗体的产生，但是不一定致病。临床工作中，当检测到与流产相关的抗体阳性时，需要进一步分析该抗体是否是导致流产的原因，不能轻易做出免疫性流产或免疫原因导致流产的诊断。

引导性问题

- 生殖系统自身抗体有哪些?
- 理论上哪些抗体与复发性流产相关?
- 抗体阳性一定会导致流产吗?
- 检测出抗体阳性一定需要治疗吗?
- 抗子宫内膜抗体阳性常见于什么情况,如何进一步诊断?
- 抗精子抗体阳性是否需要长期服用肾上腺皮质激素治疗?
- 抗精子抗体是否是复发性流产的绝对因素?
- 为什么检测出抗精子抗体阳性但没有导致不孕或流产?
- 血清中抗精子抗体与生殖道局部抗精子抗体的检测意义有什么不同?
- 长期服用皮质类固醇激素的副作用有哪些?

免疫与复发性流产

免疫性流产是相对概念,是指免疫功能紊乱使生育力降低,暂时导致不孕或出现流产。妊娠状态能否持续取决于免疫力与生育力间的相互作用,若免疫功能紊乱或失衡,容易导致流产发生。免疫因素导致的流产包括同种免疫性和自身免疫性流产。流产常有多种因素同时存在,免疫因素可以作为流产的唯一原因也可与其他病因并存。

人体的免疫系统是一个极为复杂的系统,在维持机体的稳定和健康方面起着重要的作用。当免疫系统功能发生异常,则会导致一系列免疫病理过程,如感染、免疫缺陷、自身免疫性疾病以及肿瘤等的发生,也可能导致生殖过程的障碍。一般自身组织不成为抗原,但在有些情况下也会产生抗体,如感染、经血倒流、烧灼或药物作用等,能使组织细胞中的蛋白质发生变性而成为自身抗原,这种物质一旦进入血循环,刺激机体可产生免疫反应。

正常机体具有自身免疫调节功能,产生极弱的自身抗体,帮助清除体内衰老变性的自身成分,一旦由于某种原因导致免疫系统对自身组织产生过度免疫应答,则会发生过强的免疫反应,致使所侵及的组织免疫活性细胞增多,免疫复合物沉积,而导致功能改变。

自身免疫疾病是指机体对自身抗原发生免疫反应而导致自身组织损害所引起的疾病。多种自身抗体存在于自身免疫疾病的患者体内,要确定自身免疫性疾病的存在首先要排除其他病因的存在,要有自身免疫反应的存在,同时要排除继发性免疫反应的可能。自身免疫疾病患者妊娠期因为自身抗体的存在容易导致流产的发生。

本章节主要介绍这些抗体产生的机制,以及与流产关系的理论依据。

生殖系统自身抗体

提示： 国内外针对自身抗体与流产的关系研究报道很多，自身抗体异常是否与不孕和（或）流产有关尚无定论。临床工作中，当检测到与流产相关的抗体阳性时，需要进一步分析该抗体是否为导致流产的原因，不能轻易做出免疫性流产或免疫原因导致的流产诊断。

抗精子抗体

提示： 精子抗原成分比较复杂，男性及女性患者血中和体液中的抗精子抗体是精子、精浆通过自身免疫或同种免疫而产生的。精液中除含有精子、精浆之外，还有生殖道的多种上皮成分，抗原性十分复杂，其中主要是精子和精浆所含的抗原物。目前称为精子抗原成分的有精子特异抗原、组织相容性抗原、血型抗原、酶类抗原（乳酸脱氢酶、顶体酶等）和精子附着抗原等。

抗精子抗体（ASAb）是一个复杂的病理产物，男女均可罹患。人类精子具有抗原性，可作为自身或同种抗原刺激机体而产生免疫应答，由于正常的精浆中存在有免疫抑制因子，并且女性生殖道内的酶系统能降解进入的精子抗原，可保护精子顺利进行受精过程而不至于刺激机体产生ASAb。正常机体的血清中不应检出ASAb，若某个环节异常，如精浆中免疫抑制因子缺乏、女性生殖道内的酶系统缺陷、生殖道损伤、月经期、子宫内膜炎时接触精子，该精子就可以作为抗原进入血液循环引起免疫反应，产生ASAb，这种抗体可循环至宫颈黏液中，导致精子凝集或制动，造成不孕。

男性抗精子抗体产生原因及导致不孕的机制

5%～9%不育男性体内存在ASAb。正常情况下，男性不产生ASAb，当血睾屏障受到破坏如手术、外伤等，精子漏出或巨噬细胞进入生殖道吞噬、消化精子细胞，其携带的精子抗原激活免疫系统就会产生ASAb。泌尿生殖道感染也是男性产生ASAb的重要原因。支原体、衣原体等病原体的感染可导致前列腺炎及附睾炎，特别是支原体、衣原体与精子表面有共同抗原均可引起免疫损伤，使血睾屏障受到破坏，使抗体产生并进入精液内，导致精子质量下降。另外输精管手术创伤，发生炎症反应，导致血睾屏障破坏，精子及可溶性抗原漏出，生成ASAb，使精子凝集、精子活动度下降或影响顶体酶释放，干扰精子获能，引起精子的自身免疫，导致生育能力下降。

女性抗精子抗体产生原因及导致不孕、流产的机制

精子进入女性生殖道后，由于精浆中存在一些免疫性因素和女性生殖道某

些蛋白成分包裹精子的保护作用，正常情况下仅少部分人产生ASAb。如果女性生殖道有感染，子宫内膜损伤、局部炎性渗出增加等导致黏膜免疫防御机制削弱，增加了精子抗原与免疫相关细胞接触机会，感染因子刺激了免疫系统，摆脱上述免疫抑制因素，精子抗原可被女性宫颈上皮或子宫内膜免疫细胞识别，引起生殖道局部或全身免疫性反应，产生ASAb。

　　研究表明，ASAb可降低精子活力及精子穿透宫颈黏液和透明带的能力，使精子在宫颈内凝集，干扰精子获能、受精及胚泡植入，是造成不孕及自然流产的重要原因。ASAb抗体检测对临床诊断与治疗不孕不育患者有重要的应用价值。

　　此外抗精子免疫也表现为对已形成的受精卵的影响。ASAb能和受精卵上的精子特异性抗原结合，在补体的参与下引起受精卵的融解。它还可活化巨噬细胞，破坏受精后的前期胚胎发育，导致早期自然流产。Mathur等研究发现，在44对发生过2次以上的早期自然流产的妇女及其配偶中，31名男性（70%），24名女性（54%）或夫妇双方24对（54%）都有效价大于1∶32的ASAb存在，而53对妻子怀孕的夫妇ASAb的效价均在阴性范围，证实了ASAb对前期胚胎发育的损害作用，是导致早期自然流产的原因之一。

抗精子抗体检测方法

　　ASAb可存在于血清、精浆（宫浆黏液）和精子表面；血清内的ASAb主要是IgG和IgM，精浆内的ASAb主要是IgG和IgA。目前临床上用于检测ASAb的方法很多，各有优缺点。常用的方法有IBT（免疫珠试验）、混合抗球蛋白反应（MAR）试验、ELISA、精子凝集和固定试验等方法，根据其不同的用途简单介绍如下：

　　（1）检测精子凝集和精子制动的方法：可用于检测男性或女性患者血清、精液及宫颈黏液中的ASAb。

　　（2）检测精子表面抗体的方法：混合凝集试验（MAR）是一种扩大的Coomb's试验方法，用于检测精子表面的凝集素。

　　（3）免疫珠试验（IBT）：在检测精子表面抗体的同时还可以鉴定抗体的种类（IgG、IgA或IgM）。

　　（4）检测宫颈黏液中抗体的方法：ASAb可以出现在女性阴道黏液的分泌物中，可应用精子-阴道黏液接触试验（SCMC）检测，与IBT方法结合，可提高检测的准确性。阴道黏液分泌物中的抗体主要是IgG和IgA；IgA与血清中补体依赖的精子制动抗体有关，如果宫颈黏液中IgA抗体阳性，则明显地抑制精子的穿透力和移动性。

　　（5）毛细管精子穿透试验：Kremer试验。

（6）血清ASAb检测：采用酶联免疫吸附试验（ELISA法），可用于大批量标本的测量。

提示：由于精子抗原成分复杂，抗体在精子上结合部位的不同，对生育力的损害也不同。结合于精子头部的ASAb对生育力的影响较大，而结合于尾尖部的抗体对生育力影响不明显。由于血液循环中的ASAb与生殖道局部抗体的存在并不一致，而在生殖道局部尤其是精子表面的抗体对生育力有直接影响，故检测生殖道局部包括宫颈黏液、精子表面的ASAb有很重要的临床意义。而血清ASAb可存在于无流产史的正常人，因此，临床诊断以及治疗需制定个体化方案。

抗子宫内膜抗体

抗子宫内膜抗体（anti-endometrium antibody，EMAb）属于自身抗体，在正常育龄妇女中可以检测到，但在不孕及流产人群中，特别是患有子宫内膜异位症的妇女中更多见。有报道表明在子宫内膜异位症及不育妇女血中EMAb的阳性率比正常对照组有显著性增高，其中在子宫内膜异位症血清中，EMAb的检出率可达70%~80%。在不明原因的RSA妇女中也有30%~40%为阳性。

抗子宫内膜抗体产生原因

子宫内膜是胚胎着床和生长发育的地方，但在病理状态下，如子宫内膜炎、子宫内膜异位症及子宫腺肌症等，可转化成抗原或半抗原，刺激机体自身产生相应的抗体。此外，人工流产吸宫时，胚囊也可能作为抗原刺激机体产生抗体。一旦女性体内有EMAb存在，便可能导致不孕或发生流产。有些女性因在初次妊娠时作了人工流产，而不再怀孕，这种继发不孕症患者部分是因为体内产生了EMAb。

EMAb的靶抗原是一种子宫内膜腺上皮中的孕激素依赖糖蛋白，EMAb以子宫内膜为靶抗原并引起一系列免疫反应的自身抗体，与靶抗原结合可干扰受精卵植入导致不孕。

抗子宫内膜抗体导致流产原因

当EMAb由于反复刺激而大量产生达到一定的量时，可与自身的子宫内膜组织发生抗原抗体结合反应，并激活免疫系统引起损伤性效应，造成子宫内膜组织细胞生化代谢及生理功能的损害，干扰和妨碍精卵结合及受精卵的着床和胚囊的发育而导致不孕或流产。

抗子宫内膜抗体检测方法

目前常用的检测血清EMAb方法为酶联免疫吸附试验（ELISA法）。

抗卵巢抗体

抗卵巢抗体（anti-ovary antibody，AOAb）是一种靶抗原在卵巢颗粒细胞、卵母细胞、黄体细胞和间质细胞内的自身抗体。在20世纪六七十年代已发现卵巢存在特殊抗原，近年来报道抗卵巢自身免疫可影响卵巢的正常发育和功能，可导致卵巢衰竭或卵泡成熟前闭锁而导致不孕。有卵巢抗体的女性卵泡发育不正常，影响优势卵泡的发育，使成熟卵泡无法自然排出，从而导致原发性不孕和继发性不孕。妊娠过程中卵巢组织或细胞受到抗卵巢抗体的攻击，导致甾体类固醇激素分泌不足，不能维持妊娠，导致流产发生，AOAb持续存在，且抗体滴度高，是发生RSA的原因之一。

抗卵巢抗体的产生大致源于以下几个方面

（1）自身免疫功能异常；

（2）卵巢组织中抗原成分复杂，每一种成分都可能因感染、手术等原因使其抗原表达异常，从而导致抗卵巢抗体的产生。

（3）与体外人工授精时多次穿刺取卵有关。在体外受精-胚胎移植（IVF-ET）不孕妇女中，AOAb的阳性率可达28.8%。多囊卵巢综合征（PCOS）、卵巢早衰（POF）及其他排卵障碍者，AOAb阳性率分别是46.76%、45.16%和42.86%。

AOAb的产生可影响卵巢和卵泡的发育和功能，导致卵巢早衰、经期不规律。在不明原因不孕妇女中，AOAb活性明显高于有明确原因者。经历多次IVF-ET治疗周期妇女的血清AOAb水平更高，可能是卵泡的穿刺促使AOAb合成增加有关。

AOAb阳性多见于早期绝经症或POF患者。一些患有阿狄森氏病、甲状腺疾病、甲状腺功能亢进的患者也可为阳性。正常妇女体内可以存在一定量的非致病性的AOAb。

抗卵巢抗体导致不孕及流产机制

（1）抗卵巢抗体阳性包裹卵细胞，影响其排出或阻止精子穿入；

（2）AOAb在补体作用下产生细胞毒作用，破坏卵巢细胞，还能干扰受精卵着床；

（3）引起自身免疫性卵巢炎，可能引起POF；

（4）影响卵巢内分泌功能，引起下丘脑-垂体-卵巢轴功能紊乱，间接影响卵泡发育、成熟和排出；使得雌激素、孕激素分泌减少，导致不孕及流产。抗颗粒细胞抗体可导致内分泌功能异常；抗卵泡内膜细胞抗体及抗FSH受体抗体影响卵巢内分泌和生殖功能。

抗人绒毛促性腺激素抗体

抗人绒毛促性腺激素抗体（anti-human chorionic gonadotropin antibody，AhCGAb）是一种靶抗原为人绒毛膜促性腺激素（HCG）的抗体。

HCG是维持早期妊娠的主要激素。但是有自然流产史、人工流产史及生化妊娠史的女性，在流产过程中，绒毛组织中的HCG可能作为抗原刺激母体产生抗体。另外，曾接受过HCG注射排卵的女性，体内的抗HCG抗体也有可能为阳性。此类患者可能在临床上表现为不孕或流产。

抗绒毛膜促性腺激素抗体与不孕和流产

HCG在配子着床和维持妊娠中有重要的作用。HCG还能阻止胎儿滋养细胞与母体血清中的抗体结合或被母体淋巴细胞识别。HCG可被特异性AhCGAb灭活。AhCGAb持续存在，将不能维持妊娠，导致流产发生。

抗人绒毛促性腺激素抗体检测方法

目前常用的检测血清AhCGAb方法为酶联免疫吸附试验（ELISA法）。

抗透明带抗体与不孕

透明带（ZP）是一层包绕着卵母细胞及着床前孕卵的非细胞性明胶样酸性糖蛋白膜，它主要由3种糖蛋白组成的，内含特异性精子受体，由卵母细胞及颗粒细胞分泌和覆盖于卵母细胞及着床前受精卵外的一层基质。在受精过程中及早期孕卵发育方面具有重要作用，调节精卵识别，激活精子，导致顶体反应的发生；阻断多精受精，并能保护受精卵。

抗透明带抗体产生原因

ZP有着很强的免疫原性，能诱发机体产生全身或局部的细胞与体液免疫反应，产生抗透明带抗体（anti-zona pellucid antibody，AZPAb），近年来AZPAb在不孕不育症中的意义逐渐受到关注。

AZPAb产生的机制尚不完全清楚。目前认为每一个月经周期总有一些卵泡变为闭锁卵泡，其中的ZP如有活性，可成为抗原刺激而产生AZPAb，或由于感染致使ZP变性，刺激机体产生AZPAb。

抗透明带抗体导致不孕和流产的机制有以下几种

（1）AZPAb与ZP上的精子受体结合，或AZPAb遮盖了位于ZP上的精子受体，使精子不能识别卵子，也就无从与卵子结合，阻止精卵结合。

（2）AZPAb能使ZP结构加固，即使精卵结合，受精卵被包裹在坚固的ZP内，不能脱壳着床。

（3）抗体可以稳定ZP表面结构，因而能抵抗精子顶体酶对ZP的溶解作用，使精子无法穿透ZP。

（4）卵子如已受精，因ZP结构的稳定，致胚胎被封固在ZP内而无法着床。导致不孕或流产。

抗透明带抗体检测方法

目前常用的检测血清AZPAb方法为酶联免疫吸附试验（ELISA法）。

抗滋养层细胞膜抗体

对孕妇而言，胎儿是一个半非己的同种异体移植物。对胎儿而言，它具有来自父方和母方的基因，胎儿之所以不被排斥，主要依赖于母体对胎儿特殊的免疫调节，这种调节可以制止或改变对胚胎不利的免疫因素，以达到新的免疫平衡，如若平衡失调即可导致流产。胚胎的外层即合体滋养层是直接与母体循环相接触的部分，免疫组化证实合体滋养层不表达任何HLA或ABO抗原，这点被认为是确保胎儿成活的保护性机制之一，但是合体滋养层浆膜上却明显存在有抗原系统，并且可被母体识别。至于这些抗原的性质尚无统一定论，但它们却不容置疑地影响着孕妇与胎儿之间的免疫平衡。

在合体滋养层浆膜上有可被母体识别的抗原系统，它们的存在影响着孕妇与胎儿之间的免疫平衡，研究表明在不明原因流产的妇女血清中，抗滋养层细胞膜抗体（trophoblastic antibody，TAAb）比正常孕妇明显增高，这种抗体的增高与流产之间有着密切联系。

抗滋养层细胞膜抗体的产生以及与封闭抗体的关系

滋养层细胞表面有大量的滋养细胞膜抗原（trophoblastioantigen，TA），其抗血清能和淋巴细胞发生交叉反应，称为滋养层-淋巴细胞交叉反应性抗原（trophoblast-lymphocyte cross reaction antigen，TLX）。正常妊娠时，脱落的滋养层细胞或胎儿细胞通过胎盘进入母体血液循环，刺激母体针对胚胎的HLA-II类抗原和TLX产生免疫识别和免疫反应，生成特异性的抗体。这些特异性抗体通过与胎儿胎盘滋养叶抗原或母体淋巴细胞结合，遮盖来自父源的HLA或干扰淋巴细胞介导的细胞毒作用，防止胚胎父系抗原被母体免疫系统识别和杀伤，使胎儿、胎盘不致受损，发挥一种保护性免疫增强反应，被称为封闭抗体（blocking antibody，BA）。TA分为TA1和TA2，这两种抗原的作用相互拮抗，前者位于滋养层细胞上，诱导产生细胞毒性淋巴细胞反应，后者位于滋养层细胞、淋巴细胞、内皮细胞上，实质就是TLX抗原，刺激母体产生封闭抗体，封闭TA1，使其不被免疫系统识别，正常妊娠得以维持。当夫妇间具有相同的TLX时，不能激发母体产生抗TLX抗原封闭抗体，从而使滋养细胞TA1暴露，遭受母体免疫攻击而流产。因此，TAAb的存在从某种程度上提示封闭抗体不足。

研究报道有免疫性流产史的未孕妇女外周血TA-IgG阳性率为28.81%～65.3%，显著高于无流产史的未孕妇女，后者TA-IgG阳性率为2.9%～3.33%，且随着流产次数的增多，TA-IgG阳性率也升高，二者成正相关。如果是曾经有流产史的女性TA-IgG检测结果属于阳性，应该在转阴之后考虑怀孕。

抗滋养层细胞膜抗体检测方法

目前常用的检测血清TAAb方法为酶联免疫吸附试验（ELISA法）。

免疫性流产的诊断

提示： 免疫学诊断可用于免疫有关疾病的诊断，流产发病机制的研究，病情监测与疗效评价等。有检测抗原和抗体的体外试验，如各种抗体的检测，导致流产的病原微生物检测；体外淋巴细胞鉴定及功能检测，数目鉴定；如检测T细胞数量的有抗T细胞单克隆抗体：抗CD3，CD4或CD8抗体；检测B细胞的CD5，CD19抗体。人外周血单个核细胞中$CD3^+$T细胞约为65%，$CD4^+$T细胞占50%～60%，$CD8^+$T细胞为20%～30%，$CD4^+T/CD8^+T＝2∶1$，B细胞：8%～12%。

病史

详细询问患者有无生殖道感染、外伤、手术史。

体格检查

重点在生殖器官的检查。注意检查宫颈有无糜烂、子宫的位置、大小、形态、质地、活动度、有无压痛；附件有无增厚，有无包块、压痛；子宫骶韧带和直肠陷窝有无结节、触痛等。

实验室检查

免疫学检查：局部（如宫颈、精液、子宫内膜等）抗体浓度检测的临床意义较大，血液中抗体的检测（如ASAb，AOAb，ACA，EMAb等），只能作为间接证据。

性交后试验（PCT）：检测精子对宫颈黏液穿透性和相容性的试验。PCT呈阴性者，应检测宫颈黏液中的ASAb。

免疫性流产的诊断标准

（1）流产次数为2次或超过2次。

（2）除外致流产的其他原因，如染色体、母体内分泌功能和子宫解剖学因素，感染等因素。

（3）可靠的检测方法证实体内存在抗生育免疫抗体。

免疫原因导致不孕及流产的治疗

提示：免疫学治疗（immunotherapy）主要是针对机体低下或亢进的免疫状态，人为地增强或抑制机体的免疫功能以达到治疗疾病的治疗方法。免疫增强疗法主要用于治疗感染、抗体不足、免疫缺陷等免疫功能低下的疾病。免疫抑制疗法主要用于治疗超敏反应、自身免疫性疾病、排斥、炎症等。

免疫增强剂

免疫增强剂指能增强、促进或调节机体免疫功能的生物或非生物制剂。如临床注射的免疫球蛋白。

特点：对机体正常免疫功能无影响，对异常免疫功能具有双向调节功能。对过低的免疫应答起促进作用，对过高的免疫应答起抑制作用。

免疫抑制剂

免疫抑制剂是一类抑制机体免疫功能的生物或非生物制剂，包括激素、环磷酰胺、环孢素A（Cyclosporin A）、FK506、抗人T细胞抗体、抗细胞因子抗体等。针对流产的免疫抑制疗法，还要考虑到对母体以及胎儿的影响，因此，药物选择要慎重。

上述治疗方案一般在孕前开始治疗，受孕后如果作为保胎的方案应该慎重选择，是否影响胎儿的发育尚无定论。

消除致病诱因

积极治疗生殖道炎症，避免不必要的手术操作。

避免抗原接触

女性ASAb阳性，在性生活时使用避孕套隔绝双方生殖器直接接触，6~12个月后抗体转阴或抗体滴度明显下降后指导备孕。但因患者本身可能存在其他导致不孕的因素，因此，应该详细了解不孕病史，做不孕相关检查，排除其他引起不孕的原因后，综合措施治疗不孕症。

治疗合并症

如子宫内膜异位症及其他全身性免疫性疾病。

免疫抑制剂治疗方法

主要用类固醇类激素。皮质激素对抗体的消除不具特异性，不因多种抗体并存而增加用量，治疗作用可保持半年。对免疫性不孕患者的方法有局部疗法、低剂量持续疗法、大剂量间歇疗法。使用类固醇激素虽能抑制抗体，但副作用较明显。

（1）泼尼松：5 mg，连用3~12个月，由小剂量开始，停药时逐渐减量。

（2）地塞米松：2 mg/d，3天后改用1 mg/d，2天后改用0.5 mg/d，2天后再改用2 mg/d，反复交替使用数周~6个月。

（3）大剂量皮质激素：泼尼松60 mg/d×7天。甲基泼尼松龙32 mg，3次/d，共3~7天，每个月1疗程；因该方法副作用大，目前较少使用。

局部疗法

对于宫颈黏液中发现ASAb阳性、性交后试验异常者，可选用氢化可的松栓剂，每晚一枚置于阴道深处。

中药治疗

中药药理研究证实，活血化瘀中药和部分滋阴中药有抑制异常的免疫反应、消除抗体和抑制抗体形成等作用。如地黄、女贞子可抑制免疫功能亢进；当归、丹参、桃仁等有消炎、降低毛细血管通透性、减少炎症渗出及促进吸收的作用；甘草有类激素样作用；甘草粗提物是溶于水的多糖体，为抗体抑制因子，能抑制抗体的产生。

中医药的免疫调节作用是一种整体调节，其疗效确切，作用较持久，毒副作用较小，具有显著的优势。罗颂平等研究表明，中医补肾活血法治疗免疫性不孕安全、有效、简便，并能显著缩短疗程，可广泛应用于临床。

针对ASAb和EMAb阳性患者，中药消抗灵治疗效果良好。

针对抗卵巢抗体阳性患者，抗卵衰冲剂效果良好。

中西医结合治疗

免疫性流产是临床难治性疾患，单用免疫抑制剂难以奏效，且产生干扰生殖功能的副作用。李大金认为滋阴降火中药有调低免疫功能的作用，应用知柏地黄丸治疗免疫性不孕症，精子抗体阴转率为81.3%，妊娠成功率为25%。因此，采用中药复方，配合辅助生殖技术，不失为免疫性不孕症的有效治疗手段。

维生素E可减少抗原的产生，加速抗体的消除。维生素C可加强维生素E的作用。因此，在免疫性不孕的治疗中，应常规应用。维生素C 100～300 mg/次，2～3次/d；维生素E 100 mg/次，1～2次/d。

辅助生殖技术

提示：辅助生殖技术（assisted reproductire technology，ART）是否是减少RSA的主要技术手段，目前尚有争议。丈夫精液人工授精（artificial insemination with husband semen，AIH）是ART的一种方式，即通过非性交方式将丈夫精液注入女性生殖道内，使精卵自然结合达到妊娠，是不孕症治疗方法之一。ART不是治疗RSA的主要手段，目前无统一意见，ART需要准确选择适应证和禁忌证。

人工授精

丈夫精液人工授精

将丈夫精液洗涤后注入宫腔。新鲜精液用4%人白蛋白稀释液，反复洗涤3次，将去除大部分精子抗体。最近报道用特异性IgA蛋白酶体外处理精子，使结合抗体的精子数从90%降至<10%，可能是一种有潜力的方法。

丈夫精液人工授精（AIH）适应证：

①男性因少精、弱精、液化异常、性功能障碍、生殖器畸形等不育；

②宫颈因素不育；

③生殖道畸形及心理因素导致性交不能等不育；

④免疫性不育；

⑤原因不明不育。

丈夫精液人工授精禁忌证：

①男女一方患有生殖泌尿系统急性感染或性传播疾病；

②一方患有严重的遗传、躯体疾病或精神心理疾患；

③一方接触致畸量的射线、毒物、药品并处于作用期；

④一方有吸毒等严重不良嗜好。

供精人工授精

供精人工授精（artificial insemination with donor semen，AID）是利用精子库提供的精子标本，对女方进行人工授精的一种辅助生殖技术，经夫妇双方同意可作AID。

供精人工授精适应证：

①不可逆的无精子症、严重的少精子症、弱精子症和畸精子症；

②输精管复通失败；

③射精障碍；

④通过卵胞浆内单精子显微注射技术失败的患者；

⑤男方和（或）家族有不宜生育的严重遗传性疾病；

⑥母儿血型不合不能得到存活新生儿。

供精人工授精禁忌证：

①女方患有生殖泌尿系统急性感染或性传播疾病；

②女方患有严重的遗传、躯体疾病或精神疾患；

③女方接触致畸量的射线、毒物、药品并处于作用期；

④女方有吸毒等不良嗜好。

IVF-ET和ICSI

明显提高ASAb和AZPAb阳性患者的妊娠率，但是对其他抗体阳性者，效果不佳。

主动免疫和（或）被动免疫治疗

针对TAAb阳性的流产患者，在完善流产相关原因检查后，行主动免疫或被动免疫治疗。详见有关章节。

总结

生殖系统的部分器官或组织细胞作为自身或同种抗原刺激机体，产生免疫应答，生成特异性的抗体，干扰精卵结合、配子着床，不利于维持正常妊娠。但是，因为其抗原性复杂，尽管检查到的抗体滴度高，仍然不能作为自身免疫性疾病来对待，也不能作为不孕甚至流产的绝对因素来考虑。不能因为一个血清抗体阳性而做出免疫性不孕或免疫性流产的诊断。需要进一步排除染色体、解剖学因素、内分泌功能异常、感染等因素。在治疗生殖系统器官特异性抗体异常时，如果采用皮质类固醇激素治疗，要考虑到长期大剂量服用会引起皮质机能减退、库欣综合征、诱发神经精神症状以及消化系统溃疡、骨质疏松、生长发育受抑制、并发和加重感染等副作用，因此，不可以长期大剂量服用。针对抗体阳性的复发性流产患者妊娠前需要进行全面的病因分析，并去除病因，妊娠后进行积极的个体化的综合保胎治疗。

病例讨论

病例

病史　患者，女性，36岁，自然流产2次，持续ASAb阳性就诊。

患者2008年足月顺产一女孩，健康。分别在2010年1月和2011年2月连续2次孕7周左右出现下腹痛，阴道流血，在当地医院肌内注射黄体酮保胎治疗后无效，自然流产。之后行相关化验检查提示ASAb＞250 U（参考值＜75 U），丈夫坚持性生活时使用避孕套，间断服用中药、醋酸泼尼松片，治疗近2年，ASAb仍未转为正常而就诊。

G3P1、月经周期3～4/25～26，月经量偏少，无痛经。

患者夫妇双方无不良嗜好，居住及工作环境无明显污染。

无家族性遗传和传染病史。

这对夫妇进行过何种复发性流产检查?

阴道B超检查，提示子宫附件未见异常。

月经第3天检测FSH 9.36 U/L、LH 6.87 U/L、E_2 139.46 nmol/L、PRL 532.8 nmol/L、T 1.53 nmol/L；甲状腺功能正常。

TORCH正常，无衣原体、淋菌感染。

ASAb 135 U、抗心磷脂抗体（ACA）正常、抗核抗体正常。

夫妇双方染色体检查正常。

丈夫40岁，精液常规检查正常，ASAb28 U。

这对夫妇存在的问题有哪些? 患者的困惑是什么?

患者夫妇有生育要求，因为女方ASAb异常一直采用避孕套避孕，但是针对ASAb治疗2年，抗体的滴度一直没有降为正常。因此，流产后3年未做受孕准备。

患者就诊后希望尽快解决ASAb持续升高的问题，在几家医院已做了详细的检查，结果均正常，只有ASAb单项异常，患者认为ASAb是2次流产的原因，担心再次流产，因此，采用隔绝疗法配合中药治疗至今。

患者夫妇困惑，为什么他们的抗体一直无法转为正常；如果ASAb异常，是不是一直都要避孕，没有再次生育的希望？

针对这对夫妇的治疗方案如何？

综合患者的年龄、月经情况、生育史等，分析患者2次流产的原因，逐步排除遗传、解剖学、免疫以及感染等因素。因为2次流产都未进行胚胎染色体的检查，因此，不排除胚胎染色体与内分泌功能异常，如黄体功能不足导致流产的可能。目前，患者的基础内分泌值正常，在告知孕前优生相关准备后建议患者不避孕，妊娠后进行保胎治疗。

需要向患者做出哪些解释？

ASAb异常，可以采用醋酸泼尼松片免疫抑制治疗。醋酸泼尼松片属于皮质类固醇激素药物，可以小剂量口服，抑制免疫反应；长期大量服用会引起肾上腺皮质机能减退、库欣综合征，诱发神经精神症状以及消化系统溃疡，骨质疏松、生长发育受抑制、并发和加重感染等副作用，因此，需要逐渐减量至停用。

建议患者不再避孕的原因是，目前认为ASAb是与妊娠结局不直接有关的测试。ASAb异常不是导致RSA或不孕的绝对因素。

患者目前的情况怎样？

尽管患者仍然有些不解，但是笔者强调，从孕前就开始进行综合性的预防流产治疗。未避孕的第3个月患者即受孕，经过定期的妊娠状态监测，调节孕激素的用量，营养支持配合中药等治疗，患者顺利度过以往的流产时间。目前，妊娠近足月，产前检查未发现异常。

第五节　淋巴细胞主动免疫治疗质量控制

引言

研究认为，反复流产患者夫妻间白细胞抗原（HLA）相容性增强，由此导致妊娠妇女对胚胎父系同种抗原呈低识别或低反应，以致无法产生足够的保护性抗体或封闭抗体（APLA），使胎儿遭受免疫打击而流产；而复发性流产

（RSA）夫妇间HLA含有过多的共同抗原，阻止对方妊娠物作为异体抗原的识别，不能刺激母体产生维持妊娠所需的抗体。由于缺乏抗体调节作用，母体免疫系统对胎儿产生免疫攻击，致流产发生。

采取皮内注射丈夫淋巴细胞主动免疫治疗（lymphocyte immunotherapy，LIT）的RSA患者，免疫治疗诱导出的暂时的免疫调节弥补了蜕膜局部免疫抑制的不足，使得APLA产生增加，它通过与胎儿滋养层抗原的结合或母体淋巴细胞的结合，增加母体的免疫耐受，防止了胚胎被母体免疫系统的杀伤而发生流产，使胎儿易于存活，妊娠成功率提高。

LIT作为RSA的一种常用治疗方法，目前已在部分医院广泛使用。LIT在临床上被误认为是治疗RSA的主要手段，扩大化的、滥用LIT的现象时有发生。为了避免滥用免疫治疗和（或）过度治疗，又要保证免疫治疗的有效性，防止流产的再次发生，要严格掌握免疫治疗适应证，强调免疫治疗的规范化。加强免疫治疗各个环节的质量控制，建立专业质控标准，达到操作常规化、评估标准化。

引导性问题

- 复发性流产患者都要做淋巴细胞免疫治疗吗？
- 哪种类型的复发性流产患者需要做淋巴细胞主动免疫治疗？
- 复发性流产患者的病史采集重要吗？
- 规范化的淋巴细胞免疫治疗程序及要求？
- 怎样才能做好实验室质量控制？
- 规范的实验室操作程序有哪些？
- 如何做好室内质控和室间质量评价？

免疫治疗前的质量控制

文献报道，反复流产患者中APLA阴性者大于80%。1981年由Taylor和Beer首次将主动免疫治疗应用于早期复发性流产（URSA）患者，用丈夫的外周血LIT治疗会使APLA水平提高，因而促进妊娠向成功方向发展，这一疗法的建立为URSA的治疗开辟了新的手段。1987年由上海林其德、山东张世训等先后采用皮内注射丈夫淋巴细胞的主动免疫方法治疗URSA，取得良好的治疗效果，并在全国逐步推广。目前，LIT被认为是治疗RSA的一种有效手段，国内部分医疗机构相继开展了RSA的主动免疫治疗。虽然LIT治疗URSA已应用于实践20多年，但免疫治疗目前仍没有统一的标准，不同的研究者对于治疗对象的界定标准不一；同时由于免疫治疗方案、免疫时机、免疫途径、细胞用量等方面的差异造成了免疫治疗疗效的差异。为了防止LIT治疗技术的滥用，保证LIT治疗效果，提高保胎成功率，故LIT治疗前的质量控制就显得异常重要。

从事免疫治疗人员的质量控制

门诊医生均需经过专业的培训，包括免疫治疗的基本知识，咨询的沟通技巧，免疫治疗的伦理原则以及法律法规，免疫治疗工作规范等的培训。

患者基本资料的正确采集

一般资料

患者的姓名、年龄、职业，生活习惯、生活环境等。准确的联系方式、住址、固定电话和移动电话，便于有资料问题可随时沟通和病例召回。以上病案资料必须如实详细填写，并妥善长期保存。

月经史与婚育史

详细了解患者初婚、再婚，是否诊断过不孕症，每一次妊娠的情况，以往人工流产、药物流产次数，对自然流产详细询问流产次数、孕周，超声检查胚胎大小、有无胚芽或胎心，血β-HCG及P水平、保胎用药、有无胚胎染色体检查等情况。

既往病史

详细询问患者既往病史，有无糖尿病及甲状腺功能异常病史；有无不良生活习惯，如抽烟、酗酒、吸毒等；住宅周边环境及工作环境有无污染。

免疫治疗前诊断、知情同意

尊重患者的知情同意权，详细解答患者的疑问。医务人员事先需告知患者免疫治疗目的、性质和意义，免疫治疗的局限性及优势，主动免疫治疗和被动免疫治疗两者之间的关系以及不同之处。在充分知情同意的基础上签署知情同意书/拒绝申明。

免疫治疗适应证

RSA的病因复杂，为多因素导致流产，极少是单因素所致，如染色体异常、解剖结构异常、内分泌失调、生殖道感染、自身免疫疾病等病因，还有一些不明原因的流产与同种免疫有关。因此，在主动免疫治疗前要严格掌握适应证，入选的对象应全面筛查病因，排除其他流产原因后方可施行，不可滥用。目前认为，接受免疫治疗的患者需要符合以下几点：①连续发生2次及2次以上的早期自然流产；②在体外受精-胚胎移植中发生2次及2次以上的着床障碍；③夫妇双方染色体核型正常；④盆腔B超、宫腔镜排除生殖道器质性病变；⑤宫颈分泌物检查排除生殖道感染；⑥生殖内分泌激素测定无异常，无内分泌疾病史；⑦抗磷脂抗体、抗核抗体等自身免疫抗体阴性；⑧男方精液常规检查正常或治疗后恢复正常。

复发性流产检查项目及诊断特点

免疫型自然流产虽然可以分类为自身免疫与同种免疫型自然流产，但临床上自然流产的免疫性病因既可单独存在，也可与其他病因合并发生，因此免疫型RSA的诊断是排除性诊断。对有2次或2次以上的自然流产病史，必须排除染色体异常、生殖道解剖结构异常、内分泌失调、生殖道感染、自身免疫等疾病，并且排除了患者身体因素、心理因素、环境因素和男方因素后，患者APLA检查阴性，方可诊断为同种免疫型RSA。

遗传因素检查

此项检查包括夫妇外周血及流产胚胎绒毛染色体核型分析（Karyotyping）。但是，由于核型分析分辨率低（大于5 Mb），因此只能检测大的突变，不能检测杂合性缺失（LOH）/单亲二倍型（UPD），以至于有些患者用核型分析找不出染色体异常。

对于高度怀疑为遗传因素，或胚胎存在染色体异常和基因异常而染色体核型分析未提示异常者，可进一步采用荧光原位杂交技术（FISH）、DNA测序技术，如微阵列比较基因组杂交技术（aCGH）。针对染色体微结构异常进行确切的细胞和分子遗传学诊断对判断流产的原因非常重要。

生殖道解剖结构检查

根据病情可选择B超、宫腔镜、子宫输卵管造影、腹腔镜检查。

内分泌检查

月经周期第2～3天检查性激素5项（FSH、LH、E_2、PRL和T），黄体期孕激素（P）、雌二醇（E_2）检测；甲状腺功能，胰岛素水平等检查。

感染因素检查

包括衣原体、支原体、淋菌、李氏杆菌、疱疹病毒、风疹病毒、弓形虫、巨细胞病毒和B19微小病毒等检查。

血栓前状态相关因素检查

包括TT、APTT、PT、Fbg，D-二聚体（D-Ⅱ），同型半胱氨酸、蛋白C、蛋白S，抗凝血酶原-Ⅲ（AT-Ⅲ）等。

免疫因素检查

自身抗体检查

主要包括抗心磷脂抗体（ACA）、抗核抗体（ANA）、狼疮抗凝物（LA）、抗脱氧核蛋白抗体（RNP）、抗双链脱氧核糖核酸抗体（DsDNA）、抗 β 2-糖蛋白1-抗体（抗 β 2-GP1-Ab）、抗甲状腺抗体（ATA）、ABO血型抗体和Rh血型等抗体。其中ACA至少检查2次，每次间隔6~12周，结果2次或2次以上阳性者才能确诊。对考虑自身免疫性疾病，如系统性红斑狼疮、类风湿性关节炎等患者进行相应的特异性自身抗体检测。

生殖系统相关抗体检查

抗精子抗体、抗卵巢抗体、抗子宫内膜抗体、抗HCG抗体、抗卵细胞透明带抗体、抗滋养层细胞膜抗体等。

APLA检查

阴性表示女方血清中缺乏此APLA，容易发生流产。

淋巴细胞检查

CD16$^+$CD56$^+$（NK细胞表面标志）、CD19$^+$（B淋巴细胞标志）、CD3$^+$、CD4$^+$、CD8$^+$（T淋巴细胞亚群）。

患者及供血双方血液传染病检查

患者与供血双方检查血常规、ABO及Rh血型，丙肝IgM、IgG，乙肝二对半，艾滋病抗体（HIV）、梅毒血清实验（TRUST/TPPA）及肝功能，检查结果无异常方可做免疫治疗。首次检查结果3个月内有效，3个月后仍需LIT治疗，供血者需要复查丙肝、乙肝表面抗原、梅毒和艾滋病等。以后如需加强免疫，供血者每6个月复查1次。

实验室质量控制

标本采集与保存

抽取供血者抗凝静脉血20~30 mL，标本在运输过程中要避免高温（<37℃）。

无菌操作以及淋巴细胞提取技术

用淋巴分离液采用Ficon密度梯度离心法无菌分离PBMCs，分离离心后获淋巴细胞层，生理盐水稀释制成淋巴细胞悬液。

免疫治疗方法

提取淋巴细胞在患者前臂内侧或上臂外侧处作皮内多点接种，每点注射0.1~0.2 mL；每疗程注射2~4次，每次间隔2~3周，注射时间不受月经期影响。第一疗程完成后1~2周复查APLA，如果阴性，重复免疫治疗1个疗程，直至APLA转阳。

免疫治疗后随访

发放记录图表，培训患者自行测量注射反应的大小，如注射部位皮丘有无红肿、瘙痒、化脓，皮肤有无过敏性皮疹或瘀斑，有无发热及其他不适。下一次治疗前交给主管医生进行初步评估。

规范的实验室操作程序

具有书面的实验记录（过程和结果），规范的实验室和实验设备和实验试剂，对每次实验检测结果进行审查、评估。

室内质控和室间质量评价

建立严格全面的实验室标准操作程序文件（SOP），并认真落实，加强实验室人员的再培训和资格认定，长期严格开展室内质控活动，参加室间质评活动，定期评估免疫治疗的效果。

免疫治疗后的质量控制

免疫治疗后疗效的评估

免疫治疗1个疗程后，于最后1次注射淋巴细胞后1~2周返回医院，复查APLA是否转为阳性，如果转为阳性鼓励怀孕或促排卵治疗。APLA转阳后如未妊娠，每隔2~3个月免疫加强1次。如果6个月仍未受孕，门诊就诊检查并指导受孕，同时按期追加免疫治疗。

妊娠后加强免疫治疗的质量控制

怀孕后再免疫加强2~4次，每2周1次，随访再次妊娠结局。对孕期治疗2次后仍有先兆流产症状的患者，再增强治疗2~4次。妊娠16周后一般不需要加强免疫。

妊娠结局随访的质量控制

免疫治疗质量评估

随访是免疫治疗质量评估的重要内容，正确评估免疫治疗质量的高低，发现问题，解决问题，提高免疫治疗的水平。

妊娠结局随访的质量控制

妊娠后根据流产病史及目前状况，每1~3周检测孕激素（P）、β-HCG、雌二醇（E_2），凝血功能等，并行超声检查核实孕囊着床部位、大小及孕周，酌情检测抗磷脂抗体、NK细胞及B细胞活性。妊娠大于14周认为免疫治疗成功。记录患者联系方式，随访妊娠分娩结局以及新生儿情况。

随着对疾病的深入了解，主动免疫治疗RSA质量控制标准需要不断完善，同时也需要建立完善的质量保证体系，使患者得到更加有效的治疗。

总结

淋巴细胞主动免疫治疗技术用于治疗RSA操作较为复杂，要求精细。免疫治疗前适应证的把握，免疫治疗过程中淋巴细胞提取的任何一个环节缺乏完善的监督、记录及规范操作，免疫治疗后没有完善的评估及随访制度，都可能导致各种差错的发生。为了保证免疫治疗的有效性，避免过度治疗，同时为了防止流产的再次发生，应该强调规范化主动免疫治疗RSA。免疫治疗质量控制是免疫治疗一个极其重要的环节，通过加强免疫治疗各个环节的质量控制，有利于建立专业质控标准，达到操作常规化、评估标准化。

病例讨论

病例1

病史　患者，女性，30岁，G3P0，自然流产3次就诊。

2007年结婚，婚后未避孕，在2007年至2012年期间，连续3次均在孕6周左右胚胎停止发育。月经周期5~6/28~30，月经量中等，无痛经。

这对夫妇进行过何种复发性流产检查?

2个月前在当地医院行阴道B超检查，提示子宫附件未见异常。

月经第3天FSH 6.36 U/L、LH 6.87 U/L、E_2 180 nmol/L、PRL 577.2 nmol/L、T 1.44 nmol/L；

TORCH正常，无衣原体、淋菌感染。

APLA阴性、抗心磷脂抗体（ACA）和抗β2-GP1-Ab阴性、抗核抗体正常，甲状腺功能正常。

丈夫34岁，精液常规检查正常。

还应该询问这对夫妇哪些病史?

了解患者的工作以及生活环境有无毒害物质接触史：夫妇双方均为办公室文员，居住房屋及办公地点周围无化工厂等污染源。

询问患者夫妇双方的婚育史：女方初婚，男方再婚，前妻也有一次不明原因的自然流产史。

这对夫妇还应该做哪些检查?

应该进一步检查双方染色体，但夫妇双方拒绝行染色体检查。患者夫妇认为，两个人身体好，没有家族传染病及遗传病的发生，即使有染色体的异常也无法改变，而且，染色体检查较贵，等待检查结果的时间长，患者急于要生育，有APLA阴性这种异常情况，要求先行主动免疫治疗。

医生为患者夫妇耐心解释遗传因素是RSA的重要因素之一，即使夫妇双方以及家族中无异常情况出现，隐形遗传以及染色体突变的可能性也有。排除夫妇双方染色体异常等原因后才可以考虑进行主动免疫治疗。

这对夫妇的治疗方案如何?

检查结果显示：女方染色体：46，XX。男方染色体：46，XY，t（3；17）（p21.1；p13）3与17平衡易位，其断裂与重接发生在3 p21.1与17p13处。

优生遗传咨询后认为复发性流产原因为染色体异常所致，建议行试管婴儿PGD，或行供精人工授精（AID），不建议做主动免疫治疗。

结论

RSA原因复杂，针对每个患者应该详细询问病史，逐一排除遗传、内分泌、解剖、感染、男方精子、其他自身免疫等因素后，如果APLA阴性才可以进行治疗。应该遵循规范化的治疗模式。

病例2

病史 患者，女性，32岁，宫内孕9周，自诉早孕反应减轻2天，阴道少量出血1天就诊。

患者结婚5年，G3P0，分别在2011年、2012年孕8周左右不明原因胚胎停止发育。当地医院检查APLA阴性，进行1个疗程主动免疫治疗，APLA转为阳性后受孕，孕7周曾行B超检查提示"宫内早孕，见心管搏动"。本次妊娠一直肌内注射黄体酮保胎治疗，并在孕6周、8周分别加强免疫治疗1次，近2天感早孕反应减轻，今晨阴道少量出血，色暗红，伴有下腹部隐痛就诊。

孕前月经量减少，周期延长。月经第3天化验基础性激素值正常。

对该患者如何处理?

进一步询问病史。

行阴道B超检查：提示宫内孕约7周、孕囊塌陷，胚胎停止发育。

β-HCG13 000 U/L、孕酮（P）28.62 nmol/L（患者曾在孕6周检查过β-

HCG 35 300 U/L，P 92.22 nmol/L，之后未定期检查）。

告知患者胚胎停止发育。完善相关化验检查后，建议患者尽快行吸宫术，绒毛送检，进行胚胎绒毛染色体分析。

术后详细检查流产原因。

患者不解的问题？

前两次的流产原因是因为APLA不足，APLA不是治疗好了吗，为什么还会出现流产？是不是需要再次检查APLA？还需要继续加强主动免疫治疗吗？以后还会出现流产吗？

需要向患者解释的问题？

主动免疫治疗持续时间长，操作繁琐，而且需要夫妇双方甚至第三方到医院共同完成治疗，因此，会让患者及家属认为主动免疫治疗就是治疗流产的全部过程，再次发生流产患者心理上很难接受。医生需要耐心向患者夫妇解释清楚，RSA原因很多，需要逐项排除，APLA不足是导致流产的重要原因之一，但不是导致流产的唯一原因。患者在主动免疫治疗后，APLA已经转为阳性，受孕后加强免疫治疗仍然出现胚胎停止发育的现象，说明APLA阴性不是该患者流产的主要原因。

应该在下次准备受孕前继续行相关化验检查。

该患者下一步的诊断、治疗方案如何？

应该继续详细询问病史；

夫妇双方染色体检查，明确流产胚胎染色体的结果；

月经第2~5天的基础内分泌的检测（FSH、LH、E_2、PRL、T）；

甲状腺功能、胰岛素及空腹血糖的检测；

宫腔镜检查及盆腔B超检查子宫、附件，强调了解子宫内膜的情况；

感染因素的检查：TORCH，有无衣原体、淋菌等感染；

自身免疫指标检测：ACA、LA、抗β2-GP1-Ab、抗核抗体等自身免疫相关抗体检查；

凝血功能检查；

丈夫精液常规检查；

向患者传授身体锻炼以及营养保健等知识，为下一次受孕做好准备。

该患者流产原因分析？

询问病史，患者近期有心慌、手抖、食欲亢进、消瘦、疲乏无力等症状；

第三次流产胚胎染色体的结果正常（前两次未做检查）；

月经第3天基础性激素FSH、LH 、E_2、PRL、T的检测值在正常范围；

甲状腺功能检测（化学发光法）：

血清中TSH：0.02 pmol/L（正常值为0.35 ~ 5.5 pmol/L）

FT_3：20.60 pmol/L （正常值为3.50 ~ 6.50 pmol/L）

FT_4：30.27 pmol/L （正常值为11.50 ~ 22.70 pmol/L）

TT_3：33.41 nmol/L （正常值为0.92 ~ 2.79 nmol/L）

TT_4：163.61 nmol/L （正常值为58.10 ~ 140.60 nmol/L）

心电图：窦性心动过速，HR：112次/min；

空腹胰岛素及血糖正常；

盆腔B超：子宫、附件未见异常；

感染因素的检查：TORCH正常，无衣原体、淋菌等感染；

免疫指标检测ACA、LA、抗β2-GP1-Ab、抗核抗体等自身免疫相关抗体为阴性。

丈夫精液常规检查正常。

该患者下一步的治疗如何？

根据病史、症状以及实验室检验结果，患者诊断为甲状腺功能亢进。

建议患者暂时避孕，并与内科内分泌专科联合治疗甲状腺功能亢进，是否适合妊娠主要取决于甲状腺功能亢进病情。如甲状腺功能亢进治疗不充分，病情不稳定，容易引起胎儿发育不良，引起流产、早产、胎儿生长受限、胎死宫内等病理妊娠。妊娠期一些药物治疗还可能引起胎儿甲状腺功能亢进、胎儿甲状腺肿大，甚至胎儿甲状腺功能减低等情况，影响胎儿的大脑发育。因此，甲状腺功能亢进妇女不要急于怀孕，首先应积极治疗甲状腺功能亢进，等甲状腺功能亢进治愈后再考虑怀孕。如果采用手术治疗，术后3个月病情无复发，即可以考虑怀孕。采用放射性[131]碘治疗，在治疗半年后甲状腺功能亢进痊愈可考虑怀孕。如果采用抗甲状腺药物治疗，病情稳定后逐渐减量，停药后观察半年如无复发迹象，则可考虑怀孕。

（苗竹林）

参 考 文 献

［1］杨冬梓. 妇科内分泌疾病检查项目选择及应用［M］. 1版. 北京：人民卫生出版社，2011. 146-161，200-206.

［2］李彩霞，王晓慧，雷军强. NK细胞与不明原因早期自然流产的临床研究［J］. 实用

妇产科杂志，2009，25（7）：433-434.

［3］徐丽清，陈雷宁，宋兰林，等. 复发性流产与反复种植失败相关危险因素比较［J］. 中国实用妇科与产科杂志，2012，（28）6：451-454.

［4］李金科，刘兴会. 复发性流产检查和治疗的循证评价［J］. 中国实用妇科与产科杂志，2013，（29）2：114-118.

［5］肖世金，赵爱民. 复发性流产病因学研究进展［J］. 实用妇科与产科杂志，2014，30（1）：41-45.

［6］林其德. 现代生殖免疫学［M］. 北京：人民卫生出版社，2006. 157-163.

［7］张建平，吴晓霞. 血栓前状态与复发性流产［J］. 中国实用妇科与产科杂志，2007，23（12）：917-920.

［8］林莲莲，陈云琴，等. 抗磷脂综合征与妊娠［J］. 实用妇产科杂志，2008，24（7）：390-392.

［9］李大金. 生殖免疫学［M］. 上海：复旦大学出版社，2008. 59-61，119-154，

［10］张建平. 流产基础与临床［M］. 北京：人民卫生出版社，2012. 218-245.

［11］陈建明. 实用不孕不育诊断与治疗［M］. 广州：广东科技出版社，2013. 212-241.

［12］韩红敬，沈浣，王艳槟，等. 亚甲基四氢叶酸还原酶基因677位多态性、高同型半胱氨酸血症与复发性流产［J］. 生殖与避孕，2012，32（7）：486-489.

［13］李倩综述，张清学审校. 辅助生殖技术中免疫治疗的作用与安全性［J］. 实用妇产科杂志，2012，28（8）：631-634.

［14］王丽娟，梁佩燕，吴彤华，等. 反复胚胎种植失败患者HLA-Cw基因多态性的研究［J］. 生殖医学杂志，2013，22（1）：43-47.

［15］林蕾，陈雷宁，全松. 反复着床障碍的免疫研究现状［J］. 生殖与避孕，2010，30（1）：50-54.

［16］朱琳，李艳萍. 反复植入失败原因及处理对策［J］. 生殖医学杂志，2011，20（1）：59-61.

［17］林其德. 复发性流产的诊治现状与未来［J］. 中国实用妇科与产科杂志，2013，29（2）：81.

［18］陈颖，张建平. 淋巴细胞免疫治疗在反复种植失败和复发性自然流产中的作用［J］. 生殖医学杂志，2013，22（4）：241-244.

［19］刘淮，辛思明. 主动免疫疗法治疗复发性流产［J］. 中国实用妇科与产科杂志，2013，29（2）：108-111.

［20］苗竹林，崔蓉，杨宁，等. 原因不明复发性流产主动免疫治疗质量控制及疗效分析［J］. 中国妇幼保健，2013，28（16）：2588-2590.

［21］陈雷宁，裘毓雯，欧湘红，等. 异体淋巴细胞免疫治疗不明原因复发性流产巢式病例对照研究［J］. 实用妇产科杂志，2014，30（4）：295-298.

［22］李彦虹，王松存，朴海兰，等．转化生长因子-β在环孢素A诱导人早孕滋养细胞体外侵袭性生长中的调节作用［J］．生殖医学杂志，2014，23（8）：658-663.

［23］黄玉青，田丹．益肾活血法联合中医周期疗法治疗抗精子抗体阳性不孕患者的临床观察［J］．广州中医药大学学报，2012，29（3）：236-238.

［24］邹淑花，宋东坡，李波薛，等．抗卵巢抗体与卵巢反应性的相关性［J］．中国妇幼保健，2008，15（23）：2091-2092.

［25］罗颂平．免疫性不孕的中西医结合诊疗［J］．中国中西医结合杂志，2000，20（7）：488-489.

［26］叶亚智，韩连玉，张涛，等．抗卵衰冲剂治疗卵巢早衰患者抗卵巢抗体阳性45例疗效观察［J］．河北中医，2010，32（4）：515-516.

［27］欧亚梦兰，张建平．早期流产的保守治疗［J］．实用妇产科杂志，2014，30（8）：561-563.

［28］Winger EE，Reed JL，Ashoush S，et al．Preconception CD56[+]16[+] and/or Th1：Th2 level predict benefit from IVIG therapy in subfertile women undergoing IVF［J］．Am J Reprod Immunol，2011，66（5）：394-403.

［29］Bennett SA，Bagot CN，Arya R．Pregnancy loss and thrombophilia：the elusive link［J］．Br J Haematol，2012，157（5）：529-542.

［30］Vora S，Shetty S，Khare M，et al．Placental histomorphology in unexplained foetal loss with thrombophilia［J］．Indian J Med Res，2009，129（2）：144-149.

［31］Greer IA，Nelson-Piercy C．Low-molecular-weight heparins for Thromboprophylaxis and treatment of venous thrombolism in pregnancy：a systematic review of safety［J］．Blood，2005，106（2）：401-407.

［32］Abbassi-Ghanavati M．Tyroid autoantibodies and pregnancy outcomes［J］．Clin Obstet Gynecol，2011，54（3）：499-505.

［33］Mao G，Kang Y，et al．Progesterone increases systemic and local uterine proportions of CD4[+]CD25[+]Treg cells during midterm pregnancy in mice［J］．Endocrinology，2010，151（11）：5477-5488.

［34］Kalu E，Bhaskaran S，Thum MY，et al．Serial estimation of Th1：Th2 cytokines profile in women undergoing in-vitro fertilization-embryo transfer［J］．Am J Reprod Immunol，2008，59（3）：206-211.

［35］Porter TF，La Coursiere Y，Scott JR．Immunotherapy for recurrent miscarriage［J］．Cochrane Database Syst Rev，2006，19（2）：112.

［36］Winger EE，Reed JL，Ashoush S，et al．Preconception CD56[+]16[+]and/or Th1：Th2 level predict benefit from IVIG therapy in subfertile women undergoing IVF［J］．Am J Reprod Immunol，2011，66（5）：394-403.

［37］Wilczynski JR. Immunological analogy between allograft rejection, recurrent abortion and preeclamp sia the same basic mechanism. Hum Immunol, 2006, 67（7）: 492-511.

［38］Abbas A, Tripathi P, Naik S, et al. Analysis of human leukocyte antigen （HLA）-G polymorphism in normal women and in Women with recurrent spontaneous abortions. Eur J Immunogenet, 2004, 31（6）: 275-278.

［39］Tuohy VK, A ltuntasCZ, Autoimmunity and premature ovarian failure［J］. Curr Opin Ob stet Gynecol, 2007, 19（4）: 366-369.

第七章 血栓前状态与复发性流产

引言

血栓前状态（prethrombotic state，PTS），一般称为易栓症（Throm-bophilia），是指多种因素引起的凝血、抗凝和纤溶系统功能失调，表现为凝血功能异常增高和纤溶功能降低的一种病理过程，容易导致血栓形成的多种血液学改变，包括血管内皮细胞受损、血小板活化、凝血因子含量增高或活化、抗凝因子含量减低或结构异常、纤溶因子减少或功能减弱、血液黏度增高或血流减慢等。

易栓症可能导致子宫胎盘血流状态改变，微血栓形成，绒毛梗塞及蜕膜血管纤维素样坏死，从而引起胚胎缺血缺氧，最终发育不良及流产，也增加了胎儿宫内生长受限、胎死宫内、早产、先兆子痫、胎盘早剥等的风险。近年认为复发性自然流产（recurrent spontaneous abortion，RSA）与易栓症密切相关。

引导性问题

- 患者是早期妊娠流产还是晚期妊娠流产？
- 流产时有无见到胚芽、胎心搏动？
- 有无血管栓塞病史及凝血功能异常？
- 既往流产时有无检查凝血功能？有无自身抗体异常？
- 流产时有无合并妊娠高血压或妊娠期糖尿病？
- 患者在被诊断为RSA前是否进行过满意的流产原因评估？
- 血栓前状态是否为流产单一原因？
- 低分子肝素是治疗血栓前状态的首选药物吗？
- 如何选择不同类型的低分子肝素？

易栓症的分类

根据病因不同，易栓症主要分为遗传性和获得性两大类。

遗传性易栓症

由于凝血、抗凝和纤溶相关的基因突变造成，多为常染色体显性遗传。常见以下几种：

活化蛋白C抵抗和凝血因子Ⅴ Leiden基因突变

正常凝血机制下，活化蛋白C使凝血因子Ⅴ（factorⅤ，ＦⅤ）第506位点的精氨酸裂解而失活。ＦⅤ Leiden基因突变是ＦⅤ基因1691位G→A的点突变，使ＦⅤ第506位点的精氨酸被谷氨酰胺所替代，从而对活化蛋白C的裂解反应降低，即活化蛋白C抵抗（activated protein C resistence，APCR），导致血栓形成倾向。

凝血酶原基因突变

凝血酶原（prothrombin，PT）G20210A突变是PT 3'-UT区20210位点G→A的点突变，可致血中PT水平增高1.5～2倍。研究认为PT G20210A突变与ＦⅤL突变相关，若同时存在则静脉血栓栓塞的风险大大增加。

蛋白C和蛋白S缺陷

蛋白C（protein C，PC）是肝脏合成的维生素K依赖性丝氨酸蛋白酶抑制物，被凝血酶及胰蛋白酶等活化，在蛋白S辅助下灭活凝血因子Ⅴa及凝血因子Ⅷa而发挥抗凝作用。PC缺陷与超过160种基因突变有关，可导致凝血因子Ⅴa、凝血因子Ⅷa无法有效地灭活，凝血活性增强，纤溶活性降低。

蛋白S（protein S，PS）是活化PC的重要辅助因子。PS缺陷包括游离PS水平和活性降低，与一个静默基因和一个突变基因有关。

抗凝血酶Ⅲ缺陷

抗凝血酶Ⅲ（antithrombin Ⅲ，ATⅢ）由肝脏和内皮细胞合成，对凝血酶、凝血因子Ⅹ、凝血因子Ⅸ、凝血因子Ⅺ、凝血因子Ⅻ和凝血因子Ⅶa有抑制作用。超过250种相关突变可降低ATⅢ基因转录，形成高凝状态。

高同型半胱氨酸血症及亚甲基四氢叶酸还原酶基因突变

同型半胱氨酸（homocysteine，HCY）由蛋氨酸通过蛋氨酸循环产生。血清HCY水平过高，对胚胎有直接毒性作用，还可刺激自由基的产生和释放，损伤血管内皮细胞，影响其表面的多种凝血因子，促进血栓形成。

亚甲基四氢叶酸还原酶（methylenetetrahydrofolate reductase，MTHFR）是HCY代谢过程中的关键酶，其基因677位 C→T 突变使编码后丙氨酸被缬氨酸替代，导致MTHFR的活性和耐热性下降，形成高HCY。

获得性易栓症

主要是抗磷脂综合征（antiphospholipid syndrome，APS）、获得性高HCY血症以及各种引起血液高凝状态的疾病等。

抗磷脂综合征

抗磷脂综合征是指抗磷脂抗体（antiphospholipid antibody，APA）与不良妊娠结局和血管内血栓形成之间密切相关的综合征。该类不良妊娠结局包括孕10周前3次或以上连续的流产，孕10周后1次或以上形态正常的胎儿丢失，孕34周前由于胎盘疾病（包括子痫前期）的1次或以上的早产。APS在RSA患者中约占15%，是RSA最重要的可治病因之一。

APA主要包括抗心磷脂抗体（anticardiolipin antibodies，ACA）、狼疮抗凝物（lupus anticoagulant，LA）、抗β2-糖蛋白1（β2-glucoprotein 1，β2-GP1）抗体。最近还有学者推荐抗凝血酶原/磷脂酰丝氨酸抗体（AFⅡ/PS）作为产科APS的新标记。APA是以血小板和内皮细胞膜上带负电荷的磷脂为靶抗原的自身抗体，其引起血栓形成主要涉及内皮细胞、单核细胞、血小板的激活，包括：①与血管内皮细胞和血小板膜上的磷脂结合，使前列环素（PGI_2）合成减少，血小板活性因子合成增加，激活血小板使其黏附、聚集并释放血栓素A_2（TXA_2），引起血栓形成；②抑制PC的活性及ATⅢ的活化；③与β2-GP1结合，干扰其对磷脂依赖性凝血反应的抑制功能；④干扰纤溶酶原激活剂的释放，抑制纤溶酶原向纤溶酶转化，引起纤维蛋白聚集。

APS可分为6种亚型，详见表7-1。

表7-1 抗磷脂综合征分型

亚型	临床表现
Ⅰ型	伴或不伴肺栓塞的深静脉血栓
Ⅱ型	冠状动脉血栓
	颈动脉血栓
	外周动脉血栓
	主动脉血栓
	颈动脉血栓
Ⅲ型	视网膜动脉血栓
	视网膜静脉血栓
	脑血管血栓
	暂时性脑缺血
Ⅳ型	混合型（Ⅰ、Ⅱ、Ⅲ型，罕见）
Ⅴ型	胎盘血管血栓
	早孕胎儿丢失（常见）
	中、晚孕胎儿丢失（可见）
	母体血栓性血小板减少
Ⅵ型	抗磷脂抗体不伴明显的临床表现

获得性高HCY血症

获得性高HCY血症最常见的原因是食物中缺乏HCY代谢中必需的辅助因子，如叶酸、维生素B$_6$或维生素B$_{12}$。

妊娠

成功的妊娠既要避免在胚胎种植、母体螺旋动脉内滋养细胞重铸和分娩时的出血，也要维持子宫胎盘循环，维持此平衡需要改变子宫局部和全身的血凝、抗凝和纤溶蛋白，并以止血潜能增加、抗凝和纤溶活性降低为标记，即生理性的血栓前状态，见表7-2。

表7-2　孕期凝血功能的改变

促凝因子		抗凝因子	
凝血因子	孕期改变	凝血因子	孕期改变
纤维蛋白原	上升	游离PS	下降
凝血因子Ⅶ、凝血因子Ⅷ、凝血因子X	上升	PC	不变
Von Willebrand factor	上升	ATⅢ	不变
凝血酶原激活抑制物-1、凝血酶原激活抑制物-2	上升		
凝血因子Ⅱ、凝血因子Ⅴ、凝血因子Ⅸ	不变		

易栓症与复发性流产

以往研究提示，55%～62%RSA有凝血功能缺陷。子宫胎盘循环内血栓形成，其所致的炎症反应和胎盘功能不全可能是促使胚胎、胎儿死亡的重要原因之一。

遗传性易栓症与复发性流产

提示：遗传性易栓症和不良妊娠结局之间还不能建立明确的病因联系。

目前多数关于遗传性易栓症与RSA关系的研究是小样本病例对照研究或队列研究，结论常存在矛盾和偏倚。一些荟萃分析和回顾性的队列研究提示遗传性易栓症和胎儿丢失有关，尤其是中晚期妊娠丢失，其中FVL突变、PS缺陷、PT突变与RSA相关，但一些前瞻性队列研究不能证实这一点。以往研究结果未发现MTHFR突变、PC和AT缺陷与胎儿丢失的相关性。

2003年一个大型荟萃分析发现排除其他潜在影响因素后RSA与FVL相关，

但美国国家儿童健康和人类发育协会网络调查了4 885例有单次早孕流产史的妇女，发现134例FⅤL杂合子，其胎儿丢失率无显著增加。RSA患者与APCR相关性的研究结果也存在争议，Rai等发现APCR患者晚期流产发生率显著增加，但早期流产发生率无明显差异。

Robertson等的系统回顾发现PT突变患者RSA的风险增加，但是两项欧洲病例对照研究和最近一个超过4 000例患者的前瞻性队列研究发现PT突变与RSA之间无相关性。

近年研究表明抗凝蛋白缺陷与流产可能有关，Rey等的荟萃分析报道PS缺陷使RSA总的风险增加15倍，使孕22周后晚期流产的风险增加7倍，但PC缺陷可能与RSA的发生无关。

2001年一项包含了8个研究共1 818例患者的综合荟萃分析结论认为MTHFR与RSA之间无显著相关性，而高HCY血症与RSA明显相关。Kumar 等则认为MTHFR突变可能引起RSA，机制可能与高HCY血症以及叶酸代谢障碍导致胎儿神经系统结构和功能损伤有关。早期研究认为AT缺陷患者流产风险增加，但后来的研究报告不一致。Rey等的大型荟萃分析报告ATⅢ缺陷与反复流产无关。

获得性易栓症与复发性流产

提示：APS是导致RSA的主要免疫因素，也可能是唯一对妊娠直接产生不良影响的易栓症。

抗磷脂综合征与复发性流产

文献报道8%～42%的RSA患者可检测到APA阳性，而在低危妇女中检出率<2%。APA阳性患者胎儿丢失风险增加3～9倍，如果没有药物干预活产率低至10%。

抗β2-GP1-Ab与RSA的关系尚不明确。Walid认为抗β2-GP1-IgM型抗体与早期流产有关。国内报道RSA患者抗β2-GP1-IgG型抗体阳性率显著高于健康对照组，但IgM型抗体阳性率与对照组无显著差异。Pereira等发现流产患者抗β2-GP1-IgA型抗体阳性率较低。也有学者认为单独抗β2-GP1-Ab与RSA不相关，但结合阳性LA和ACA时有高的产科并发症风险。

APA导致病理妊娠的机制包括：

（1）抑制滋养细胞功能和分化：抑制绒毛细胞滋养细胞分化和绒毛外细胞滋养细胞侵入蜕膜，诱导滋养细胞凋亡，使胎盘性激素和细胞因子合成和分泌减少，干扰子宫螺旋动脉重铸等。

（2）在母胎界面激活补体途径导致局部炎症反应以及妊娠子宫胎盘血管系统血栓形成，使胚胎缺血死亡而流产。

（3）损害控制内膜蜕膜化的信号转导机制。

膜联蛋白A5减慢磷脂对凝血系统的效应。最近研究显示APA可能产生膜联蛋白A5抵抗而加速凝血过程，膜联蛋白A5抵抗可能是APS患者妊娠丢失和血栓形成的一个亚型。

获得性活化蛋白C抵抗与复发性流产

获得性活化蛋白C抵抗（APCR）与LA和高浓度凝血因子Ⅷ相关。在一个RSA门诊进行的大型观察研究显示RSA与获得性APCR强烈相关而与FVL所致的APCR不相关，但原因未明。

易栓症的筛查和诊断

遗传性易栓症的诊断

遗传性易栓症的病因诊断依赖于复杂的分子学实验，其筛查仍存争议，一般认为只有当结果可能影响处理决定时才进行。研究也发现即使已流产，遗传性易栓症似乎对下次妊娠的结局并无影响。2008年来自英国全国早孕门诊RSA患者的常规遗传性易栓症调查资料显示，各门诊检查指标大致相同，阳性结果常导致使用抗凝治疗，目前多数提供此筛查服务的原因只是患者要求或为了给患者提供上次妊娠失败的原因解释。

遗传性易栓症的筛查指征

提示：虽然遗传性易栓症与RSA可能存在相关性，但无足够的临床证据证实在这些患者中应用普通肝素或低分子肝素可预防复发，不推荐在RSA患者中常规筛查。

2012年中国专家共识认为易栓症诊断需行遗传性易栓症筛查的人群包括：①静脉血栓栓塞（venous thromboembolism，VTE）发病年龄较轻（<50岁）；②有明确VTE家族史；③复发性VTE；④少见部位（如下腔静脉、肠系膜静脉和脑、肝、肾静脉等）的VTE；⑤特发性VTE；⑥女性服避孕药或绝经后接受雌激素替代治疗的VTE；⑦复发性不良妊娠（如流产、胎儿生长受限、死胎等）；⑧口服华法林抗凝治疗中发生双香豆素性皮肤坏死；⑨新生儿暴发性紫癜。

2010年美国孕期遗传性易栓症指南则认为以下两种情况可考虑遗传性易栓症筛查：①有与非复发性风险因子（例如骨折、手术和持续制动）相关的VTE史者；②一级亲属（例如父母或同胞）有高危易栓症或50岁前无其他风险因素的VTE病史的妇女。

遗传性易栓症的实验室检查及时机

遗传性易栓症的推荐检查见表7-3。实验室检查应尽可能在远离血栓发生时间（6周后）、非孕期以及无接受抗凝剂或激素治疗时进行。PS缺陷最好在远离孕期通过功能性分析来初步评估，<55%时应随访游离PS水平，妊娠期PS活性的诊断值尚不明确，但推荐中孕期和晚孕期游离PS截断值分别<30%和<24%。抗凝蛋白在VTE急性期不推荐进行检测，因消耗可能出现短暂的水平下降。华法林抗凝治疗和其他因素的影响可能导致抗凝蛋白活性水平降低，因此应在停用华法林至少2周以后进行检测，并且不应仅凭1次实验室检测的结果确诊。AT活性的检测可能受肝素干扰，建议停用肝素24 h以上进行。

表7-3 遗传性易栓症的实验室检查

遗传性易栓症	监测方法	孕期检测可靠性	急性血栓形成时检测可靠性	抗凝治疗时检测可靠性
凝血因子 V Leiden突变	活化蛋白C抵抗法（二代），如果异常：DNA分析	是 是	是 是	否 是
凝血酶原基因突变G20210A	DNA分析	是	是	是
蛋白C缺乏	蛋白C活性（<60%）	是	否	否
蛋白S缺乏	抗原水平，功能试验（非孕期<55%，中孕期<30%，晚孕期<24%）	否	否	否
抗凝血酶缺乏	抗凝血酶活性（<60%）	是	否	否

由于缺乏MTHFR和不良妊娠结局之间的相关性，而HCY水平因个体测量时的状态（摄入叶酸、维生素B_{12}）而异，难以得到代表性的结果，因此不推荐空腹HCY水平筛查或MTHFR突变分析。

获得性易栓症的诊断

抗磷脂综合征筛查对象

抗磷脂综合征筛查对象包括：①特发性VTE；②多次发生病理妊娠（如流产、胎儿发育停滞、死胎等）；③年龄＜50岁的缺血性脑卒中；④血栓事件伴不能解释的血小板减少和（或）体外依赖磷脂的凝血试验（如APTT、PT）凝固时间延长。

抗磷脂综合征检测项目和时机

APS诊断需结合临床表现和APA，诊断标准见表7-4。LA是血栓形成最有力的预测因子，与RSA密切相关，其检测应在抗凝治疗前或停用口服抗凝药至少一周后进行。目前APS检测中尚存在实验室间差异，缺乏样本制备、试剂和截断值标准化的问题。

表7-4　抗磷脂综合征的诊断标准

临床标准	实验室标准
1. 1次以上任何组织器官中动脉、静脉或小血管血栓形成（有客观确认的证据，例如影像学或组织学上的证据；不伴有血管壁炎症的证据） 2. 妊娠并发症 a. 1次或以上不明原因孕10周以后经超声或直接检查形态正常的胎儿死亡 b. 1次或以上孕34周以前由于子痫或严重子痫前期或有可识别特征的胎盘功能不全而发生的形态正常胎儿的早产 c. 3次或以上不明原因的连续孕10周以前自然流产并排除母体解剖或激素异常以及父母染色体原因	间隔至少12周，出现10周前3次或以上连续的流产，孕10周后1次或以上形态正常的胎儿丢失，孕34周前2次或以上 1. 血浆LA阳性 2. 血浆或血清ACA IgG或IgM中或高滴度阳性（＞40 GPL 或 MPL，或＞第99百分位数） 3. 血浆或血清抗β2-GP1-IgG或IgM阳性（滴度＞第99百分位数）

注：符合以上一项临床标准和一项实验室标准即可诊断。

血栓形成倾向的动态评价

血浆凝血功能亢进的动态评价或分子标志物（见表7-5），也有助于识别RSA患者的血栓前状态。分子标志物D-二聚体、纤维蛋白降解产物等反映机体已经产生轻度凝血-纤溶反应的病理变化；血液流变学检测可有助于对虽有血栓前状态的高危因素，但尚未发生凝血-纤溶反应的患者的监测。

表7-5 血栓前状态实验室诊断指标

分类	项目
常规凝血功能测定	PT、APTT、TT、FIB
血液流变学测定	红细胞压积、血沉、血黏度、红细胞电泳时间、红细胞变形指数等
血小板激活的分子标志物	β-血小板球蛋白（β-TG） 血栓烷B_2（TXB_2） 血小板α颗粒膜蛋白（GMP-140）
血管内皮细胞损伤的分子标志物	血管性假血友病因子（VWF） 6-酮-PGFIa（6-keto-PGFIa） 内皮素-1（ET-1） 组织纤溶酶原活化剂（t-PA） 凝血酶调节蛋白（TM）
凝血因子活化标志物	凝血酶原片断1+凝血酶原片断2（F1+F2） 纤溶蛋白肽A/纤溶蛋白肽B（FPA/FPB） 凝血酶-抗凝血酶复合物（TAT） 蛋白C活性肽（PCP）
纤溶系统、纤溶-抗纤溶复合物标志物测定	D-二聚体（D-dimer）、纤维蛋白降解产物纤溶酶-X2抗纤溶酶复合物（PCP）

血栓弹力图（thrombelastography，TEG）通过图像描绘全血样本加入促凝剂后血液凝固的动态过程，可在不需单独分析各凝血成分的情况下，对血凝块形成的速度、强度、稳定性以及纤维蛋白原、血小板数量和质量、纤维蛋白溶解等因素进行全面的评估，在动态监测患者的综合凝血状态方面优于传统的凝血功能试验。

血栓前状态原因复杂，检测指标多且特异性不一，因此较可靠的诊断依据是：至少两项以上指标异常，结合原发病采用针对性治疗后能降低血栓发生率且异常指标改善或恢复正常。

易栓症的治疗

提示： 易栓症引起的RSA中，抗凝治疗被公认为有效的治疗方法，包括低剂量阿司匹林、低分子肝素（low molecular weight heparin，LMWH）、普通肝素（unfractionated heparin，UFH）、皮质激素和静脉用免疫球蛋白（intravenous immunoglobulin，IVIG）等的单独或联合使用。

抗凝治疗

普通肝素

普通肝素又称标准肝素或未分级肝素，主要通过与AT III结合，增强其抑制活化凝血因子 II、凝血因子IX、凝血因子 X、凝血因子XI和凝血因子XII的作用，阻止血小板凝集和破坏，妨碍凝血活酶的形成，抑制凝血酶的产生和作用，阻碍纤维蛋白原变成纤维蛋白。UFH还可促进内皮细胞合成并释放组织因子途径抑制因子（TFPI），与凝血因子 Xa形成复合物或直接与组织因子结合来抑制外源性凝血途径。

UFH可皮下、肌内或静脉注射，在网状内皮系统代谢，肾脏排泄。当1次给予100 U/kg、400 U/kg或800 U/kg时，半衰期分别为1 h、2.5 h和5 h。UFH分子量较大，不能通过胎盘，也不分泌于乳汁。

UFH的主要不良反应是用药过多可致自发性出血，偶有过敏及血小板减少，长期使用偶见脱发、腹泻、骨质疏松和自发性骨折。用药期间需观察患者有无鼻衄、牙龈出血、皮肤黏膜出血等，定期监测凝血时间、血小板计数。UFH过量时可用1%的硫酸鱼精蛋白缓慢滴注，每1 mg硫酸鱼精蛋白可中和100U的肝素钠。肝功能不良者长期使用UFH可引起AT-III耗竭而有血栓形成倾向。对肝素过敏、有自发出血倾向、溃疡病、创伤、产后出血及严重肝功能不全者禁用。

低分子肝素

低分子肝素是UFH通过酶或化学解聚产生的小分子片段，分子质量相当于UFH的1/3，主要成分为葡糖胺聚糖。与UFH相比，LMWH具有以下优越性：

（1）LMWH因分子量减小而对F II a的作用相对较弱，在达到有效的抗血栓作用的同时可以减少出血等不良反应。

（2）LMWH较少与血小板及血小板因子IV结合，不易引起血小板减少。

（3）LMWH与血浆非特异性蛋白、内皮细胞及巨噬细胞的亲和性低，在体内有更稳定的量效关系，生物利用度高达90%左右。

（4）LMWH具有更高的促进内皮细胞合成释放组织因子途径抑制物（TFPI）的活性。

（5）LMWH可以刺激内皮细胞合成、释放组织型纤溶酶原激活物（tPA）并下调PAI-1，促进纤溶酶原向纤溶酶转化。

（6）LMWH能抑制TNF-α、IL-8，减少内皮细胞黏附分子的表达，发挥抗炎作用；阻断补体的激活；与β2-GP1在内的许多蛋白结合，剂量依赖性地干扰APA与β2-GP1及磷脂之间的相互作用，促进滋养细胞增殖和分化，通过抗氧化作用调节细胞凋亡，增加早孕期绒毛外滋养层细胞的侵袭能力。

（7）LMWH半衰期为UFH的2~4倍，可每天只用药1次。

LMWH皮下注射后半衰期为3~6 h，在体内主要通过肾脏代谢，肌酐清除率<30 mL/min时应慎用。LMWH分子量较大，带有丰富的负电荷，因此不通过胎盘，也不分泌于乳汁中。

目前国内外主要的LMWH有达肝素（dalteparin）、依诺肝素（enoxaparin）、那屈肝素（nadroparin）、帕肝素（parnaparin）和亭扎肝素（tinzaparin）等，其来源、生产工艺不同，药代动力学和抗凝谱也有一定的差异，详见表7-6。

表7-6 几种常用的LMWH比较

中文通用名	商品名	来源	重均Mr	抗Xa活性（U/mg）	抗Xa/抗Ⅱ
达肝素	法安明	猪肠黏膜	5 600~6 400	110~210	1.9~3.2
依诺肝素	克赛	猪肠黏膜	3 500~5 500	90~125	3.3~5.3
那屈肝素	速碧林	猪肠黏膜	3 600~5 000	95~130	2.5~4.0
帕肝素	栓复欣	猪/牛肠黏膜	4 000~6 000	75~110	1.5~3.0
亭扎肝素	Innohep	猪肠黏膜	5 500~7 500	70~120	1.5~2.5

LMWH的不良反应与UFH相似但明显减少，主要有过敏、出血、血小板减少及骨质疏松等。用药期间监测包括有无出血以及抗凝血因子Ⅹa、血小板计数。有学者提出在使用预防量LMWH时，注射后3h的抗凝血因子Ⅹa一般维持在0.2~0.6 U/mL。但目前更多的研究表明抗凝血因子Ⅹa的监测准确性不高、可比性差，且LMWH安全性高，使用预防或治疗剂量的LMWH时无需常规监测抗凝血因子Ⅹa，除非极度肥胖或低体重、严重肾功能衰竭患者。如果治疗期间D-二聚体降至0.3~0.4 mg/L或APTT延长1.5倍以上，或出现严重过敏、出血及肝素诱导血小板减少症时应及时停药。多中心随机对照研究（randomisedcontrolled trial，RCT）未见孕期使用预防量LMWH导致骨矿密度的显著下降，钙剂及维生素D有助于预防骨质疏松。LMWH不通过胎盘屏障也不分泌于乳汁，不会增加胎儿、新生儿畸形、出血的风险，哺乳期也可以安全使用。

阿司匹林

阿司匹林又名乙酰水杨酸，是一种常用的解热镇痛药。阿司匹林可以通过不可逆地抑制环氧酶1（COX-1）的活性发挥抗血小板聚集的作用，并且抑制血小板内前列腺素（prostaglandin，PG）合成酶的活性，使TXA_2的生成减少，从而对抗血小板聚集和血栓形成。但是高浓度的阿司匹林也能抑制血管壁中的前列腺素合成酶，使TXA_2的生理性拮抗剂前列环素（prostacycline，PGI_2）合成减少，促进血栓形成。实验证明血小板中PG合成酶对阿司匹林的敏感性远较血管壁的PG合成酶为高，因此小剂量给药时可用于防止血栓形成。阿司匹林还能抑制组织中前列腺素的合成，抑制子宫痉挛性收缩。

阿司匹林口服后易吸收，半衰期在15～20 min，但是对血小板的抑制作用能持续10天左右。吸收后的阿司匹林可被水解为水杨酸，以水杨酸盐的形式迅速分布到各组织，主要在肝脏代谢，由肾脏随尿排出。

阿司匹林孕期合理使用副作用很少，偶可增加出血风险，多数认为无致畸性。但是一项22个研究的荟萃分析显示早孕期服用阿司匹林胎儿腹裂风险增加2～3倍，是否增加中枢神经系统畸形、唇腭裂风险尚不确定，早孕期应用仍需谨慎注意。阿司匹林可通过乳汁排泄，哺乳期最好不用。

华法林

华法林是维生素K拮抗剂，非孕期长期抗凝治疗的常用药。华法林容易通过胎盘，有潜在的对胎儿不良效应，尤其在早孕期，可致畸胎及胎儿中枢神经系统异常、流产及死胎。长期华法林抗凝的患者一旦妊娠应改用UFH或LMWH替代。

可用于孕期的抗凝方案

遗传性易栓症的抗凝治疗

静脉血栓史、遗传性易栓症的严重性和其他风险因子的影响决定抗凝方案（包括预防血栓抗凝治疗或非药物治疗）的选择。所有遗传性易栓症患者应经过个体风险评估以调整治疗方案。抗凝方案列于表7-7。患者如果无近期血管栓塞表现或相关病史推荐使用预防量，有近期血管栓塞表现或相关病史则提倡使用治疗量，详见表7-8。

表7-7　抗凝方案定义

抗凝方案			定义
产前抗凝	LMWH	预防量	①依诺肝素40 mg，每天1次皮下注射 ②达肝素5 000 U，每天1次皮下注射 ③亭扎肝素4 500 U，每天1次皮下注射（剂量根据体重调整）
		中等量	①依诺肝素40 mg，每12 h皮下注射 ②达肝素5 000 U，每12 h皮下注射
		治疗量	LMWH每天1~2次［例如依诺肝素1 mg/（kg·12 h），达肝素200 mg/（kg·d），达肝素200 mg/（kg·12 h），亭扎肝素175 mg/（kg·d）］，目标：抗凝血因子Xa水平达到治疗范围（每天2次方案0.6~1.0 U/L，每天1次方案稍高）
	UFH	小预防量	每12 h皮下注射5 000 U
		预防量	①每12 h皮下注射5 000~10 000 U ②早孕期每12 h皮下注射5 000~7 500 U ③中孕期每12 h皮下注射7 500~10 000 U ④晚孕期每12 h皮下注射10 000 U，除非APTT升高
		中等量	每12 h皮下注射，调整剂量至注射后6 h抗凝血因子Xa水平达到0.1~0.3 U/mL
		治疗量	每12 h皮下注射10 000 U以上，调整剂量使注射后6 h APTT达到治疗范围（1.5~2.5）
产后抗凝			预防量LMWH/UFH 4~6周或维生素K拮抗剂4~6周，维持INR*2.0~3.0，最初合用UFH或LMWH治疗直到INR≥2.0或超过2天
监测			对有可疑深静脉血栓或肺栓塞症状的患者进行临床警惕或适当的客观检查

* INR是国际标准化比率（international normalized ratio，INR）。

表7-8 妊娠合并遗传性易栓症的推荐血栓预防

临床情况	产前治疗	产后治疗
无VTE史的低危易栓症	无抗凝的监测或预防量LMWH/UFH	无抗凝的监测，如果患者有其他风险因素（一级亲属有50岁前血栓发作病史、肥胖、持续制动等）给予预防量LMWH/UFH或者产后抗凝
有1次VTE发作史的低危易栓症*，未长期抗凝治疗	预防量或中间剂量LMWH/UFH或者无抗凝的监测	产后抗凝或中间剂量LMWH/UFH
无VTE史的高危易栓症	预防量LMWH/UFH	产后抗凝
有1次VTE发作史的高危易栓症**，未长期抗凝治疗	预防量、中间剂量或治疗量的LMWH/UFH	产后抗凝或者中间剂量或治疗量的LMWH/UFH 6周（治疗水平应至少等同于产前治疗）
非易栓症，有1次与暂时性风险因素（未再出现）相关的VTE发作史，排除妊娠或雌激素相关风险因素	无抗凝的监测	产后抗凝
非易栓症，有1次与妊娠或雌激素相关的暂时性风险因素有关的VTE发作史	预防量或中间剂量LMWH/UFH或者无抗凝的监测	产后抗凝或者中间剂量LMWH/UFH
非易栓症，有1次无风险因素的VTE发作史（特发性），未长期抗凝治疗	预防量LMWH/UFH或中间剂量的LMWH/UFH或无抗凝的监测	产后抗凝或中间剂量的LMWH/UFH
易栓症或有2次以上VTE发作的非易栓症，未长期抗凝治疗	预防量、中间剂量或治疗量的LMWH/UFH	产后抗凝或者治疗量的LMWH/UFH 6周（治疗水平应至少等同于产前治疗）
易栓症或有2次以上VTE发作的非易栓症，长期抗凝治疗	调整量的LMWH/UFH	长期抗凝治疗

*FVL突变杂合子、PT G20210A突变杂合子、PC或PS缺乏。

**AT缺乏、PT G20210A和FVL突变的双重杂合子、FVL突变纯合子、PT G20210A突变纯合子。

产科遗传性易栓症的治疗仍存在争议。一个RSA专科门诊的前瞻性研究比较血液筛查FVL杂合子阳性RSA患者与对照组RSA患者的妊娠结局，FVL阳性者活产率38%，显著低于对照组的49%，提示FVL阳性的RSA患者应在以后的妊娠中加用抗凝预防。Brenner等研究对RSA并易栓症患者整个孕期至产后4~6周应用依诺肝素治疗，75%的妊娠得到活产，未行抗凝治疗前只有20%的成功率。一个前瞻性观察研究分析37例抗凝血酶、蛋白C缺陷和蛋白S缺陷的RSA患者血栓预防治疗与否的妊娠结局，治疗包括LWMH、UFH、维生素K拮抗剂；26例治疗组无一例妊娠丢失，非治疗组胎儿丢失率为45%（5/11），血栓预防治疗降低这些遗传性易栓症患者胎儿丢失率15%。但是，1999年一个以群体为基础的前瞻性队列研究评估以往有流产史的FVL突变患者（2 480例）的妊娠结局，未治疗组活产率并不低于治疗组。另一丹麦的队列分析回顾35例有FVL或凝血酶原基因突变的RSA患者的妊娠结局，给予抗凝治疗患者的活产率无显著提高。这些证据支持在遗传性易栓症RSA患者中不必应用抗凝治疗。

已发表文献中，陈旧研究设计和小样本限制了其证据效力，即使在RCT研究中募集标准也有显著的差异，结论不能代表所有的RSA患者，因为研究缺乏设计良好的安慰剂对照研究。因此对遗传性易栓症RSA患者应用抗凝治疗仍需进一步评估，在具备来自综合临床研究的强有力证据前，允许不用药物治疗，尤其在孕期，但应对患者进行详细咨询并告知随后的妊娠可能有良好的结局，以知情同意为前提。

如果进行抗凝预防，可选择在血β–HCG诊断妊娠或者超声确定宫内妊娠后开始用药。前者用药时间相对较早，而后者则能排除异位妊娠及判断胚胎宫内发育情况，各有优势。也有人主张在孕前即开始抗凝预防性治疗。

因静脉血栓栓塞接受延长抗凝治疗的妇女怀孕时，推荐以UFH或LMWH代替维生素K拮抗剂（华法林）。有学者认为相对于UFH的风险和利益比，LMWH更适于孕妇预防和治疗静脉栓塞。

抗磷脂综合征的抗凝治疗

提示：低剂量阿司匹林和肝素治疗是目前APS并RSA妇女的常用治疗，但尚无公认最有效的治疗方案。

对APS并RSA妇女预防性应用低剂量阿司匹林和肝素治疗，效果明确，可降低妊娠丢失率50%，其主要的作用机制是抗凝性和肝素的免疫调节作用。

体外研究显示抗磷脂抗体损害滋养细胞功能、激活补体的效应可被肝素逆转。Carp等对37例自身免疫型RSA妇女使用LMWH 40 mg/d治疗，妊娠成功率为70.2%。Luis等对25例诊断为APS的RSA患者在血β–HCG阳性后开始皮下注射LMWH 40 mg/d，妊娠成功率达84%。

阿司匹林可改善血管扩张性、促进前列环素生成和降低血栓素A_2水平，常被用于治疗有易栓症的RSA患者。阿司匹林一般从孕前开始使用，维持整个孕期，常用剂量在75～100 mg/d。但阿司匹林的益处未明。两项RCT研究发现在APS患者中，阿司匹林治疗组妊娠结局与安慰剂组或支持治疗组无显著差异。

一项大型Cochrane回顾分析13个针对APS并RSA患者（共849例）的研究，结论是UFH结合阿司匹林可降低妊娠丢失率54%。最近一项系统回顾中的3个RCT研究发现，有流产史的APS患者UFH联合阿司匹林效果优于单用阿司匹林者，提示受孕前使用阿司匹林（81 mg/d），妊娠试验阳性后加用UFH（5 000～10 000 U/12 h）导致更高的活产率。

目前未有RCT研究比较UFH和LMWH对RSA并APS患者的治疗。Stephenson等比较达肝素和UFH治疗APS患者，达肝素的妊娠成功率为69%，UFH组为31%。RCT研究发现有早孕丢失病史的APS患者UFH加阿司匹林效果优于单用阿司匹林者，LMWH加阿司匹林者与单用阿司匹林者无显著差异。2005年一项美国研究发现APS患者LMWH加阿司匹林组和UFH加阿司匹林组活产率分别为84%和80%，无统计学差异。因此仍需要盲法RCT比较UFH和LMWH的潜在差异。

目前国际上普遍接受的孕期抗磷脂综合征的治疗方案见表7-9。

表7-9 孕期抗磷脂综合征的治疗方案

临床情况	治疗方案
APS，无血栓病史和RSA（胚胎前或胚胎）	低剂量阿司匹林加UFH（500～7 500 U/12 h皮下注射）或LMWH（常用预防量）
APS，无血栓病史和胎儿死亡（＞10孕周）或者由于子痫前期或胎盘功能不全所致的早产（＜34孕周）	低剂量阿司匹林加UFH（早孕期每12 h皮下注射7 500～10 000 U；中、晚孕期每8～12 h皮下注射7 500～10 000 U，剂量调整到APTT维持在对照组平均水平的1～5倍）或LMWH（常用预防量）
APS伴胎儿死亡（＞10孕周）或者由于子痫前期或胎盘功能不全所致的早产（＜34孕周）病史	受孕前低剂量阿司匹林受孕后立即加UFH（每12 h皮下注射5 000 U）或达肝素（每天皮下注射5 000 U）
APS伴血栓病史	低剂量阿司匹林加UFH［每8～12 h皮下注射，调整到APTT或注射后4～6 h肝素浓度（抗凝血因子Xa活性）维持在治疗范围］或LMWH［常用治疗量，例如依诺肝素1 mg/（kg·12 h），或达肝素100 U/（kg·12 h），或依诺肝素1.5 mg/（kg·d），或达肝素200 U/（kg·d）］

治疗过程中，如果胎儿生长发育良好，与孕周相符，凝血-纤溶指标检测项目恢复正常，可考虑停药。但停药后必须每月复查凝血-纤溶指标及监测胎儿发育情况，有异常时重新用药，必要时治疗可维持整个孕期。

其他治疗

皮质激素

以往认为APS只是表现为RSA的一种自身免疫性疾病时，中-高剂量的皮质激素可被用于其治疗。一些自身对照研究报告泼尼松加低剂量阿司匹林治疗取得60%~70%成功妊娠率。但近年Cochrane回顾或荟萃分析显示泼尼松在预防APS并RSA患者胎儿丢失方面并不优于安慰剂，且可能增加妊娠高血压和妊娠期糖尿病的风险。由于患者临床和实验室特征、治疗方案不一，很多研究不是随机并且没有良好对照，因此APS患者的泼尼松治疗效能尚不确定，目前不推荐单独使用，在APA滴度高或持续阳性的患者中可考虑使用。

静脉用免疫球蛋白

普遍认为RSA与免疫失调相关，流产动物模型显示妊娠的维持依赖于局部炎症介质的抑制。Diejomaoh等研究表明，小剂量阿司匹林联合LMWH和静脉注射IVIG可以使APA阳性的RSA患者100%获得正常妊娠。但是一些研究结论认为并无证据显示IVIG改善APS并RSA患者的妊娠结局。多数用IVIG的患者同时应用了肝素或泼尼松和低剂量阿司匹林。小的随机对照研究显示IVIG（加肝素和阿司匹林）没有比单独使用肝素和阿司匹林产生更优的疗效。最近的系统回顾和荟萃分析得到相似的结论。由于IVIG的疗效未经适当设计的研究证实，价格昂贵且数量有限，并可能出现过敏、发热、肌肉疼痛、头痛、血栓形成等副作用，因此不推荐用于APS并RSA患者。

叶酸和维生素B$_{12}$

最近Kumar等调查不明原因RSA患者叶酸状态和MTHFR突变对HCY浓度的影响，发现每天高浓度叶酸（5 mg）和维生素B$_{12}$（0.5 mg）可降低HCY水平，但其用法用量仍有待RCT研究。

易栓症患者的产时处理

易栓症患者产后应考虑使用气压靴或弹力袜直到能行走。在更高危的患者应考虑用UFH进行产时预防。孕期应用LMWH或UFH的患者应在引产时、计划剖宫产前24~36 h或者分娩发动时停药，以避免产时抗凝效应导致出血。如果临产和分娩时可能应用椎管内麻醉，孕期应用LMWH的患者应考虑在孕36周后改用相应量的UFH。

研究表明停用LMWH12~24 h后行硬膜外麻醉，拔管后6~8 h再用LMWH

抗凝，硬膜外血肿发生率很低，因此停用预防剂量LMWH注射12 h以上或治疗剂量LMWH注射24 h以上，可以行椎管内麻醉。预防剂量UFH注射后4 h以上阴道分娩或剖宫产，患者无出血并发症的显著风险。接受UFH或LMWH治疗的患者如果产时需要快速逆转抗凝效应时，可予硫酸鱼精蛋白。

对需要产后抗凝的易栓症患者的处理

提示：易栓症患者产后应继续抗凝治疗，UFH和LMWH的用量应等同或大于产前治疗剂量。

对易栓症患者（尤其是剖宫产者），美国指南推荐抗凝治疗用到产后6周，英国指南推荐产后继续使用4～6周或更短时间。但也有学者认为产褥期深静脉血栓的风险非常低，建议只在具有产后高血栓风险（剖宫产、肥胖、子痫前期及高龄等）的产妇中继续抗凝治疗。

产后UFH和LMWH的剂量应不小于产前剂量。UFH或LMWH可在阴道分娩后4～6 h或剖宫产后6～12 h重新开始。准备应用华法林治疗的患者应在产后马上开始，起始剂量是每天5 mg，2天后根据国际标准化比率（international normalized ratio，INR）调整剂量。为避免血栓形成和华法林早期抗PC效应造成的皮肤坏死，应同时维持UFH或LMWH的治疗量5天并使INR达治疗水平（2.0～3.0）2天。华法林、LMWH和UFH不在乳汁中分泌，不影响哺乳，但LMWH哺乳期使用证据有限。

总结

复发性流产是一种多病因疾病，目前认为APS可能是唯一对妊娠丢失有直接影响的易栓症，也是RSA最显著能治疗的病因。RSA患者应常规筛查APA。

抗凝治疗使APS的产科预后有显著改善，目前各国指南均建议在APS的患者中联合使用低剂量阿司匹林和肝素（UFH或LMWH），但最佳用药方案尚未确定，还需要进一步研究个体风险与阿司匹林、肝素单独或联合使用的指征和剂量。

遗传性易栓症的筛查应包括FVL突变、PT G20210A突变、高HCY、AT缺陷、PC缺陷和PS缺陷。所有遗传性易栓症患者应进行个人风险评估以指导治疗。现有研究和指南认为，由于未明确抗凝治疗是否降低RSA患者再次流产的风险，不推荐对RSA患者常规进行遗传性易栓症筛查和干预。

遗传性易栓症和APS患者建议产后血栓预防治疗。LMWH和普通肝素抗凝可用于哺乳的产妇。

病例讨论

病例

病史 女性，36岁，停经18周，B超示单胎，胎儿大小相当于孕15周1天，死胎，羊水过少，无阴道流液。以往早期自然流产4次，要求引产和查找病因。

还有哪些信息需要向患者询问？

月经史（月经周期、末次月经）？

本孕期检查和治疗情况（HCG阳性的最早时间及监测情况、妊娠早期B超、有无定期监测胎儿情况、有无特殊治疗）？

以往流产的情况（发生周数、胚胎是否与孕周相符、有无胎心）？

流产病因筛查结果（如果有）？

患者主诉：

以往月经规则，周期27~29天。停经32天尿HCG阳性，停经35天血HCG 2 180 U/L，停经8周血HCG 52 930 U/L。

停经7周B超提示胚胎相当于孕6周2天，可见胎心搏动。

停经5~11周一直用黄体酮和HCG治疗，未加其他特殊治疗。

停经12周，唐氏筛查提示21-三体综合征风险1/110。

以往4次妊娠均为停经50~80天，B超发现胚胎停止发育行清宫术，3次曾经见胚芽及胎心搏动，1次未见胚芽。无自发性黏膜及皮肤出血及血栓病史。夫妇双方染色体正常，本次妊娠前1个月性激素及泌乳素水平、甲状腺功能以及风疹病毒、巨细胞病毒、弓形虫、单纯疱疹病毒、梅毒、人类免疫缺陷病毒抗体筛查无异常，盆腔B超无异常。

下一步评价是什么？

患者应进行血尿常规、血型、凝血常规、肝功能、肾功能、血脂、糖耐量试验、心电图、胸片检查。进一步病因评价应包括ACA、LA、抗β2-糖蛋白1-Ab，可选择检测PS、PC、ATⅢ、HCY。由于患者年龄超过35岁，唐氏筛查高风险，引产后胚胎或胎盘最好能进行细胞核型分析。

实验室检查

患者白细胞3.15×10^9/L，红细胞2.97×10^9/L，血红蛋白91 g/L；血小板71×10^9/L。凝血酶原时间（PT）10.8 s，活化部分凝血活酶时间（APTT）34.5 s，国际标准化比值0.9，凝血酶时间17.7 s，纤维蛋白原2.91 g/L，D-二聚

体8.5 mg/L。酶联免疫法测定ACA-IgG阳性、ACA-IgM阳性、抗β2-糖蛋白1-Ab阳性，抗核抗体阴性，抗双链DNA抗体阴性，免疫球蛋白IgA、免疫球蛋白IgG、免疫球蛋白IgM、补体C3、补体C4、血红细胞沉降率（ESR）、类风湿因子（RF）、抗Sm、抗RNP、抗SSA、抗SSB抗体均无异常，PS、PC、ATⅢ、HCY无异常。

对该患者如何处理?

患者中期妊娠死胎，应行药物引产，常用利凡诺羊膜腔内注射引产术。患者白细胞、红细胞、血小板均轻度降低，但暂不需要特殊治疗，引产前应行骨髓穿刺检查排除再生障碍性贫血。手术前后应注意预防感染和出血。

患者有RSA史，本次妊娠>10周死胎，血小板减少，ACA、抗β2-糖蛋白1-Ab阳性、D-二聚体明显升高，其他自身免疫性疾病证据不足，初步诊断为APS。可行双下肢静脉彩超检查排除血栓形成。

抗凝治疗方案

如果无血栓形成证据，为避免抗凝效应导致引产时出血，引产前不进行抗凝治疗。排出胚胎6 h后可开始达肝素5 000 U皮下注射，或者口服阿司匹林50 mg，每天1次，定期复查血常规、凝血常规以调整抗凝药物剂量和时间。如果超过12周复查ACA、抗β2-糖蛋白1-Ab仍为阳性，则确诊为APS。患者应在下次孕前开始低剂量阿司匹林治疗，如果APA滴度高或持续阳性可考虑加用小剂量泼尼松，最好在APA转阴以后再受孕。受孕后立即改用或加用LMWH继续治疗至孕12周，以后根据APA的水平、凝血、纤溶指标决定维持用药的时间，可持续用药至计划剖宫产前24~36 h或者分娩发动时停药。产后应继续抗凝治疗，可达4~6周。

如果血小板计数>50×10⁹/L而未合并血栓，可暂不特殊处理；合并血栓、血小板计数<100×10⁹/L时要慎行抗凝治疗；血小板计数<50×10⁹/L时禁行抗凝治疗，可予泼尼松1~2 mg/（kg·d），免疫球蛋白400 mg/kg大剂量静脉滴注，待血小板回升后再予抗凝治疗。

（张睿）

参 考 文 献

[1] 张建平，吴晓霞. 血栓前状态与复发性流产［J］. 中国实用妇科与产科杂志，2007，23（12）：917-920.

[2] 张建平. 流产基础与临床［M］. 北京：人民卫生出版社，2012：186-292.

［3］朱铁楠，赵永强．易栓症诊断中国专家共识：2012年版［J］．中华血液学杂志，2012，33（11）：982．

［4］龚波，俞菁，胡荷宇，等．用血栓弹力图分析仪检测不同妊娠期孕妇的凝血功能［J］．临床检验杂志，2012，30（6）：473-474．

［5］杨钦灵，米建锋．阿司匹林在治疗复发性流产中的应用现状及进展［J］．中国医药指南，2011，9（25）：41-42．

［6］Kelly MN, Feroza D, Roy GF. Thrombophilia and early pregnancy loss［J］. Best Practice & Research Clinical Obstetrics and Gynaecology，2012，26：91-102．

［7］Alvaro D, Guillermo RI, Munther K. Antiphospohlipid syndrome in obstetrics［J］. Best Practice & Research Clinical Obstetrics and Gynaecology，2012，26：65-76．

［8］American college of obstetricians and gynecologists. Practice Bulletin Number 124 Inherited Thrombophilias in Pregnancy［J］. Obstet Gynecol，2011，118（3）：730．

［9］American College of Obstetricians and Gynaecologists. Antiphos-pholipid syndrome［J］. ACOG Practice Bulletin，2011，118：25．

［10］Royal College of Obstetricians and Gynaecologists. The investigation and treatment of couples with recurrent first-trimester and second-trimester miscarriage［J］. Green-top Guideline，2011：17．

［11］Ruiz-Irastorza G, Crowther M, Branch W, et al. Antiphospholipid syndrome［J］. Lancet，2010，376：1498-1509．

［12］American Society for Reproductive Medicine. Evaluation and treatment of recurrent pregnancy loss：a committee opinion［J］. Fertility and Sterility，2012，98（5）：1103-1111．

［13］Rand JH, Wu XX, Quinn AS, et al. The annexin A5-mediated pathogenic mechanism in the antiphospholipid syndrome：role in pregnancy losses and thrombosis［J］. Lupus，2010，19：460-469．

［14］Jean-Christophe Gris, Sylvie Bouvier. Antiphospholipid syndrome：Looking for a refocusing［J］. Thrombosis Research，2013，131（Suppl.1）：S28-S31．

［15］Aiko M, Mayumi S. Anticoagulant therapy and pregnancy［J］. Reproductive Medicine and Biology，2008，7：1-10．

［16］American College of Obstetricians and Gynecologists. Inherited thrombophilias in pregnancy［J］. Practice Bulletin No. 113. Obstet Gynecol，2010，116：212-222．

［17］Norrie G, Farquharson RG, Greaves M. Screening and treatment for heritable thrombophilia in pregnancy failure：inconsistencies among UK early pregnancy units［J］. Br J Haematol，2008，144：241-244．

［18］Lund M, Nielsen HS, Hviid TV. Hereditary thrombophilia and recurrent pregnancy loss：

a retrospective cohort study of pregnancy outcome and complications [J]. Hum Reprod, 2010, 25: 2978-2984.

[19] Folkeringa N, Leendert J, Brouwer P, et al. Reduction of high fetal loss rate by antico-agulant treatment during pregnancy in antithrombin, protein C or protein S deficient women [J]. Br J Haematol, 2007, 136: 656-661.

[20] Robertson L, Wu O, Langhorne P, et al. The Thrombosis Risk and Economic Assessment of Thrombophilia Screening (TREATS) Study. Thrombophilia in pregnancy: a systematic review [J]. Br J Haematol, 2006, 132: 171-196.

[21] Altintas A, Pasa S, Akdeniz N, et al. Factor V Leiden and G20210A prothrombin muta-tions in patients with recurrent pregnancy loss: data from the southeast of Turkey [J]. Ann Hematol, 2007, 86: 727-731.

[22] Serrano F, Lima ML, Lopes C, et al. Factor V Leiden and prothrombin G20210A in Portuguese women with recurrent miscarriage: is it worthwhile to investigate? [J]. Arch Gynecol Obstet, 2011, 284 (5): 1127-1132.

[23] Silver RM, Zhao Y, Spong CY, et al. Prothrombin Gene G20210A Mutation and Obstetric Complications [J]. Obstet Gynaecol, 2010, 15: 14-20.

[24] Folkeringa N, Leendert J, Brouwer P, et al. Reduction of high fetal loss rate by antico-agulant treatment during pregnancy in antithrombin, protein C or protein S deficient women [J]. Br J Haematol, 2007, 136: 656-661.

[25] Stephenson MD, Kutteh WH, Purkiss S, et al. Intravenous immunoglo-bulin and idi-opathic secondary recurrent miscarriage: a multicen- tered randomize dplacebo-controlled trial [J]. Hum Reprod, 2010, 25 (9): 2203-2209.

[26] Ziakas P, Pavlou M, Voulgarelis M. Heparin treatment in antiphospho-lipid syndrome with recurrent pregnancy loss: a systematic review and meta-analysis [J]. Obstet Gyne-col, 2010, 11: 1256-1262.

[27] Miyakis S, Lockshin MD, Atsumi T, et al. International consensus statement on an update of the classification criteria for definite antiphospholipid syndrome (APS) [J]. J Thromb Haemost, 2006, 4: 295-306.

[28] Hutton B, Sharma R, Fergusson D, et al. Use of intravenous immunoglobulin for treat-ment of recurrent miscarriage: a systematic review [J]. Br J Obstet Gynaecol, 2007, 114: 134-142.

[29] Ziakas P, Pavlou M, Voulgarelis M. Heparin treatment in antiphospholipid syndrome with recurrent pregnancy loss: a systematic review and meta-analysis [J]. Obstet Gynecol, 2010, 11: 1256-1262.

[30] Walid Zammiti. A case-control study on the association of idiopathic recurrent pregnancy

loss with autoantibodies against beta2- glycoprotein I and annexin V ［J］. Reproduction, 2006, 131（4）: 817-822.

［31］Coppens M, Folkeringa N, Teune MJ, et al. Outcome of subsequent pregnancy after a first loss in women with the factor V Leiden or prothrombin 20210A ［J］. Thromb Haemost, 2007, 5: 1444-1448.

［32］Jauniaux E, Farquharson RG, Christianson OB, et al. Evidence-based guidelines for the investigation and medical treatment of recurrent miscarriage ［J］. Hum Reprod, 2006, 21: 2216-2222.

第八章　子宫内膜异位症与复发性流产

引言

子宫内膜异位症（endometriosis，EMT，简称内异症）是生育年龄妇女最常见的疾病之一。子宫内膜异位症以痛经、慢性盆腔痛、不孕为主要表现，严重影响育龄期妇女的健康和生活质量。子宫内膜异位症是育龄妇女的常见病，以25~45岁妇女多见，发病率占育龄妇女的10%~15%，占痛经妇女的40%~60%。因为腹腔镜的广泛应用，对子宫内膜异位症的确诊率提高，近年来其发病率有明显升高趋势。子宫内膜异位症患者不孕率高达50%，在不孕患者中，30%~40%合并子宫内膜异位症，妊娠患者中约40%发生自然流产，而正常妊娠者自然流产率只有15%。

子宫内膜异位症虽为良性病变，但具有类似恶性肿瘤远处转移、浸润和种植生长能力。异位内膜可侵犯全身任何部位，最常见的种植部位是盆腔脏器和腹膜，以侵犯卵巢和宫底韧带最常见，其次为子宫、子宫直肠陷凹、腹膜脏层、阴道直肠隔等部位，故有盆腔子宫内膜异位症之称。

引导性问题

- 什么是子宫内膜异位症？
- 子宫内膜异位症都会导致流产吗？
- 子宫内膜异位症如何诊断？
- 准确的妇科检查对子宫内膜异位症的确诊有帮助吗？
- 腹腔镜手术对子宫内膜异位症的诊断和治疗是最佳选择吗？
- 子宫内膜异位症有哪些治疗方法？
- 哪一类子宫内膜异位症需要选择体外受精-胚胎移植（IVF-ET）？
- 哪些方法可以降低子宫内膜异位症的流产率？

子宫内膜异位症定义及类型

子宫内膜异位症是指子宫内膜组织（腺体和间质）在子宫内膜以外的部位出现、生长、浸润、反复出血，可形成结节及包块。该病组织学上虽然是良性，但却有增生、浸润、转移及复发等恶性行为。

子宫内膜异位症常见的病理类型包括腹膜型子宫内膜异位症、卵巢型子宫内膜异位症、盆腔深部浸润型子宫内膜异位症，以及其他部位的子宫内膜异位症，如累及消化、泌尿、呼吸系统等。

子宫内膜异位症与复发性流产

子宫内膜异位症是否引起自然流产发生率升高其实是有争议的。比如有研究表明，以腹腔镜作为确诊手段，子宫内膜异位症患者的自然流产率是27.6%，而对照组无子宫内膜异位症的不孕症患者流产率是18%，有显著性差异，但流行病学分析并不支持子宫内膜异位症患者自然流产率明显增加的论点。子宫内膜异位症患者自然流产率明显增加，不排除与免疫异常、升高的前列腺素（PG）刺激子宫收缩及干扰受精卵着床、卵巢功能异常等有关。

免疫因素

抗子宫内膜抗体

抗子宫内膜抗体是子宫内膜腺上皮中一种孕激素依赖的糖蛋白。异位的子宫内膜能向自身反应性Th细胞递呈自身抗原，诱导机体产生抗体，抗原抗体结合沉积于子宫内膜中，通过激活补体破坏子宫内膜的结构，干扰和妨碍受精卵的着床和胚囊的发育而导致不孕和流产。

抗精子抗体

正常情况下，由于精浆中存在的免疫抑制因子及女性生殖道的屏障作用，精子抗原并不刺激机体产生抗精子抗体。在子宫内膜异位症患者中，可能由于抗子宫内膜抗体致子宫内膜的损伤，天然的屏障被破坏，精子可作为同种异体抗原刺激女性机体发生免疫反应，产生抗精子抗体，从而导致不孕和流产。

抗心磷脂抗体

抗心磷脂抗体与抗原结合沉积于子宫及异位病灶中，通过激活补体，破坏子宫内膜结构，使子宫内膜呈现分泌不足，不利于孕卵着床，导致不孕或反复流产。

此外，子宫内膜异位蛋白（ENDO-I）参与黏附，基质金属蛋白酶（MMPs）侵袭，单核细胞趋化蛋白1（MCP-1）、正常T细胞表达和分泌调节活化因子（RANTES）、白介素（IL）-8、肿瘤坏死因子α（TNF-α）等以上这些因素也可能与子宫内膜异位症患者流产有关。

局部血管形成异常

胎盘肩负着在母体和胎儿间起着转运营养物质、气体和废物功能，其血流和血管形成对维持正常的胎盘功能是必需的，其血管水平与胚胎的成功发育密切相关，与胎儿的生长发育也密切相关。研究证实，子宫内膜异位症患者促血管生成因子与抗血管生成因子之间失衡，如血管内皮生长因子（VEGF）和可溶性VEGF受体1（sFlt-1），sFlt-1过度升高可引起血管内皮功能紊乱，降低VEGF水平，影响胎盘血管形成、胎儿生长发育，导致流产。

环氧化物酶、前列腺素因素

子宫内膜异位症是雌激素依赖性疾病，特别是在无卵巢来源的雌激素的月经期、子宫内膜基质细胞的雌激素的异常表达，是子宫内膜异位症病灶发展和维持的必不可少的条件。类固醇类急性调节蛋白和芳香化酶调控雌激素的合成，而前列腺素又是类固醇类急性调节蛋白和芳香化酶的强诱导剂。环氧化物酶（COX）是前列腺素合成的限速酶，有两个亚型，COX-1在全身各处表达，COX-2在正常情况下很少表达，甚至不能检测。子宫内膜异位症患者由于盆腔内环境的改变，大量细胞因子或炎症因子的表达，刺激下可生成大量COX-2，引起大量前列腺素生成，刺激雌激素异常合成，促进病灶发生发展，最终形成恶性循环。研究证实，在早孕妇女无论处于任何时期给予外源性的前列腺素，不管是经静脉、羊膜腔还是经阴道，都可导致流产，或者由于机体前列腺素抑制机制缺陷也可导致早期流产。

卵巢功能异常

卵巢子宫内膜异位囊肿可引起卵巢功能减退，而采用任何一种手术方式行卵巢子宫内膜异位囊肿剥除术，都可进一步加重卵巢功能损害，致卵巢储备功能下降。随着卵巢储备功能的降低，其对性腺激素的反应性降低，导致获卵数减少、妊娠率下降和流产率增加。

另外，卵巢激素调节子宫内膜细胞的增殖与凋亡，在黄体期孕激素促进子宫内膜组织增殖，在这时期孕激素的急剧下降或不足可影响胚泡的植入或早期妊娠的维持，导致自然流产的发生。

子宫内膜异位症临床表现及诊断

临床表现

（1）痛经：多为继发性，占子宫内膜异位症的60%~70%。

（2）性交痛：多见于直肠子宫陷凹有异位病灶或因病变导致子宫后倾固定的患者。当性交时由于受阴茎的撞动，可引起性交疼痛，以月经来潮前性交痛最明显。

（3）慢性盆腔疼痛：70%~80%的子宫内膜异位症患者表现为盆腔疼痛，可能是继发性并渐进性加重的痛经、慢性盆腔痛、性交痛以及排便痛等。

（4）不孕：约50%的子宫内膜异位症患者合并不孕。

（5）月经异常：表现为月经淋漓不尽、月经失调或黄体期过短等。

（6）盆腔包块：典型病例妇检可以发现子宫常为后位、活动度差，宫骶韧带、子宫直肠陷凹或后穹隆有触痛性结节；可同时存在附件囊性、不活动包块。一些特殊部位的子宫内膜异位症则表现为各种症状并常伴有周期性变化，如剖宫产瘢痕处子宫内膜异位症结节、经期增大、疼痛加重等。

临床诊断

体格检查

育龄妇女有进行性痛经或（和）不孕史，妇科检查时扪及盆腔内有触痛性硬结或子宫旁有不活动的囊性包块，应该初步诊断为子宫内膜异位症。

临床上单纯根据典型症状和准确的妇检可以初步诊断50%左右的子宫内膜异位症，但大约有25%的病例无任何临床症状。综合患者的病史、症状、体征，联合应用多种血清学标志物检查以及超声检查是诊断子宫内膜异位症的重要辅助检查，腹腔镜手术和活组织检查是诊断子宫内膜异位症最准确的方法。

影像学检查

超声检查可应用于各型子宫内膜异位症，通常用于Ⅲ～Ⅳ期的患者，是鉴别卵巢子宫内膜异位囊肿、直肠阴道隔EMT和子宫腺肌症的重要手段。巧克力囊肿一般直径5～6 cm，较少＞10 cm，其典型的声像图特征为：

（1）均匀点状型：囊壁较厚，囊壁为结节状或粗糙回声，囊内布满均匀细小颗粒状的反光点。

（2）混合型：囊内大部分为无回声区，可见片状强回声或小光团，但均不伴声影。

（3）囊肿型：囊内呈无回声的液性暗区，多孤立分布，但与卵巢单纯性囊肿难以区分。

（4）多囊型：包块多不规则，其间可见隔反射，分成多个大小不等的囊腔，各囊腔内回声不一致。

（5）实体型：内呈均质性低回声或弱回声。

CA125值测定

血清CA125浓度变化与病灶的大小和病变的严重程度呈正相关，CA125≥35 U/mL为诊断EMT的标准，临床上可以辅助诊断并可监测疾病的转归和评估疗效。由于CA125在不同的疾病间可发生交叉反应，使其特异性降低而不能单独作为诊断和鉴别诊断的指标。CA125在监测子宫内膜异位症转归方面较诊断子宫内膜异位症更有价值。

在Ⅰ～Ⅱ期患者中，血清CA125水平正常或略升高，与正常妇女有交叉，提示CA125阴性者亦不能排除子宫内膜异位症。而在Ⅲ ~ Ⅳ期有卵巢子宫内膜异位囊肿、病灶侵犯较深、盆腔广泛粘连者，CA125值多升高，但一般≤200 U/mL。CA125结合抗子宫内膜抗体（EMAb）、B超、CT或磁共振（MRI）可提高诊断准确率。

抗子宫内膜抗体

EMAb是EMT的标志抗体，其产生与异位子宫内膜的刺激及机体免疫内环境失衡有关。EMT患者血液中EMAb水平升高，经促性腺激素释放激素激动剂（GnRH-α）治疗后，EMAb水平明显降低。测定EMAb对子宫内膜异位症的诊断与疗效观察有一定的帮助。

腹腔镜

腹腔镜是国内外公认的诊断子宫内膜异位症最准确的方法，诊断的依据主要基于腹腔镜下病灶的形态。1985年美国生育协会修订子宫内膜异位症的分期方案（即r-AFS分期系统），主要根据腹膜或卵巢病变的大小及深浅、卵巢与输卵管粘连的范围以及粘连的程度、子宫直肠陷凹的封闭程度进行评分（表8-1）。

表8-1　美国生育协会子宫内膜异位症评分分类修订表（r-AFS分期）

项目	子宫内膜异位灶大小	<1 cm	1 ~ 3 cm	>3 cm
腹膜	表浅	1	2	4
	深层	2	4	6
卵巢	右：表浅	1	2	4
	深层	4	16	20
	左：表浅	1	2	4
	深层	4	16	20
子宫直肠窝闭锁		无	部分	完全
		0	4	40
	粘连范围	<1/3包裹	1/3 ~ 2/3包裹	>1/2包裹
卵巢	右：疏松	1	2	4
	致密	4	8	16
	左：疏松	1	2	4
	致密	4	8	16

续表

项目	子宫内膜异位灶大小	<1 cm	1~3 cm	>3 cm
输卵管	右：疏松	1	2	4
	致密	4*	8*	16
	左：疏松	1	2	4
	致密	4*	8*	16

*如输卵管伞端全包围改为16分；当卵巢、腹膜、输卵管和后穹隆同时存在两种病变时，如浅表和深部、疏松和致密，评分仅以较严重的病变为依据。

子宫内膜异位症的分期

目前，世界上公认并应用的子宫内膜异位症分期法是r-AFS分期，即按病变部位、大小、深浅、单侧或双侧、粘连程度及范围计算分值，定出相应期别。

此评分法将子宫内膜异位症分为4期：Ⅰ期（微小）：1~5分；Ⅱ期（轻度）：6~15分；Ⅲ期（中度）：16~40分；Ⅳ期（重度）：>40分。

以上分期方法均需经开腹或腹腔镜手术进行，不适用于无手术条件患者。

子宫内膜异位症的临床分期

Ⅰ期：不孕症未能找到不孕原因而有痛经者，或为继发痛经严重者；妇科检查后穹隆粗糙不平滑感，或骶韧带有触痛；B超检查无卵巢肿大。

Ⅱ期：后穹隆可触及<1 cm的结节，骶韧带增厚，有明显触痛，两侧或一侧可触及<5 cm肿块或经B超确诊卵巢增大者，附件与子宫后壁粘连，子宫后倾尚活动。

Ⅲ期：后穹隆可触及>1 cm结节，骶韧带增厚或阴道直肠可触及结节，触痛明显，两侧或一侧附件可触及>5 cm肿块或经B超确诊附件肿物者；肿块与子宫后壁粘连较严重，子宫后倾活动受限。

Ⅳ期：后穹隆被块状硬结封闭，两侧或一侧附件可触及>5 cm肿块与子宫后壁粘连，子宫后倾活动受限，直肠或输尿管受累。

注：对Ⅰ期、Ⅱ期患者选用药物治疗，如无效时再考虑手术治疗。对Ⅲ期、Ⅳ期患者首选手术治疗，对Ⅳ期患者行保守手术治疗预后亦差。对此类不孕患者建议在手术前药物治疗2~3个月后再行手术，以期手术容易施行，并可较彻底清除病灶。

子宫内膜异位症治疗

子宫内膜异位症的治疗应综合考虑患者的年龄、生育要求、症状的严重性、病变范围、既往治疗史以及患者的意愿而做出个体化的治疗。其目的是减灭和消除病灶，缓解或解除疼痛，改善和促进生育，减少和避免复发。由于疾病本身类恶性行为特点，迄今为止除根治性手术外，尚无一种理想的根治方法，无论是药物治疗或是保守性手术均有相当高的复发率。

药物治疗

药物治疗主要是通过月经周期的激素改变形成的假绝经、假孕和持续性无排卵治疗，目的是抑制卵巢功能，阻止子宫内膜异位症进展，减少子宫内膜异位症病灶的活性以及减少粘连的形成，目前可供选择的药物主要有口服避孕药、高效孕激素、雄激素衍生物以及促性腺激素释放激素激动剂（GnRH-α）四大类。

口服避孕药

低剂量高效孕激素和炔雌醇的复合片抑制排卵，下调细胞增殖，加强在位子宫内膜细胞凋亡，可有效安全地治疗EMT患者的痛经。长期连续或循环的使用是可靠的手术后用药，可避免或减少复发。月经第1~5天开始服用，每天1片，连续服9~12个月以上。服药期间如发生阴道突破性出血，每天增加1片直至闭经。

孕激素

地诺孕素是一种睾酮衍生物，仅结合于孕激素受体以避免雌激素、雄激素或糖皮质激素活性带来的不良反应。在改善EMT相关疼痛方面，地诺孕素与GnRH-α疗效相当，每天口服2 mg，连续使用52周，对骨密度影响轻微。其安全耐受性很好，对血脂、凝血、糖代谢影响很小；给药方便，疗效优异，不良反应轻微，作为保守手术后的用药值得推荐。

达那唑

是一种人工合成的17α-乙炔睾丸酮衍生物，抑制FSH和LH峰，产生闭经，并直接与子宫内膜的雄激素和孕激素的受体结合，导致异位内膜腺体和间质萎缩、吸收而痊愈。月经第1天开始口服，每天600~800 mg，分2次口服，连服6个月；或使用递减剂量，每天300 mg，逐渐减至100 mg的维持剂量，作为GnRH-α治疗后的维持治疗1年，能有效维持盆腔疼痛的缓解。

孕三烯酮

孕三烯酮（内美通）是19-去甲睾酮衍生物，有雄激素和抗雌孕激素作用，作用机制类似达那唑，疗效优于达那唑，不良反应较达那唑轻。其耐受性、安全性及疗效不如GnRH-α。月经第1天开始口服，每周2次，每次2.5 mg，连服6个月。

LNG-IUS

LNG-IUS（商品名曼月乐）含52 mg左炔诺孕酮，每天释放20 μg，可有效使用5年。左炔诺孕酮直接作用于子宫内膜局部，可以减少病灶中的雌二醇（E_2）受体，使E_2的作用减弱导致异位的内膜萎缩，子宫动脉阻力增加，减少子宫血流量，减少子宫内膜中前列腺素的产生，明显减少月经量，改善EMT患者的盆腔疼痛，缓解痛经症状。与GnRH-α相比，LNG-IUS缓解EMT患者痛经疗效相当，减少术后痛经复发；不增加心血管疾病风险，且降低血脂，不引起低雌激素症状，没有减少骨密度的严重不良反应，可长期应用；不规则阴道流血发生率高于GnRH-α。如果EMT患者需要长期治疗，可优先选择LNG-IUS，在提供避孕的同时，是治疗子宫内膜异位症、子宫腺肌病和慢性盆腔痛的有效、安全、便捷的治疗手段之一，尤其适用于合并有子宫腺肌病的EMT患者长期维持治疗。

放置曼月乐一般选择在月经的7天以内；如果更换新的曼月乐可以在月经周期的任何时间。早孕流产后可以立即放置，产后放置应推迟到分娩后6周。

促性腺激素释放激素激动剂

促性腺激素释放激素激动剂（GnRH-α）是目前最受推崇、最有效的子宫内膜异位症治疗药物。研究发现，GnRH-α首次给药初期，可短暂刺激FSH和LH的异常升高，即"点火效应"（flare up），使卵巢激素短暂升高，大约持续7天。药物持续作用10～15天后，垂体表面的GnRH受体被全部占满或耗尽，对GnRH-α不再敏感，即垂体GnRH受体脱敏，使FSH和LH大幅下降，导致卵巢性激素明显下降至近似于绝经期或手术去势水平，出现人为的暂时性绝经。由于卵巢功能受抑制，产生相应低雌激素环境，使子宫内膜异位症病灶消退。目前常用的有长效制剂如进口的曲普瑞林、戈舍瑞林、布舍瑞林等，国产的长效制剂有亮丙瑞林。

用法：长效制剂于月经第1天开始注射，每28天注射1/2～1支，注射3～6支，最多不超过6支。

副作用：主要为雌激素水平降低所引起的类似围绝经期综合征的表现，如潮热、多汗、血管舒缩不稳定、乳房缩小、阴道干燥等反应，约占90%左右，一般不影响继续用药。严重雌激素减少，$E_2 < 20$ pg/mL，可增加骨中钙的吸收而发生骨质疏松。

反向添加疗法（Add-back）：指联合应用GnRH-α及雌孕激素，使体内雌激素水平达到所谓"窗口剂量"，即不影响子宫内膜异位症的治疗，又可最大限度地减轻低雌激素的影响。其目的是减少血管收缩症状以及长期使用GnRH-α对于骨密度的损害。可以用雌激素、孕激素的联合或序贯方法。用药方法：应用GnRH-α 3个月后，联合应用以下药物。GnRH-α+补佳乐

1 ~ 2 mg/d+甲羟孕酮2 ~ 4 mg/d；或GnRH-α+利维爱2.5 mg/d。

GnRH-α长间歇疗法：一般在停用GnRH-α一个半月之后月经复潮，近年有更合理的长间歇疗法，延长GnRH-α用药间隔时间至6周1次，共用4次，亦能达到和维持有效低雌激素水平，是经济有效且减少不良反应的给药策略，但其远期复发率有待进一步研究。

中药

活血化瘀类中药对体液免疫与细胞免疫均有一定的抑制作用，不仅能减少已生成的抗体，而且还抑制抗体形成，对已沉积的抗原抗体复合物有促进吸收和消除的作用，还有抗炎、降低毛细血管通透性等作用。但是中药的具体免疫调节作用尚缺乏实验室证据的支持，且报道的临床疗效可重复性不强。

其他有前景的药物

米非司酮，芳香化酶抑制剂类，如来曲唑；基质金属蛋白酶抑制剂；抗血管生成治疗药物；免疫调节治疗药物，如己酮可可碱、英夫利昔单抗、依那西普、重组人肿瘤坏死因子（TNF）结合蛋白Ⅰ、干扰素α2b、白细胞介素-12等。

手术治疗

手术治疗可恢复正常解剖关系，去除病灶并同时分离粘连，适用于药物治疗后症状不缓解、局部病变加剧或生育功能未恢复、较大的卵巢内膜异位囊肿且迫切生育者。手术方式有开腹手术和经腹腔镜手术两种。开腹手术适用于腹腔镜条件不具备或非常复杂的手术，如严重粘连和有多次手术史者。由于腹腔镜损伤小、恢复快、相对安全，不仅是诊断的金标准，也是很好的治疗方法。

助孕治疗策略

子宫内膜异位症患者不孕不育主要是下列因素引起：①盆腔解剖结构异常：重度子宫内膜异位症病灶可以导致盆腔粘连，影响输卵管拾卵和对受精卵的运输功能；②盆腹腔内微环境的变化：免疫反应及过度氧化反应等可导致不孕；③全身的免疫紊乱：子宫内膜异位症病灶被体内免疫系统识别为"异物"，激活体内免疫系统，多种细胞因子和补体系统造成的损伤反应导致不孕；④卵巢功能异常：子宫内膜异位症患者的排卵障碍发病率为17% ~ 27%，未破裂卵泡黄素化综合征（LUFS）发病率高达18% ~ 79%，另有黄体分泌不足等，都是不孕的原因。

针对子宫内膜异位症相关的不孕治疗必须个体化。对于年轻的轻症子宫内膜异位症相关的不孕患者可选期待治疗，定期随访，对症处理。有研究表明，早期无盆腔粘连的子宫内膜异位症患者可能自然受孕，而处于晚期并有严重盆腔结构紊乱者的自然受孕率几乎为零。腹腔镜手术治疗对于轻微-轻度的子宫内膜异位症患者而言，优于期待治疗和药物治疗，术后应行促排卵治疗而不宜用药物巩固治疗。控制性超促排卵/人工授精对于轻度子宫内膜异位症患者来说是一个好的选择；手术切除病灶恢复盆腔内环境，有助于提高受孕率；而对于晚期子宫内膜异位症患者，IVF-ET应作为首选，研究表明子宫内膜异位症患者IVF受孕率低于输卵管性不孕。有研究者认为，对轻度-中度的子宫内膜异位症患者，药物抑制卵巢功能只能增加费用和副作用，造成生育力受损，延迟患者受孕，并不能提高患者受孕率。

减少子宫内膜异位症患者流产的发生

对子宫内膜异位症合并复发性流产（RSA）的患者，常规检查遗传、解剖、内分泌、感染和免疫等方面的异常仍然是必需的，并需要针对病因进行治疗。子宫内膜异位症患者由于子宫内膜异位症病灶的存在，其致病因素最终形成恶性循环，对患者生殖力造成极大的影响。因此，除了对轻度患者采用期待疗法加强黄体支持外，对中度或重度子宫内膜异位症，为解决其RSA的问题，首先是要治疗子宫内膜异位症。对药物治疗效果欠佳的患者可以考虑腹腔镜治疗。

在子宫内膜异位症RSA的致病机制中，免疫因素和卵巢功能是其中重要的部分，因此免疫抑制、加强黄体功能可以起到一定的治疗效果。

结论

子宫内膜异位症是生育年龄妇女导致不孕最常见的疾病之一，以痛经、慢性盆腔痛、性交痛、月经异常、不孕为主要表现，严重影响育龄期妇女的健康和生活质量。

子宫内膜异位症与RSA呈相关性，子宫内膜异位症患者自然流产率明显增加，可能与其自身免疫功能异常、盆腔内环境紊乱、卵巢功能异常等相关。

临床上单纯根据典型症状和准确的妇检可以初步诊断50%左右的子宫内膜异位症，但大约有25%的病例无任何临床症状。综合患者的病史、症状、体征，联合应用多种血清学标志物检查以及超声检查是诊断子宫内膜异位症的重要辅助检查，腹腔镜手术和活组织检查是诊断子宫内膜异位症最准确的方法。

子宫内膜异位症的治疗应综合考虑患者的年龄、生育要求、症状的严重性、病变范围、既往治疗史以及患者的意愿而做出个体化的治疗。其目的是减灭和消除病灶，缓解或解除疼痛，改善和促进生育，减少和避免复发。

药物治疗主要目的是抑制卵巢功能，阻止子宫内膜异位症进展，减少子宫内膜异位症病灶的活性以及减少粘连的形成。目前可供选择的药物主要有口服避孕药、高效孕激素、雄激素衍生物以及GnRH-α四大类。

手术治疗可恢复正常解剖关系，去除病灶并同时分离粘连，适用于药物治疗后症状不缓解、局部病变加剧或生育功能未恢复、较大的卵巢内膜异位囊肿且迫切生育者。手术方式有开腹手术和经腹腔镜手术两种。由于腹腔镜损伤小、恢复快、相对安全，不仅是诊断的金标准，也是很好的治疗方法。

病例讨论

病例1

病史　女性，32岁，既往早孕期自然流产或胚胎停育3次，已经按照医生嘱咐检查了双方染色体、盆腔三维彩超、甲状腺功能、抗生育抗体、封闭抗体等，因为封闭抗体阴性在外院进行了4次丈夫供血淋巴细胞免疫治疗，复查封闭抗体已经转阳性，其他检查未见异常，遂再次怀孕，但早孕期胚胎停止发育再次发生。两次进行绒毛染色体检查都为正常，现转来本院要求治疗。在妇科检查的时候，可扪及后穹隆触痛小结节，患者也反映虽然月经规则，但是反复出现月经前后点滴出血，伴轻度痛经。

针对这个患者，还应该检查什么?

患者转来本院前，基本上已经完成了流产原因的检查。目前应该复查卵巢功能、黄体功能，同时建议患者进行宫腹腔镜联合检查，以排除和治疗内膜和盆腔的病变。

术前检测CA125：56 U/mL，CA199：34 U/mL，EMAb阳性。

宫腹腔镜检查结果显示，子宫腔和内膜正常，但是盆腔可见散在紫蓝色异位病灶，给予电灼。

根据目前的检查结果，如何指导患者生育?

考虑怀孕亦为轻度子宫内膜异位症良好的治疗措施，而且患者丈夫精液分析结果正常，建议患者尽快试孕。术前1个周期开始补充多种维生素，术后第2个月，D10开始监测排卵，在D14自然排卵，排卵后给予达芙通10 mg，每天2次，共14天，检测尿妊娠试验阳性，遂继续给予口服达芙通，同时予HCG隔日肌内注射，第7周B超见胎儿心脏搏动。继续达芙通安胎到12周，胎儿未见明显畸形，NT为1.3 mm。孕38周自然分娩一男婴，重3 kg。

病例2

病史　女性，30岁，B超疑子宫腺肌症8年，月经规则，中度痛经，一直服中药治疗。4年前结婚，因为不孕曾行子宫输卵管造影显示双侧输卵管通畅，监测自然周期排卵情况共4个周期，其中1个周期卵泡黄素化未排卵，未孕。以后两次均于使用克罗米芬促排后怀孕，但都在孕7周时B超显示胚胎停育，予以清宫。末次妊娠至今已经1年，无避孕未孕。

这对夫妇进行过何种复发性流产检查？

双方染色体、性激素、甲状腺功能、抗生育抗体、封闭抗体等检查未见异常；宫腔镜检查未见异常；妇科检查显示子宫均匀性增大，三维彩超显示子宫大小为85 mm×72 mm×80 mm，提示子宫腺肌症。

你认为患者还要做其他什么检查吗？

CA125：126U/mL，CA199：42U/mL，EMAb阳性。
血常规正常，肝功能、肾功能正常，凝血功能正常。

根据目前的检查结果，如何指导患者生育？

根据患者当前情况，给予3个周期的长效达菲林治疗，每次间隔28天。月经第1天给予达菲林3.75 mg肌内注射，在第3次肌内注射后58天月经复潮，D5开始给予克罗米芬促排卵，连续3个周期，每周期排卵1个，排卵期内膜可达7~9 mm。连续3周期未孕，改行人工授精，继续口服克罗米芬促排卵，第2个周期成功受孕，但孕7周B超显示胚胎停育清宫，绒毛染色体检查为16-三体。患者后来转为IVF-ET超长方案，以果纳芬促排卵，取卵6个和胚胎3个，第1次移植成功受孕，单活胎，孕足月剖宫产。

（蔡柳洪）

参 考 文 献

［1］中华医学会妇产科学分会子宫内膜异位症协作组. 子宫内膜异位症的诊断与治疗规范［J］. 中华妇产科杂志，2007，42（9）：645-648.

［2］张荣，刘雨生，童先宏，等. 子宫内膜异位症未累及卵巢对卵巢储备功能的影响［J］. 国际生殖健康/计划生育杂志，2010，29（1）：5-7.

［3］李央，林金芳. 子宫内膜异位症发病机理研究进展. 中华妇产科杂志，2005，40（1）：55-57.

［4］Stephen Kennedy, Agneta Bergqvist, Charles Chapron, et al. ESHRE guideline for the diagnosis and treatment of endometriosis［J］. Human Reproduction, 2005, 20（10）: 2698-2704.

［5］Matalliotakis I，Cakmak H，Dermitzaki D，et al. Increased rate of endometriosis and spontaneous abortion in an in vitro fertilization program：no correlation with epidemiological factors［J］. Gynecol Endocrinol，2008，24（4）：194-198.

［6］Meresman GF，Olivares C，Vighi S，et al. Apoptosis is increased and cell proliferation is decreased in out-of-phase endometria from infertile and recurrent abortion patients［J］. Reprod Biol Endocrinol，2010，8：126.

［7］de Ziegler D，Borghese B，Chapron C. Endometriosis and infertility： pathophysiology and management［J］. Lancet，2010，376（9742）：730-738.

［8］Pang LH，Li MJ，Li MQ，et al. Vascular endothelial growth factor （VEGF） and the VEGF soluble receptor-1 （sFlt-1） in chorionic villus tissue from Chinese women with early recurrent spontaneous abortion［J］. J Int Med Res，2011，39（3）：830-837.

［9］Ozkan S，Arici A. Advances in treatment options of endometriosis［J］. Gynecol Obstet Invest，2009，67（2）：81-91.

［10］Rocha AL，Reis FM，Petraglia F. New trends for the medical treatment of endometriosis ［J］. Expert Opin Investig Drugs，2012，21（7）：905-919.

［11］Wu MH，Shoji Y，Chuang PC，et al. Endometriosis：disease pathophysiology and the role of prostaglandins［J］. Expert Rev Mol Med，2007，9（2）：1-20.

［12］Salazar EL，Calzada L. The role of progesterone in endometrial estradiol-and progesterone-receptor synthesis in women with menstrual disorders and habitual abortion［J］. Gynecol Endocrinol，2007，23（4）：222-225.

第九章 母胎血型不合溶血病

引言

母胎血型不合是一种同种免疫性疾病，是指胎儿从父亲和母亲各接受一半基因成分，胎儿红细胞携带来自父亲的抗原，表现为胎儿的血型不同于母体。当胎儿红细胞进入母体的血液循环后，诱导母体的免疫系统产生抗体，抗体通过胎盘进入胎儿血液循环系统，结合胎儿红细胞，使胎儿红细胞被破坏，导致胎儿和新生儿溶血性疾病（haemolytic disease of the fetus and newborn，HDF）。夫妇的血型不合会通过基因遗传影响到下一代，作用于受精、受精卵植入子宫、妊娠早期、妊娠晚期的每一个阶段，引发孕妇的流产及早产，可以使胎儿发育受限、畸形甚至造成死胎及死产，也会造成新生儿溶血病甚至新生儿死亡。母胎血型不合以ABO血型不合和Rh血型不合为常见，与复发性流产是否相关，将从下面几个方面进一步讨论。

引导性问题

- 血型的分类有哪些？
- ABO血型不合与复发性流产相关吗？
- Rh血型不合可以导致复发性流产吗？
- 血型不合孕妇孕期多久检查一次？
- 孕期发现血型不合是否需要治疗？
- 孕前及孕期ABO血型抗体效价及Rh血型抗体效价比多少需要治疗？
- 母胎Rh血型不合溶血病的预防措施有哪些？
- 对未致敏的Rh阴性孕妇如何使用Rh免疫球蛋白？

血型种类及人群分布

人类已发现的红细胞血型有26种，引起母胎血型不合溶血症的血型中以ABO血型和Rh血型最为常见，其中ABO血型不合约占85.3%，Rh血型不合约占14.6%，而其他许多种血型抗原的发生率很低，占0.1%，临床意义不大。

据统计，日本人群中O型占30.5%，A型占38.2%，B型占21.9%，AB型占9.4%。我国各民族的ABO血型分布也有所差异。汉族中上海O型占30.86%，A型占31.31%，B型占28.06%，AB型占9.77%；沈阳地区的调查结果中，O型占

29.6%，A型占27.0%，B型占32.7%，AB型占10.7%。国外母子ABO血型不合的发生率为20%左右，国内上海地区为26.9%，北方汉族人群为27.7%。

Rh阴性血型在不同人群和种族中存在差别：高加索人Rh血型约占15%，美国白人约占15%，黑人约占5%。我国少数民族有Rh阴性血型的人较多，苗族为12.3%，布依族和乌孜别克族各约为8.7%，维吾尔族和塔塔尔族各约为5%，蒙古族近1%，汉族Rh阴性血型约为0.3%，属稀有血型，如果同时考虑ABO和Rh血型系统，在汉族人群中寻找AB型Rh阴性同型人的机会不到万分之三，十分罕见。

发病率

提示：理论上，凡是以IgG形式出现的血型抗体都可以引起HDF，以ABO血型系统最常见，其次为Rh血型系统，其他血型系统不合引起的HDF较少见，如MN、Duffy和Kidd等。抗P1、抗Lea、抗Leb抗体类型属于IgM，不能透过胎盘屏障，因此不引起HDF。

HDF本质上是母体产生的免疫性抗体与胎儿红细胞结合并破坏红细胞引起的溶血，严重者引起新生儿黄疸、贫血、肝脾肿大等溶血病的症状。在所有妊娠中有20%～25%为ABO血型不合，而真正发生溶血的只有2.5%～5%，且一般都较轻，极少发生重症溶血病导致死胎或新生儿死亡。ABO溶血病的患儿40%～50%是第一胎，多次妊娠并不增加ABO溶血病的发病率。ABO溶血病的患儿女性较男性为多，约为3∶1，其机制不明。

ABO血型不合者溶血不严重的原因为：①胎儿红细胞表面的抗原密度比成人少，A抗原或B抗原位点少，仅为成人的1/4，抗原性较弱，故发病较少。②抗体通过胎盘进入胎儿体内后，经血型物质中和及组织细胞吸附，部分抗体被处理掉。③被破坏的红细胞产生的胆红素很快被肝脏清除。④胎儿红细胞抗原膜与成人不同，前者在脂膜内可动，后者固定，但这些因素是否可减少溶血病的发生，目前尚不清楚。⑤ABO系统抗体有天然抗体与免疫抗体，天然抗体可产生高滴度的抗A或抗B抗体，一般为IgM，不能通过胎盘屏障。如为天然抗体刺激母体，可以产生高滴度的抗A或抗B抗体，因其不通过胎盘屏障，所以溶血也不严重。免疫抗体是不完全抗体，属于IgG型，可以通过胎盘屏障，引起母胎同种免疫反应。

我国汉族中约99.7%为Rh阳性，故Rh溶血病在我国少见。凡母亲为Rh阴性，父亲为Rh阳性，其子女并非全部而只有65%可能为Rh阴性。当孕妇为Rh阴性（dd）时，如父方为Rh阳性纯合子（DD），则所有的胎儿均为Rh阳性；如父方为Rh阳性杂合子（Dd），则50%的胎儿为Rh阴性。如胎儿为Rh阴性，亦不可能发生Rh溶血性疾病。

我国汉族人群中,RhD阳性个体Dd杂合型比例为7.4%～9.0%,远低于国外水平,因而RhD阴性孕妇生育RhD阳性胎儿的概率高达95.5%～96.3%。

母胎Rh血型不合可导致胎儿同种免疫反应,由于致敏作用在母体循环中出现抗胎儿红细胞抗原抗体,继而进入胎儿循环与红细胞抗原结合并产生溶血、贫血所致的一种同种被动免疫性疾病,严重者可发生免疫性胎儿水肿(immune hydrops fetalis,IHF),出现皮肤水肿、胸腔积液、腹水、心包积液和贫血性心力衰竭。大部分母胎Rh同种免疫反应仅导致轻度或中度的胎儿溶血,另有20%～25%的胎儿因严重溶血出现IHF。

ABO血型不合

ABO血型不合(ABO blood group incompatibility)多发生于O型孕妇所生的A型或B型的婴儿。O型孕妇血清中的IgG型抗A或抗B抗体,通过胎盘进入胎儿血液循环,破坏胎儿红细胞引起溶血。

ABO血型基因位于第九对染色体上。人类ABO抗原于胚胎期第6周出现,出生后1个月内发育成熟。根据红细胞表面血型抗原A、B的有无,可分为4种基本血型:A型、AB型、B型、O型。理论上母亲A型,胎儿B型或AB型,或母亲B型,胎儿A型或AB型也可发病,但临床较少见。这是因为O型母亲血清中的抗A及抗B抗体为IgG免疫抗体,分子量较小,较易通过胎盘进入胎儿体内,引起溶血;而A型(B型)母亲血清中的抗B(A型)抗体为IgM,分子量大,不能通过胎盘,故母亲为O型,较A型或B型易于发生溶血病。由于A抗原、B抗原不仅存在于红细胞膜的表面,而且存在尚未产生细胞前的胚胎细胞液、组织液及羊水内,而母体可以在妊娠前因类A、B血型物质(如大肠杆菌、预防接种和蔬菜等)的刺激已产生了IgG抗A或抗B,因而当母胎ABO血型不合时,少量胎儿红细胞进入母体血循环,激发母体产生高效价的IgG抗体。这些异常增高的抗A或抗B,或作用于滋养层细胞,或通过胎盘进入胎儿体内,包裹不相容的胎儿红细胞,引起网状内皮系统破坏这些红细胞,导致胎儿胎盘单位多器官组织细胞的损伤,若胎儿胎盘免疫损伤严重,则发生流产、死胎或娩出的新生儿出现溶血性贫血,故本病约50%发生在第一胎。

ABO血型不合与复发性流产

临床上ABO血型不合可以接触到天然抗体,因其不通过胎盘屏障,孕妇抗A或抗B滴度的高低并非都与胎儿溶血程度成正比,所以溶血不严重;而免疫抗体通过胎盘能引起同种免疫反应,由此引起的溶血会随孕周加重。在分娩过一次ABO血型不合溶血病的新生儿以后,约1/3比第一胎更严重,1/3同前,1/3较第一胎为轻。所有临床上ABO血型不合患者与复发性流产并不完全相关。

Rh血型不合

Rh血型不合（Rh blood group incompatibility）是由母婴Rh血型不合产生的Rh抗体作用于胎儿红细胞破坏引起的高胆红素血症。

人类控制Rh血型的基因位于第一对染色体上。Rh血型系统有6种抗原，分别以C、c、D、d、E、e表示，其中以D抗原最强，母胎Rh血型不合所致的同种免疫性溶血几乎均由D抗原引起。根据红细胞上D抗原的有无分为Rh阳性和Rh阴性。当孕妇为Rh阴性，丈夫为Rh阳性，再次妊娠时即有可能发生新生儿Rh溶血病。Rh抗原的特异性强，只存在于Rh阳性的红细胞上，故除非接受过输血或血液疗法，新生儿Rh溶血病罕见于第一胎。RhHDF一般在第二胎或以后发病，且母亲多为Rh阴性而怀有Rh阳性的胎儿。第一胎时虽然婴儿可能为Rh阳性，但其血清中没有天然存在Rh抗体，因此一般不会发病。男胎比女胎更易使母体致敏，机制不明。

临床上，胎儿向母体出血最早发现在停经5～6周，在无明显诱因下，妊娠早期孕妇外周血胎儿红细胞检出率6.7%，妊娠中期15.9%，妊娠晚期28.9%。许多产科诱因增加了胎儿向母体出血，如自然或人工流产、羊水穿刺术、腹部外伤、前置胎盘、多胎妊娠、人工剥离胎盘和剖宫产术等。尽管引起Rh血型不合同种免疫反应的Rh阳性细胞确切数量并不清楚，但0.1 mL的Rh阳性细胞就可以使母体致敏。

虽然不少资料显示母胎Rh血型不合发生胎–母出血（feto-maternal hemor-rhage，FMH）的比例高达90%以上，但最终导致同种免疫致敏的比例并不高，显示Rh阴性孕妇发生同种免疫反应受多种因素的影响。一般认为，未行免疫预防的Rh阴性孕妇妊娠Rh阳性胎儿时，如无合并母胎ABO血型不合，发生母胎Rh同种免疫反应的风险为9.5%～16%，其中约90%发生于分娩期间；存在母胎ABO血型不合时，发生风险降至1.5%～2%。人工流产后母胎Rh同种免疫反应的风险为4%～5%，自然流产后为2%。侵入性的宫内操作也增加Rh致敏风险，其中羊膜腔穿刺为2%，绒毛活检高达5%。

当胎儿出现Rh同种免疫性溶血时，约1/2患胎无症状而不需治疗；1/4患胎生后出现黄疸；另1/4患胎出现IHF，其中有一半发生在妊娠34周前。由于免疫预防和宫内治疗的进步，国外Rh同种免疫性溶血引发的IHF已大大减少。

Rh血型不合与复发性流产

母胎Rh血型不合是发生胎儿同种免疫反应的主要原因。Rh系统一般不存在天然抗体，Rh抗体几乎都是由免疫抗体产生，属于IgG型，可以通过胎盘屏障，抗体滴度与胎儿溶血程度成正比。RhHDF很少见于第一胎，如果孕前体内已经存在Rh抗体，孕期受胎儿红细胞的刺激作用，抗体浓度不断升高，越到妊娠后期升高的速度越快，且随着妊娠次数增加，Rh血型抗体增高，对胎儿红细胞构成损害加重，表现再次流产，故与复发性流产有相关性。

诊断

提示：详细询问流产、早产、输血及各种手术等病史，夫妻双方做血型及血型抗体检查，中孕、晚孕时超声检查了解胎儿发育情况，根据以上检查，可确诊有无母儿血型不合。

病史

患者过去有分娩过黄疸或水肿新生儿史，有流产、早产、胎死宫内史，曾经接受过输血，这些妇女在准备妊娠前均应进行有关夫妇血型和血型抗体的检查，以便肯定或排除存在母儿血型不合。

夫妇血型检查

丈夫如为A型、B型或AB型而孕妇O型者，则可能发生ABO血型不合。如丈夫为Rh阳性，孕妇为Rh阴性，则可能发生Rh血型不合。反之，丈夫为Rh阴性而孕妇为Rh阳性时，则不可能发生Rh溶血病。

血型抗体的测定

提示：对于既往有流产、死胎、新生儿溶血病等不良孕产史者，应在下次妊娠前进行抗体效价检测，抗体效价增高者治疗至正常后再开始妊娠。无不良孕产史的孕妇，如夫妻血型不相合，应从孕16周起测定抗体效价。

ABO血型不合测定

有不良孕产史的ABO血型不合的孕妇，应测定血中对其丈夫红细胞的免疫抗A或抗B抗体及其滴度，血型抗体检测一般在孕前和初诊时各检查1次，以后每2~4周重复1次。当IgG抗A或抗B效价≥1∶128时提示可能发生胎儿溶血；当IgG抗A或抗B效价≥1∶512时高度怀疑胎儿溶血，提示病情严重，应住院治疗；如胎儿已成熟可考虑终止妊娠。

孕妇免疫抗A或抗B滴度的高低并非都与胎儿溶血程度成正比，溶血病的发生不仅由抗体效价决定，还取决于胎盘对抗体通透的屏障作用及胎儿对溶血的耐受能力、抗体与抗原部位的亲和力、网状内皮系统的成熟情况和功能以及胎儿性别等，需要结合其他检测方法综合判断。血清盐水凝集试验、胶体介质试验、木瓜酶试验及直接或间接Coombs试验，对血清中的抗体检测及胎儿情况的评估有临床实用意义。此外，还可检测母血中胎儿红细胞，了解胎–母血液渗漏情况。

国外相关指南不建议孕妇常规进行ABO血型抗体筛查及治疗，除非妊娠期发现明确的胎儿宫内溶血的证据，如B超提示胎盘增厚、胎儿水肿、胎儿胸水、胎儿腹水及胎儿大脑中动脉血流速度异常等。

Rh血型不合测定

Rh血型不合虽少见，但对胎儿危害大。Rh血型不合很少发生于初次妊娠，除非初次妊娠前有过Rh不同型的输血。因此，对Rh血型不合的预防应从婚前开始，如女方Rh阴性，男方Rh阳性，则应避免流产、输血。Rh阴性孕妇应从孕16周起测定抗体效价，以后每2~4周检测1次。抗D抗体滴度自1：2开始即有意义，抗D滴度达到1：16提示可能发展为严重的溶血病，抗D滴度≥1：32胎儿溶血情况加重，要进一步检查羊水，测定磷脂酰胆碱与鞘磷脂比值。

ABO血型不合伴Rh血型不合

ABO血型不合同时伴Rh血型不合时，孕妇常不产生Rh抗体，因为进入孕妇的胎儿红细胞受到抗体A（B）IgG抗体的作用后很快被破坏，来不及产生相应的Rh抗体，故ABO血型不相容对Rh同种免疫有一定的保护作用。

B型超声检查

超声可用于预测同种免疫性溶血至诊断IHF的全过程，一般红细胞压积降至正常值的1/3以下才出现IHF的声像。通过观察胎儿、胎盘、羊水情况，可对胎儿溶血严重程度做出判断；如果出现胎儿水肿、胸腔积液、心包积液、腹水、胎盘增厚、羊水过多等，往往是胎儿严重溶血表现，B型超声检查可以迅速做出判断。母儿血型不合常常合并羊水过多，注意除外其他的胎儿畸形。

连续B超监护可判断疾病是否进行性或逆转。评价胎儿是否贫血可通过B型超声检查胎盘厚度、脐静脉直径、肝脏长度、脾脏周长等，但临床上都不能作为可靠的参考指标。近年来彩超观察胎儿大脑中动脉收缩期血流峰值（middle cerebral artery-peak systolic velocity，MCA-PSV），已成为预测胎儿重度贫血重要的非创性方法。多中心研究显示，MCA-PSV在预测胎儿贫血方面敏感性为88%、特异性为82%、准确性达85%。

据报道MCA-PSV在诊断胎儿中、重度贫血方面优于羊水穿刺测定△OD450。虽然超声检查指标不是金标准，但因MCA-PSV在预测胎儿贫血时没有侵入性操作的风险，具有无创可重复的特点，目前已逐渐成为预测胎儿贫血的主要方法。MCA-PSV的测量可自妊娠18周起，每1~2周1次，妊娠35周后因假阳性率高可增加检测次数。

羊水胆红素△OD450（光密度）的测定

应用分光光度计，通过观察羊水在光密度为450 nm（△OD450）的值计算，确定胎儿溶血程度，决定治疗方案。I区提示轻度或无HDF；II区胎儿预后尚不明确，但胎儿有中至重度溶血的风险，必要时再次行羊水穿刺及取胎儿血标本来判断胎儿的实际情况。III区提示溶血严重，胎儿有可能7～10天内发生死亡，有宫内输血或提前分娩指征。根据孕周、羊水胆红素△OD450区和前次羊水样本变化，可以间隔1～2周重复羊膜腔穿刺，穿刺时应避开胎盘，以减少FMH致敏的概率。羊水胆红素△OD450位于III区或在II区的上部80%，可以选择宫内输血或者终止妊娠。

胎儿脐带血管穿刺

通过胎儿脐带血管穿刺抽血测血型、血红蛋白、胆红素、抗体滴度，检测治疗效果并指导进一步治疗。但应注意，羊水胆红素△OD450的测定及胎儿脐带血管穿刺可增加母胎血流渗漏，使母体抗体提高，或可能有胎儿丢失的风险。一般轻度的同种免疫性溶血不需行脐静脉穿刺，但当羊水胆红素△OD450检测提示胎儿高危、超声探查提示IHF或MCA-PSV≥1.5中位数的倍数（multiples of median，MoM）需行宫内输血治疗时，脐静脉穿刺是重要的诊断和治疗技术。

鉴别诊断

死胎、死产和新生儿死亡

溶血病引起的死亡可依据以下三点来判断：①肺毛细血管内有大量的有核红细胞；②胎血血型分析及抗体测定；③母亲血型抗体测定。

胎儿水肿

除胎儿溶血病以外，以下因素也可发生胎儿水肿：①胎儿因素：如α-珠蛋白生成障碍性贫血、双胎输血综合征、胎儿宫内感染、先天性心肾畸形等；②胎盘因素：脐静脉或绒毛膜静脉血栓；③母体因素：如妊娠期糖尿病、妊娠高血压综合征等。

黄疸和贫血

以下几种情况易与本病混淆：①生理性黄疸：新生儿生理性黄疸多在出生2～3天后出现，进展较慢，不伴有贫血和肝脾肿大，产后4～5天达高峰，之后逐渐减退。血清胆红素一般不超过205.2 μmol，血型抗体检测阴性。②败血症：败血症也可表现为黄疸、贫血、肝脾肿大、白细胞增多等症状。但是，其黄疸出现较溶血病迟，并有全身中毒症状和体温变化。血清结合胆红素升高，血培养阳性，血型抗体阴性，网织红细胞和有核红细胞不升高。③宫内感染：胎儿宫内发生弓形体、巨细胞病毒、风疹病毒、疱疹病毒等感染，新生儿早期即可出现黄疸、贫血、肝脾肿大、血小板减少等症状，类似于溶血病，但是患者血清IgM升高，血型抗体阴性。

治疗

提示： 妊娠期ABO血型不合者，当IgG抗A或抗B效价≥1：64时可疑胎儿溶血，试用中药治疗；当IgG抗A或抗B效价≥1：512时高度怀疑胎儿溶血，应住院治疗，如胎儿已成熟可考虑终止妊娠。对于已致敏的母儿Rh血型不合孕妇的治疗，主要包括抑制或减轻母体Rh抗体浓度，减轻母体Rh抗体浓度对胎儿的影响，抑制母胎之间的免疫反应，防止或延缓胎儿的溶血，防止胎儿宫内死亡，缓解新生儿溶血症，减少核黄疸的发生。对重症溶血症要适时终止妊娠。

ABO血型不合孕妇的药物治疗

国内外相关指南可建议常规治疗，如需治疗，一般采用如下方法。

一般治疗

对ABO血型不合孕妇在孕早、中、晚期进行综合治疗各10天，包括50%葡萄糖40 mL+维生素C 0.5 g静脉注射，每天1次，以提高胎儿抵抗力。

每天吸氧1次，每次30 min。

维生素E 100 mg，每天1次口服，可促进黄体激素的作用，增加胎盘氧交换和葡萄糖的利用，整个孕期均可服用。

中药

高危妇女妊娠前进行抗A（抗B）免疫抗体检查，如抗体≥1：64时可口服茵陈汤或新溶一号，至抗体效价下降到<1：64时开始妊娠为宜。

新溶一号方剂：广木香12 g、当归15 g、益母草50 g、白芍18 g、川芎18 g，自配丸药，炼蜜为丸，每丸9 g，每天1~2次，每次1丸。

茵陈汤：茵陈30 g、黄芩30 g、制大黄4.5 g、甘草6 g、山栀12 g、木香9 g、白术9 g、白芍9 g。

无论孕前服用或孕期服用者，每2~4周复查抗体效价，凡抗体效价≥1：64者可一直服用至分娩；当抗体效价<1：64者停服，定期复查；如抗体效价上升至1：64以上可再服用。现代药理实验证实，茵陈、黄芩、益母草所含

A、B血型物质（一种半抗原可中和抗体）成分较高，对免疫性抗体抑制作用明显。

免疫球蛋白

母体静脉输注免疫球蛋白（intravenous immunoglobulin，IVIG）：有报道指出，母体静脉输注免疫球蛋白400~500 mg/kg，每4周1次，可降低HDF的严重程度，但尚无前瞻性随机对照试验证实。

Rh血型不合孕妇治疗

提示： 对Rh阴性孕妇，根据血清是否存在Rh抗体及抗体效价高低分为两类：已致敏Rh阴性（已产生Rh抗体）孕妇和未致敏Rh阴性（未产生Rh抗体）。对已致敏Rh阴性孕妇做Rh抗体效价评估，治疗上一般采用血浆置换、宫内输血、免疫球蛋白治疗、胎儿输血等。对未致敏的Rh阴性孕妇的处理主要是注射抗D免疫球蛋白，预防同种免疫反应。

已致敏Rh阴性孕妇的Rh抗体效价评估

一般认为Rh IgG抗体效价≥1∶2即有意义，Rh IgG抗体效价≥1∶16或1∶32胎儿可能发生溶血病，需检查胎儿MCA-PSV或羊水胆红素水平，以预测胎儿溶血程度。

建议确定适合本院的、稳定的母体间接Coombs抗体滴度评估体系，确定实验最低抗体滴度，低于该滴度的一般不会发生重度胎儿溶血性疾病。当母体抗体滴度低于阈值时，应该每月重复1次，超过阈值时，胎儿需动态行B超评估胎儿MCA-PSV。

血浆置换

在Rh血型不合孕妇，妊娠中期（24~26周）抗体滴度高，但胎儿水肿尚未出现时，可进行血浆置换术。300 mL血浆可降低一个级别的抗体滴度，每周需要10~15 L血浆。此法比直接胎儿宫内输血或新生儿换血安全，但需要的血量较多，费用昂贵，仅用于曾在妊娠20~22周前发生过胎儿水肿的孕妇，或配偶为致病抗原的纯合子时。血浆置换虽可降低80%的抗体浓度，但只是暂时性下降。

宫内输血

胎儿宫内输血不仅能纠正胎儿严重的免疫性溶血性贫血，而且能消除胎儿水肿，从而提高胎儿存活率。此种治疗方法早有报道，但因操作繁琐、费时、胎儿丢失率高，目前已很少使用。

腹膜内输血

主要用于妊娠20周前经脐静脉输血困难者，可结合大剂量免疫球蛋白治疗。腹膜内输血方法现在已很少使用，因其有许多缺点，可造成胎儿损伤或死亡，胎儿死亡的风险比血管内输血要高6倍，故仅用于孕周＜20周前脐血管穿刺困难的情况下。

胎儿脐静脉输血

胎儿脐静脉输血是目前治疗胎儿溶血病的主要输血途径，对严重水肿和胎儿腹水不能接受腹腔输血治疗者尤其适合。据报道，经脐静脉输血治疗后胎儿的存活率达89%，65%的IHF症状得到缓解。

免疫球蛋白治疗

母体静脉输注免疫球蛋白400～500 mg/kg，每4周1次，可降低HDF发生的严重程度。免疫球蛋白可以结合母体外周血细胞抗原结合位点，阻断B细胞产生IgG并通过胎盘进入胎儿血循环，起到保护胎儿红细胞、延缓胎儿红细胞膜的破坏及胎儿宫内受损、延长孕周的作用。这种方法很少被单独使用，它可以作为血浆置换时的一种有效的辅助手段，但确切疗效有待进一步证实。

Rh免疫球蛋白的预防应用

提示：目前对未致敏的Rh阴性孕妇的处理主要集中在预防同种免疫反应。Rh阴性孕妇发生流产、异位妊娠、羊水穿刺、脐血穿刺，或出现胎盘损伤、胎盘早剥、胎位外倒转术、腹部钝伤或前置胎盘出血均需注射抗D免疫球蛋白300 μg。非致敏Rh阴性孕妇产前预防应在妊娠28周注射抗D免疫球蛋白300 μg；产后预防须在分娩Rh阳性新生儿72h之内，注射抗D免疫球蛋白300 μg。

Rh免疫球蛋白预防机制

Rh免疫球蛋白（RhIg）是经被动免疫由人血制备的血液制品，主要用于预防Rh（D）阴性产生抗D后导致与溶血相关疾病的预防性治疗。自1968年欧洲和北美批准RhIg的临床应用后，世界范围内很多国家已相继批准了RhIg应用于临床。至今国外成熟的RhIg制品尚未在中国注册，国内未见相关成熟商品制剂上市。

RhIg预防产生抗D的作用机制尚不十分明确，目前认为可能的作用机制有：①去除抗原（antigen deviation）；②竞争性的抑制抗体产生（antigen blocking competitive inhibition）；③中枢的抑制作用（central inhibition）；④阻止红细胞上的D抗原与免疫细胞表面的受体接触或通过负反馈机制进行调节。

中枢的抑制作用是目前比较令人信服的假说，抗D免疫球蛋白与胎儿D抗原结合后，会释放一种细胞动力素（cytokine）足以抑制B细胞的增生，并使其不产生抗体，但此假说仍须进一步验证。

Rh免疫球蛋白应用时机及方法

（1）在孕12周以内流产或先兆流产或异位妊娠时，非致敏Rh阴性孕妇需要注射抗D免疫球蛋白120 μg，孕12周之后需要注射300 μg。除非已确诊完全性葡萄胎，Rh阴性孕妇发生葡萄胎时仍需注射抗D免疫球蛋白，因为可能出现部分性葡萄胎。

（2）Rh阴性孕妇行羊水穿刺及脐血穿刺，均需注射抗D免疫球蛋白300 μg。

（3）当出现胎盘损伤、胎盘早剥、胎位外倒转术、腹部钝伤或前置胎盘出血等可能导致胎儿红细胞漏入母体达30 mL以上时（估计胎儿红细胞漏入母体血量较多时），建议注射120 μg或300 μg抗D免疫球蛋白。

（4）产前预防：如果胎儿血型不详，或者已知为Rh阳性，则非致敏Rh阴性孕妇需要在妊娠28周注射抗D免疫球蛋白300 μg。

（5）妊娠晚期终止妊娠：非致敏Rh阴性孕妇需要在分娩Rh阳性新生儿后72 h之内肌内注射或静脉注射抗D免疫球蛋白300 μg。

抗D免疫球蛋白半衰期是24天，标准剂量300 μg能够为30 mL的血液暴露或者15 mL的红细胞暴露提供为期12周的保护。为了成功获得免疫预防，应在可能发生致敏事件72 h内注射抗D免疫球蛋白。如果72 h内没有注射，72 h之后仍需注射。有研究发现，28天内注射都可以达到保护效果。

如已发生RhD同种免疫反应，抗D免疫球蛋白的预防作用将失效。

RhIg注射后通常无不良反应，少数有注射部位红肿发热。

总结

母儿血型不合是妊娠期管理的重要内容之一，国内外相关指南均提出应对所有的孕妇尽早行血型检查。因ABO血型不合发病轻，再次妊娠滴度与发病程度并不成正比，需重视妊娠期明确的胎儿宫内溶血的证据，如B超提示胎盘增厚、胎儿水肿、胎儿胸腹水及胎儿大脑中动脉血流速度异常等。而Rh血型不合的患者中反复流产可使Rh血型抗体增高，对胎儿红细胞构成损害，容易导致复发性流产，需慎重考虑第一胎是否流产。

在临床工作中需要注意以下几点：减少ABO血型不合的过度治疗；重视致敏Rh阴性孕妇血型抗体的监测及胎儿贫血水肿的监测；特别重视未致敏Rh阴性孕妇的预防措施。

病例讨论

病例

病史　女性，35岁，G_3P_1，平素月经规律，5～7/28～30，量中等，无痛经史。2013年3月7日就诊，末次月经3月5日。

2007年9月足月顺产一女婴（健在），产后放置圆形金属宫内节育器；2009年7月取环。

2010年5月，孕4个月时因胎死宫内行引产术，病因不明。

2011年6月，孕4个月B超提示胎儿水肿，有胎心；孕前无感冒发烧史，TORCH－IgM（－），双方无地中海贫血；女方血型O型，Rh（－），男方为A型，Rh（＋），ABO血型抗体效价1：512，Rh抗体效价1：2。给予中药茵陈汤加减及人免疫球蛋白15 g静脉治疗1次，孕5个月时胎动消失，B超提示胎死宫内，遂行引产术。

引产后次日注射抗D免疫球蛋白120 μg，12周之后注射抗D免疫球蛋白300 μg。引产后3个月复查ABO血型抗体效价1：128，Rh抗体效价1：2，给予口服中药茵陈蒿汤加减。连服3个月复查ABO血型抗体效价降为1：32，Rh抗体效价1：2，建议患者试孕。

这对夫妇进行过何种复发性流产检查？

染色体检查：46XX。

TORCH-IgM（－）、阴道分泌物查支原体和衣原体均为（－）。

宫腔镜检查正常。

男方染色体检查：46XY，多次检查精液常规（－）。

患者还要做其他什么检查吗？

就诊日是月经第2天，做生殖内分泌和免疫因素检查，检查结果如下：

LH 6.30 U、FSH 13.25 U、E_2 278.92 nmol/L、PRL 710.4 nmol/L、T 1.02 nmol/L；甲状腺功能正常。

抗心磷脂抗体（ACA）、β2-糖蛋白1-抗体、抗核抗体、狼疮因子正常，甲状腺抗体正常；抗精子抗体、抗HCG抗体、抗子宫内膜抗体、抗卵巢抗体均为（－）。

血常规正常，血糖4.5 mmol/L，ABO血型抗体效价1：32，Rh抗体效价1：2。

NK细胞（CD3$^-$/CD56$^+$）8%；B淋巴细胞（CD19$^+$）9%。

D-二聚体0.75 mg/L（0～0.55）、PT降低、APTT降低。

维生素B$_{12}$、叶酸、同型半胱氨酸、蛋白C、蛋白S均正常。

封闭抗体（+）。

这对夫妇复发性流产最可能的因素是什么？

母胎ABO血型或（和）Rh血型不合溶血；

凝血功能障碍。

计划采取何种治疗方案？

雌孕激素序贯法治疗卵巢储备功能不良；

低分子肝素治疗D-二聚体升高；

定期监测母胎ABO血型抗体效价及Rh血型抗体效价，必要时予以治疗。

具体治疗方案及临床效果

月经第5天开始口服克龄蒙，每天1片，服21天停药，治疗2个周期后复查FSH、LH比值及E$_2$恢复正常水平。

皮下注射低分子肝素（速碧林4 100 U/支）1支/天；注射4周D-二聚体降为0.45 mg/L，继续注射1周后停药，停药3周复查D-二聚体0.24 mg/L。

内分泌及凝血功能恢复正常后，鼓励患者备孕；3个月后患者怀孕。

妊娠期间监测及保胎措施

怀孕后给予地屈孕酮黄体支持，10 mg，每天2次，口服爱乐维（多种维生素）。

孕后检测凝血功能正常，β-HCG及孕酮与孕周相吻合；停经45天B超提示有胎心；ABO血型抗体效价1：256，Rh抗体效价1：2，给予中药茵陈汤加减治疗，同时每4周静脉滴注免疫球蛋白20 g。

每月1次ABO血型抗体效价、Rh抗体效价检测，孕24周ABO血型抗体效价降为1：128，Rh抗体效价1：2，继续每4周静脉滴注免疫球蛋白。

孕24、30、33周各进行10天的综合治疗：25%葡萄糖40 mL+维生素C 500 mg静脉注射，每天1次；维生素E 100 mg，每天2次；每天吸氧3次，每次20 min；同时补充铁剂、叶酸。

于妊娠20、26、30、34周B超检查胎儿发育情况良好，无水肿。

妊娠28周注射抗D免疫球蛋白300 μg 1次。

妊娠38周时检查ABO血型抗体效价下降至1：32，RhIgG抗体效价仍然为1：2。

Rh免疫球蛋白的预防应用

患者孕39周⁺⁴自然分娩出一活男婴，A型Rh阴性血，体重3 250 g，外观发育正常；产后10 h肌内注射抗D免疫球蛋白300 μg。

产后2天出院，随访1个月，母婴健康。

（刘芳　陈建明）

参 考 文 献

［1］王梦玖. 临床生殖免疫学［M］. 上海：上海科学技术出版社，2000：273-287.

［2］林其德. 现代生殖免疫学［M］. 北京：人民卫生出版社，2006：219-228.

［3］庄依亮. 现代产科学［M］. 2版. 北京：科学出版社，2009：653-661.

［4］张勇萍，杨世明，等. 母婴血型不合新生儿溶血病及其血型血清学检测的临床意义
　　［J］. 细胞与分子免疫学杂志，2013，29（11）：1229-1231.

［5］常青，周乐. 母儿血型不合的孕产期管理［J］. 中华围产医学杂志，2012，11
　　（15）：648-650.

［6］林胜谋，陈敏，陈敦金. 母胎Rh血型不合所致同种免疫反应及妊娠相关问题［J］.
　　中华围产医学杂志，2012，11（15）：651-655.

［7］范玲. 妊娠期ABO血型不合溶血病的防治［J］. 中国实用妇科与产科杂志，2010，6
　　（26）：475-477.

［8］James DK，Steer PJ，Welner CP，et a1. 高危妊娠［M］. 段涛，杨慧霞，译. 北京：
　　人民卫生出版社，2008：259-276.

［9］Drabik-Cary K，Renjamin WH，et al. Sever hemolytic disease of the newborn in agroup
　　B African-American- American infant delivered by a group O mother［J］. Ann Clin Lab
　　Sci，2006，36（2）：205-207.

［10］Clark DA，Chaouat G，Wong K，et a1. Tolerance mechanisms inpregnancy：A reap-
　　praisal of the role of class I paternal MHC antigens［J］. Am J Reprod Immunol，2010，
　　63（2）：93-103.

［11］Mundy CA. Intravenous immunoglobulin in the management of hemolytic disease of the
　　newborn［J］. Neonatal Netw，2005，24（6）：17-24.

［12］Fox C，Martin W，Somerset DA，et al. Early intrapertoneal transfusion and adjuvant
　　maternal immunoglobulin therapy in the treatment of severe red cell alloimmunization prior to
　　fetal intra-vascular transfusion［J］. Fetal Diagn Ther，2008，23（2）：159-163.

［13］Urbaniak SJ. Alloimmunity to RhD in humans［J］. Transfus Clin Bio1，2006，13：
　　19-22.

[14] Van Kamp Il, Klumper FJ, Oepkes D, et al. Complications of intrauterine intravascular transfusion for fetal anemia due to maternal red-cell alloimmunization [J]. Am J Obstet Gynecol, 2005, 192: 171-177.

第十章　男性因素与复发性流产

复发性流产（RSA）的病因十分复杂，涉及遗传、内分泌、解剖、感染、免疫和环境等多因素。目前对RSA的评估主要针对女方，对男方病因的研究很少。由于胚胎染色体的一半是由男性提供，RSA也有可能是男性因素引起，男性精液、免疫、染色体等因素均与RSA有关。男性因素应结合病史、体格检查、精液分析和性激素水平来进行系统地综合评估。男性因素的治疗包括非手术治疗、手术治疗和辅助生殖技术。在选择治疗方案时，要充分考虑女性生殖能力的因素。因此，男性因素的评估还应与女性因素结合在一起来进行。

第一节　精　子　因　素

引言

在过去25年间中国有生育力男性精液参数中精子密度和精子总数呈现下降趋势，而妇女流产率逐年升高。关于精子本身因素与流产的关系，目前的研究主要涉及精子质量、形态、精子DNA等方面。精子质量主要通过常规精液分析了解精液量、精子密度及精液中精子的总数量、精子凝集、精子活力与活率、精子形态、精液液化等信息。精子形态是评价男性生育能力的重要指标，研究表明，无论在常规精液分析、体外受精-胚胎移植（IVF-ET）还是在单精子卵胞浆内注射（ICSI）中，精子形态分析都是预测受精成功率的重要参数指数。

引导性问题

● 是否注意到男性的生活习惯、服药史和对生育具有潜在不良影响的职业性接触？

● 在做精液检查前，是否告知患者完整的取精流程及注意事项？

● 两次或以上精液检查中精液常规参数、精子畸形率是否相差过大？

● 是否经过男科医生的检查，有无精索静脉曲张、肿瘤或输精管结节及缺如，睾丸质地、大小、附睾情况？

病史采集和相关检查

病史采集

完整的病史应包括现病史和过去史，需要重点询问的包括近期发热史和全身性疾病史，如糖尿病、囊性纤维化、肿瘤和感染等。手术史中隐睾睾丸固定术、疝修补术和创伤，开放性的、经腹膜后的盆腔手术或膀胱、前列腺手术都可能与不育有关。家族史中隐睾症或性腺功能低下等也很重要。发育史中应询问尿道下裂、先天性畸形和二乙基己烯雌酚接触史，还需要询问服药史。个人史中，应询问是否习惯性地使用性腺毒性物质，如酒精、烟草、毒品和类固醇药物。性生活史中应询问性生活的时机，是否有不正确的性生活方式或使用有杀精作用的润滑剂等。最后，职业史中应询问是否接触电离辐射、苯类溶剂、染料、杀虫剂、除草剂和重金属类物质，以及长期高热的工作环境。

儿童时期的一些疾病也会影响生育，腮腺炎性睾丸炎将导致睾丸组织压迫性坏死，最终使得睾丸明显萎缩。隐睾与精子的生成减少有关。研究表明，30%的单侧隐睾和50%的双侧隐睾患者的精子数量低下。

体格检查

体格检查能评价患者的体质，包括肥胖、男子乳房女性化和第二性征等情况。阴茎检查包括尿道下裂、痛性阴茎勃起、瘢块或生殖器损伤。睾丸检查包括质地、大小，表面不规则提示肿物，一旦发现睾丸肿物，则有可能是睾丸生精功能低下造成。附睾检查包括硬度、饱满程度、有无结节，附睾的增大、硬化和结节提示附睾感染或梗阻。精索触诊为团块或蚓状提示精索静脉曲张。直肠指诊对于大的囊肿、感染、精囊扩张等有重要意义。

辅助检查

有RSA病史的男性精液与生育过健康子女的男性精液相比较，精液的量、pH、液化时间、精子密度之间的差异不明显，而精子活率、活力、正常形态均明显降低。因此，精液常规检查是泌尿外科、男科、生殖科简便普及的检查方法之一，是评价男性生育能力的一种常用方法，也是妇科经常参考使用的重要参数之一。

精子DNA的完整性与RSA息息相关。检测精子DNA或染色质完整性的方法很多，主要包括：单细胞电泳技术、原位末端标记技术、原位切口平移标记法、精子染色质结构分析、吖啶橙试验、仓鼠卵穿透试验等，可以检测人类精子染色体的数目和结构异常。

另外，为了排除因染色体异常造成的自然流产，应常规检查多种染色体和基因异常，主要技术方法包括外周血染色体核型分析、绒毛培养细胞核型分析、聚合酶链反应、荧光原位杂交、比较基因组杂交、引物原位合成法、基因测序、基因芯片技术。

精子相关因素与复发性流产

精子质量

精液分析结果重度异常的男性很难生育，并且遗传学异常的风险也增高。但对于早期胚胎丢失与精子质量的关系研究尚存在争议。Gilvilla等对早期妊娠胚胎丢失组和正常生育组男性的精液常规、精子质膜脂质过氧化作用、精浆抗氧化活性及精子染色质完整性进行比较，发现胚胎丢失组男性精子正常形态百分比、精子密度、精子活动力及抗氧化活性均较低，证明精液质量差容易导致胚胎丢失。李兵等也发现精子质量相对较差与RSA发生相关。Saxena等研究提示，反复妊娠丢失组男性精子即使能使卵细胞受精，如果功能活性改变或降低，可能导致胚胎反应异常而导致早期胚胎丢失；即使形态、活动力正常也不能保证功能正常。赵永平等对55例胚胎停止发育患者的丈夫精子细胞凋亡进行研究，认为精子细胞凋亡率增加及精子质量下降可能与配偶胚胎停止发育有关。但也有研究认为，异常的精子密度与形态均与RSA不相关。王贺等研究发现，不育男性的精子形态对IVF及ICSI的流产率没有显著影响。由此看来，目前仍需要更特异的精子质量指标来揭示精子质量与RSA的关系。

精子形态

精子是男性成熟的生殖细胞，在精巢中产生。人类成熟精子形似蝌蚪，精子的形态结构分为头部和尾部。精子头部是浓缩细胞核和顶体、高度浓缩染色质，为遗传物质携带者，而后者含有多种水解酶，对精子穿越卵细胞表面的放射冠和透明带具有重要作用。精子尾部分为颈段、中段、主段和尾段，尾部的功能主要是使精子能够自主运动。精子的形态与其功能息息相关，任何精子形态学上的缺陷都将导致其功能下降。

造成精子畸形的原因很多，如感染、药物、高温、放射线、农药、吸烟及酒精中毒等都会影响睾丸的生精功能，导致精子形态异常。精子形态是评估男性生育力最重要的指标之一，具有正常形态的精子数量应≥4%。流产患者丈夫精子正常形态率明显下降，精子形态与流产具有相关性。

研究表明，在RSA患者丈夫精液系统形态学分析时，发现其畸形精子明显增多，特别是头部畸形的精子，因此表明在精子头部畸形时往往严重影响受孕，导致患者不孕；而精子尾部畸形时仅仅影响精子运动情况。精子顶体反应存在，有自然受孕的可能，可以形成受精卵，但是由于精子本身存在畸形，受精卵发育异常，所以患者发生流产的概率明显上升。

精子DNA完整性

精子DNA完整性差者其配偶RSA的可能性增加。一般认为，导致精子DNA损伤的可能原因有：药物、化学治疗和放射治疗、吸烟与环境毒素、生殖道炎症、睾丸过热、精索静脉曲张、维生素和微量元素缺乏、年龄因素等，但是这些因素导致精子DNA损伤的机制目前还不完全清楚。多数认为可能与精子发生过程中染色质包装与分离异常、氧化应激和凋亡异常有关，或者是这几种机制共同作用的结果。精子DNA损伤导致配偶流产率增加的机制，可能是由于精子DNA损伤以及精子染色体非整倍性的存在，导致胚胎在父源基因组启动后凋亡增加，从而影响胚胎进一步分裂发育和种植，发生RSA。

精子染色体数目异常

精子染色体数目异常包括非整倍体、多倍体、嵌合体。同时出现较多的常染色体非整倍体性时常导致胚胎死亡，而单一的常染色体非整倍体性胎儿常存活。Rubio等分析了12例两次或两次以上IVF孕早期流产的精液标本（其中7例是供卵），采用原位杂交方法检查解旋后精原核的二倍性和13、18、21、X和Y染色体的二倍性，结果RSA的性染色体二倍性发生率为15%，显著升高。Carrell等发现不明原因RSA的精子较普通人群精子的非整倍性高，并且非整倍性的比率与精子凋亡的比率成正相关，与过去不育男性中精子凋亡率和精子形态学与IVF结局成负相关的研究结果一致。

精子染色体结构异常

精子染色质的质量不但与精子的畸形率和存活率有相关性，与精子的受孕能力及妊娠的结局也有显著的相关性。临床上精子染色质结构分析（sperm chromatin structure assay，SCSA）可以评估男性生育力和妊娠的结局。精子染色质结构分析是向细胞分子水平深入发展的，是检测精子染色质完整性最常用的方法之一。精子染色质完整性是反映男性生育力的新指标，其影响到辅助生殖技术（ART）中的受精率、胚胎质量和妊娠率等，与ART结局密切相关。检测精子染色质完整性，采取适当措施获得染色质无损伤或损伤较小的精子，对改善ART结局十分必要。

基因突变

精子的发生受到染色体上众多基因的调控，这些基因的缺失或异常可以不同程度地影响到精子的发生，并决定胚胎的质量和命运。常见的基因突变包括精子发生相关基因突变、雄性性腺基因突变、体细胞基因突变等。

Y染色体及其微缺失

据统计，6%～8%的少精子症和15%的无精子症患者Y染色体的微小区域内存在变异，这可能正是其病因。这些变异称为Y染色体微缺失，能够通过ICSI遗传给下一代。Y染色体微缺失是引起男性不育的主要原因之一。对3 000例男性不育者的研究表明，平均7%的男性患者Y染色体微缺失。Y染色体微缺失与RSA存在相关性，但也有研究认为Y染色体微缺失与RSA流产病因无关，Y染色体微缺失的检测不能作为RSA夫妇的常规检查。

遗传咨询

准确解释分子生物学方法诊断的遗传异常是非常重要的，可以帮助临床医生确定患者是否可以生育，以及选择何种治疗措施来解决生育问题。由于目前的研究资料和研究技术的限制，即使检测到某些遗传异常与男性不育症之间存在因果关系，据此来估计预后也是十分主观且是非结论性的，只有当某一基因型与RSA具有极大的相关性，而且明确这种基因型的功能及其对精子发生的调节作用，精确的预后结果才能最后确定。

具有染色体数目和结构异常的男性并不一定绝对地不生育，某些染色体异常在已生育男性中也可以存在。对于这些男性，可能存在将遗传异常传给子代的危险性。例如，携带平衡易位的患者生出的子代可以具有正常核型的染色体、染色体平衡易位或不平衡易位。后者可以导致胚胎发育的早期停止、自发性流产、死胎或出生多种畸形和智能障碍儿。出生这种不平衡易位子代的危险性依赖于受累的染色体，以及染色体不平衡的范围。对于染色体异常导致的RSA需进行产前遗传学咨询和诊断，治疗上可以采用供体精子或卵子体外受精等辅助生殖技术，并应进行种植前遗传学诊断。

少弱畸精子症的诊断

在临床上，畸形精子症往往和少精子症、弱精子症同时存在，如果三者同时存在的时候，我们又称为少弱畸精子症。其诊断标准是：

（1）少精子症：精子总数$<39 \times 10^6$/次射精，精子浓度$<15 \times 10^6$/mL；

（2）弱精子症：前向运动（PR）精子$<32\%$；

（3）畸形精子症：正常形态精子率<4%。

同时符合以上三项指标称为少弱畸精子症。

少弱畸精子症是男子不育症中最常见的类型，要明确病因和诊断及评估患者可以选择何种方式获得子代，则必须进行详细的病史询问、体格检查、实验室检查以及必要的特殊检查。病史询问包括以下内容：①既往生育史；②自然不育时间；③既往的不育检查和治疗；④全身性疾病史；⑤医源性影响：医药因素，手术史；⑥泌尿道感染和性传播性疾病；⑦附睾炎、睾丸炎和睾丸外伤；⑧其他因素。

体格检查多无明显异常体征，伴精索静脉曲张者局部可有肿大或触痛，伴前列腺炎者可有触痛及结节，根据病因筛查和特殊的病史有针对性地选择实验性检查。选择性检查常有：①性激素检测；②染色体核型分析和Y染色体微缺失检测；③超声检查（睾丸附睾、精索静脉曲张、精囊等）；④血液、尿液和前列腺液检查；⑤精子功能测定（顶体反应、DNA碎片指数DFI）；⑥配偶生育力评估（非常重要）；⑦性交后试验。

少弱畸精子症的治疗

关于少弱畸精子症，目前有效的医药治疗措施仍然缺乏，只有内分泌因素如低促性腺激素性腺功能低下和高泌乳素血症可以得到有效的治疗。部分器质性因素可以考虑手术治疗，例如比较常见的射精管梗阻。临床上男科医生更多的是针对患者情况进行经验性治疗。另外，辅助生殖技术（ART）治疗少弱畸精子症得到了更为广泛的应用。经验性药物治疗包括：促性腺激素、抗氧化剂、能量代谢（肉碱）、抗雌激素类药（他莫昔芬）以及中药应用等。常见的治疗方法如下。

促性腺激素性腺功能低下

原发性低促性腺激素性腺功能低下由下丘脑或垂体疾病引起。内分泌异常导致生精功能缺乏，LH、FSH分泌减少导致睾酮分泌缺乏。该疾病的治疗可选择HCG，或根据睾丸体积的大小选用HCG加HMG治疗。

如果低促性腺激素性腺功能低下是下丘脑源性，用GnRH脉冲泵治疗1年能有效刺激生精功能。一旦妻子怀孕，患者可改用睾酮替代性功能。继发性低促性腺激素性腺功能低下可由药物、激素和类固醇合成代谢障碍等引起。

辅助生殖技术的应用

对于不明原因或有不可逆转病因的少弱畸精子症，经验性治疗3～6个月疗效不佳时，应考虑采用ART技术。根据如下情况选择夫精人工授精（AIH）、

IVF或ICSI。

AIH：前向精子>10×10^6/mL，正常形态精子>4%，经过精子处理后前向精子总数>5×10^6/mL。

IVF、ICSI：①前向精子：（5～10）×10^6/mL，正常形态精子<4%；②经过精子处理后前向精子总数<5×10^6/mL；③AIH失败。

减少活性氧（ROS）的临床意义

部分精索静脉曲张的患者手术后妻子获得妊娠，推测是由于活性氧（ROS）产量的减少使精子DNA的质量得到改善。精液中白细胞过多会增加ROS产物，此时用抗生素治疗可能有助于提高妊娠率。

精子体外优选技术

目前，不明原因RSA还没有明确有效的治疗方法。大量的研究已表明RSA患者配偶精子常规参数、畸形率和DNA完整性与生育组有统计学差异，与许多男性不育患者的情况类似。由此临床上已经成熟应用的精子体外优选技术可以改善精子这些参数，同时精子体外优选技术并不会给患者带来明显的风险。国内有研究采用这项技术对比同时期其他妊娠妇女发现，妊娠率（17.7%）明显高于同时期其他原因行宫腔内人工授精的妊娠率（12.4%），流产率（7.1%）显著低于文献报道的RSA的流产率（30%～40%）。

体外精子处理技术是利用一定的方法，将不育患者的精液在体外进行处理后，优选成熟的、具有受精潜能的活动精子，使精子质量提高，然后用于人工授精，以治疗不育症。由于宫腔内人工授精（IUI）、试管婴儿（IVF）、卵子胞浆内显微注射（ICSI）等技术的发展都对优选精子的质量提出了更高的要求，使得精液处理技术已融入任何一项助孕技术中，精液体外处理技术的多样性及体外添加物质已成为治疗男性不育的潜在手段之一，也成为男科专业研究人员继续研究的热门领域。目前精子优选处理方法有以下介绍的几种。

上游法

是一种常用的精液处理技术，主要用于质量较好和相对正常的精液，利用活动精子的游动能力，即能游过液体界面进入不同的培养液，从而自行与死精子、凝集精子、白细胞及杂质分离。根据上游前有无离心操作分为直接上游法和离心上游法。上游法是目前推荐的方法，因为在整个处理过程中除了培养液，不含其他的化学物质。其不足是活动精子回收率低，回收率依赖于精子细胞团表面积和精子活动力，由于细胞团有多层细胞，有潜在游动能力的精子可能处在细胞团内部，不能达到与培养基接触的界面。

梯度离心法

适用于大多数的精液样本，对黏度大及明确有ASAb的精液样本尤为有效，并且该方法可同时有效去除碎片和白细胞，分为连续梯度离心法和不连续梯度离心法。梯度离心法处理后的精子，与直接采集的精子以及上游法处理得到的标本相比，其畸形精子的比例明显降低。

玻璃纤维过滤法

玻璃纤维具有滤过作用，精液以一定的速率通过时，可以清除精液中的不活动的精子、其他细胞及杂质，特别是对黏滞性较大的标本，可除去大量的凝集精子，增加精子的活动率。收集的精液中虽然损失相当多的精子，但滤过的标本几乎保留了所有的活动精子，可以显著提高活动精子及有完整功能性细胞膜精子的百分率，对精子质量差的精液分离效果更佳，可除去大约90%的白细胞，还明显提高精子染色体的完整性。

血清白蛋白过滤法

利用不同浓度血清白蛋白对精子产生滤过作用的原理来分离和优选精子。

结论

精子形态和精子膜结构的完整性是精子分化成熟的结果，影响精子形态和膜完整性的因素很多，包括遗传因素、内分泌、免疫因素、精索静脉曲张、精浆异常、环境因素、全身性疾病。由于部分形态异常的精子死亡、解体，释放其酶系，再影响形态正常精子，从而形成恶性循环，最终导致精子膜破坏、精子凝集、精子成熟或DNA断裂等，导致精子成活率降低。而精子成活率降低时，死精增多，精子质量差，不易受精，或受精后易发生早期流产。精子活力降低时，精子运动能量不足，速度减慢，无法与正常卵子结合形成受精卵。精子形态异常反映了睾丸生精功能障碍，畸形精子增多的后果造成不孕、不育。临床上通过药物、精子优选技术或辅助生殖技术的手段，针对精子因素相关的RSA进行指导性治疗，对减少RSA的发生有重要的意义。

病例讨论

病例

病史 男性，36岁，结婚6年，妻子自然流产2次。精液检验：量3.2 mL，浓度13.0×10^6/mL，前向运动精子（PR）25%，形态正常3%；外生殖器检查未见异常，无精索静脉曲张，前列腺液常规正常。

妻子，34岁，既往2次早孕6~8周自然流产，清宫2次。月经规则，按复发性流产五大原因做了一系列的检查，女方未查出明显影响流产的异常因素。

这个患者还需要做什么检查?

染色体46XY，Y染色体微缺失正常；

性激素4项（FSH、LH、T、PRL）正常；

生殖器彩超未见精索静脉曲张，无其他异常；

生殖道其他感染指标阴性。

针对这对夫妇该如何处理?

目前关于精子形态、活力对于RSA的影响是否为单独影响因素还存在着争论，在无其他影响因素时，要积极治疗改善精液质量。对于这对夫妇，在未发现其他导致流产的因素时，应考虑该患者少弱畸精子症对孕早期发生自然流产的影响，首先选择药物治疗男性少弱畸精子症。

治疗方法

一般选择他莫昔芬、克罗米芬或HCG/HMG、维生素E、葡萄糖酸锌、三磷酸腺苷（ATP）、左卡尼汀联合中成药如五子衍宗丸或复方玄驹胶囊等。治疗效果不佳时，可考虑AIH或IVF/ICSI。该病例选用药物如下：

（1）他莫昔芬：每天口服20 mg，分2次，一般连用6～12个月。

（2）维生素E：每天3次，每次100 mg。

（3）ATP：每天3次，每次2片（20 mg/片）。

（4）葡萄糖酸锌：每天3次，每次2片。

（5）五子衍宗丸：每天2次，每次6克。

治疗3个月后复查精液，精子数量增加，浓度18.0×10^6/mL，前向运动精子30%，形态正常3%。

继续口服他莫昔芬3个月后复查精液，浓度35.0×10^6/mL，前向运动精子36%，形态正常8%。

治疗8个月后妻子妊娠，给予内分泌保胎，足月分娩一男婴。

第二节　免疫因素

引言

随着医疗水平的不断提高，以及对于造成RSA的相关原因和发病机制认识的逐渐深入，专家们渐渐加强了对生殖免疫学的研究，使得对妊娠免疫、免疫性不孕、RSA的相关难题有了进一步研究，明确了免疫因素对于孕妇的生殖过程有着极为重要的影响。对于不能明确判定RSA病因时，发现流产与免疫失调因素有很大的关系。

引导性问题

● 对复发性流产妇女的配偶，排除了精子因素的原因外，需要进一步完善哪些检查？

● 双方遗传病史以及家族病史有无特殊？

● 有哪些患者需要做免疫学检查？

● 双方的免疫学检查以及进一步的遗传咨询有哪些？

● 异常免疫因素应当如何治疗？

病史采集和相关检查

病史采集

在反复自然流产夫妇中，研究发现双方或男方血清中存在抗精子抗体（ASAb）。国内外研究者认为产生ASAb的主要原因是生殖道炎症、损伤、梗阻，所以要详细询问患者的有关病史。如腮腺炎并发睾丸炎，附睾炎，精索炎，附睾囊肿，附睾结核，精索结核，急、慢性前列腺炎，精囊炎等病史，阴囊、睾丸、精索、输精管、腹股沟疝、前列腺、射精管等损伤和手术史。

一些自身免疫疾病，如甲状腺功能亢进、原发性甲状腺功能减退、桥本甲状腺炎、全身红斑狼疮（SLE）患者，多有性功能的异常和（或）不育。这些患者血清中也都存在各自特异的标志自身抗体，检查这些自身抗体有助于男性免疫性不育的诊断。

体格检查

诊断男性免疫性不育的时候，全面彻底的临床检查对诊断十分重要。除了一般全身检查外，对男性生殖器官及邻近部位应仔细检查。

辅助检查

对于RSA患者夫妇，系统的病因筛查包括一般检查和遗传、免疫、感染等特殊检查。

一般检查包括病史采集、专科检查、影像学等物理诊断技术，而特殊检查则是诊断的关键。常规的精液检查排除了精子因素导致的RSA，进一步需要对夫妻双方进行免疫性因素的筛查。如自身抗体的检测，包括ABO血型抗体、

ASAb、抗丈夫淋巴细胞毒抗体（封闭抗体）等。封闭抗体筛查方法包括单向混合淋巴细胞培养抑制实验、流式细胞术分析封闭抗体、微量淋巴细胞毒实验和酶联免疫检测。

男性免疫方面相关的因素

现代生殖免疫学观点认为，免疫应答在女性生殖过程中发挥重要作用。正常妊娠过程中，胚胎具有父亲1/2遗传物质的同种异体自然移植物，为了保证胚胎不被母体排斥，母体免疫功能发生许多变化，包括形成主要由特异性免疫抑制物质（如封闭抗体、抑制性T细胞等）和非特异性抑制因子共同组成的免疫系统。各种免疫因素通过有机协调形成网络，达到母胎间免疫关系的平衡，从而使妊娠得以维持。如果这种平衡关系遭到破坏，则胚胎将遭受免疫攻击而流产。当人体对自身的细胞产生抗体时，就会出现自身免疫疾病。

现已发现的有关免疫因素主要有配偶的组织相容抗原、胎儿特异抗原、血型抗原、母体细胞免疫调节失调、孕期母体封闭抗体不足、母体抗父方淋巴细胞的细胞毒抗体缺乏等，其中封闭抗体缺乏占了病因构成的大部分（31.7%），而且可能是原发性流产和继发性流产的共同病因。此外，ABO血型不合占11.5%，ASAb及其他一些免疫因素也可能参与了自然流产的过程。据WHO估计，在育龄夫妇中免疫性不育占10%～30%，主要是由ASAb引起。

近年来，越来越多的证据表明，男性免疫性因素在男性不育中占有相当的比重。免疫性不育包括体液免疫和细胞免疫功能缺陷。目前对细胞免疫的研究比较少见，而体液免疫异常包括同种免疫和自身免疫，其中ASAb、封闭抗体等免疫学因素最为常见。

封闭抗体

封闭抗体缺乏主要引起母–胎免疫识别低下型的流产。母体免疫系统对胎儿缺乏有效的防护，母体易把胎儿认为是外来物质而产生免疫攻击，从而导致流产。可通过皮下注射丈夫或第三者淋巴细胞，使之产生抗丈夫淋巴细胞抗体的方法进行免疫治疗，从而防止胚胎父系抗原被母体免疫系统识别和杀伤，使胚胎得到保护并生长发育，并且通过反复刺激患者的免疫系统，提高其免疫记忆，有利于下次妊娠的成功。

抗精子抗体

正常情况下，机体不会对精子产生免疫应答反应，这是因为自身组织如血清、精子等所携带的多种抗原效价极低。机体具有防止发生抗精子免疫反应的机制，如男性生殖系统存在的血睾屏障，它包括血管内皮与基膜，结缔组织和曲细小管的基膜能将精子阻挡在男性生殖道中，与免疫系统隔绝，成为隐蔽抗原，不致引起自身免疫反应。精浆中的一些免疫抑制活性物质及生殖道免疫活性细胞亦能抑制生殖道内的免疫反应，在病理条件下，如输精管道阻塞、输精管吻合术、输精管结扎术、睾丸活检、隐睾症、精索静脉曲张、生殖道损伤及炎症等，均可造成精子与自身免疫系统接触的机会，在体内引发ASAb的产生。

动物实验证明ASAb有杀死胚胎的作用，提示该抗体的存在与RSA有关。国内亦有报道女方ASAb阳性多见，说明女方对精子的同种异体免疫及丈夫的自身免疫均与RSA有关。ASAb引起的流产多发生在3个月以内的早期流产，即母体内精子凝集抗体持续作用于早期胚胎组织导致病变，使胚胎受损而流产。

ASAb在不育中所引起的确切作用尚不完全清楚，但人们观察到ASAb对生育的影响与其浓度有直接关系，其浓度越高，越难于生育。ASAb对精子的作用主要表现为：

（1）妨碍精子正常发生，如自身免疫性睾丸炎；

（2）干扰精子获能和顶体反应；

（3）直接作用于精子本身，引起精子凝集与制动；

（4）细胞毒作用；

（5）抑制精子穿透宫颈黏液；

（6）限制精子与卵子透明膜黏附，阻止精子与卵子结合而干扰受精过程；

（7）干扰胚胎着床及影响胚胎存活等。

当有如下情况时应作免疫学检查：

（1）少精子症，精子存活、活力及活动率低，精子凝集、精液液化延迟，畸形精子率高等；

（2）生殖系统慢性感染或睾丸损伤者；

（3）宫颈黏液精子穿透实验异常者；

（4）去透明带仓鼠精子穿透实验阴性者；

（5）精道梗阻解除后仍不育者；

（6）女方多次出现死胎及流产。

人ASAb主要有3个亚类：IgG、IgA和IgM。首先出现的是IgM类ASAb，随后转为IgG类ASAb，且可长期存在。血清中以IgG（或IgM）类ASAb为主。局部体液（如精浆、子宫颈黏液）中以IgA为主，且更具意义，故精浆、子宫颈黏液中IgA型ASAb的存在比血清IgG型ASAb更有临床意义，但精浆、子宫颈黏液ASAb阳性率明显低于血清。

有学者发现，血清检测的15例患者中IgM、IgG、IgA阳性率分别为46%、73%和40%；接受精液检测的30例患者中IgM、IgG和IgA阳性率分别为10%、20%和43%。IgA为精子凝集抗体，主要存在于精液中。表面附有IgA的精子穿透宫颈黏液的能力大大降低，主要是由于IgA分子的Fc段有效地结合于宫颈黏液微粒，而IgG分子并无此作用。IgG为精子制动抗体，主要存在于血清中。很多研究发现，在仅有IgG类抗体阳性的男性中实际上生育率非常高，即使所有精子都结合有IgG，生育率仍高达84.6%，所以单纯IgG阳性似乎并不影响生育能力。而ASAb阳性的男性中IgG很少单独出现，更多的是同时出现IgA和IgG。由此看来，血清和精液ASAb阳性似乎比单纯的ASAb阳性更有临床意义，这也是血清ASAb受到争议的原因之一。有人认为IgG这种抗体并不是针对特异的精子抗原，而可能是通过一种非特异性的Ig-Fc段介导的一种反应。精子与IgG结合可能促进精子与巨噬细胞或中性粒细胞Fc受体结合，从而介导对女性生殖道内过量精子的杀伤效应。另外，有数据表明血清中ASAb滴度与生育能力下降有关。因此，血清ASAb的滴度有一定的临床意义，可作为临床监测疗效的指标。

ASAb检测的临床意义主要是：

（1）某些免疫不育患者的辅助诊断指标；

（2）临床疗效考核指标，如避孕套疗法、精子洗涤法、免疫抑制剂治疗等，见效者往往伴有ASAb转阴或滴度下降；

（3）病情监测；

（4）预后判断。

ASAb滴度高、持续时间长往往和疗效差、预后不佳密切相关。需要指出的是，正常生育男子亦有2%的ASAb阳性率，在分析结果时一定要注意。

综上所述，男性ASAb的产生原因很多，不同原因ASAb的产生滴度不一样。ASAb可存在于血液、生殖系统结合于精子的不同部位，并作用于不同的精子抗原，以不同方式影响精子功能而导致不育。

治疗

目前，消除ASAb的治疗尚处于经验性治疗阶段，因为对ASAb的病因尚有争论。如本文所述的多种不同病因所导致的ASAb阳性，需要不同的治疗方法加以应对。如对于生殖道梗阻精索静脉曲张等病例，需要首先采用外科治疗。对于生殖系统感染的病例，如慢性前列腺炎、附睾炎等，需要先用抗生素消除感染。当可能的病因消除之后，若还发现ASAb阳性的，可试用免疫抑制剂治疗。目前治疗男性免疫性不育有如下介绍的几种方法。

抗生素治疗

提示：UU和CT感染可以增加生殖道局部ASAb的产生，影响生殖过程，对UU和CT的抗感染治疗，可能会阻断ASAb发生的环节。

鉴于男性免疫性不育的发生绝大多数与生殖道感染有关，故即使未发现有明显感染症状，也可试用敏感抗生素治疗，彻底治愈生殖道炎症有助于抗体转阴，抑制抗体形成。抗感染治疗越早、越及时越好，一般治疗期限2~3周。若女方也存在感染亦应同时治疗。

国内一些研究发现，ASAb阳性者支原体（UU）和衣原体（CT）感染率显著高于ASAb阴性者。UU和CT感染者可能破坏血睾屏障，使机体产生ASAb；而经过抗感染治疗后，ASAb转阴率明显上升。

手术治疗

明确生殖器官病变而不能以非手术疗法治愈者，如附睾结核、精子肉芽肿，特别是一侧输精管梗阻或一侧睾丸严重损伤等，则应选择病灶切除。病灶切除后做输精管道的显微外科吻合术，消除免疫反应的病灶，有可能改善生育能力。

免疫抑制剂治疗

对经各种检查无明显器质性病因存在，而仅表现为ASAb增高，即特发性不育者，可考虑用免疫抑制剂治疗。

（1）泼尼松大剂量递减疗法：即第1个10天，每天3次，每次20 mg；第2个10天，每天3次，每次10 mg；第3个10天，每天3次，每次5 mg，疗程为1个月。

（2）泼尼松小剂量持续疗法：每天3次，每次5 mg，疗程为3个月。

泼尼松大剂量递减疗法临床效果优于小剂量持续疗法。

精子洗涤与辅助生殖技术

精子通过洗涤可去除精浆中的ASAb，并用洗涤过的精子做宫腔内人工授精（IUI），以达到受孕目的。IUI是单纯免疫因素相关男性不育的首选治疗方法。当精子性状（密度、形态、活动度）超过正常下限，而且MAR或免疫珠试验标记颗粒主要附着在精子中段和（或）尾部时，效果相当满意。但当精子性状低于正常，MAR或免疫珠主要附着在精子头部或整个精子表面，或80%以上精子结合MAR或免疫珠标记时，IUI的效果欠佳。

IUI精子选取方法包括直接上游法及梯度离心法。单纯的玻璃纤维和葡聚糖过滤不能去除精浆，可能不适合IUI的精子处理。Percoll密度梯度离心不适合辅助生殖技术中的精子分离，现已被硅化胶颗粒密度梯度离心所替代，并已有多家商品试剂供应。直接的精子离心洗涤不能选择精子，并导致对精子的氧应激，可能不适于辅助生殖中的精子处理。

在IUI中，处理后所获精子总数应≥10×10^6/mL。在精子处理介质中加入女性血清的方法，对于免疫因素所致男性不育，尤其是MAR试验中精子头部附着标记颗粒的情况，会降低IUI的成功率；可以加入血白蛋白使最终浓度为0.3%。对上述各种治疗方法都无效者，可选供精人工授精（AID）或卵子胞浆内精子注射（ICSI）。

中医中药治疗

相比西药的副作用、辅助生殖技术的昂贵费用等客观因素，中医药在治疗男性免疫性不育上有着自身的优势，在临床上也取得了一些满意的疗效。中医学家们在长期的临床实践过程中积累了大量治疗男性不育症的治疗思路和有效方法，下面列举几种常见的治疗方法。

辨证论治，随症加减

在辨证论治的基础上随症加减，体现了中医药治疗本病的目的性与灵活性，且疗效显著。吴宏东等认为，男性免疫性不育中医药治疗的目的在于改善过敏体质，治疗原则是急则治标、缓则治本。

何映根据该病正虚邪恋的病机病理特点，筛选出治疗本病的免疫双调合剂（生地黄、续断、生蒲黄、仙鹤草、川牛膝、野菊花、红藤、车前子、泽泻、防风、牡蛎）并随症加减，无论是血清或精浆ASAb阳性者均可使用。该方药性平和，可以长期服用，且疗效显著。

邹强等用虎杖丹（虎杖丹参饮、虎杖、蒲公英、紫草、黄芪、丹参、赤芍、当归、何首乌、女贞子、生地黄、仙灵脾、红花）辨证后随症加减，治疗男性免疫性不育。结果治疗组转阴率为82.0%，对照组（口服泼尼松）转阴率为54.3%，两组临床疗效比较差异有显著性。

沈坚华等用白皮饮（金银花、野菊花、雪莲花、牡丹皮、地骨皮、鸭脚皮、青蒿、倒扣草、白薇）加味治疗男性血清ASAb阳性43例，结果有36例抗体转阴。

专病专方治疗

专病专方研究有其独特的优势。首先，许多的ASAb所致的免疫性不育往往无证可辨，只是实验室检查示ASAb阳性。另外，临床研究证明有疗效的中药方剂可以制成便于携带，服用方便的中成药，患者乐于接受。

王琦等用过敏康Ⅱ号（黄芪、牡丹皮、乌梅、黄芩、百合等）制成胶囊剂，治疗血清和（或）精浆阳性的男性免疫性不育42例，结果痊愈率为33.33%，总有效率为83.33%，且服药期间无明显不良反应。

陈生等将60例血清ASAb阳性的男性免疫性不育患者随机分为两组，治疗组50例用行气活血化瘀为主的中药抗体平（国家级名老中医陈文伯主任医师方）治疗，对照组10例不服用任何药物。结果治疗组血清中抗体转阴率为88.0%，与对照组10.0%相比差异显著。抗体平具有使该病患者异常的精子膜结构恢复正常的功效。

针药结合治疗

针灸是祖国医学的重要组成部分，它具有调整和增强机体免疫功能的作用，可增强白细胞、吞噬细胞的吞噬功能，调节红细胞的免疫功能，并可调节机体特异性体液免疫功能。针药结合可以充分发挥中药与针灸的双重功效，使治疗效果达到最佳。张红石等指出，本经脏腑所属原穴与其背俞穴相配，取原穴与背俞穴在主治性能上的共性，相互协同增强疗效。其中原穴擅扶正祛邪，以调脏器之实质；背俞穴偏调和阴阳，以调脏器之功能；两者相配功效显著，对各脏腑之虚实、邪气之盛衰皆有调节作用。

何燕萍等研究发现归肾丸联合针刺治疗亦可以改善精浆免疫抑制物水平，提高生育能力。

其他疗法

中医阶梯性疗法是近年来发展起来的治疗方式，是在掌握疾病发生发展内在规律的基础上，在疾病的不同阶段针对不同的病证采用有重点的治疗方法。江立军等采用了阶梯性疗法对18例ASAb阳性的男性患者进行治疗，在第一阶段以滋肾和养肝为基础；第二阶段以疏肝健脾和胃为重点；第三阶段以逐瘀涤痰、清热解毒、通络化浊、祛痰利湿为主。通过观察治疗效果，总有效率100%，观察组的治疗效果明显好于对照组，这说明中医阶梯性是治疗男性免疫不育症行之有效的方案。

白冬应用穴位埋线（羊肠线）疗法治疗男性免疫性不育48例，并与中药组对照，结果提示埋线疗法优于中药组疗效。这种治疗方法副作用小，同时又起到了现代医学的异性组织疗法作用，使人体生理功能得到调理，而加速其代谢功能，增强人体的免疫力和抵抗力，是一种值得推广的治疗方法。

结论

综上所述，免疫因素在男性不育症中起着重要作用，ASAb检测对不育者的临床诊断与治疗具有重要意义。应将ASAb检测结合精液常规检查作为不育症的常规筛选项目，以便早日诊断和治疗。但是，ASAb阴性也不能排除免疫因素，因免疫因素情况复杂，除ASAb外，还有封闭抗体、抗心磷脂抗体等免疫异常因素亦可引起不育。因此，在检查条件允许的情况下，对不明原因不育者以及RSA夫妇应进行多种免疫因素的检测。

男性免疫性不育的治疗主要包括病因治疗和针对ASAb的治疗，对于多种治疗方法无效的患者可以采用ART。但值得注意的是，免疫治疗的有效性已经得到公认，但目前学术界对其治疗机制、治疗方案仍存在争议，故明确判断RSA的病因类型，并正确地使用免疫疗法进行治疗，是有效降低RSA发生率的关键。

病例讨论

病例

病史 男性，40岁，再婚，曾与前妻育有一子一女，8年前行输精管结扎。5年前与现妻结婚，婚后即做了输精管复通术，术后精液检验正常。

妻子，32岁，初婚，月经规则，婚后2次早孕7～10周自然流产。

这对夫妇做过什么复发性流产检查？

妻子按照流产五大原因检查已经完成（遗传、解剖、感染、内分泌、免疫及凝血功能），未查出影响流产的相关异常因素。

丈夫精液常规正常，精液ASAb阳性，血清ASAb 182 U/mL（<75），染色体46XY。

针对这对夫妇流产2次该如何处理？

对于这对夫妇，在未发现其他导致流产的因素时，应充分考虑男方ASAb阳性对反复流产的影响。目前关于ASAb对于RSA的影响还存在不同观点，一些研究表明ASAb可杀死胚胎，在治疗该例患者时，可考虑使用抗生素及免疫抑制剂，也可选用中医中药。如上述治疗失败，可考虑精子洗涤与辅助生殖技术。

采用什么治疗方法？

（1）阿奇霉素0.5 g，每天1次，连服20天；

（2）泼尼松5 mg，每天2次，每月服20天；

（3）知柏地黄丸6g，每天2次，连续服用；

（4）维生素C 0.3 g，每天3次，连续服用；

（5）葡萄糖酸锌2片，每天3次；

（6）同房时全程戴避孕套。

药物治疗半年，精液ASAb未转阴，遂改为精子洗涤后AIH。经过3个周期的IUI，终获妊娠，妊娠过程顺利，足月分娩一女婴。

第三节 其他因素

引言

精子形成在男性不断发生，精子可能发生特定的突变。外部暴露可能影响精子；年龄老化、电离辐射、空气污染及其他环境暴露已证明可能导致突变或精子非整倍性异常，从而诱发精子DNA突变，增加胚胎丢失率以及不良妊娠结局。

引导性问题

● 对于有RSA病史的男性，染色体检查、精液检验、免疫学分析均未发现异常，下一步应该考虑哪些因素导致的流产？

● 常规检查未能找到病因的是否为不明原因的RSA？

● 男性支原体和衣原体的感染如何治疗？

● 有无不良生活习惯，如吸烟、酗酒、特殊的暴露史？

● 有无药物因素或者其他治疗因素的影响？

其他男性因素引起的复发性流产

年龄

最近很多研究已经证实，男性的年龄与精子的质量、受孕率、妊娠的结局有明显的相关性。通过在普通人群及不育患者中调查发现，男性年龄与胚胎质量、流产率、妊娠率相关，高龄男性的精液量、精子正常形态、精子活动力均下降。随着年龄的增大，精子基因突变和非整倍体的概率增多，DNA链比较容易断裂，精子质量（尤其是活力）和受孕率也下降，流产率、出生缺陷、子代的常染色体疾病及胎儿死亡率增高。细胞遗传学也证实了59~74岁年龄组较23~29岁年龄组染色体数目和结构畸变率增高。De La Rochebro-chard等研究显示男性40岁以后配偶孕早期流产率逐渐上升，特别是女方年龄也超过35岁，夫妻双方年龄都较大时，流产发生率明显增高。当男方年龄超过45岁时，胚胎早期死亡率提高2倍，发病机制不清，可能原因是精子的非整倍体增多或精子DNA质量下降。随着年龄的增大，胚胎特殊基因的突变也可能导致流产，比如软骨发育不全、马方综合征和尖头并指（趾）综合征等。大部分学者认为，年龄影响生育的机制主要是因为遗传学机制的作用。年龄的老化可以显著增加精子染色体的遗传异常，这也是美国生殖医学会将供精者年龄限制在40岁的原因。

父方年龄也与精子中对胚胎产生不利影响的功能获得性突变有关，这些功能获得性突变发生在已知三个热点：成纤维细胞生长因子受体2（FGFR2）、成纤维细胞生长因子受体3（FGFR3）和受体酪氨酸激酶（RET），这些基因编码酪氨酸激酶受体，这些突变的任一种都与子代的常染色体显性效应有关〔软骨发育不全、尖头并指（趾）综合征等〕。

吸烟

《英国癌症期刊》上发表的一篇论文显示，吸烟男性导致其孩子患白血病和脑瘤等癌症的概率要比非吸烟者高，其理论依据是烟草中的化学物质如尼古丁会破坏精子中的DNA。DNA的任何改变都可能导致流产率增加，而在常规的精液分析化验中又无法检测到DNA的破坏情况，由此可见吸烟的确有害无益。

酒精

酒精会改变男性精子的数量，并使异常精子的数量增加。如果一个异常精子和卵子结合，自然流产的发生率便会极大地增加，符合自然淘汰机制。酒精还是一种已知的能够导致物种突变的物质。多项研究显示，雌鼠与雄鼠交配后，立即给雌鼠注射酒精会严重破坏胚胎1/6～1/5的染色体，染色体遭到破坏后导致流产率增高或幼鼠出生后不久即死亡。即使妊娠期间少量饮酒，酒精也会成为危害生殖系统的毒素并增加流产的可能性。

咖啡因

咖啡因中含有两种兴奋剂：可可碱和茶碱，长期饮用咖啡的人群不仅增加了染色体异常的危险，男性还可导致精子数量减少、游移能力下降、精子结构异常等情况。

感染因素

男性生殖道的解脲支原体及沙眼衣原体感染者往往可以感染女性，并对子宫内膜产生有害的炎症反应及免疫系统反应，损害生长中的胚胎或干扰胚胎植入，也可能干扰自体免疫系统保护胚胎的调节机制，导致流产的发生。但Simpson认为上述微生物的感染都不是引起RSA的主要原因。

心理因素

对不育夫妇进行心理因素的评估后发现，男性的心理因素将会影响精液的质量，处理压力能力低，导致早期妊娠丢失的发生率增加。此外，社会心理因素（文化、社会经济水平、职业、教育、婚姻、民族、性别、宗教信仰等）以及突发生活事件在RSA的发生、发展和转归中也占重要地位。

其他暴露因素

药物、化学治疗和放射治疗、接触环境毒素、有毒化学物质等可导致精子DNA损伤，引发配偶流产率增加。外部暴露因素可能影响到精子的质量，化疗、放疗、电离辐射、空气污染及其他环境因素都可能诱导精子基因突变或精子的非整倍体。随着年龄的增加，暴露于诱变因素的可能性更大，亦可能影响精子DNA的稳定、受孕率下降、流产率增加。

一些治疗措施可能通过其他机制影响精子的质量。Sergerie等报道了核苷类反转录酶抑制剂（治疗HIV和其他反转录病毒性疾病）暴露可能诱导精子线粒体能量产生的变化，也可以引起活性氧簇增加、线粒体膜电位降低。这个过程能够释放一些特异的凋亡因子，促进精子的凋亡，而精子凋亡的DNA碎片可能是反复性流产的原因。

防治

精子染色质异常可以为外源性和内源性的众多因素所诱导。对于不良生活环境或不良生活嗜好的男性的遗传异常，例如居住在空气高度污染环境中、接触放射线或各种辐射、应用烷基化物、DNA修复抑制剂、接触毒物或药物对生殖系统遗传特性的不良影响等，都可能导致精子DNA损伤和染色体的非整倍体性，可以通过遗传分析而获得明确结果并指导患者加以改变。有研究发现给早期妊娠胚胎丢失病史的男性增加抗氧化剂的摄入，会减少DNA损伤。育龄期男性养成良好的生活方式，不吸烟、不酗酒，保持健康的体魄和合理的营养，都对维持妊娠、减少RSA有一定的意义。

另外，针对男性解脲支原体和沙眼衣原体感染，应选用敏感抗生素进行治疗。对于确实缺乏有效治疗办法的遗传异常，可以通过着床前的遗传学诊断（PGD）来初步排除父亲遗传异常对子代可能存在的不利影响。PGD的选择主要根据医生和患者对该检测方法的了解、患者的具体情况和所选择的辅助生殖技术。

结论

男性因素对RSA的影响是复杂而且是多样的，排除了精子因素、遗传以及免疫等内部因素后，外部因素如父方年龄、医疗因素、辐射效应或环境因素等，也同样可引起多次流产和胚胎发育不良。值得注意的是，这些外部因素的影响多数不是单一因素的影响，而是多种因素、多环节作用的结果，甚至有相当一部分RSA是不明原因的。改变不良生活习惯，避免不良暴露因素对精子DNA的损伤，对于减少RSA的发生有一定的意义。

病例讨论

病例

病史　女性，35岁，既往孕早期7～10周流产2次，诊断为RSA。平素月经规则，一系列的检查已经完成，女方未查出影响流产的相关异常因素。

丈夫，39岁，患强直性脊柱炎，一直服药治疗。

精液分析：量3.4mL，浓度23.0×10^6/mL，前向运动精子（PR）占比32%，正常形态率2%。

针对这个患者该如何处理?

对于这对夫妇，在未明确其他导致流产的因素时，应充分考虑男方疾病对反复流产的影响，其长期药物治疗史可能影响精子形态、结构、活力等。

选择何种治疗方法?

对于此类患者，由于其原有疾病需要长期服药治疗，药物对于精子形成过程中产生的生殖毒性难以评估，并且强直性脊柱炎具有高度遗传性，可考虑使用辅助生殖技术，如供精人工授精（AID）助孕。

第四节　精液分析参考值及术语

参考值

参照WHO《人类精液和精液–宫颈黏液接触试验手册》第五版的内容。

精液标本的测量结果需要同参考值进行比较，以得出具有临床意义的诊断或结果，从而得出对患者的诊断和处理意见。此处列出的参考值出自若干具有前瞻性、代表性的精液质量同生育的相关研究结果，结果直接或间接获得自具有正常生育能力的男性，即那些在女方停用避孕药物后，12个月内使其达到妊娠的男性（Cooper et al，2009）。

该分析只选用那些完整的精液标本。禁欲2～7天后取精，每人只提供1次标本（多次提供者只用首次提供的标本）。

精液体积需立即用WHO推荐的方法进行测量,即称重,用定量移液器吸取或用带刻度的容器测量。总的精子数目是用血细胞计数器测量得到的精子密度乘以稀释样本的体积得出的。总活力(PR+NP),即前向运动(PR)、非前向运动(NP)以及非运动精子(IM)需在室温或37℃下计量。正常精子形态上的数据只能获得自其预期最高水平不超过按照严格的分类方法(Tygerberg)所提供的最高值(非正常形态接近35%)的实验室,通过对精子头部细胞膜的活力染色排除法来推断精子的活力。

经典的统计方式是采取双向参考区间的第2.5百分位作为极限值,低于此值则认为其得自不同群体。但是,单向参考区间被认为更适用于精液参数,因为高值并不能得出其具有生育能力的结论。第5百分位的参考下限列于表10-1中,完整的频率分布列于表10-2中。

表10-1 精液参数的参考值下限(第5百分位,95%可信区间)

参 数	参考值下限
精液体积(mL)	1.5(1.4~1.7)
精子总数(10^6/次)	39(33~46)
精子密度(10^6/mL)	15(12~16)
总活力(PR+NP,%)	40(38~42)
前向运动(PR,%)	32(31~34)
存活率(存活的精子,%)	58(55~63)
精子形态(正常形态,%)	4(3.0~4.0)
其他公认参考值	
pH	≥7.2
过氧化物酶阳性白细胞(10^6/mL)	<1.0
MAR试验(混合凝集试验,%)	<50
免疫珠试验(被包裹的活动精子,%)	<50
精浆锌(μmol/次)	≥2.4
精浆果糖(μmol/次)	≥13
精浆中性葡萄糖苷酶(mU/次)	≥20

表10-2 源自性伴侣在停用避孕措施后12个月内妊娠的男性精液参数值分布区间

参数（单位）	N	百分位								
		2.5	5	10	25	50	75	90	95	97.5
精液体积（mL）	1 941	1.2	1.5	2.0	2.7	3.7	4.8	6.0	6.8	7.6
精子总数（10^6/次）	1 859	23	39	69	142	255	422	647	802	928
精子密度（10^6/mL）	1 859	9	15	22	41	73	116	169	213	259
总活力（PR+NP，%）	1 781	34	40	45	53	61	69	75	78	81
前向运动（PR，%）	1 780	28	32	39	47	55	62	69	72	75
非前向运动（NPR，%）	1 778	1	1	2	3	5	9	15	18	22
不活动精子（IM，%）	1 863	19	22	25	31	39	46	54	59	65
存活率（%）	428	53	58	64	72	79	84	88	91	92
正常形态率（%）	1 851	3	4	5.5	9	15	24.5	36	44	48

注：①表10-2来源于Cooper et al，2009，其中的参考分布提供的是在停用避孕药后12个月内使女方达到妊娠的男方的近期精液性状描述；②男方是由经过选择的个体组成的，其精液参数可能同一般人群中的健康男性有差异；③无论对于个体或是人群，精液的性状变化都很剧烈，这并不是决定夫妇能否生育的唯一因素，因此这一范围只能够对男性的生育状态提供一种参考指导；④即使其精液参数在95%置信区间内也无法保证其生育能力不存在问题；⑤精液参数低于此处列出的参考低值的男性并非是绝对不育的，其精液性状仅是低于我们所选择的男性群体，因此，换言之他们的精液参数可能归属于另外5%提供资料的可育男性；⑥男性的精液性状需要同临床指数结合起来加以理解；⑦精液质量可能存在很多地区性差异，即使实验室间亦可能存在差异，因此各个实验室应该依据文中所述技术来制定自己的参考范围；⑧女方伴侣的生育能力状态会影响到妊娠所需的时间。

术语

本书保留了同精液参考值相比存在偏差而得出的某些精液状况的术语。这一命名是采用文字方式而非数字方式（见表10-3）。直至现今，关于是否弃用其中的部分术语仍旧存在某些争议（Grimes & Lopez，2007）。术语仅能简单地区分精液质量，并不能提示任何生物学上的原因（Eliasson et al，1970）。这一方式主要用于描述那些数值在参考范围之外的样本，因此对于不同的人群这一描述是存在差异的。多数的精液术语是同某一精液参数相关的。但是，术语多是同3个精液参数相关，即数目、活力和形态，而对于每一参数的参考范围变化应分别论述。

表10-3　同精液质量相关的术语

无精液症	没有精液（不射精或逆行射精）
弱精子症	前向运动（PR）的精子的百分率低于参考值下限
弱畸精子症	前向运动（PR）和形态正常的精子的百分率均低于参考值下限
无精子症	射出精液中无精子（所提供的评估方法无法检测到样本中精子）
隐匿精子症	在新制涂片中无精子，但离心后可见精子
血精症	精液中存在红细胞
白细胞精子症（脓精症）	精液中含有白细胞高于正常值下限
死精子症	精液中精子存活比例低，非运动精子所占比例高于参考值下限
正常精子症	精子的总数（或是采取上述方法所报告的密度），前向运动（PR）和正常形态精子的百分率等于或高于参考低值
少弱精子症	精子的总数（或是采取上述方法所报告的密度）和前向运动（PR）精子的百分率均低于参考低值
少弱畸精子症	精子的总数（或是采取上述方法所报告的密度）*，前向运动（PR）和正常形态精子的百分率均低于参考低值
少畸精子症	精子的总数（或是采取上述方法所报告的密度）*和正常形态精子的百分率均低于参考低值
少精子症	精子的总数（或是采取上述方法所报告的密度）*低于参考值下限
畸精子症	正常形态精子的百分率低于参考低值

*推荐使用精子总数，因为密度是通过总数得出的。

（唐运革）

参 考 文 献

[1]梁小薇，卢文红，陈振文，等. 过去25年中国有生育力男性精液参数变化的回顾性研究［J］. 中华男科学杂志，2008，14（9）：775-778.

[2]李宏军. 分子生物学技术在男科学中的应用［J］. 北京：人民军医出版社，2007：445-508.

[3]李兵，周庆葵，朱照平，等. 精液/精子质量与复发性流产关系的病例对照研究［J］. 中华男科学杂志，2011，11（7）：596-600.

[4]赵永平，林典梁，张晓威，等. 精子细胞凋亡率与胚胎停育相关分析［J］. 中国计

划生育学杂志，2012，20（9）：619-622.

［5］王贺，周亮，石敏，等. 不育男性精子形态与体外受精妊娠结局的相关性研究［J］. 中国男科学杂志，2012，26（1）：23-26.

［6］张洲，师娟子，邢俊平，等. 复发性流产与精液常规参数、精子畸形率和DNA完整性的相关性［J］. 第三军医大学学报，2010，32（16）：1788-1792.

［7］刑修业，汤湘柳，玄绪军. 男性因素对早期妊娠胚胎丢失的影响［J］. 广西医科大学学报，2011，28（6）：972-974.

［8］傅广波. 男性自身抗精子抗体的临床研究［J］. 国外医学计划生育分册，2005，24（6）：317-321.

［9］张建平，林其德，李大金. 反复性流产的诊断及治疗［J］. 现代妇产科进展，2006，15（7）：481.

［10］鲁春，张全，杜兆金，等. 淋巴细胞免疫治疗不明原因复发性流产131例分析［J］. 生殖医学杂志，2012，21（5）：491-492.

［11］吴宏东，王琦. 男性免疫性不育症的辨体论治思路探讨［J］. 北京中医药大学学报，2009，32（12）：800-802.

［12］何映. 男子抗精子抗体阳性辨治一得［J］. 江苏中医药，2005，26（10）：20-21.

［13］邹强，欧阳洪根，金冠羽. 虎杖丹参饮治疗男性不育抗精子抗体阳性50例分析［J］. 实用中医内科杂志，2005，19（1）：59-60.

［14］沈坚华，杨洪伟，李淑萍. 白皮饮加味治疗男性血清抗精子抗体阳性43例［J］. 男科医学，2007，59（1）：24-25.

［15］王琦，骆庆峰，赵厚薇. 过敏康Ⅱ号胶囊治疗男性免疫性不育42例临床观察［J］. 中医杂志，2005，46（2）：119-121.

［16］陈生，党连凯，姜琳，等. "抗体平"对抗精子抗体阳性男性不育患者精子膜结构的影响［J］. 男科医学，2007，60（2）：24-27.

［17］张红石，王富春. 合募配穴与俞原配穴在脏腑辨证中的应用［J］. 中国针灸，2006，26（5）：378-380.

［18］何燕萍，宋阳，唐纯志，等. 归肾丸配合针刺治疗男性免疫性不育症对SPIM的影响［J］. 陕西中医，2008，29（4）：420-422.

［19］江立军，杨德华. 中医阶梯性治疗男性免疫不育症方案及临床实践［J］. 时珍国医国药，2013，24（2）：485-486.

［20］白冬. 穴位埋线疗法治疗男性免疫性不育48例［J］. 世界中医药，2009，4（2）：91.

［21］Gil-Villa AM, Cardona-Maya W, Agarwal A, et al. Assessment of sperm factors possibly involved in early recurrent pregnancy loss［J］. Fertil Steril, 2010, 94（4）：1465-1472.

［22］Saxena P, Misro MM, Chaki SP, et al. Is abnormal sperm function an indicator among couples with recurrent pregnancy loss? ［J］. Fertil Steril, 2008, 90（5）: 1854-1858.

［23］Ho LM, Lim AS, Lim TH, et al. Correlation between semen parameters and the Hamster Egg Penetration Test （HEPT） among fertile and subfertile men in Singapore ［J］. J Androl, 2007, 28（1）: 158-163.

［24］Go KJ, Patel JC, Cunningham DL. The role of assisted reproductive technology in the management of recurrent pregnancy loss ［J］. Curr Opin Endocrinol Diabetes Obes, 2009, 16（6）: 459-463.

［25］Dutta UR, Rajitha P, Pidugu VK, et al. Cytogenetic abnormalities in 1162 couples with recurrent miscarriages in sourhern region of India: report and review ［J］. J Assist Reprod Genet, 2011, 28（2）: 145-149.

［26］Green RF, Devine O, Crider KS, et al. Association of Paternal Age and Risk for Major Congenital Anomalies from the National Birth Defects Prevention Study, 1997-2004 ［J］. Ann Epidemiol, 2010, 20（3）: 241-249.

［27］Gil-villa AM, Cardona-Maya W, Agarwal A, et al. Role of male factor in early recurrent embryo loss: do antioxidants have any effect? ［J］. Fertil Steril, 2009, 92（2）: 565-571.

［28］Grimes DA, Lopez LM. "Oligozoospermia", "azoospermia", and other semen-analysis terminology: the need for better science ［J］. Fertility and Sterility, 2009, 88: 1491-1494.

第十一章　其他因素与复发性流产

引言

近几年，随着人们生活节奏加快，职场竞争激烈，工作压力、生活压力、环境污染、饮食习惯以及生育观念的改变，生育力低下和不明原因的流产问题日益凸显了出来。复发性流产（RSA）病因复杂，其中不明原因RSA的发生率为50%左右。在这些不明原因的RSA中，部分患者因为环境因素、心理因素及不良生活习惯等因素导致RSA的发生。此类患者单纯依靠药物等治疗效果不理想，使得这类原因导致的RSA成为临床上难治性的不育症。因此，原因不明RSA患者的防治，已成为目前生殖医学领域中亟待解决的问题。

引导性问题

- 哪些不良生活习惯对胚胎发育有影响？
- 孕妇精神–心理因素对复发性流产的影响有哪些？
- 环境因素是如何导致复发性流产的？
- 导致复发性流产的物理因素有哪些？
- 孕妇心理健康对胚胎发育有影响吗？
- 药物、烟、酒、咖啡、毒品对胚胎及胎儿的危害？

第一节　环　境　因　素

近十年，环境污染问题日显重要，1994年WHO指出生殖健康是整个人类健康与环境、社会、经济发展密切联系的结果。人类与环境密不可分，所以系统地探讨环境因素对RSA的影响是十分有必要的。

化学因素

随着社会各行业应用化学物质的增多，职业女性不可避免地暴露于这些行业材料环境中，这些化学物质能通过血–卵屏障和胎盘屏障，造成女性流产、死胎、胎儿发育畸形、不孕、低出生体重和新生儿死亡。20世纪90年代，有学者就提出工业原料乙二醇醚可能增加女性自然流产概率，可能与乙二醇醚延长女性月经周期、抑制排卵有关。在对接触有机溶剂的各行业妇女进行了多阶段、回顾性分析中发现，在高浓度有机脂肪液溶剂环境中可导致自然流产，其中干洗业可能和四氯乙烯的应用有关，曾有报道称干洗业女工的流产风险是普通人的2倍。近年，芬兰的研究表明，丙烯酸酯类化合物、汞、消毒洗涤剂对流产有轻微影响，但无明确的剂量-反应关系。德国最新研究报道称有机溶剂环境暴露时间与流产频率成正相关；倒班机制与职业暴露的协同效应增加自然流产频率。农药和杀虫剂已被公认是有害溶剂，农药中包含的有机氯可产生神经毒性作用，影响新生儿神经功能。化学气体诸如环氧乙烷可通过胎盘屏障，也会导致死胎。

对人体健康有害或（和）影响胚胎发育的化学因素中，有间接作用的化学因素和有直接作用的化学因素。

间接作用的化学因素：多环芳香烃，芳香胺类与氨基偶氮染料，亚硝胺类，真菌毒素。

直接作用的化学因素：这些因素不经体内活化就可致病，严重时引起胚胎停止发育，导致胎儿死亡，如烷化剂与酰化剂。

亚硝胺类：这是一类致畸性、致癌性较强的化学物质，在变质的蔬菜及食品中含量较高，能引起消化系统、肾脏等多种器官的异常。

多环芳香烃类：这类以苯并芘为代表，将它涂抹在动物皮肤上，可引起皮肤癌，常见于汽车废气、煤烟、香烟及熏制食品中。

烷化剂类：如芥子气、环磷酰胺等，可引起白血病、肺癌、乳腺癌等。

氯乙烯：目前应用最广的一种塑料聚氯乙烯，是由氯乙烯单体聚合而成，可诱发肺、皮肤及骨等处的肿瘤。通过塑料工厂工人流行病学调查，已证实氯乙烯能引起肝血管肉瘤，潜伏期一般在15年以上。

某些金属：如铬、镍、砷等也可致畸；铅、甲醛、苯等因素可直接或间接损害胚胎或胎儿，引发流产。

化学因素引起胎儿畸形和死亡的作用机制很复杂。少数化学物质进入人体后可以直接诱发流产，而大多数化学物质进入人体后，需要经过体内代谢活化或生物转化，才能够引起胚胎/胎儿的发育异常。

物理因素

常见的物理因素有气温、气湿、气流、热辐射等气象因素，还有噪声和振动、电离辐射和非电离辐射等。

电离辐射主要包括来自天然宇宙射线、土壤和水中微量放射性物质、职业照射、诊断和治疗的设施、药物等。机体受电离辐射照射后，会发生一系列极为复杂的生化反应，影响营养素代谢，对胚胎和胎儿也有不良影响。生育期的女性应注意营养素摄入量，以减少或避免自身和胎儿的损伤。大量辐射使组织分解代谢增加，影响蛋白质、脂肪、碳水化合物以及维生素的利用，主要表现为分解代谢增强、合成代谢减弱，影响胚胎/胎儿的发育。

日常生活、工作中都会受到噪声和振动的影响。噪声为60 dB时能抑制胃的正常活动，80 dB时使胃肠收缩力减弱、消化分泌量减少。经常处于100 dB以上噪声下所生子女，儿童期智商低下，听力损失20 dB以上。振动分局部和全身，全身振动多在1~100 Hz频率范围内，可引起内脏共振而受影响。女性受振动易出现自然流产及影响生殖能力，还可发生妊娠高血压综合征。噪声、振动对营养素代谢也有影响，导致胎儿发育不良。

已明确X射线可直接或间接损害胚胎或胎儿，引发流产。但有研究证实，低剂量辐射与胎儿畸形、流产关系不明确。

生物性因素

各种致病性微生物（如病毒、支原体、立克次体、细菌、螺旋体、真菌等）和寄生虫（如原虫、蠕虫等）是很常见的致病因子。这些因素致病力量的强弱，除了与其入侵机体的数量有关以外，还取决于它们的侵袭力和毒力。所谓侵袭力是指这些因素穿过机体的屏障以及在体内散布、蔓延的能力。梅毒螺旋体能穿过完整的皮肤和黏膜，某些链球菌能产生透明质酸酶以水解而破坏结缔组织的完整性，因而都有较强的侵袭力。所谓毒力主要是指致病微生物产生外毒素或内毒素的能力。白喉杆菌的侵袭力虽然不强，但因产生毒性很强的外毒素，故而是致病性很强的细菌。

致病微生物对胚胎/胎儿的影响，主要取决于致病微生物作用于母体后是否引起发病以及发病后母体病情的轻重。对胚胎/胎儿的影响往往取决于一系列条件，其中机体免疫功能低下是促使许多感染性疾病发生流产的重要条件，应当引起足够的重视。但是，感染因素是否引起RSA的原因目前争议较大。

地域民族因素

我国地理环境丰富，民族差异显著，但尚未有研究证明这是影响RSA的因素。通过研究湘西土家族不明原因RSA免疫因素，总结白细胞抗原（HLA）基因的分布与民族、地理环境等因素有关。在对新疆和丰县妇女进行广泛性调查，发现民族因素影响继发不孕患病率，可能与该地区蒙古族及牧区的经济不发达、卫生条件较差有关。还有研究表明，导致流产的寄生虫感染率也因国家、地区不同而具有显著差异性。可见，RSA的病因不仅是某个单一因素的作用，而是多重因素交互作用的结果。

有明确结论指出环境因素影响妊娠结局，可能导致RSA。RSA不是单一致病因素的结果，是先天遗传、后天改变、环境、免疫等多方面交互作用的结果。寻找疾病的病因病机，应该从饮食起居、劳逸、心理、社会、环境、自然等诸多因素着手深入研究。另外，我们需要建立相关产业内部符合女性生殖情况的工作机制，在计划妊娠及妊娠20周前给予休假，或给予保护装置以减少甚至避免有害环境的接触，尤其是RSA女性，应减少妊娠期间暴露于危险环境的概率。

结论

可以肯定的是物理因素可导致自然流产，但其对RSA影响报道较少。化学因素的研究范围多集中在有机溶剂方面，由于有机溶剂与人类生活密切相关，但是否真正导致RSA仍存在争议。

各种致病性微生物致病力量的强弱，除了与其入侵机体的数量有关以外，还取决于它们的侵袭力和毒力；机体免疫功能低下也是促使许多感染性疾病发生流产的重要条件。但是，感染因素是否引起RSA的原因目前争议较大。

地理、环境、民族等因素影响继发不孕不育患病率，可能与少数民族居住地区及牧区的经济不发达、卫生条件较差有关。环境因素影响妊娠结局，可能导致RSA。

我国尚未报道农业、工业女工RSA风险因子的流行病学资料。未来的研究方向应该着重于大型的流行病学调查，确定各环境因素与RSA的量-效关系、各危害因素影响程度，为预防流产、诊治RSA提供依据，探索出适用于本国现状的治理危险环境因素、诊治RSA的新方案。

第二节 心理因素

随着社会的发展和环境的改变，近年来RSA呈上升趋势。越来越多的妇女发生多次自然流产，使夫妇双方遭受精神、经济上的巨大打击。尤其是孕妇本身要承受身体上的创伤，更要承受来自家庭、亲戚、朋友们的压力，可谓是身心俱疲、焦虑不安。随着医学模式的转变，孕妇的心理健康越来越受到重视。研究报道，精神刺激、孕妇心理健康状况不良与先天畸形和RSA有一定关系。如妇女精神紧张，抑郁程度高，消极情绪严重，情感控制能力低，对再次妊娠产生恐惧、紧张、悲伤等不良心理刺激，可通过神经内分泌激素系统，使内环境改变，影响胚胎的正常发育而造成流产或者死胎。RSA孕妇的心理压力可以来自自身的生育要求；身边的亲人、周围社区的同情或鄙视；自身有限的承受能力；经济上的压力。

RSA孕妇的心理情绪是复杂多样的，与其流产的次数和孕周有关系，与其妊娠合并症和并发症也存在一定关系。张银萍等研究显示，怀孕晚期孕妇住院使精神状态及焦虑水平增加，有并发症者高于无并发症者。RSA孕妇对精神因素会影响流产的认识缺乏，在经过一系列的治疗失败后，患者感情上潜伏着强烈的恐惧感。58%的RSA孕妇不认为怀孕是令人愉悦的事情，长期的治疗，一次次的失败，已失去了应有的孕期快乐心情。92%的RSA孕妇对怀孕感到恐惧，一旦怀孕就会紧张焦虑、心理紧张、心情抑郁而导致恶心、呕吐、食欲下降，容易有激动、烦恼、情绪低落、失眠等生理改变。由于机体缺乏能量和营养，会进一步加重病情。精神过度紧张焦虑会使机体产生一系列变化，如心率加快、呼吸急促、肺内气体交换不足而致使子宫缺氧，影响胚胎在宫腔内的生长发育；胚胎发育受限进而导致胚胎停育，最终造成流产。因此，紧张焦虑情绪会加重流产的发生率。有研究发现，72%的RSA患者对工作、学习、娱乐等失去兴趣。过度恐惧使交感神经兴奋，子宫对交感神经的兴奋也增加，从而导致流产的再次发生。

有情绪不良反应的患者常常在自己的认知和情绪模式中有"黑洞"，通常具有不同程度的抑郁/焦虑情绪，这会导致不孕患者被确诊后以及在随后的治疗过程中感觉到精神痛苦，过着度日如年的生活。被确诊为复发性流产后，一些女性会出现明显的抑郁和焦虑状态，觉得自己一无是处，对不起丈夫和双方父母，自己有罪人的感觉。如果治疗怀孕后再次流产，会产生更重的抑郁情绪，对未来更加没有信心。严重长期的抑郁状态会导致内分泌失调，加重不孕不育的病情，不仅延缓治疗效果，而且可能会影响到患者的家庭生活和婚姻关系。研究发现，长期紧张、焦虑不安、恐惧、抑郁、严重的挫折感等不愉快的情绪会影响下丘脑促性腺激素释放激素的分泌，导致排卵障碍、输卵管痉挛、子宫内膜增生紊乱、宫颈黏液性状异常、盆腔瘀血以及性功能障碍，从而造成不孕不育或影响治疗效果。

因此，孕妇心理健康状况不良应引起医务人员的高度重视，及早解除患者困惑，消除不良心理情绪。对RSA孕妇进行心理指导时，医护人员首先需要尊重和关心患者，保护患者的自尊和隐私。在治疗、护理过程中给予精神安慰，减轻其对怀孕的恐惧心理，让孕妇正确认识情绪变化对妊娠的影响，了解RSA治疗成功的相关知识。对患者的疑问、要求尽量给予帮助。医务人员的言谈、表情、姿势、态度和行为都时时刻刻在影响着患者的感受、认知、情绪和行为，在医疗活动中，医务人员要利用自己的言行，例如耐心、和蔼可亲和富有同情心的态度、暖人心田的言语、权威性的解释和暗示、介绍疾病利于恢复的信息等，对患者起治疗作用，其影响之大，有时超过药物。

通过与患者的有效沟通，了解患者心理状态，及时消除不利于妊娠的不良心理因素，为孕妇创造一个轻松愉快的氛围，指导孕妇参加有兴趣的活动。虽然医务人员的言行不是心理治疗的唯一形式，但它确实是构成心理治疗的核心内容之一。实际上，在处方开出之前，那种耐心倾听患者诉说病情和认真进行体格检查的态度就已经在起治疗作用。换句话说，每当你已接触患者，心理治疗就随之开始。

研究表明，流产患者在痛苦的时候主要依靠其配偶和家庭的支持。任何不良的社会因素都可能影响流产患者的应对方式，使其产生不良的情绪反应。因此，社会各界应转变传统的世俗观念，对流产患者多一些理解、宽容和关怀，减轻他们的精神负担和家庭、社会的压力。

心理因素对RSA的影响必须引起临床医务人员的高度重视。对RSA妇女在躯体治疗的同时，应对其本人及将生育家庭进行心理健康教育，通过提供心理支持和帮助，缓解她们焦虑、抑郁、敏感的症状，使身心得以充分休息，达到治疗的效果。

第三节　不良生活史

药物

胎儿在子宫内所需要的营养物质由母体通过胎盘供应，胎儿的代谢物也要经过母体排到体外。因而，胎儿与母体之间的相互影响是密切的。孕妇用药后，母体所摄取的药物通过胎盘进入胎儿体内。胎儿与药物之间既存在胎儿对药物的处置（主要是代谢作用），又存在药物对胎儿所产生的影响。但胎儿由于脏器发育尚不完善，对药物代谢能力差、弱，因此药物与胎儿相互作用主要表现为药物对胎儿的影响。

国内外大量的临床观察和实验研究表明，从受孕开始至分娩的全过程中胎儿都可受到药物的影响，但胎儿在不同发育阶段对药物的敏感性有明显区别。第一阶段为受孕后第1周，胚胎处于卵裂和原肠形成期，这一阶段的胚胎如受到抗代谢药、麦角生物碱或己烯雌酚等药物的作用，极易出现死亡，导致妊娠终止。第二阶段为受孕后第5周，又称器官形成期，这个时期如受到乙醇、锂、苯妥英钠、异维酸、反应停等药物的作用，可出现严重的畸形。第三阶段在第9～12周，该阶段接触某些化学物质，如烟草、重金属、一氧化碳等，可影响生殖系统和中枢神经系统的分化，或引起生长停滞等严重后果。孕妇应用处方药和非处方药后可引起胎儿出现多种器质性或功能的改变，严重者可造成胎儿死亡或出生后死亡。因此，孕妇用药必须在有经验的专业医师指导下，切不可盲目乱用。

酒精

经常性饮酒，饮酒量大，每天＞10 g酒精，流产发生率明显增加。有动物实验研究已证明，血清酒精含量＞200 mg/dL可直接导致流产；但是血清酒精含量低水平与流产关系不是很明确。

已确定吸烟、饮酒影响妊娠，但未明确其对妊娠结局影响的量效关系。在这方面，北美的研究结果几乎均证实二者之间有显著相关，而澳大利亚的研究结果却几乎与此相悖。

酒精会改变男性精子的数量，并使异常精子的数量增加，如果一个异常精子和卵子结合，自然流产的发生率便会极大地增加，符合自然淘汰机制。酒精还是一种已知的能够导致物种突变的物质。多项研究显示，雌鼠与雄鼠交配后，立即给雌鼠注射酒精会严重破坏胚胎1/6～1/5的染色体，染色体遭到破坏后导致流产率增高或幼鼠出生后不久即死亡。即使妊娠期间少量饮酒，酒精也会成为危害生殖系统的毒素并增加流产的可能性。

吸烟

吸烟对健康的危害已众所周知，而吸烟对胎儿的危害更大。为了控制烟害，世界各国都在大力提倡戒烟。孕妇吸烟对胎儿的影响有不育与自然流产增加。在妊娠初期，由于尼古丁及代谢产物的作用，使孕妇体内黄体酮的分泌量减少，从而影响子宫内膜的脱落，使孕卵植入发生障碍或不能植入，导致不孕，即使孕卵着床也容易自发性流产。

关于吸烟的动物实验已证明，母亲接触二噁英可导致流产、胎儿畸形、胎儿宫内生长受限；但意大利相关研究认为，母体血清二噁英的含量不会导致不良妊娠结局。

每天吸烟＞10支的孕妇，流产发生的风险显著提高，且其风险随着吸烟量的增加而成正比的升高。当一个人同时吸烟又饮酒时，流产的风险增加4倍。Waylen在一项Meta分析中发现，女性吸烟可使活产率下降50%，自然流产率升高26.5%；Benedict等研究认为，吸二手烟妇女的着床率降低52%，活产率降低25%。

《英国癌症期刊》上发表的一篇论文显示，吸烟男性导致其孩子患白血病和脑瘤等癌症的概率要比非吸烟者的高，其理论依据是烟草中的化学物质如尼古丁会破坏精子中的DNA，DNA的任何改变都可能导致流产率增加，而在常规的精液分析化验中又无法检测到DNA的破坏情况。由此可见吸烟的确有害无益。

毒品

吸毒是指非医疗滥用一些具有成瘾性的药物,造成内分泌功能紊乱。毒品可以造成人体染色体损害,国外研究发现阿片类对已成瘾的人染色体损害概率比正常人高5倍。在戒毒一年内,DNA的修复缺陷持续存在。

年轻女性由于其生理特征,吸毒受到的伤害将更大。在年轻女性突出的表现为经期紊乱、闭经和性功能障碍,主要原因是年轻女性的卵巢功能易受各种因素影响,吸毒造成情绪不稳定、生活无规律等,导致中枢神经及丘脑下部功能失调,下丘脑–垂体–卵巢轴运转失灵,使月经紊乱,甚至闭经。

孕妇吸食可卡因,可能导致自发性流产、早产与胎盘早剥、胎儿宫内生长受限等。

男性吸毒可导致性功能受到影响,毒品通过下丘脑影响垂体激素的分泌与合成,造成内分泌功能紊乱。男性的雄性激素是睾酮,它的合成与分泌受大脑、下丘脑的调节,接受血睾酮水平反馈的信息,通过促性腺激素释放素刺激垂体合成及释放人黄体生成素（LH）。一些毒品类药物,虽然结构和性能不同,可抑制LH的分泌,使得血中睾酮浓度明显下降,对性功能造成不同程度的损害,导致性欲减退和阳痿。

咖啡

咖啡因是咖啡豆、茶和可可等植物中包含的一种甲基黄嘌呤类生物碱,它是一种温和的中枢兴奋剂,具有减轻疲劳、振奋精神等功效,是日常饮料咖啡、茶、可乐的主要成分,与人们的生活和健康息息相关。咖啡因中含有两种兴奋剂:可可碱和茶碱。长期饮用咖啡的人群不仅增加了染色体异常的危险,男性还可导致精子数量减少、游移能力下降、精子结构异常等情况。每天饮用1～3杯咖啡会使流产的可能性增加一倍。

早年就有学者提出,初孕妇孕前高摄入咖啡因可使生育能力下降,受孕延迟,可能源于过量咖啡因对排卵周期干扰的作用。有研究表明,通过测定性激素水平发现了咖啡因可加重饮酒妇女的生育力下降。孕期早期咖啡因的摄入将增加流产的风险,长期饮用咖啡,每天超过2杯将会轻度提高自发性流产的发生率。

（王珺）

参 考 文 献

［1］张银萍, 张东花, 击亚飞. 孕晚期住院孕妇焦虑水平及其相关因素研究［J］. 护理

研究，2002，16（11）：624.

［2］郑修霞. 妇产科护理学［M］. 2版. 北京：人民卫生出版社，2000：25.

［3］周晓星，孙晓霞，孟茜. 人工授精后早孕妇女的心理调查分析［J］. 护理学杂志，2004，19（7）：20-21.

［4］李力，乔杰. 实用生殖医学［M］. 北京：人民卫生出版社，2012：453-467.

［5］王怀良. 药物对胎儿的影响［J］. 中国社区医师，2003，19：18-20.

［6］刘彦红，赵成正. 吸毒对优生优育的影响［J］. 生物学通报，1999，34：26-28.

［7］郭彦君. 咖啡因暴露对胎儿生长发育的影响［J］. 中外医学研究，2012，36：151-154.

［8］李元，龚斐. 反复着床失败的原因与对策［J］. 生殖医学杂志，2013，22（8）：636-641.

［9］Jordi Julvez, Philippe GrandJean. Neurodevelopmental poxicity risks due to occupational exposure to industrial chemicals during pregnancy［J］. Industrial Health, 2009, 47（5）：459-468.

［10］Daniela F, Gresie-Brusin, Danuta Kielkowski, et al. Occupational exposure to ethylene oxide during pregnancy and association with adverse reprod uctive outcomes［J］. Int Arch Occup Environ Health, 2007, 80（7）：559-565.

［11］Shirangi A, Fritschi L, Holman CD, et al. Maternal occupational expos ures and risk of spontaneous abortion in veterinary practice［J］. Occup Environ Med, 2008, 65（11）：719-725.

第十二章 辅助生殖技术与流产

引言

辅助生殖技术（assisted reproductive technology，ART）是近30多年发展起来的一门新技术，是治疗不孕、不育症的最为行之有效的方法。在辅助生殖技术中最具代表性的是体外受精–胚胎移植，即所谓的试管婴儿。20世纪80年代试管婴儿技术主要以解决女性不育为主，以Edwards和Steptoe首创了体外受精与胚胎移植（IVF-ET），从技术发展的角度，被称为第一代试管婴儿。1992年，Palermo首先使用单精子卵胞浆注射（ICSI）技术治疗男性不育，技术难度比IVF-ET更高，因而被称为第二代试管婴儿。随着分子生物学技术的发展，使单细胞水平进行人类基因诊断成为可能，在辅助生育技术显微操作的基础上发展为人类胚胎植入前遗传学诊断（PGD），这种技术难度更高，是所谓的第三代试管婴儿技术。

随着ART技术的进步和发展，单个周期成功率已从最初的6%上升到60%左右，在某些特定的患者中其成功率可能更高；然而，同自然妊娠一样，ART后的妊娠仍然面临着自然流产的风险。虽然单周期以及累积妊娠率都明显增加了，但是活产率/抱婴回家率的提高幅度并不十分理想，从过去的20%～30%到现在多数报道的30%～40%。那其余60%～70%又是怎样的妊娠结局呢？当然是在妊娠的各个阶段发生了丢失，包括早期流产、晚期流产或者死胎、死产等。看起来ART获得的妊娠似乎面临着自然流产的高风险。

引导性问题

● ART后妊娠发生自然流产的情况如何？与自然妊娠相比发生自然流产的风险是增加还是减少？

● ART技术中与流产及反复流产发生的相关因素有哪些？

● ART中如果发生反复流产该如何来评估和干预？

● ART技术中的新技术能否为复发流产的治疗提供新的手段？

● 一位41岁的女性，因为输卵管因素未避孕未孕10年，来生殖中心就诊。行IVF助孕，成功获得优质胚胎；移植2枚优质胚胎，14天后测定血HCG 564 U/L，P 82.68 nmol/L，无阴道流血等不适。3周后阴道B超提示，宫内见孕囊1个，孕囊平均直径（MSD）25 mm，胚芽5 mm，未见胎心，卵黄囊直径

8 mm。测定血HCG 10 000 U/L，P 79.5 nmol/L。这个患者能诊断流产吗？在对这个患者的诊治过程中，还需要获得哪些方面的信息？如何处理这个病例？

要回答上面的问题，就要了解ART中流产及复发性流产的发生情况及相关高危因素、诊断的流程及处理的方法。在实际工作中，如何选择和运用这些方法，并不是所有患者都需要全套的评估，毕竟有些方法仍较昂贵。

辅助生殖技术治疗后的自然流产

在ART中，移植后14天即对血液中的β-HCG水平进行检测，观察发现有的患者在胚胎移植后14天（未使用HCG类药物黄体支持的情况下）检测血β-HCG大于实验室参考值，血HCG浓度升高后逐步下降，尿HCG一度阳性后继而转阴，2周后B超未能检测到宫内孕囊，此种情况被称为生化妊娠（又名临床前流产）。而临床妊娠指的是胚胎移植14天后血β-HCG检测大于实验室参考值，且移植后4~5周阴道B超可见宫内孕囊。因此，有学者把ART治疗后的妊娠流产分为生化妊娠（biochemical pregnancy）和临床流产两种。临床流产（clinical pregnancy）是指阴道B超下见到孕囊后的流产。文献报道的自然流产率实际上是发生在被证实为临床妊娠这一阶段后的自然流产，书本上界定的流产也是指临床妊娠阶段发生的流产而并未包括生化妊娠。

ART后妊娠的自然流产率报道不一。ART后的流产率统计时常包括生化妊娠流产和临床流产两种情况，因此常常可见到ART后的自然流产率高于自然妊娠。Yovich等在对生化妊娠的讨论中指出，许多作者报道IVF-ET后流产率达63%，其中部分为生化妊娠。2003年美国CDC报告了从1996—1998年经ART获得的62 228例临床妊娠，自然流产率为14.7%，与同期来自于家庭增长调查获得的自然妊娠流产率（12%）无统计学差异，认为ART没有增加自然流产率。2004年Wang等报道了澳大利亚ART后的妊娠早期（孕12周前）的流产率为16.5%，比自然妊娠的流产率14.0%轻微升高（$P<0.05$），其报告的相对风险度OR值为1.2（95% CI 1.03±1.46）。2007年美国CDC再次报道了从1999—2002年经ART助孕后共有资料完整的妊娠试验阳性病例148 494份，其中生化妊娠15.09%，临床妊娠84.91%。结果显示，孕7周前总的妊娠丢失率为29%（包括生化妊娠），除外生化妊娠后为18.9%，整个孕期的临床妊娠丢失率为16%。我国学者黄翠玉等回顾性分析了1 753个IVF周期，其中临床妊娠634周期，流产率14%。2010年我国学者朱桂金等报道了在1 810个ART周期的自然流产率为15.58%，而在普通人群中，多个回顾性、前瞻性研究报道的临床流产率为10%~15%，看来辅助生殖技术后的自然流产率并不比自然受孕时的自然流产率高。越来越多的研究提示，ART后发生自然流产的风险与自然妊娠相近。

提示：尽管ART后的自然流产率报道不一，但越来越多的研究显示，

ART后的自然流产率并不比自然妊娠时的流产率高。

体外受精-胚胎移植后流产相关因素

目前积累的ART治疗资料显示，ART治疗后妊娠流产的相关病因比自然妊娠发生自然流产的病因更为复杂，不但涉及患者潜在的遗传因素（夫妻双方）、胚胎染色体异常、子宫畸形、内分泌异常（如PCOS、甲状腺功能异常、甲状腺抗体升高等）、免疫异常、易栓症、子宫内膜异位症等基础疾病，还涉及影响ART治疗过程的各种因素，如年龄、肥胖等，其中以染色体异常尤其是胚胎染色体异常最为常见。

夫妻双方染色体异常

父母双方染色体异常在普通人群出现概率约0.2%，在RSA夫妇中高达4%；母源因素与父源因素的比率为2：1～3：1。我国学者发现在普通人群中仅0.47%检测到染色体异常，而在RSA患者中有3%～10%的夫妇发生染色体畸变。与普通人群相比，RSA夫妇染色体异常发生率显著增高。

Nagvenka等对88例准备行卵母细胞浆内单精子注射（intracytoplasmic sperm injection，ICSI）治疗的不育男性进行外周血淋巴细胞遗传学分析，发现染色体异常的总发生率为10.2%，而一般人群染色体异常发生率为0.5%。Dul等也发现，在拟进行ICSI治疗的79例无精子症患者中染色体异常的发生率为12例（15.2%），而在非无精子症患者1 144例中染色体异常率为26例（2.3%）。父母双方的染色体异常亦是导致胎儿染色体异常的原因之一。

胚胎染色体异常

Sugiura-Ogasawara等2010年分析了1 676例反复流产患者的病因，在未对流产物染色体进行检测的情况下，发现复发性流产的原因构成比为内分泌异常占12%，夫妻双方染色体异常占6%，偶发抗磷脂抗体（APA）阳性占6%，抗磷脂综合征（APS）占4%，其余72%并未从夫妇双方身上找到原因，界定为不明原因复发性流产。该组学者于2012年对反复流产的482例患者的妊娠物进行了染色体分析，结果提示最常见的原因是胚胎染色体异常（41%），其次是夫妻双方的染色体异常（10%）、内分泌异常（6%）、偶发APA阳性（6%）、子宫异常（5%）、APS（3%），不明原因仅占29%。在散发的流产中，通过对流产物染色体核型分析，发现76.3%的流产是由于胚胎染色体异常导致的。此研究结果提示，在不能对胚胎妊娠物染色体进行检测的情况下界定的"不明原因"的复发性流产，事实上大部分还是由于胚胎染色体异常造成的。

Nayak S等报道了从2000年到2008年进行ART助孕的患者中，214例发生临床妊娠流产并清宫，其中59例患者自愿接受了流产物染色体核型分析，结果发现这些妊娠物83%为非整倍体。Lathi等对IVF-ET/ICSI治疗后流产（经超声确认后）行清宫术，经细胞遗传学分析，染色体异常率为54%，与自然妊娠后自然流产胚胎染色体异常率（56.7%）相比无显著差异，提示胚胎染色体异常仍是ART治疗后早期流产的重要原因，ART妊娠后的流产与胚胎的染色体异常密切相关，而且分析显示其染色体异常的发生率和类型与自然妊娠后自然流产相比亦无显著差异。

因此，在ART后的妊娠中，自然流产的主要原因依然是胚胎染色体异常。所以Branchet等建议常规对流产妊娠物进行染色体检测，以便真正明确流产原因。

年龄

虽然流产的发生与多种因素相关，但在ART中，最主要和稳定的高危因素则是母亲的年龄。Munné等人发现，相同条件下40岁女性发生流产的概率是20岁女性的2倍。来自丹麦全国大规模的临床研究表明，不同年龄组发生临床妊娠自然流产率分别为：11.1%（20~24岁）、11.9%（25~29岁）、15.0%（30~34岁）、24.6%（35~39岁）、51.0%（40~44岁）、93.4%（>45岁）。Klipstein回顾了2 705名≥40岁的妇女行IVF治疗的结局，其总的流产率高达32.6%，有报道中甚至高达66.7%，总的活产率仅9.7%。朱桂金教授等的研究提示在ART治疗中，35~37岁组的流产率较30~34岁组升高近一倍（23.81% vs. 14.88%，P=0.002），且38~39岁组的流产率接近40%，与其他文献报道一致。美国疾病预防与控制中心对1999—2002年接受ART治疗后妊娠病例的分析结果也显示，ART治疗后妊娠的自然流产率与女性年龄明显相关：<33岁组的流产率为22%，>42岁组的流产率达到63%。

那么，随着女性年龄的增长，其胚胎究竟发生了怎样的内在变化呢？有研究提示32岁女性的受孕力开始下降，37岁之后卵母细胞以每天1 000个的速度闭锁而较快丢失。

一方面随着年龄增加卵母细胞质量下降，衰老的卵母细胞受精植入到子宫内膜后，自然流产率显著增加。Eiben等学者对750例自然流产病例进行了遗传学分析，发现女性年龄的增长导致胚胎染色体异常发生率增加，主要是胎儿染色体三倍体的增加，导致年龄较大女性自然流产率增加。Kushnir等报道ART胚胎染色体异常率随母亲年龄增长，从<30岁组的26.1%增长到>39岁组的65.9%。最近，Harton等用阵列比较基因组杂交（array comparative genomic hybridization，aCGH）方法对不同年龄段IVF患者的胚胎进行移植前诊断，结果提示随着母亲年龄增加，D3天胚胎非整倍体率从53%增加到93%；囊胚

（D5/D6天）的非整倍体率也增加，从32%增加到85%。因此，染色体异常的胚胎种植后的流产率必然增加。

另外，有学者提出随着男性年龄的增加，配子质量也出现下降，当然比女性的情况要轻得多。在胚胎染色体异常的分析中发现，在早期由于染色体异常导致流产的胚胎中，95%的异常是来自于母亲，而仅5%的异常来自于父亲。

另一方面随着女性年龄的升高，子宫内膜容受性下降，因此高龄妇女的流产率必将增加。在Harton等研究中，对于＞42岁患者种植正常核型的胚胎后的种植率为23.3%（D3）、27.7%（囊胚），妊娠率分别为9.3%（D3）和10.3%（D5），均明显低于年轻组植入正常核型胚胎后的种植率和妊娠率，这提示可能与高龄女性子宫内膜容受性降低有关。

提示：目前女性年龄已成为预测ART治疗结局的重要指标之一。研究一致证实女性生育能力的下降与年龄的增长密切相关，除了与卵母细胞的丢失有关外，还与卵母细胞的染色体异常率增加密切相关。虽然在ART中通过超促排卵可以获得更多的卵泡，但是并不能改变随着年龄增长卵母细胞染色体异常率增加的事实。因此，无论是在自然妊娠还是在ART治疗后的妊娠中，年龄都是妊娠成功与否最主要的决定因素。

流产率与助孕方式的关系

多项研究提示，IVF或ICSI的冻融胚胎移植周期的流产率均大于新鲜周期，原因可能与冷冻复苏过程胚胎的损伤有关。Orvieto等报道，ICSI的流产率低于IVF，但具体原因尚未明确，也有一些报道与之结论相反。另有研究结果提示，IVF和ICSI的流产率无统计学差异。Kushnir等报道ICSI和IVF胚胎非整倍体的发生率相近，以常染色体三体为主，但ICSI胚胎发生性染色体异常的概率高于IVF。有部分学者提出在男性因素不孕患者中，精子本身染色体异常率就比正常男性高，并且特定的精子异常与染色体结构、数目异常之间的联系已经研究得以确认，这些相关性也可以解释ICSI后稍有升高的性染色体异常发生率，但还无法排除ICSI操作过程的影响。朱桂金教授等的研究结果提示，ICSI、IVF-ET的流产率分别为14.29%和15.97%，差异无统计学意义（P=0.169）。新鲜胚胎移植周期和冻融移植周期流产率比较，显示ICSI冻融移植周期流产率两倍于新鲜周期，差异有显著统计学意义（P=0.005）。

作为一项常规辅助生殖治疗技术，ICSI操作本身包括睾丸精子的获得与使用、体外对配子的人工操作是否也会导致染色体异常呢？到目前为止，已有一些针对ICSI安全性的研究，其中ICSI后妊娠的流产率无疑成为一个有效指标。与常规IVF及自然妊娠后的流产率比较，大部分研究结果显示ICSI后妊娠流产率并无升高。张月萍等对IVF-ET成功后自然流产的绒毛标本作核型分析，按受精过程是否为ICSI分为ICSI 组和非ICSI 组，以同期自然妊娠后流产之绒毛作对照，结果显示3组间绒毛染色体异常率及异常核型发生率均无显著差异。为研究ART治疗对基因突变的频率及形式影响的可能性，Lee Laperton等学者建立了小鼠ART治疗模型，未发现IVF、ICSI操作所致染色体完整性的损伤。随着PGD的发展，辅助生殖技术与配子/胚胎的遗传学异常的关系将进一步阐明。

　　提示：ICSI后的新鲜周期妊娠自然流产率与IVF相比似乎无明显升高，但ICSI冻融移植周期流产率高于新鲜周期，具体数据还需要大样本的研究。ICSI的安全性仍然是大家长期关注的问题。

胚胎移植数对流产率的影响

　　早在1993年Balen等分析了1 060个IVF后妊娠的流产情况显示，当移植1个或2个胚胎时的自然流产率无统计学差异，分别为37.7%和34.6%；而移植3个或4个胚胎后妊娠的自然流产率也无统计学差异，分别是22.5%与25.2%。结果显示，移植1～2个胚胎时的流产率明显高于移植3～4个胚胎时的流产率。此后诸多来自不同ART治疗中心的回顾性病例对照研究都提示早期双胎妊娠比单胎妊娠的存活率高，即早期妊娠丢失率、流产率低。

　　2003年比利时的研究显示：随着妊娠进展，无论是单胎还是双胎都可能发生流产，但双胎妊娠的早期流产率显著低于单胎妊娠的早期流产率（11.1% vs. 21.8%）；智利的学者也得出了相似的结论。2007年Matias的研究进一步肯定了ART治疗后的妊娠中，双胎妊娠自然流产率低于单胎妊娠自然流产率，而在ICSI治疗后，这种对比优势更加明显。

　　有报道提示，单胎妊娠的继续妊娠率远低于多胎妊娠的继续妊娠率，流产率甚至是双胎妊娠的2～5倍。提示两胚胎移植较之单胚胎移植，可提高ART的妊娠率和活产率。然而，双胎妊娠的流产率低于单胎妊娠并不意味着双胎妊娠中的孕囊质量更好，也不是因为双胎妊娠的每个孕囊的丢失率低于单胎妊娠，而是在于孕囊总数多，弥补了相对较高的丢失率。虽然一个新鲜胚胎移植周期内，两胚胎移植的活产率（40%）明显高于单胚胎移植的活产率（22%～30%），但一次新鲜周期单胚胎移植（single embryo transfer，SET）加上相继的1次冻融移植周期SET，其累积活产率与1次新鲜周期两胚胎移植相比，也无统计学意义上的差异。但是1次移植2个胚胎的多胎妊娠率则保持在30%左右，并常伴随有OHSS、早产、出生低体重、新生儿死亡等风险增加。因此，在决定移植胚胎数时一方面需要考虑双胎在晚期妊娠的并发症对母儿的影响，另一方面也要考虑妊娠率和活产率的问题。

　　基于以上原因，加拿大妇产科协会执行委员会、生殖和男科学会理事会推荐的胚胎移植数指南：35岁以下妇女，每个新鲜周期移植胚胎数应≤2个，当估计移植预后良好时，建议行SET；35~39岁妇女，新鲜周期移植胚胎数应≤3个；39岁以上妇女，新鲜周期移植胚胎数应≤4个。对于供卵周期，应按供体而不是受体的年龄决定胚胎移植数。我国卫生部颁布的《人类辅助生殖技术规范》中也严格限制了胚胎移植的数量，明确规定每周期移植胚胎总数不得＞3个，其中35岁以下妇女第1次助孕周期移植胚胎数不得＞2个。

既往流产史

在所有临床妊娠中，大约15%发生自然流产，而在人类经历的自发性流产中，1%~3%为反复发生的流产。自然流产连续发生2次或2次以上者为复发性自然流产（recurrent spontaneous abortion，RSA；或recurrent miscarriage，RM）。曾经经历自然流产的妇女再次妊娠时发生自然流产的概率增高，且随流产次数增多而增加下次流产率，既往有1次流产史者行ART后自然流产率为20%，有2次自然流产史者约为26%，有3次自然流产史者约为34%。而Wang等的大规模随机对照研究提示，与作为对照组的普通人群相比，在接受ART治疗的人群中有着更多的患者存在既往自然流产病史，可以推测这一部分患者可能抬高整个ART治疗人群的治疗后的流产率。

输卵管积水

在ART助孕治疗中，输卵管、盆腔因素占30%~40%。输卵管因素包括输卵管的损伤和阻塞，而输卵管积水是影响IVF治疗效果的一个明显不良因素。

Camus等法国学者进行的一项来自9个回顾性对照研究，共5 592名输卵管因素不孕患者的Meta分析显示：同其他输卵管性不孕患者相比，输卵管积水患者IVF的周期妊娠率、分娩率下降了一半，而流产率增加了1倍。

目前，推测输卵管积水产生影响的原因为积水液体与子宫腔相通，对胚胎存在直接毒性作用；影响胚胎与子宫的相互作用，改变子宫容受性，阻碍胚胎着床；对胚胎的机械"冲洗作用"；输卵管积水液体成分缺乏某些营养成分和能量储备，影响胚胎的进一步生长发育。

男性因素

李兵等采用1∶1配对病例对照研究，比较RSA患者配偶与健康体检男性间的精液相关参数。结果显示，相对于对照组，病例组的精液量、精子浓度、b级精子百分率、果糖含量、顶体酶活性、α-葡糖苷酶（α-GLU）和酸性磷酸酶（ACP）的含量较低（$P<0.05$），头部畸形精子百分率、尾部畸形精子百分率和弹性硬蛋白酶的含量较高（$P<0.05$）。判别分析结果显示，精液量、b级精子百分率、混合畸形精子百分率、果糖含量、α-GLU含量和ACP含量可

用于RSA男性精液/精子质量的判断。

　　Molinari等报道了一例巨头精子综合征（sperm macrocephaly syndrome，SMS）的患者经ICSI助孕受孕后发生反复流产。该学者对精子进行了形态学、精子染色体结构分析（sperm chromatin structure assay，SCSA）、荧光原位杂交（fluorescence in-situ hybridization，FISH）、电镜扫描等分析，发现精子染色质异常、线粒体肿胀，FISH分析显示精子100%为二倍体，而正常的精子应该为单倍体。这提示，巨头精子综合征（SMS）可能与精子的亚细胞结构异常或者二体性有重要关联。

其他

　　另外，子宫因素（如子宫纵隔、单角子宫、子宫肌瘤、子宫内膜息肉、宫腔粘连等）、内分泌异常（PCOS、甲状腺功能减退或甲状腺抗体阳性、糖尿病等）、子宫内膜异位症（Endometriosis）、免疫学异常、肥胖（Obesity）等均与ART后的流产有关系。这些因素的评估和处理与自然妊娠情况相同，详见其他相关章节。

辅助生殖技术中减少流产的新技术

　　无论自然妊娠还是辅助生殖技术后获得的妊娠，发生流产最主要的原因都是胚胎的染色体异常，因此可以运用ART技术筛选发育潜能好的胚胎或者挑选染色体正常的胚胎进行移植，以减少流产或者复发性流产的发生。这些技术包括囊胚培养、检测胚胎培养液中的HCG水平、PGD、PGS等。Carp等人提出，对于那些因为胚胎染色体异常而导致RSA者，可以应用PGD或者PGS帮助这些患者；而因为免疫异常而反复流产者可以用代孕的方法来帮助患者。因此，ART对于某些特殊的RSA患者可能提供一种新的治疗手段，但PGD和PCS均较昂贵，限制了它们的广泛使用。

植入前遗传学诊断

　　前面已经述及，无论是自然妊娠流产还是ART后的妊娠中发生流产，主要的原因都是染色体异常，且二者的发生比例相当。在自然妊娠自然流产中，染色体异常占39%～76%，ART后的妊娠自然流产中56%～83%源于染色体异常。植入前遗传学诊断（preimplantation genetic diagnosis，PGD）是对来自IVF/ICSI的胚胎进行遗传学分析，根据结果选择染色体正常的胚胎移植入子宫内，从而实现正常妊娠。这一过程包括IVF周期胚胎的极体或单细胞活检、胚胎遗传学分析、选择胚胎移植。

　　1990年Hanhyside报道了世界上第一例植入前性别诊断婴儿的出生，开创了产前诊断的新纪元。该技术成功地为一位患有性染色体连锁遗传病的患者实施了胚胎性别鉴定，选择女性胚胎进行移植，获得了健康新生儿。1994年，美国学者Munne用FISH技术，在植入前诊断胚胎染色体非整倍体及性别获得成功。自PGD诞生以来，普遍认为该技术是安全的，尚未见PGD对胚胎有毒的报道；但PGD有一定的误诊，而且FISH技术最多只能检测13条染色体的异常，也有一定的局限性。随着PCR技术、RT-PCR、比较基因组杂交（comparative genomic hybridization，CGH）及全基因组扩增（whole genomic amplification，WGA）等技术在PGD中的应用，PGD的准确性和可靠性进一步提高，可诊断的疾病谱逐渐扩大。其优势之一是可在妊娠起始之前完成诊断，从而减少自然流产/人工流产的发生。

Munne等对IVF预后不良患者开展了PGD与常规IVF干预方法的前瞻性研究，结果显示在常规IVF中即使这些患者的胚胎虽然形态学正常，良好的卵裂期胚胎仍存在较大比例的染色体异常。因此，单纯依靠形态学评价挑选胚胎依据有限，不能保证选择最具发展潜力的胚胎。而PGD是IVF预后不良患者的治疗方法之一，而且可以为寻找潜在的妊娠丢失/流产的病因提供线索。2006年Munne联合美国100个生殖中心开展了2 279个PGD周期，结果显示IVF-PGD组35～40岁年龄组的自然流产率为14.1%，40岁组为22.2%，而对照组则分别为19.4%、40.6%。PGD可以降低IVF妇女的自然流产率，特别是高龄IVF患者受益更加明显。2009年Garrisi等学者应用FISH的方法对135对不明原因反复流产病的夫妇实施了IVF- PGD，检测了9条染色体，结果显示IVF+PGD可使这些反复流产（2～5次）夫妇再次自然流产的风险从预期的35.9%降低到12.8%，尤其是可使≥35岁的患者复发性流产的再发率降到13.6%，接近与自然妊娠状态下的自然流产率。

目前PGD已成为针对具有遗传学异常高危夫妇的重要治疗手段，也可用于IVF预后不良的夫妇。如女性＞37岁、IVF失败、反复流产者，筛选正常的胚胎移植，增加种植率并减少妊娠丢失与流产的发生。最近，PGD还用于筛选造血干细胞供者。随着PGD所需诊断时间的缩短和诊断准确性的提高，PGD将得到广泛有效的应用。

囊胚培养与移植（blastocyst culture and transfer）

在自然妊娠过程中，精子和卵子在输卵管峡部与壶腹部交界处受精后仍然在输卵管内继续发育，直至受精后第4天开始移向宫腔，此时已开始形成囊胚；受精后第5天形成晚期囊胚进入宫腔、孵出，开始植入子宫内膜（即着床）；受精后11～12天完成着床。因此从理论上说，如果移植D5的胚胎更能够与子宫内膜同步，有利于胚胎种植；而移植D3的胚胎相当于是将输卵管期的胚胎移植入宫腔，胚胎与内膜在发育上不同步，对种植不利。另外，受精后前3天胚胎的发育主要依赖卵母细胞提供的能量和遗传信息，而只有到8细胞期（D3）以后，胚胎自身的基因组才被激活，胚胎的发育从母体型转变为胚胎型，此时医生才能真正评价胚胎质量，以判断哪些胚胎具有良好的发育潜能。因此，从D3向D5发育的过程中，只有那些发育潜能好的胚胎能向前分裂形成囊胚，这就无形地对胚胎进行了一次选择，筛掉了一部分本身发育潜能不佳的胚胎，以免它们种植后发生流产。

大量的研究都提示囊胚培养–移植后的着床率显著高于卵裂期胚胎移植，提示囊胚培养有利于优质胚胎的选择。因此，目前多提倡单囊胚移植，这样既能获得较高妊娠率又能减少多胎妊娠的发生。但也有资料报道，一些患者的胚胎在D3时看起来外观正常，当继续培养到120 h（D5）时并未能形成囊胚甚至已发生退化，最后没有可移植的胚胎，影响了临床应用效果。西班牙的一项前瞻随机对照研究也显示：在＜38岁、正常受精2PN胚胎数＞8个的ICSI患者中，如果严格将原核期、卵裂期评分相结合，每个取卵周期的妊娠率、临床妊娠率、活产率在移植D3的卵裂期胚胎组中明显高于移植D5的囊胚组。

最近来自于Cochrane Database的一篇综述，从50篇关于囊胚和卵裂期胚胎的研究中找到了23项RCT研究，最主要的结局指标是活产率，次要结局指标是每对夫妇的临床妊娠率、累积临床妊娠率、多胎率、高序多胎率、流产率、无可移植胚胎率和冷冻率。结果，仅12项RCT研究报告了活产率，每对夫妻移植囊胚的活产率（42%）显著高于移植D2～D3卵裂期胚胎的活产率（31%）。而在23项RCT中的临床妊娠率，在移植囊胚和移植卵裂期胚胎组间无差异。有4项RCT研究报告了移植卵裂期胚胎组每对夫妻的累积临床妊娠率为56.8%，高于移植囊胚组的数值46.3%。该作者指出，将来的RCT研究应该同时报告流产率、活产率和累积活产率，以便提供可以用于ART咨询和治疗的信息。

综上所述，囊胚培养潜在的优势在于能够选择质量较好的胚胎，使胚胎与内膜之间更好地同步化，从而在一定程度上能够提高种植率，减少妊娠丢失与流产，同时减少了移植胚胎数，降低多胎妊娠率。但是，囊胚培养应选择适合的人群进行，应在保证有胚胎移植的情况下考虑进行囊胚培养。另外，囊胚培养毕竟是模拟人体内的环境进行的体外培养，体外培养条件也有可能会影响囊胚的发育。

总结

过去30多年的时间里，辅助生殖技术逐渐发展成为妇产科专业的一门亚专业——生殖医学专业，为不孕症的治疗提供了一种行之有效的途径。ART后的临床妊娠率也不断提高，国内龚斐等报道对PCOS的患者使用改良超长方案获得的临床妊娠率可高达70.3%，但ART治疗后妊娠自然流产率看起来还是比较高，直接影响到了活产率。由于ART治疗过程中早期检测血中的HCG水平，使得我们对早期妊娠丢失的妊娠更加细化，ART治疗后的妊娠流产被分为临床前流产与临床流产。较多的研究报道ART后的流产率升高，其实是将生化妊娠与临床妊娠合并在一起分析得出的结论；当把生化妊娠分开以后，ART后的临床妊娠流产率与自然妊娠相似。而我们现阶段使用的流产定义实际上指的是临床妊娠阶段的流产率。ART后的自然流产率与自然妊娠相比是高还是低，仍存在争议，但较多的研究提示ART后的自然流产率并不比自然妊娠高。

无论是自然妊娠流产还是ART后的妊娠流产，主要的原因都是胚胎染色体异常，主要表现为非整倍体，以三倍体为多。所以，建议尽量对流产的妊娠物进行染色体分析，以便确定流产的真正原因。检查妊娠物的染色体应该被视为确定流产及复发性流产原因的第一步，如果这一步的检查缺失，必然增加所谓的不明原因流产率，而无法找出流产的真正原因，使患者蒙受误诊误治带来的经济负担及再次妊娠失败带来的身心打击。

目前对早期妊娠的研究表明，人类早期妊娠的丢失率非常高。据估计，约30%的胚胎在着床前丢失，30%的胚胎在着床后、下次月经前丢失，说明绝大多数胚胎发生了妊娠丢失与流产。对此，一方面可以推测人类可能正是通过妊娠后较高概率的流产这一方式对存在遗传疾病风险高的胚胎进行自然淘汰，从而保护自身的遗传基础；另一方面可以认识到人类妊娠的早期高丢失率及临床妊娠后的自然流产无疑都限制了ART治疗的成功率，影响了ART治疗后的抱婴回家率/活产率。为提高ART治疗的着床率，降低流产率，结合人类对胚胎植入和早期妊娠过程的认识，目前ART治疗在临床上采取了PGD、囊胚培养与囊胚移植等方法对胚胎进行筛选，这些方法在实际应用中已显示出其一定的有效性，但还需要不断研究和完善。相信随着ART治疗的发展，对早期妊娠机制认识的不断深入，辅助生殖技术将会有更广阔的应用前景。

（倪仁敏）

参 考 文 献

［1］黄翠玉，吴敬之，史哲，等．体外受精-胚胎移植术后妊娠结局分析［J］．医学文选，2005，24：461-463．

［2］李兵，周庆葵，肖宗辉，等．精液/精子质量与复发性流产关系的病例对照研究［J］．中华男科学杂志，2011，17：596-600．

［3］龚斐，唐奕，罗克莉，等．多囊卵巢综合征患者改良超长方案联合重组促性腺激素超排卵疗效评价［J］．生殖医学杂志，2013，22：185-189．

［4］王竹洁，徐键. 体外受精－胚胎移植后流产的研究［J］. 国外医学计划生育分册，2004，23：83－85.

［5］Ku PY，Lee RK，Lin SY，et al. Comparison of the clinical outcomes between fresh blastocyst and vitrified-thawed blastocyst transfer［J］. J Assist Reprod Genet，2012，29：1353－1356.

［6］Sherry LF，Laura AS，Denise JJ. Pregnancy loss among pregnancies conceived through assisted reproductive technology，United States，1999－2002［J］. Am J Epidemiol，2007，165：1380－1388.

［7］Sugiura-Ogasawara M，Ozaki Y，Kitaori T，et al. Midline uterine defect size correlated with miscarriage of euploid embryos in recurrent cases［J］. Fertil Steril，2010，93：1983－1988.

［8］Mayumi SO，Yasuhiko O，Kinue K，et al. Abnormal embryonic karyotype is the most frequent cause of recurrent miscarriage［J］. Hum Reprod，2012，27：2297－2303.

［9］Shweta N，Mary EP，Magdy M，et al. Aneuploidy rates in failed pregnancies following assisted reproductive technology［J］. J Women's Health，2011，20：1239－1243.

［10］Dul EC，van Echten-Arends J，Groen H，et al. Chromosomal abnormalities in azoospermic and non-azoospermic infertile men：numbers needed to be screened to prevent adverse pregnancy outcomes［J］. Hum Reprod，2012，27：2850－2856.

［11］Branch DW，Gibson M，Silver RM. Clinical practice：recurrent miscarriage［J］. N Eng J Med，2010，363：1740－1747.

［12］Harton GL，Munné S，Surrey M，et al. Diminished effect of maternal age on implantation after preimplantation genetic diagnosis with array comparative genomic hybridization［J］. Fertil Steril，2013，100：1695－1703.

［13］Lee C，Patricia M，Yukiko YC，et al. Assisted reproductive technologies do not alter mutation frequency or spectrum［J］. PNAS，2007，104：5085－5090.

［14］Matias A，Oliveira C，da Silva JT，et al. The effect of ICSI，maternal age，and embryonic stage on early clinical loss rate of twin versus singleton pregnancies［J］. Eur J Obstet Gynecol Reprod Biol，2007，130：212－215.

［15］Pandian Z，Marjoribanks J，Ozturk O，et al. Number of embryos for transfer following in vitro fertilisation or intra-cytoplasmic sperm injection［J］. Cochrane Database Syst Rev，2013，7：CD003416.

［16］Kontoravdis A，Makrakis E，Pantos K，et al. Proximal tubal occlusion and salpingectomy result in similar improvement in invitro fertilization outcome in patients with hydrosalpinx［J］. Fertil Steril，2006，86：1642－1649.

［17］Molinari E，Mirabelli M，Raimondo S，et al. Sperm macrocephaly syndrome in a patient without AURKC mutations and with a history of recurrent miscarriage［J］. Reprod Biomed

Online，2013，26：148-156.

[18] Munne S，Fischer J，Warner A，et al. Preimplantation genetic diagnosis significantly reduces pregnancy loss in infertile couples：a multicenter study [J]．Fertil Steril，2006，85：326-332.

[19] Garrisi JG，Colls P，Ferry KM，et al. Effect of infertility，maternal age，and number of previous miscarriages on the outcome of preimplantation genetic diagnosis for idiopathic recurrent pregnancy loss [J]．Fertil Steril，2009，92：288-295.

[20] Soini S，Ibarreta D，Anastasiadou V，et al. The interface between assisted reproductive technologies and genetics：technical，social，ethical and legal issues [J]．Eur J Hum Genet，2006，14：588-645.

[21] Glujovsky D，Blake D，Farquhar C，et al. Cleavage stageversus blastocyst stage embryo transfer in assisted reproductive technology [J]．Cochrane Database Syst Rev，2012，11（7）：CD002118.

第十三章　复发性流产保胎治疗

引言

复发性流产（recurrent spontaneous abortion，RSA）病因复杂，主要风险因素包括遗传异常、解剖畸形、感染性疾病、内分泌失调、免疫紊乱、获得性或遗传性血栓形成倾向、环境因素及生活习惯、心理因素等，也有部分患者病因未明。复发性流产孕前应根据不同病因个体化治疗，孕后根据流产原因和孕期各项检查指标采取综合保胎措施。保胎治疗期间应根据B超检查和实验室检验指标如β-HCG、孕酮（P）、凝血功能、免疫检查等结果，适时调整治疗方案，实施个体化治疗，避免治疗不足或过度治疗，提高保胎成功率。

目前RSA的治疗主要是针对病因的多途径综合治疗，但其中一些为经验治疗，尚未得到严格设计的随机对照研究（randomized clinical trial，RCT）的证实，目前仍存在争议。

引导性问题

● 患者是否经过详细的病因评估？

● 如果准备再怀孕，什么时候开始治疗？

● 有哪些可供选择的保胎治疗措施？

● 对不明原因的RSA怎么办？

● 保胎成功后还需要注意什么问题？

● 保胎不成功时，需要做什么？

病因评估

有复发性妊娠早期或中期流产史的患者应由具备相关专业知识和技能的医生，包括围产专科医师、遗传咨询医师，最好还有心理医生、内科医生等进行详细病因评估和治疗。如能在RSA专科门诊进行更好。就诊时夫妇应同往并提供详细、准确的资料，医生在对RSA夫妇进行咨询时应特别注意每一次妊娠及流产的细节，包括以往的诊疗经过和检查结果，并进行详细的书面记录，以利于随访和做出再孕的诊疗决定。是否进行一些新的或有争议的病因筛查和治疗，应在医生和患者之间讨论后决定。

孕前治疗

RSA患者在经过详细的病因筛查后，某些可检出的病因，例如子宫结构异常、内分泌代谢疾病、不良的环境、生活习惯、心理因素等，应在孕前2~3个月或更早时间开始进行针对性的治疗。也有专家建议孕前开始纠正血栓前状态和免疫失调，其中多数治疗需延续到再孕以后。

纠正子宫结构异常

提示：所有早期妊娠RSA患者和一次以上中期妊娠流产的患者应行盆腔B超排除子宫结构异常，但目前尚无已发表的前瞻性随机对照研究评价手术纠正子宫异常对妊娠结局的益处。

多数研究者认为子宫结构异常与中孕期妊娠丢失、早产有关，对早孕RSA的影响则有争议，但普遍推荐进行子宫解剖异常的评估。大量回顾性研究的分析发现，在RSA患者中先天性子宫异常发生率为1.8%~37.6%，主要是单角子宫、双角子宫、子宫纵隔、弓状子宫。宫腔粘连、子宫肌瘤、子宫腺肌症以及宫颈机能不全也可能与RSA相关。

文献报道宫腔镜下切除子宫纵隔使流产率显著下降，足月妊娠率显著上升，但尚缺乏前瞻性RCT证实。一般认为对有晚期流产或早产史，纵隔深度超过宫腔1/3或使宫腔明显变形、变窄者，应考虑手术。在切除纵隔时应在宫底部保留一定的厚度，避免子宫穿孔及再孕时子宫破裂。

双角子宫并RSA患者可以经腹或阴道行子宫整形术使宫腔增大，但由于再孕时子宫破裂的风险以及无循证医学证据支持其降低流产率，此手术尚存争议，临床上多不主张进行。

对于宫腔粘连、子宫肌瘤和子宫息肉的RSA患者，因为难以进行RCT，手术治疗是否减低流产风险没有结论性证据。一般共识是显著的子宫腔缺陷考虑手术纠正，尽可能恢复宫腔形态。宫腔粘连患者可在宫腔镜下分离粘连带；重度粘连者术后有60%可能再粘连，可放置宫内节育器3个月，并予大剂量雌激素加孕激素周期治疗以促进子宫内膜修复，也可在宫腔内放置硅胶球囊（数天至1个月）或防粘连生物材料（凝胶或膜）。黏膜下肌瘤和息肉可在宫腔镜下电切除；壁间肌瘤则应根据瘤的大小、位置、数目、宫腔是否变形以及流产的特点判断是否与流产有关，可能影响流产者可经腹或腹腔镜下剔除。

宫颈机能不全的治疗

提示：宫颈机能不全是中孕流产和早产的重要原因。严重的宫颈机能不全尤其是曾有宫颈环扎术失败的患者可在孕前经腹或腹腔镜下宫颈内口环扎，或者行宫颈整形术。

　　宫颈机能不全的诊断主要根据以往妊娠中期无宫缩自然破膜或宫颈扩张后流产的病史，或者无宫缩的情况下B超发现宫颈管缩短30%以上，或宫颈管管状开大1 cm以上，或宫颈内口漏斗形开大并羊膜囊膨出。到目前为止未有满意的客观检查可在非孕期鉴别宫颈机能不全。孕前子宫输卵管造影显示子宫峡部漏斗区管状扩大，8号Hegar扩张器无阻力通过宫颈内口，B超测量宫颈管宽＞0.6 cm可协助诊断。

　　宫颈机能不全的治疗多数采用孕中期经阴道宫颈环扎术。近年有小样本研究显示孕前宫颈环扎患者早产率较孕期环扎患者低，尤其是有孕期宫颈环扎术失败史者。经腹或腹腔镜宫颈内口环扎术的优势是环扎线准确位于宫颈解剖学内口，避免了经阴道环扎术的阴道异物感，克服了在瘢痕或缩短的宫颈上缝合困难的技术问题，经腹腔镜环扎还有创伤少的优势。系统回顾显示对1 000多例RSA患者进行腹腔镜下环扎，孕34周以上活产率为78.5%，开腹环扎为84.8%。存在的问题是：虽然早期流产妊娠物可经宫颈排出，但中期妊娠胎儿死亡或难免流产可能需要剖宫取胎或经阴道切开宫颈取出胎儿，早产或足月分娩也需剖宫产。不过也有中期妊娠流产经腹腔镜或开腹取出环扎带后成功经阴道排胎的报道。

　　经腹或阴道宫颈整形主要是宫颈内口菱形切除缝缩术，应注意：①菱形切除的组织要适中，太多可能引起宫颈管狭窄，太少则达不到治疗目的；②术中彻底止血以免影响伤口愈合；③妊娠后可能仍需行宫颈环扎术；④分娩需行剖宫产避免宫颈破裂风险。

　　目前宫颈整形术基本已被孕前经腹或腹腔镜下宫颈内口环扎取代。

内分泌和代谢疾病的治疗

多囊卵巢综合征

　　多囊卵巢综合征（polycystic ovary syndrome，PCOS）可增加早期流产的风险，近年认为主要是由于胰岛素抵抗（insulin resistence，IR）、高胰岛素血症和高雄激素血症所致，因此RSA并PCOS患者应在孕前积极治疗。研究发现RSA患者IR发生率高于正常育龄妇女，包括一些非PCOS患者。高胰岛素可能通过刺激雄激素分泌，改变胰岛素样生长因子分泌及活性，上调血浆纤溶酶原激活物抑制物-1（PAI-1）活性，导致高同型半胱氨酸血症等而增加流产的风险。有胰岛素抵抗的PCOS患者应用二甲双胍可降低胰岛素水平，起始剂量每次0.25 g，每天2～3次，根据疗效可增加至1～1.5 g/d。但一个包含17项随机对照研究的荟萃分析显示，孕前使用二甲双胍并未降低散发性流产风险，对RSA的影响尚有待观察研究。高雄激素血症者可应用达英-35（复方醋酸环丙孕酮片）、螺内酯治疗。达英–35每片含醋酸环丙孕酮2 mg和炔雌醇0.035 mg，可作用于雄激素受体（AR），抑制促黄体生成素（LH）和雄激素的分泌，增加雄激素的代谢及血中性激素结合球蛋白，具有抗雄激素及抗促性腺激素作用。LH高分泌是PCOS的常见特征，也被认为是早孕流产的风险因子，但随机对照研究显示，对有排卵的LH高分泌PCOS并RSA患者在孕前进行垂体抑制治疗并不改善活产率，因此不推荐应用。

高泌乳素血症

泌乳素（prolactin，PRL）轻度升高就可能引起黄体功能不足，高水平的PRL还可能影响子宫局部PRL水平，干扰胚胎发育而发生RSA。抑制垂体前叶PRL的分泌能显著降低高泌乳素血症患者流产的发生率。

高泌乳素血症的治疗首选多巴胺受体激动剂（例如溴隐亭），从小剂量开始渐增加，依据血PRL水平调整剂量，通常2.5～7.5 mg/d，分2～3次服用，达到疗效并维持一段时间后可渐减量到维持量（1.25～2.5 mg/d）。溴隐亭的不良反应主要是恶心、呕吐、头晕、头痛、便秘，由小剂量开始渐加量以及餐中服用可减少不良反应。垂体大腺瘤患者需在治疗至腺瘤缩小后方妊娠，但溴隐亭只是抑制肿瘤细胞生长，使腺瘤可逆性缩小，停止治疗后腺瘤可能会恢复生长，导致高泌乳素血症再现，因此需要长期治疗。

甲状腺功能失调和甲状腺自身免疫病

甲状腺功能异常常伴有排卵障碍和黄体功能不足，早期妊娠对甲状腺激素的需要增加，因此甲状腺功能的紊乱可能导致流产。RSA伴甲状腺功能异常的妇女应该在孕前控制甲状腺功能在正常范围。甲状腺功能减退（甲减）者给予左甲状腺素钠（L-T$_4$）治疗；甲状腺功能亢进（甲亢）接受他巴唑（MMI）治疗者，应在备孕或确定怀孕时即改为丙硫氧嘧啶（PTU）治疗。目前尚无足够证据支持对甲状腺过氧化物酶抗体（TPOAb）阳性但甲状腺功能正常者孕前进行L-T$_4$治疗。

糖尿病

未控制的糖尿病可引起血管病变，导致子宫内膜血运不良，胚胎发育受阻，流产风险较正常人增加3倍，胰岛素依赖型糖尿病RSA发生率约为30%。糖尿病患者孕前应将血糖调整到正常水平，HbA1c降至6.5%以下。因为第一代磺酰脲类药物和第一代双胍类口服降糖药易引起胎儿畸形，孕前口服降糖药者，最好在孕前1～2个月改用胰岛素控制血糖。第二代磺酰脲类药物（格列本脲等）进入胎儿体内的药量少，孕期使用对胎儿较为安全。第二代双胍类（二甲双胍）可自由通过胎盘，但目前没有发现对胎儿有何副作用，包括致畸、胎儿酸碱平衡紊乱、新生儿缺氧等。这些药物在早孕使用的安全性尚需更多RCT资料证实。

免疫治疗

主动免疫治疗

提示：父方或第三方淋巴细胞免疫治疗（lymphocyte immunotherapy，LIT）可促进母体产生封闭抗体，再孕时这些抗体能识别胚胎上来自父方的抗原并与之结合产生封闭作用，使胚胎得到保护免于被排斥。

LIT建立在RSA夫妇人类白细胞抗原（HLA）相容性异常增高的假说基础上。增加的父方HLA会降低抗父方细胞毒抗体、抗独特型抗体及混合淋巴细胞反应封闭抗体的产生。LIT会促成这些抗体增加，封闭胎儿的HLA，防止被母体的T细胞袭击，此外还使母体外周血淋巴细胞亚群比例和功能发生某些可能有利于妊娠维持的改变。有研究者认为LIT对同种免疫失调所致的RSA有效率可达72%～96%。近年也有学者对LIT提出了质疑，治疗方法的差异（如细胞是否冷藏、治疗间隔时间等）以及入选对象的标准等，可能导致了研究结果的差异。一个对父方白细胞免疫研究的荟萃分析得出LIT对RSA无效的结论，因此LIT在RSA治疗中的作用还有待更多RCT研究。

LIT的适应证：①流产次数达2次或以上；②封闭抗体阴性（抗丈夫淋巴细胞毒试验阴性）；③排除致RSA的其他病因，如染色体异常、内分泌失调、生殖道解剖异常、生殖道感染、凝血功能异常、自身免疫性疾病。

LIT方法：以丈夫或者无关个体的淋巴细胞作为免疫原皮内或皮下注射。国内方案为每次免疫的淋巴细胞（20～40）×10⁶，每个疗程2～4次，每次间隔2～4周，孕前、孕后各1个疗程。国外主张每次注射淋巴细胞100×10⁶，孕前4次，孕后4次，每次间隔3周。疗程结束后是否复查封闭抗体未有定论。有研究者建议1个疗程结束后复查封闭抗体，阳性者鼓励在3个月内妊娠，如未妊娠则每2～3个月加强治疗1次，阴性者可重新进行1个疗程治疗。

LIT副反应：包括局部色素沉着、瘙痒或硬结、流感样症状、形成红细胞和血小板抗体、输血反应、过敏及自身免疫症状如关节疼痛等，多数可自行消失，一般对胎儿无不良作用。LIT也有血源性传染病感染风险，淋巴细胞供者需检查乙肝病毒、丙肝病毒、人类免疫缺陷病毒、梅毒抗体，如有异常不宜供血。

抗凝治疗

提示：易栓症是由于抗凝蛋白、凝血因子、纤溶蛋白等的遗传性缺陷或存在获得性危险因素而使妊娠期血栓形成潜在危险增加的一种疾病状态。近年国内外研究认为，RSA与易栓症密切相关。抗凝治疗是易栓症引起的RSA最有效的治疗方法，包括肝素（unfractured heparin，UFH）、低分子肝素（low molecular weight heparin，LMWH）、阿司匹林等。

易栓症可导致绒毛、蜕膜、胎盘血管内微血栓形成，胎盘灌注量下降，影响胚胎发育导致流产。

大量研究已证实抗磷脂综合征（antiphospholipid syndrome，APS）是导致RSA的主要免疫因素，并且可能是唯一对妊娠直接产生不良影响的易栓症。所有RSA和一次以上中孕流产的女性应在孕前进行抗磷脂抗体（antiphos pholipid antibody，APA）的检查和治疗。对APS并RSA妇女预防性应用低剂量阿司匹林（25～100 mg/d）和肝素治疗可以有效降低妊娠丢失率，使活产率由不足50%上升到75%。对有明显高凝状态的患者可在孕前1～2个月开始治疗，以口服阿司匹林为主。使用肝素的确切时间仍有待评价，如果肝素治疗的主要目的是抑制血栓形成可在早孕期开始，如果其主要目的在于改善胚胎植入可在排卵期前后开始。有学者认为，在改善胚胎植入时可能UFH优于LMWH。

由于遗传性易栓症在中国人中患病率低，并且缺乏有效的循证医学证据证明遗传性易栓症和不良妊娠结局之间有明确的病因联系，或者在RSA并遗传性易栓症患者中应用UFH或LMWH可预防复发，因此不推荐在RSA患者中常规进行遗传性易栓症筛查和抗凝治疗。

纠正环境、生活习惯、心理的不良因素

因为不容易控制混杂因素和准确测量毒性因素暴露与否及其剂量，因此环境因素对RSA的效应难以评估。研究发现母亲吸烟、摄入过多咖啡因、严重酗酒、肥胖、吸毒，可能与流产风险相关。RSA患者孕前应戒除或减少咖啡、浓茶、烟、酒的摄入，注意饮食调节，过度肥胖者适当减肥。研究也显示孕前和早孕期补充维生素并不能预防流产和死胎。

RSA是一种严重的心理创伤，患者常有严重的焦虑、抑郁、消极、强迫情绪，对再孕产生恐惧感。这些不良心理刺激可通过神经内分泌系统，使内环境改变而影响胚胎的正常发育，导致再次流产。研究显示关爱治疗对再孕活产率有显著影响，因此心理咨询和心理调适应作为RSA治疗的一个重要的手段，并应该在孕前开始。

抗感染治疗

以往研究认为解脲脲原体、人型支原体、衣原体、弓形虫、风疹、巨细胞病毒、疱疹病毒等病原体感染与流产相关，可能的机制包括产生毒性代谢物、胎儿胎盘感染、慢性子宫内膜感染、绒毛膜羊膜炎。目前还没有令人信服的资料显示这些感染导致RSA，但RSA患者再孕前如有这些病原体接触史或可疑感染最好进行相应的检查及治疗，治疗主要包括抗病毒药物、抗生素和具有

抗感染及免疫调节特性的免疫球蛋白等。

辅助生殖

有报道对伴有某些染色体结构异常的RSA夫妇进行胚胎植入前诊断，可能提高活产率。也有人提出可采用供体精子和（或）供体卵子体外受精辅助生育。系统回顾分析提示目前仍缺乏有效的证据表明胚胎植入前诊断和供体配子能改善RSA患者的胎儿安全出生率，因此不推荐作为常规治疗手段。一般认为对异常胚胎核型所致的RSA不必治疗。

孕期保胎治疗

抗凝治疗

提示：抗凝治疗是易栓症相关RSA的主要治疗手段。虽然只有有限的随机对照研究证实其对活产率的益处，阿司匹林和肝素已越来越多应用于RSA的治疗。

妊娠本身是一个高凝状态，与血栓前因子水平增加和自然发生的抗凝物质如蛋白S等水平降低相关。在RSA患者的胎盘血管系统中常见微血栓形成。

过去30年关于（伴或不伴易栓症）流产患者抗栓治疗的研究显示，流产与易栓症之间的相关性因易栓症的类型（APS或遗传性易栓症）、流产的类型（单次性或复发性、早期或晚期）而异。

低剂量阿司匹林和（或）肝素（UFH/LMWH）是目前APS并RSA妇女的标准治疗方法。APS患者流产的发病机制包括APA介导的细胞激活、凝血机制紊乱和补体激活增加。越来越多证据表明，肝素通过抑制补体激活而不是抗凝产生作用。应用低剂量阿司匹林、UFH和（或）LMWH的干预治疗显著改善了APS患者的妊娠结局。研究结果显示RSA并APS患者妊娠期用肝素和小剂量阿司匹林治疗，妊娠成功率可达70%~75%，流产率降低54%。孕期APS的治疗方案可参考表7-9，但目前未有清楚的证据表明哪种治疗方案最佳。一些研究提示阿司匹林加肝素优于单用阿司匹林，是否单用肝素治疗有同等作用以及UFH与LMWH有相似的效能尚不清楚。最近有报道认为单独应用肝素有效，加用阿司匹林似乎无额外的益处甚至可能抵消肝素的部分效能。

由于缺乏设计良好的随机对照研究，遗传性易栓症并RSA患者抗凝治疗对妊娠成功率的影响仍需进一步评估，因此这些患者孕期是否进行抗凝治疗应在患者充分知情选择的情况下由医生和患者共同决定。妊娠合并遗传性易栓症的推荐血栓预防方案可参考表7-7、表7-8。

免疫治疗

提示：母体全身或局部免疫异常介导的对早期胚胎损伤是RSA的重要病因之一。RSA的免疫治疗主要包括LIT、免疫球蛋白治疗、免疫调节治疗等，但这些治疗方法目前还缺乏足够的理论和循证医学依据，包括具体作用机制仍不明确，治疗效果也尚存争议，仍需大量研究来证明其疗效和使用价值。

自身免疫性RSA主要与APS相关，同种免疫性RSA主要由于母胎免疫耐受紊乱所致。在已有的RSA致病机制研究中，HLA分型、胚胎毒性因子、蜕膜细胞因子类型、封闭抗体或抗父方抗体水平、HLA-G多态性、其他免疫特性和因子的研究结果常常不一致，重复性不良。在此背景下，目前针对这些病因常用的RSA免疫治疗多为经验性治疗，尚待更多前瞻性RCT证实。

淋巴细胞免疫治疗

治疗对象选择和方法同孕前治疗。一般认为如果患者孕前已进行LIT治疗，确定妊娠后应尽快再进行1个疗程治疗；如果孕前未进行LIT治疗，妊娠后应立刻开始LIT。

有些免疫性RSA患者病情复杂，一方面表现为封闭抗体缺乏，显示母-胎同种免疫识别低下；另一方面亦表现出母体自身免疫及同种免疫损伤作用异常增高，临床上很难处理。有研究发现LIT不但不增加APA的产生，相反能使部分阳性APA转阴，提示这两方面变化可能存在相互联系，LIT仍然可用于此类型RSA患者。

免疫球蛋白治疗

提示：静脉输注免疫球蛋白（intravenous immunoglobulin，IVIG）可阻断抗体介导的免疫损害，抑制补体介导的细胞毒作用，抑制NK细胞活性，使某些RSA患者活产率增加。但目前尚无明确的应用IVIG的指征和治疗方案，其疗效也需更多RCT证实。

IVIG于20世纪80年代末开始应用于RSA治疗，首先应用于APA阳性的RSA患者，继之应用于同种免疫异常型RSA。

IVIG中的抗体可中和母体循环中的自身抗体，封闭网状内皮细胞、B细胞和NK细胞表面的Fc受体，阻断抗体介导的免疫损害，抑制补体介导的细胞毒作用，抑制NK细胞活性，抑制Th1细胞因子分泌、增强Th2细胞因子的功能以及调控巨噬细胞激活和B细胞功能。使用IVIG后也可观察到HLA-G表达上调，浆细胞自身抗体产生的负反馈和对抗炎途径的促进。这些均有助于对抗目前了解的早孕RSA的致病机制。IVIG静脉注射治疗后，可能改善胚胎发育。但目前尚无明确的应用IVIG的指征，其治疗效果文献也报道不一。

有研究报道IVIG（0.2g/kg）治疗RSA，孕前1次，妊娠后每3周1次直至孕

23周，活产率88.9%。也有研究报道，IVIG可使RSA患者NK细胞水平和毒性下降，治疗同种免疫异常型RSA成功率在60%～86%。流产4次以上、继发性流产、应用其他治疗方法无效以及年龄＞37岁的人群应用IVIG可能受益更大。Kotlan等对免疫指标（包括NK细胞毒性）异常的RSA患者应用IVIG治疗，治疗成功率甚至达96%。最近研究发现，IVIG在受孕前CD56$^+$CD16$^+$NK细胞或Th1/Th2比例增高的低生育力患者中显著有助于改善胚胎种植、临床妊娠和活产率。

但是，IVIG无选择地用于所有RSA患者并无帮助。2000年美国一项多中心临床研究认为，IVIG对原因不明的RM缺乏有效性。2007年一项荟萃分析显示IVIG并未总体增加RSA患者的活产率，对原发性RSA无效，但可增加继发性RSA活产率。

IVIG在有NK细胞、T细胞活性过度和自身免疫的RSA患者中的治疗价值，尚需要更多的随机双盲安慰剂对照研究以确定。一些中心检测RSA患者NK细胞数量、激活状态、细胞毒性和与Th1/Th2状态的关系，但很少报告这些方法对IVIG治疗的指导作用。

目前IVIG无统一治疗方案，文献报道的方案有：

（1）IVIG 400～500 mg/（kg·d），连续1～3天，每3～4周1次，持续至孕26～32周。

（2）IVIG 200 mg/kg，妊娠后每3～4周1次，至孕26～32周。

（3）在孕5～9周，IVIG 25g/次，每周1次，孕9周后为每2周1次，直至孕14周。

（4）妊娠后即予单疗程IVIG 20 g/d，连续5天。IVIG 治疗开始的时间一般在妊娠试验阳性后即开始，越早效果越好；也有研究者建议在计划妊娠周期的卵泡期即应用。IVIG使用适应证、用法、疗程等问题还有待于进一步研究。

IVIG较为昂贵，可能出现不良反应包括发热、头痛、面红、肌痛、恶心、轻微过敏反应等。

免疫调节治疗

提示：近年糖皮质激素等免疫调节剂也被应用于RSA的治疗。目前这些干预措施尚没有明确的用药依据，而且可能导致潜在的并发症，不应在规范研究以外常规用于RSA妇女。

除了糖皮质激素以外，研究也发现一些新的治疗选择例如肿瘤坏死因子（TNF）-α拮抗剂、粒细胞集落刺激因子（GCSF）等可能对某些RSA患者有益。但是免疫调节治疗的应用需要深入了解这些治疗的作用以及发育不同阶段胎儿胎盘敏感性的知识，并应限于表现为免疫过度激活（尤其是NK细胞和T细胞紊乱）且可能对治疗有反应的患者。

糖皮质激素

糖皮质激素能降低炎症反应，抑制T细胞等一些免疫细胞的活性。研究证据显示糖皮质激素可增加调节性T细胞功能，泼尼松还显示出降低RSA患者蜕膜中增加了的NK细胞的作用。

早期研究显示泼尼松结合小剂量阿司匹林可提高伴有或不伴各种自身抗体的RSA患者的活产率，但也有研究得出不同的结论，这些研究均未检测调节性T细胞和NK细胞相关的细胞免疫的变化。以往认为APA持续阳性或呈中、高水平的RSA患者可使用小剂量糖皮质激素，从确定妊娠开始予泼尼松5~10 mg/d，国外用15~20 mg/d，用药疗程长短根据APA水平变化，抗体水平转阴1~2个月可考虑停药，频繁出现阳性或持续阳性者用药至妊娠结束。但近年随机对照研究发现孕期用糖皮质激素治疗APA相关的RSA并不改善活产率，而且长期服用糖皮质激素可能导致妊娠期糖尿病、早产、胎膜早破及感染的风险增加，目前不推荐常规使用。尽管如此，糖皮质激素治疗的经验提示孕后早期甚至受孕前开始糖皮质激素治疗并限于孕早期和非APS的自身免疫患者可能有效。糖皮质激素对受损的调节性T细胞和增加的NK细胞活性的改善可能在RSA治疗中有重要作用，值得进一步研究。

抗核抗体阳性的患者应进一步行其他自身免疫性疾病，例如系统性红斑狼疮等的筛查，如果合并这些疾病，则应根据病情用药。也有研究者主张抗核抗体阳性患者受孕后可选择性用小剂量泼尼松治疗，一般5~10 mg/d，直至抗体转阴或孕12周以后停药。

肿瘤坏死因子（tumor necrosis factor，TNF）-α拮抗剂

TNF-α在滋养细胞侵袭和胚胎营养中起重要作用。TNF由子宫NK细胞、绒毛外滋养细胞和绒毛滋养细胞产生，其通过增加滋养细胞凋亡、降低滋养细胞增殖、改变活性蛋白酶的产生而抑制绒毛外滋养细胞侵袭，并对胚胎生存有炎症毒害反应。研究发现有生育失败史的女性，血清TNF显著增高。

目前，依那西普（etanercept）、英夫利西单抗（infliximab）及阿达木单抗（adalimumab）等抗TNF-α药物已应用于类风湿性关节炎等自身免疫疾病。国外有学者发现Th1/Th2比例显著增高的RSA患者，同时接受TNF-α拮抗剂、LMWH和IVIG治疗者有较高的活产率；RSA患者联用TNF-α拮抗剂和IVIG，活产率高于单用抗凝治疗或联用抗凝治疗和IVIG者。TNF-α拮抗剂有希望成为治疗RSA的一种有前途的药物。但是抗TNF-α制剂可能导致包括淋巴瘤、肉芽肿性疾病（如结核、脱髓鞘疾病、充血性心力衰竭和类似系统性红斑狼疮的症状）等潜在严重并发症，是否能安全用于RSA的治疗还需进一步研究。

重组人粒细胞集落刺激因子（G-CSF）

G-CSF能刺激干细胞的生长，胎盘组织有G-CSF受体的表达。最近一项

研究在68例流产4次或以上的不明原因RSA患者中随机选取35例接受G-CSF治疗，在排卵后第6天开始皮下注射重组G-CSF 1 μg/（kg·d），直至月经来潮或至妊娠9周，G-CSF组中29例顺利分娩，对照组33例只有16例活产，但G-CSF的确切作用机制还不清楚。

Gleicher等对4例子宫内膜薄且对雌激素和血管扩张剂无反应患者进行G-CSF宫腔灌注，发现G-CSF能改善子宫内膜厚度，利于受孕。但是也有报道早中孕期母体G-CSF升高可能与早产有关，G-CSF的不良反应还包括发热、肾功能异常、肝脏疾病、过敏性疾病和皮肤反应。因此，仍需大量实验来研究G-CSF对RSA的疗效。

脂肪乳

动物实验表明脂肪乳能显著减少TNF-α的产生，降低内毒素水平，降低模型鼠的流产率。在人类体外研究中发现脂肪乳能减少NK细胞毒性，其效果与IVIG相当。脂肪乳对NK细胞激活和细胞毒效应的研究目前还很少，但有两项研究显示其在这两方面均有效，而且价格极便宜。Roussev等在50例RSA患者中发现47例脂肪乳抑制NK细胞毒性6~9周。研究发现含额外omega-3鱼油（5:1）的脂肪乳比普通脂肪乳有更好地抑制IL-6和降低TNF的倾向。但是脂肪乳不能降低炎症因子的释放，对T细胞的活化和前炎症因子的释放的影响仍不清楚，也可能削弱高密度脂蛋白对血管内皮细胞活化的保护作用。目前还没有脂肪乳与胎儿安全出生率的相关性研究，因此在脂肪乳普遍应用于临床前仍需要更多的大样本RCT来证明其安全和有效性。

维生素D₃

Bubanovic发现1，25-（OH）2-D₃（维生素D₃）可下调白细胞介素（IL）-2、干扰素（IFN）-γ、肿瘤坏死因子（TNF）-α基因转录水平，因此认为维生素D₃可能成为URSA的一种新的免疫治疗药物。

内分泌治疗

孕酮补充

提示：孕酮补充是传统的安胎治疗方法，孕激素对RSA的治疗作用主要在于黄体支持和免疫调节，但目前尚无充分证据评价它对预防RSA妇女流产的效应。

孕酮在妊娠的成功种植和维持中是必要的。妊娠子宫的孕酮调节基因控制蜕膜容受性的发育，以及作用于血管发生和滋养细胞侵袭的蜕膜NK细胞的募集分化。受精卵着床时孕激素的免疫调节作用就开始了，孕激素分泌不足可导致子宫内膜发育不良或迟缓，影响胚胎发育及蜕膜、胎盘的形成而导致流产。2008年一项荟萃分析显示黄体酮不降低散发的流产率，但是在涉及RSA的小群组分析中黄体酮治疗组比安慰剂组和无治疗组流产率显著降低。由于目前研究样本数目较少，且缺乏控制良好的随机对照研究，因此孕激素不作为指南推荐的常规治疗RSA的手段。但如果内分泌检查确定为黄体功能不全（LPD）的RSA患者，应补充黄体酮治疗，并且最好在受精卵着床时即启动。

　　孕激素有多种制剂，详见表13-1。一般肌内注射20 mg黄体酮可提升血清孕酮浓度约22.26 nmol/L。黄体酮注射液20 mg等效于黄体酮胶囊200 mg或地屈孕酮20 mg。

表13-1　孕激素不同制剂比较

孕激素制剂		作用时间	优点	缺点
肌内注射黄体酮		6～8 h血药浓度达峰值，72h消失	经典用法，生物利用度高	局部炎症反应，无菌脓肿和不适
阴道用黄体酮	胶囊（安琪坦，Utrogestan）：含100 mg天然微细孕酮，乳化油剂	2～6 h血药浓度达峰值	使用方便，无痛苦，子宫内膜局部药物浓度高	阴道分泌物增多，吸收量不确定
	凝胶（雪诺酮，8% Cfinone）：含90 mg天然微细孕酮，水包油型聚卡波非乳化剂			
	栓剂（Cyclogest）			
	片剂（Endometrin）			
口服黄体酮	黄体酮胶丸（微粉化）	2～3 h血药浓度达峰值，约72 h后消失	服用方便，无痛苦，患者依从性好	生物利用度相对低，甾体负荷大，恶心、嗜睡
	口服微粒黄体酮			
	黄体酮自乳化系统			
孕酮异构体（地屈孕酮）			服用方便，生物利用度高，安全性高，患者依从性好	费用高

　　国内报道判断安胎成功与失败的孕酮临界值在31.8～50.88 nmol/L，正常妊娠前12周的孕酮均值在79.5～146.28 nmol/L，不随孕周增加而增长。如患者孕酮在31.8～79.5 nmol/L者建议补充孕激素，并定期（建议每周1～2次）监测孕酮值以调

整剂量。孕激素使用过程中需注意的问题：①定期监测肝功能，异常者加用护肝药或停用孕酮；②黄体酮针剂为油剂，注射后不易吸收，如果出现硬结及红、肿、热、痛等炎性反应，可予以硫酸镁湿热敷，合并感染者加用抗生素，必要时脓肿切开引流。

人绒毛膜促性腺激素补充

提示：补充HCG是传统安胎治疗方法之一，但无充分证据评价其对预防RSA妇女流产的效应。

传统观点认为人绒毛膜促性腺激素（human chorionic gonadotropin，HCG）补充既刺激孕激素又刺激雌激素的分泌，支持黄体更符合生理过程。近年研究发现HCG还在促进母胎耐受中起关键作用，包括：降低母体针对滋养细胞父系抗原的细胞免疫；促进绒毛外滋养细胞血管生成活性；通过上调吲哚胺2，3-二氧化酶活性改变树突状细胞活性，从而降低T细胞激活和细胞因子产生，促进Treg细胞募集到母胎界面；增加子宫NK细胞增殖，降低细胞毒性外周血NK细胞活性；调节内膜间质细胞向蜕膜分化、子宫肌层缝隙连接；因此HCG常被用于RSA患者的保胎治疗。但是早孕期HCG补充的多中心安慰剂-对照研究不能显示出对妊娠结局的益处，另一个小的安慰剂对照研究则认为HCG的益处限于RSA和月经过少的小群体。2011年英国指南认为早孕期HCG应仅用于随机对照试验的背景下。

多囊卵巢综合征的治疗

提示：PCOS妇女流产风险增加与胰岛素抵抗（IR）和高胰岛素血症有关，但无充分的证据评价孕期二甲双胍补充对RSA妇女预防流产的效应。

孕期使用二甲双胍类胰岛素增敏剂改善IR，对预防PCOS并RSA患者再次流产可能起到积极的作用。Jakubowicz等的无对照研究显示，使用二甲双胍在RSA并PCOS妇女能降低流产率。但是也有研究认为孕期使用二甲双胍对降低流产率无明显作用。目前尚无足够随机对照试验评估二甲双胍在RSA妇女中的作用，其孕期使用对胎儿的安全性也有待观察。已有一些前瞻性随机对照研究显示，妊娠期间使用二甲双胍对胎儿无不良影响，FDA已将二甲双胍定为B类药物。

高泌乳素血症的治疗

溴隐亭可以通过胎盘，在孕期是否用药还有争议，基本的原则是将胎儿对药物的暴露限制在尽可能少的时间内。因为泌乳素瘤孕期增大的风险较小，一般建议患者发现妊娠后应停用溴隐亭，每2个月进行1次血泌乳素水平测定和视野检查。一旦发现视野缺损或海绵窦综合征，立即加用溴隐亭。妊娠期间肿瘤再次增大者给予溴隐亭仍能抑制肿瘤生长，但整个孕期须持续用药至分娩。泌乳素瘤患者治疗1周内对溴隐亭没有反应及视力视野进行性恶化时，应该经蝶鞍手术治疗，妊娠接近足月时尽早终止妊娠。未做手术或放射治疗而用溴隐亭治疗的大腺瘤患者，孕期可以继续谨慎地使用。在已报道的6 000例妊娠期间服用溴隐亭的女性中，未发现先天性畸形或流产发生率增高。

甲状腺功能减退

甲状腺功能减退的孕妇，包括TSH水平高于孕期范围且FT_4降低者以及所有TSH＞10.0 mU/L者（不考虑FT_4水平），应予口服L-T4治疗。孕前已接受L-T4治疗的甲状腺功能减退患者，发现怀孕时即应增加药量25%～30%。治疗目标是使母血清TSH水平达到孕期参考范围（孕早期0.1～2.5 mU/L，孕中期0.2～3.0 mU/L，孕晚期0.3～3.0 mU/L）。亚临床甲状腺功能减退与母亲及胎儿的不良结果有关，甲状腺过氧化物酶抗体（TPOAb）阳性者应接受L-T4治疗，但尚缺乏随机对照试验的证据支持或反对TPOAb阴性者接受L-T4治疗。亚临床甲状腺功能减退或甲状腺功能减退的孕妇在妊娠的前20周每4周检查1次、在孕26～32周至少检查1次TSH、FT_4水平，以随时调整剂量。

甲状腺毒症

甲状腺功能亢进患者孕期可使用丙硫氧嘧啶（PTU）治疗。接受甲巯咪唑（MMI）治疗的患者应在确定怀孕时即改为PTU治疗，妊娠3个月后方可再重新MMI治疗。孕期接受抗甲状腺药物治疗的女性应每2～6周检查1次TSH、FT_4，控制目标是血清FT_4达到或接近正常上限。除非胎儿出现甲状腺功能减退，妊娠期不应给予L-T4、抗甲状腺药物联合治疗。有Graves病史的孕妇，应在孕20～24周时检测母亲血清促甲状腺激素受体抗体（TRAb）水平。若孕妇的甲状腺功能亢进未得到控制和（或）TRAb水平高于正常上限3倍，应定期超声检查胎儿心率、生长情况、羊水量及胎儿的甲状腺肿。如发现胎儿甲状腺肿，可考虑脐血取样鉴别胎儿甲状腺功能亢进或甲状腺功能减退。

甲状腺抗体阳性但甲状腺功能正常

尚无足够证据推荐或反对孕期TPOAb阳性但甲状腺功能正常的妇女行L-T4治疗，对甲状腺抗体阳性的RSA妇女也尚无提高妊娠成功率的有效方法，此类妇女应监测孕期甲状腺功能减退的发生。目前不推荐硒的补充制剂用于妊娠期TPOAb阳性者。

宫颈环扎术

提示：宫颈环扎术有手术相关潜在风险和刺激宫缩的可能，因此应只在有可能获益的妇女中进行。对有中孕流产史和可疑宫颈机能不全但未以病史为指征行宫颈环扎术的孕妇，应定期宫颈超声监测。有过1次因宫颈因素中孕流产病史的单胎孕妇，孕24周前如果经阴道超声扫查宫颈长度＜25 mm，应进行超声为指征的宫颈环扎术。

宫颈环扎术目的在于修复并建立正常宫颈内口的括约功能，维持妊娠至足月或尽可能延长孕周。对于宫颈机能不全的患者，宫颈环扎术有很好的预防早产或延长孕周的作用。一项来自4个随机对照试验的荟萃分析报告在1个单胎妊娠、短宫颈（<25 mm）和以往中孕流产的小群组中，环扎术可能降低孕35周前的早产发生率。

适应证

包括宫颈裂伤、先天或手术所致的宫颈缩短或有瘢痕，经阴道环扎失败和进行性的子宫颈消失胎膜完整患者。

手术分类

宫颈环扎根据手术时间、病情紧急情况，分为：

（1）选择性环扎（elective cerclage）：孕前或孕早期已明确诊断，宫颈尚未变化前进行的预防性手术，通常在12～16周进行，至少比上次流产或早产的时间提前2～4周。术式包括Shirodkar手术、McDonald手术、改良Shirodkar手术、改良McDonald手术等。

（2）应急性环扎（urgent cerclage）：宫颈发生了变化，包括颈管缩短或漏斗形成时进行。

（3）紧急环扎（emergent cerclage）：孕28周前宫口开大，有/无胎膜膨出时进行，但应没有宫缩或宫缩已有效抑制，手术方式以荷包缝合为宜。

手术途径

（1）经阴道：难以达到宫颈内口的高度，一般在宫颈的中上段，有一定的失败率。阴道内线结可能引起阴道感染、绒毛膜羊膜炎，还有膀胱撕裂、环扎带侵蚀阴道壁等个例报道。

（2）经腹：从子宫下段分离膀胱，环扎带放置在宫颈和子宫峡部交界上方的无血管区，可确保环扎带位于子宫颈内口水平。

（3）经腹腔镜：与经腹环扎术有同样的效果，但创伤小。

手术成功的关键在于没有合并阴道及宫颈炎症，环扎部位尽量接近内口，术后无宫缩。

因无随机对照，妊娠结局的改善难以评估。一个系统回顾比较：有以往妊娠经阴道环扎失败史的女性经腹和经阴道环扎，结论是经腹环扎可能围产死亡率更低，孕24周前分娩率更低以及手术并发症发生率更高。经腹环扎应在孕前还是孕期施行仍未有定论，一般选择剖宫产分娩。

注意事项

（1）术前和术中采取臀高位以利胎囊回缩。

（2）尽量少推动，避免摩擦羊膜囊。

（3）缝针不能刺破羊膜。

（4）宫颈环扎术后需卧床休息，尤其是应急或紧急手术的患者。

（5）给予抗生素预防感染和使用抑制宫缩药物。

（6）避免增加腹压的情况如便秘、咳嗽。

（7）术后观察有无阴道分泌物异常增多、阴道流血，定期阴道超声测量宫颈；如有异常，应及时检查宫颈是否撕裂，环扎线是否松脱，羊膜囊是否膨出，必要时再次行宫颈环扎术。

拆除宫颈环扎线的时机

（1）妊娠达到37周；

（2）宫缩过强、过频，宫缩抑制剂无效，流产或早产不可避免时。

并发症

手术近期（48 h之内）并发症主要是胎膜早破、出血、流产。远期并发症主要是宫颈裂伤、绒毛膜羊膜炎、宫颈瘢痕狭窄、产褥感染等。

子宫托治疗

有研究显示使用子宫托治疗宫颈机能不全获得了较好的疗效，与宫颈环扎组在孕龄、新生儿存活率均无明显差别。妊娠30周前发现宫颈长度<25 mm者可使用（宫颈口可见羊膜囊但宫口无明显扩张者，不列为禁忌）。

有宫缩、胎膜早破、发热、C-反应蛋白（CRP）和WBC升高、阴道异常排液和出血者禁忌使用。

如阴道分泌物细菌培养无异常，检查宫颈以选择大小合适的子宫托，将子宫托在尽可能高的位置上环绕宫颈。定期随访观察有无不适感及阴道流血。子宫托于34～36周时取出，如有胎膜早破、宫缩、阴道出血或明显不适时及时取出。

抗感染治疗

由于感染因素与RSA的相关性缺乏前瞻性研究，如果没有确切的感染依据，无需仅凭经验给予RSA患者抗感染治疗。如有影响胚胎发育或导致流产的病原体感染的明确证据，则可谨慎选用对胎儿无不良影响的病原体敏感药物。

心理治疗

虽然心理作用在RSA病因中的地位尚不明确，但多数认为与RSA相关。国外有研究将158对不明原因RSA夫妇根据居住地划分为2组，对照组42例接受常规产科治疗，观察组116例增加关爱治疗，包括心理支持、每周检查、生活指导，活产率在对照组为36%，观察组为85%，差异显著。一个45例RSA患者的前瞻性研究中，患者在再孕前心理调查的抑郁程度显著预测了再孕的10次流产。另一个非随机研究也显示有紧密的监控和专门的RSA门诊的支持，RSA患者随后的妊娠结局可得到显著改进。因此在RSA患者的评估和随后的妊娠中，有必要为他们提供心理咨询和支持。

不明原因复发性流产的治疗

提示： 不明原因的复发性流产（unexplained recurrent spontaneous abortion，URSA）患者在良好的病因评估和支持治疗下，即使无药物干预也可能有良好的妊娠结局。父方和第三者供体白细胞免疫治疗、静脉注射免疫球蛋白和抗凝治疗对不明原因复发性流产的治疗效果仍存在争议。

尽管经过详尽的病因调查，仍有近50%的RSA病例未能找到明确的病因。LIT是以往对URSA的主要治疗方法，URSA患者在LIT后可观察到其外周血Treg细胞的数量较治疗前明显升高。2006年Kotlan等研究报道，IVIG治疗细胞毒性T细胞、NK细胞活性增高的URSA患者可获得96%的成功率。但是一个cohort系统回顾显示各种形式的免疫治疗包括LIT和IVIG，在预防URSA患者再次流产中并不能提供优于安慰剂的效果。一些研究和荟萃分析也证实，IVIG对URSA保胎治疗无显著效果。此外，免疫治疗费用高且有潜在严重不良反应，包括输血反应、过敏性休克和肝炎等。多数指南认为，假如没有经过证明的作用机制和鉴定患者可能得益于这些治疗的诊断规则，不应该在严格设计的RCT以外应用免疫治疗。

阿司匹林单独或与肝素联合也常被用于URSA患者。最近两个随机对照试验报告低剂量阿司匹林抗凝治疗并不能改善早期URSA（流产2次以上）患者的活产率，目前认为对URSA患者经验性应用低剂量阿司匹林是不合理的。阿司匹林在排除易栓症的不明原因晚期胎儿丢失的作用还有待研究。

虽然英国指南认为在不明原因复发性流产妇女中应用经验治疗是不必要和应抵制的，但很多某些类型的患者可能从多种安胎治疗中获益，因此对URSA患者的治疗尚待进一步随机对照研究确定。

对URSA妇女应强调即使只有支持治疗，未来成功妊娠的预后可在50%~75%范围内；但年龄越大，既往流产次数越多，预后可能越差。精神支持对改善URSA患者妊娠结局的价值未得到随机对照研究的验证，但来自非随机研究的资料提示在一些专门的早孕诊所监护治疗有一定的帮助，但机制未明。

保胎失败后的处理

提示： 第3次或以后连续流产的妊娠产物应进行细胞遗传分析。如果流产胚胎核型正常，应考虑重新评估病因筛查和保胎治疗是否适当和充分。

如果RSA病因评估为可治疗的原因并且进行了积极的治疗，妊娠仍然失败，细胞遗传学检查可帮助评价流产是由于胚胎遗传异常或治疗失败所致。

胚胎染色体异常是单次流产最常见的原因，随流产次数增加，胎儿非整倍体所致的流产风险降低。如果流产胚胎检测出结构性染色体异常，这些异常可能来源于父方或母方，再孕健康活产的可能性依赖于所涉及的染色体和重排的类型，因此这些夫妇应进行染色体检查和遗传咨询，包括是否适宜再孕以及随后的产前诊断问题。如有条件，最好对所有RSA夫妇行染色体检查；但2011年英国流产评估和处理指南认为从卫生经济学的角度并不支持对RSA夫妇进行常规染色体核型分析。

在进行绒毛或胚胎染色体检查时需要注意以下几点：①母体组织污染影响结果准确性；②胚胎核型异常不一定是流产的唯一病因；③非遗传因素导致的胚胎发育异常。

保胎治疗以外要注意的问题

虽然阿司匹林加肝素治疗实质上改善了APA相关RSA的活产率，APS患者的妊娠中晚期仍有较高的并发症风险，包括死胎、子痫前期、胎儿生长受限和早产，因此早孕期保胎成功后仍需要内科和产科的密切合作，谨慎的产前监控包括胎儿生长情况、子宫胎盘循环、胎盘功能、蛋白尿、血压等，还要有好的新生儿专科作为后盾。

各种安胎治疗对胎儿的安全性仍有待进一步观察，因此尚需注意孕期监测有无胎儿畸形、生长异常，并进行新生儿的随访。

RSA父母如有平衡易位或倒位，安胎成功后必须行产前遗传学诊断，可选择方法包括在孕8～14周绒毛活检、孕16～24周羊膜腔穿刺、孕24周以后脐静脉穿刺，进行细胞核型分析、基因或分子诊断以检测子代遗传异常。

总结

RSA病因复杂，寻找适当的治疗仍是一个挑战。实验室检查标准化以及良好设计的多中心研究试验，是扩展现有知识基础以建立有力的循证治疗所必需的。鼓励患者参与高质量及方法学可靠的RCT研究，以指导最佳治疗可能是更好的选择。

有APA的孕妇建议用低剂量阿司匹林加预防量肝素联合治疗。无充分证据认为甾体激素和静脉用IVIG能改善APA相关的RSA的活产率。

无充分的证据评价孕期肝素治疗在遗传性易栓症相关RSA女性中预防流产的效应，但是可能改善遗传性易栓症相关的中孕流产女性的活产率。

无充分证据评价子宫纵隔切开术在有子宫纵隔的RSA女性中预防下次流产的效应。

表13-2 复发性流产的保胎治疗

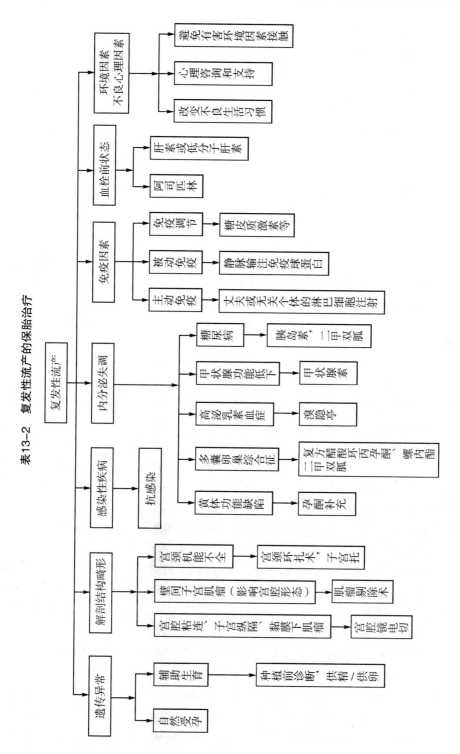

宫颈环扎术有潜在的手术风险和刺激宫缩可能，因此应只在可能获益的女性中考虑进行。有中孕流产和可疑宫颈机能不全的女性如果没有进行以病史为指征的宫颈环扎术，应进行系列宫颈超声监测。单胎有因宫颈因素中期妊娠流产史的女性，如果孕24周前阴道超声检查宫颈长度≤25mm，应进行超声为指征的宫颈环扎术。

无充分的证据评价孕期孕酮、HCG补充以及孕期应用二甲双胍在RSA女性中预防流产的效应。在有排卵的PCOS并RSA女性中抑制高LH水平不能改善活产率。

对URSA患者目前仍以经验治疗为主，但是未有体外受精胚胎种植前遗传诊断、抗凝治疗、LIT和IVIG改善其活产率的足够证据。URSA女性如果在详细早孕评估的背景下单独给予支持治疗而没有药物干预，未来的妊娠也可能有很好的结局。

对RSA夫妇应提供适当的心理咨询和支持。

本章内容总结性归纳见表13-2。

（张睿）

参 考 文 献

［1］张建平，林其德，李大金，等. 复发性流产的诊断与治疗［J］. 现代妇产科进展，2006，15（7）：481-492.

［2］林其德. 复发性流产免疫学诊断和治疗共识［J］. 生殖医学杂志，2008，17（1）：3-4.

［3］李泽莲，向卉芬，程玲慧，等. 复发性流产与胰岛素抵抗相关性的荟萃分析［J］. 中华妇产科杂志，2012，47：915-919.

［4］朱铱达，陈名道. 高催乳素血症的诊治——介绍美国内分泌学会临床应用指南［J］. 中华内分泌代谢杂志，2011，27（11）：876-879.

［5］王红梅，王谢桐. 宫颈机能不全的诊断及处理［J］. 现代妇产科进展，2011，20（3）：180-182.

［6］卢淮武，周晖，张建平. 孕激素在黄体功能不全型复发性流产中的应用［J］. 中国处方药，2010，3：36-38.

［7］Royal College of Obstetricians and Gynaecologists. The Investigation and treatment of couples with recurrent miscarriage［J］. Guideline No.17，2011：5.

［8］American Society for Reproductive Medicine. Evaluation and treatment of recurrent pregnancy loss: a committee opinion［J］. Fertility and Sterility，2012，98（5）：1103-1111.

［9］Saravelos SH，Cocksedge KA，Li TC. Prevalence and diagnosis of congenital uterine anomalies in women with reproductive failure: a critical appraisal ［J］. Hum Reprod Update, 2008, 14: 415-429.

［10］American Society for Reproductive Medicine. Clinical relevance of luteal phase deficiency ［J］. Fertil Steril, 2012, 98: 1112-1127.

［11］Palomba S, Falbo A, Orio F Jr, et al. Effect of preconceptional metformin on abortion risk in polycystic ovary syndrome: a systematic review and meta-analysis of randomized controlled trials ［J］. Fertil Steril, 2009, 92: 1646-1658.

［12］Guidelines of the American Thyroid Associasion for the diagnosis and management of thyroid disease during pregnancy and postpartum ［J］. Thyroid, 2011, 21: 1081-1125.

［13］Check JH. The use of heparin for preventing miscarriage ［J］. Am J Reprod Immunol, 2012, 67（4）: 326-333.

［14］Hoppe B, Burmester GR, Dörner T. Heparin or aspirin or both in the treatment of recurrent abortions in women with antiphospholipid antibody（syndrome）［J］. Curr Opin Rheumatol, 2011, 23（3）: 299-304.

［15］Kaandorp SP, Goddijn M, van der Post JA, et al. Aspirin plus heparin or aspirin alone in women with recurrent miscarriage ［J］. N Engl J Med, 2010, 362: 1586-1596.

［16］Clark P, Walker ID, Langhorne P, et al. SPIN（Scottish Pregnancy Intervention）study: a multicenter, randomized controlled trial of low-molecular-weight heparin and low-dose aspirin in women with recurrent miscarriage ［J］. Blood, 2010, 115: 4162-4167.

［17］Bansal AS, Bajardeen B, Thum MY. The basis and value of currently used immunomodulatory therapies in recurrent miscarriage ［J］. J Reprod Immunol, 2012, 93（1）: 41-51.

［18］Lachmi-Epstein A, Mazor M, Bashiri A. Psychological and mental aspects and "tender loving care" among women with recurrent pregnancy losses ［J］. Harefuah, 2012, 151（11）: 633-654.

［19］Stephenson MD, Kutteh WH, Purkiss S, et al. Intravenous immunoglobulin and idiopathic secondary recurrent miscarriage: a multicentered randomized placebo- controlled trial ［J］. Hum Reprod, 2010, 25: 2203-2209.

［20］Ata B, Tan SL, Shehata F, et al. A systematic review of intravenous immunoglobulin for treatment of unexplained recurrent miscarriage ［J］. Fertil Steril, 2011, 95: 1080-1085.

［21］Scarpellini F, Sbracia M. Use of granulocyte colony-stimulating factor for the treatment of unexplained recurrent miscarriage: a randomized controlled trial ［J］. Hum Reprod, 2009, 24（11）: 2703-2708.

［22］Winger EE, Reed JL. Treatment with tumor necrosis factor inhibitors and intravenous immunoglobulin improves live birth rates in women with recurrent spontaneous abortion ［J］.

Am J Reprod Immunol, 2008, 60（1）: 8-16.

［23］Liang P, Mo M, Li GG, et al. Comprehensive analysis of peripheral blood lymphocytes in 76 women with recurrent miscarriage before and after lymphocyte immunotherapy［J］. Am J Reprod Immunol, 2012, 68（2）: 164-174.

［24］Gleicher N, Vidali A, Barad DH. Successful treatment of unresponsive thin endometrium ［J］. Fertil Steril, 2011, 95（6）: 2123e13-2123e17.

［25］Nigro G, Mazzocco M, Mattia E, et al. Role of the infections in recurrent spontaneous abortion［J］. J Matern Fetal Neonatal Med, 2011, 24（8）: 983-989.

［26］Royal College of Obstetricians and Gynaecologists. Cervical cerclage. Green-top Guideline No. 60. London: RCOG: 2011.

［27］Burger NB, Brölmann HA, Einarsson JI, et al. Effectiveness of abdominal cerclage placed via laparotomy or laparoscopy: systematic review［J］. J Minim Invasive Gynecol, 2011, 18（6）: 696-704.

［28］Ernest JM, Marshburn PB, Kutteh WH. Obstetric antiphospholipid syndrome: an update on pathophysiology and management［J］. Semin Reprod Med, 2011, 29（6）: 522-539.

［29］McNamee K, Dawood F, Farquharson R. Recurrent miscarriage and thrombophilia: an update［J］. Curr Opin Obstet Gynecol, 2012, 24（4）: 229-234.

［30］McNamee K, Feroza D, Roy GF. Best Practice & Research［J］. Clinical Obstetrics and Gynaecology, 2012, 26: 91-102.

［31］Szekeres-Bartho J. Progesterone-mediated immunomodulation in pregnancy: its relevance to leukocyte immunotherapy of recurrent miscarriage［J］. Immunothe- rapy, 2009, 1 （5）: 873-882.

［32］Raghupathy R, Al-Mutawa E, Al-Azemi M, et al. Progesterone-induced blocking factor （PIBF）modulates cytokine production by lymphocytes from women with recurrent miscar- riage or preterm delivery［J］. J Reprod Immunol, 2009, 80: 91-99.

［33］Haas DM, Ramsey PS. Progestogen for preventing miscarriage［J］. Cochrane Database Syst Rev, 2008（2）: CD003511.

［34］Carp HJA. Recurrent miscarriage and hCG supplementation［J］. Journal of Reproductive Immunology, 2011, 90: 131-163.

［35］Franssen MT, Musters AM, van der Veen F, et al. Reproductive outcome after PGD in couples with recurrent miscarriage carrying a structural chromosome abnormality: a systematic review［J］. Hum Reprod Update, 2011, 17（4）: 467-475.

［36］Vissenberg R, Goddijn M. Is there a role for assisted reproductive technology in recurrent miscarriage?［J］. Semin Reprod Med, 2011, 29（6）: 548-556.

［37］Rumbold A，Middleton P，Pan N，et al. Vitamin supplementation for preventing miscarriage［J］. Cochrane Database Syst Rev，2011，19（1）：CD 004073.

［38］Nonaka T，Takakuwa K，Ooki I，et al. Results of immunotherapy for patients with unexplained primary recurrent abortions–prospective nonrandomized cohort study［J］. Am J Reprod Immunol，2007，58（6）：530–536.

［39］Yang H，Qiu L，Di W，et al. Proportional change of CD4$^+$CD25$^+$regulatory T cells after lymphocyte therapy in unexplained recurrentspontaneous abortion patients［J］. Fertil Steril，2009，92（1）：301–305.

［40］Ata B，Tan SL，Shehata F，et al. A systematic review of intravenous immunoglobulin for treatment of unexplained recurrent miscarriage［J］. Fertil Steril，2011，95（3）：1080–1085.

第十四章　复发性流产中医辨证论治

中医学对复发性流产病名的认识

复发性流产属于祖国医学的滑胎、数堕胎等范畴。中医学对本病的认识由来已久，本病首出于南北朝《产经》，书中记载了"治妊身数落胎方"，但未有具体论述。隋代巢元方在《诸病源候论·妇人妊娠病诸候上》记载妊娠数堕胎之候："……若血气虚损者，子脏为风冷所居，则气血不足，故不能养胎，所以致胎数堕。"并且提出本病的临床特点"妊娠而恒腰痛者，喜堕胎"。宋代陈自明在《妇人大全良方·妊娠数堕胎方论第一》明确提出"数堕胎"的概念："若血气虚损者，子脏为风寒所苦，则血气不足，故不能养船，所以数堕胎也。其妊娠腰疼者，喜堕胎也。"

滑胎在明代以前各医家医著中是指临产催生的方法，称之为"易产滑胎"。将滑胎作为妇科一个疾病名称首见于叶天士的《叶氏女科证治》："妊娠有三月而堕者，有六七月而堕者，有屡孕屡堕者，由于气血不足，名曰滑胎"，滑胎也出现于吴谦的《医宗金鉴妇科心法要诀》："若滑胎三五七月无故胎自堕者，至下次受孕亦复如是，数数堕胎则谓之滑胎"，明确提出本病多于妊振前3月发生以及应期而下的特点。因此，今天所指的"滑胎"是从清代沿革而来的病名。中华人民共和国中国中医药行业标准中医妇科病证诊断疗效标准将滑胎定义为：滑胎是由于体质虚弱，肾虚冲任不固，而致怀孕后出现自然堕胎，或小产连续发生3次以上者，称为滑胎。

病因病机

《诸病源候论》提出："若其母有疾以动胎，治母则胎安；若其胎有不牢固，致动以病母者，治胎则母瘥。"认识到本病的发生可分为母亲和胎儿两方面的因素。《景岳全书·妇人规·安胎》曰："盖胎气不安，必有所因，或虚或实，或寒或热，皆能为胎气之病。"历代医家对本病的病因病机的认识，大致归纳为肾虚、气血两虚、血热、血瘀等原因，导致冲任不调、胎元不固而引起流产。

肾虚

患者先天禀赋不足，加之后天失养，素体肾虚，或早婚多产，孕后房劳过度，暗耗肾中精血，损伤肾气。肾虚则封藏失司，冲任不固，胎元失于维系，导致堕胎。或有产妇年过四十，高龄受孕妊娠，阴气自半，肾气已虚，发生复发性流产的风险更大。《傅青主女科·妊娠》曰："大凡妇人之怀妊也，赖肾水以萌胎，水源不足，则火易沸腾。加以久战不已，则火必大动，再至兴酣癫狂，精必大泄。精大泄则肾水益溜，而龙雷之火益织。水火两病，胎不能固而堕也。"《景岳全书·妇人规》还指出："父气薄弱，胎有不能全受而血之漏者。"罗颂平教授基于肾–天癸–冲任–子宫轴理论认为肾虚不固，冲任损伤乃本病的主要病机，治疗以补肾固冲为法则。

气血两虚

胎居母腹赖孕母气载血养而发育成实，若母体素体气血虚弱，或因劳倦过度，饮食不节，忧思气结；或因病恶阻频繁呕恶所伤致脾虚气弱，化源匮乏而气血亏少；或因大病久病之后正气不足，又失于调养以致气虚血少，胎失所养，气虚胎失所载而发生本病。明代张介宾在《景岳全书·妇人规》中云："凡妊娠之数见堕胎者，必以气脉亏损而然"，"凡胎孕不固，无非气血损伤之病，盖气虚则提摄不固，血虚则灌溉不周，所以多致小产"。《万氏妇人科·胎前章·胎动不安》云"脾胃虚弱不能管束其胎，气血素衰不能滋养其胎"，直接提出脾胃虚弱、气血不足而病的机制。

血热

孕妇素体阳盛，或外感热邪，或因七情内伤郁而化热，或孕后过食辛辣助火之品，过服温热暖宫药物，或阴虚内热等，以致热扰冲任，不能养胎，胎元不安，导致滑胎。张景岳《景岳全书·妇人规·胎孕类》云："凡胎热者，血易动，血动者，胎不安；故堕于内热而虚者，亦常有之。"

血瘀

血瘀之由，多因屡孕屡堕，胞络屡受损伤，经脉瘀阻，或流产不全，再行刮宫术，更伤子宫，以致瘀血留阻胞宫，瘀血不去，新血难生，妨碍新孕。此种血瘀，既是致病原因，也是病理产物。此外，另有妊娠期间跌扑闪挫、负重过度等，导致胞宫气血失和，经脉阻滞不通，瘀血在里则影响气血的化生，不能濡养胎儿。直接外伤、负重久行还往往容易导致胎元的直接受损。清代王清任的《医林改错》"少腹逐瘀汤"中论："常有连伤数胎者，……不知子宫内，先有瘀血占其地，胎至三月再长，其内无容身之地，胎病靠挤，血不能入胞胎，从旁流而下，故先见血；血既不入胞胎，胎无血养，故小产。"

辨证论治

《景岳全书·妇人规》提出："安胎之方不可执，亦不可泥其月数，但当随证随经，因其病而药之，乃为至善。"强调了辨证治疗对于安胎的重要之处。同时应重视患者禀赋、身体素质、情志因素以及其他病史、服药史、生育史、生活史、有无外伤史等资料的搜集，这对本病辨证求因每多有益。对于滑胎的治疗，还要注意孕前调治及孕后早治，对夫妇双方进行有关流产病因的检查，尽可能寻找出流产的原因。并要预培其损，主要是针对流产的原因和流产的并发症治疗。大多以补肾健脾，益气养血，调补冲任为主。治疗期限无论有无胎漏、胎动不安症状，均应从月经过期即开始保胎治疗，并坚持到前几次堕胎、小产最大月份后1个月为止。

肾虚证

主要证候：屡孕屡堕，甚或应期而堕；头晕耳鸣，腰酸膝软，夜尿频多，面色晦暗，舌质淡，苔薄白，脉沉滑无力。

证候分析：肾虚则封藏失司，冲任不固，胎失所系，导致堕胎。肾虚髓海不足，则头晕耳鸣，腰膝酸软；肾虚气化失常，膀胱失约，故小便频数。舌淡，苔白，脉沉滑无力，为肾虚之征。

治疗法则：补肾健脾，固冲安胎。

方药举例：补肾固冲丸（《中医学新编》）。

菟丝子、续断、巴戟天、杜仲、当归、熟地黄、鹿角霜、枸杞子、阿胶、党参、白术、大枣、砂仁。

方中菟丝子、续断、巴戟天、杜仲、鹿角霜温补肾阳；当归、熟地黄、阿胶补肾阴益精血，从而达到补肾安胎之功。党参、白术、砂仁、大枣益气健脾以资化源；砂仁顺气安胎且防止熟地黄、阿胶之滋腻，便于久服而不碍饮食，使药力持续。

中医妇科名家罗元恺在此方基础上加减研制成滋肾育胎丸（《罗元恺妇科述要》），临床观察表明，此方对习惯性流产确有显著疗效。

气血两虚

主要证候：屡孕屡堕，精神萎靡，头晕眼花，少气懒言，神疲乏力，心悸气短，面色苍白，舌淡，苔薄，脉细弱。

证候分析：气血两虚，冲任不固，胎失所养，故使屡孕屡堕；气血两虚不得上荣于面则见面色苍白，上不荣清窍则头晕眼花；脏腑失养，则神倦乏力，心悸气短。舌淡，苔薄，脉细弱，为气血两虚之征。

治疗法则：益气养血安胎。

方药举例：泰山磐石散（《景岳全书》）。

人参、黄芪、当归、续断、黄芩、川芎、白芍、熟地黄、白术、炙甘草、砂仁、糯米。

方中人参、黄芪、白术、甘草补脾益气；当归、白芍、续断、熟地黄补益肝肾，养血和血。其中白术与黄芩相配，具有健脾清热以安胎之功，少用砂仁，取其辛温而涩，既可理气和中，亦可安胎。川芎配在补血、养血药中，是调和血中之气；糯米甘平养脾胃而固胎元。诸药配伍，共收益气健脾、补养肝肾而安胎元之功。本方在原书加减有"觉有热者，倍黄芩，少用砂仁；觉胃弱者，多用砂仁，少加黄芩"。

血热型

主要证候：屡孕屡堕，或孕后烦躁不宁，或阴道下血，色深红或鲜红，质稠。心烦少寐，口渴饮冷，夜寐多梦，溲黄便结，面红唇赤，舌红，苔黄，脉弦数。

证候分析：邪热内盛，热扰冲任，胎元受损，则屡孕屡堕，邪热迫血妄行，故阴道下血而色深红或鲜红，质稠；热扰心神，故夜寐多梦；热伤津液，故口渴饮冷，溲黄便结；热邪上扰，故面红唇赤。舌红，苔黄，脉弦数，也为邪热内盛之征。

治疗法则：清热养阴，固冲安胎。

方药举例：保阴煎（《景岳全书》）。

生地黄、熟地黄、白芍、山药、续断、黄芩、黄柏、甘草。

方中熟地黄益水填精，滋阴补血，以降虚火，配伍生地黄养阴生津，善退阴虚内热；白芍、山药养血敛阴；黄芩、黄柏清热泻火，宁络止血；续断补肝肾，固冲任，配以甘草调和诸药。

血瘀

主要证候：宿有癥瘕之疾，孕后屡屡滑胎，面色黧黑，肌肤无华；舌质紫暗，或见瘀斑瘀点，脉象细涩。

证候分析：原患癥瘕，瘀血内阻，气血失和，胎元失养，以屡孕屡堕。瘀血内阻，气血运行不利，肌肤失养，则见面色黧黑，肌肤无华。舌质紫暗，或见瘀斑瘀点，脉象细涩为血瘀之征。

治疗法则：祛瘀消癥，固冲安胎。

方药举例：桂枝茯苓丸合寿胎丸（《金匮要略》及《医学衷中参西录》）。

桂枝、茯苓、赤芍、牡丹皮、桃仁、菟丝子、桑寄生、续断、阿胶。

方中桂枝温通血脉；茯苓渗利下行而益心脾之气，既有助于行瘀血，亦有利于安胎元，共为君药；牡丹皮、赤芍合桃仁以化瘀血，并能清瘀热，诸药合用，共奏活血化瘀、缓消癥块之效。再合寿胎丸补肾安胎，攻补兼施，邪去胎安。

中医对免疫性复发性流产的研究

免疫性不孕多由于肝肾阴阳气血失调而导致的局部湿热，造成气血运行不畅，从而不能受孕。很多医家通过病证结合总结出不同病因对应不同的证型。

抗精子抗体（ASAb）

罗颂平认为，肾虚血瘀为抗精子抗体阳性患者的主要发病机制，并使用纯中药制剂助孕Ⅰ号、助孕Ⅱ号丸治疗血ASAb阳性的不孕不育症或有反复流产史的患者62例。结果显示：中药组ASAb转阴率对比对照组及安慰剂组均显著提高。而韩延华等则以益肾健脾佐以清热解毒并创立了消抗灵Ⅳ号方，治疗组中ASAb转阴率及妊娠率高于对照组。

抗心磷脂抗体（ACA）

孔晓伟以调理冲任、补益肾气为原则，筛选ACA阳性RSA患者380例，服用中药组方参芪归芍汤治疗30～45天，ACA全部转阴。袁惠霞以补肾活血化瘀为原则，自拟补肾抑抗汤补肾活血为主治疗ACA阳性的反复流产患者，总有效率为97.22%。白洁对60例ACA阳性的RSA患者进行针刺配合补肾调冲中药治疗，结果提示针灸治疗受孕率优于口服药物者，流产率低于口服药物者。

抗子宫内膜抗体（EMAb）

李玛建等认为，EMAb阳性的RSA患者的中医发病机制主要为肾虚血瘀，其对抗子宫内膜抗体、抗滋养层抗体阳性的67例患者进行孕前中药干预治疗，给予口服养血安胎颗粒（菟丝子、续断、当归、白芍、益母草、莲子肉、川芎等）治疗，同时服用知柏地黄丸，随证加减。治疗3个月后，抗体转阴率达90.9%。王振卿自拟养肝滋肾汤及坐浴，治疗2个疗程EMAb转阴230例（合计81.56%），4个疗程EMAb转阴250例（合计88.65%）。

透明带抗体（ZP）

李大金报道，ZP阳性者多为阴虚火旺所致，以滋补肾阴、清泻虚火为原则，采用中成药知柏地黄丸治疗4例ZP阳性患者，3例受孕并足月分娩。

抗滋养层细胞膜抗体（ATA）

曹立幸采用益气养血、固肾安胎中药对大鼠肾虚流产模型进行观察，结果表明中药可能通过降低血清ATA的作用影响妊娠的进行。陈延斌以消抗汤治疗自身免疫抗体阳性不孕患者，其中ATA阳性29例，3个疗程转阴23例。

自然杀伤（NK）细胞

刘明珠等用以补肾为主的中药助孕3号方（由菟丝子、川断、桑寄生、党参等药物组成），治疗有自然流产病史的患者30例，发现治疗后NK细胞较治疗前明显下降。

封闭抗体

孙立新等认为，封闭抗体（APLA）不足型RSA患者的主要病机为脾肾虚弱，尤以肾虚为主，并以泰山磐石散加减治疗取得明显疗效。罗颂平也以补肾健脾中药为主，并采用补肾健脾的助孕3号丸，证实助孕3号丸可提高APLA效应，降低再次妊娠流产率，临床有效率达95.2%。刘全宾等对33例APLA阴性的RSA患者实施针刺治疗，取肾俞、关元、命门（主穴）、足三里、血海、三阴交（配穴），APLA转阳率达51.5%，与淋巴免疫治疗对照组无明显差异。

（胡素云）

参 考 文 献

［1］国家中医药管理局. 中医病证诊断疗效标准［M］. 南京：南京大学出版社，1994：67.

［2］郜洁，曾蕾，曹蕾，等. 罗颂平教授治疗反复自然流产经验介绍［J］. 新中医，2008，40（11）：12-14.

［3］赵红艳，罗颂平. 反复自然流产与抗生殖免疫抗体的相关研究评析［J］. 中医药学刊，2005，23（2）：314-315.

［4］韩延华，高新源，唐艳，等. 消抗灵Ⅳ号方治疗女性血清抗精子抗体阳性56例不孕症临床观察［J］. 四川中医，2010，28（4）：90-91.

［5］孔晓伟，腾曼，张立洁，等. 参芪归芍汤治疗抗心磷脂抗体阳性的复发性流产380例［J］. 光明中医，2012，27（2）：2004-2005.

［6］白洁. 针刺配合补肾调冲法防治反复自然流产的研究［D］. 广州：广州中医药大学，2008.

［7］陈延斌. 消抗汤治疗不孕患者自身免疫抗体的疗效观察［J］. 长春中医药大学学

报，2011，27（1）：115-116.

［8］刘明珠．助孕3号方对自然流产淋巴细胞亚群、NK细胞、Fas/FasL表达干预的研究［D］．广州中医药大学届硕士学位论文，2007：1-36.

［9］孙立新，谈勇援．封闭抗体不足性复发性自然流产的临证心得［J］．南京中医药大学学报，2007，23（3）：194-195.

［10］刘全宾，田葱，李娟，等．针刺治疗封闭抗体缺失的复发性流产患者33例临床观察［J］．黑龙江医药，2013，26（5）：886-888.

第二编 诊疗技术

第十五章　生殖内分泌功能检测

第一节　性激素测定

引言

妇产科学以女性生殖健康为中心，涉及青春期、生育期、围绝经期、绝经期和老年期各期，当机体处于某些疾病状态时，下丘脑–垂体–卵巢生殖轴各种激素的分泌可能发生异常。因此，性激素的测定对于疾病的诊断、疗效观察、预后评估以及对生殖功能的评估都十分必要，同样在流产的诊断和治疗中也发挥着重要作用。虽然不是每一种临床检测的性激素都与流产直接相关，但是它们都不同程度地与流产的原因判断或者疗效及预后评价可能发生千丝万缕的联系。因此，我们有必要对这些常用的性激素的测定知识进行梳理，以利临床应用。

狭义的性激素指的是雌激素（E）、孕激素（P）和雄激素（T），它们主要由卵巢分泌，称为甾体激素或称性类固醇激素，简称性激素。而在临床工作中，对女性性功能的评价实际上是包括了对下丘脑–垂体–卵巢腺轴功能的评价，因此广义的性激素检测还包括了对垂体激素卵泡刺激素（FSH）、黄体生成素（LH）、泌乳素（PRL）的检测，临床称为性激素6项检查。另外，虽然甲状腺激素和胰岛素不属于性激素的范畴，但二者也是流产的相关因素，因此在流产的诊治中也需要测定。

引导性问题

- 基础性激素测定的时间及要求？
- 临床上哪些患者需要检测性激素水平？
- 月经周期的任何时间都可以检测性激素吗？
- 通过性激素水平检测，能获得哪些信息？
- 性激素在促排卵、监测排卵中有哪些作用？
- 孕酮在复发性流产妊娠保胎中的指导意义？
- 性激素在卵巢储备功能评估中的实际意义？

性激素6项测定时间及要求

1个26岁患者，以"婚后6年未避孕未孕"来就诊，其月经不规律，周期50～60天，经期5天，医生会开性激素6项检测给这样的患者吗？这是必需的吗？如果开了，患者应该什么时候来检测？

要回答上面的问题，就要掌握在正常的月经周期中性激素的来源和合成规律，以及它们的临床意义，恰当地运用它们。在实际工作中，不是所有到妇产科就诊的患者都需要进行性激素测定的，毕竟6项检查价格仍然比较昂贵。

理想的情况下，性激素检查前至少1个月内未用过性激素类药物，避免影响检查结果。患者若既往月经稀发，考虑诊断PCOS时，当出现停经或闭经时，若尿妊娠试验阴性、阴道B超检查双侧卵巢无＞10 mm卵泡且无黄体存在，子宫内膜（EM）厚度＜5 mm，也可做为基础状态。

基础性激素：月经周期2～5天（即早卵泡期）测定的性激素称为基础性激素测定，应包括FSH、LH、E_2、PRL、P、T。有人认为早卵泡期没有排卵，P应该是低值，不用检查，然而早卵泡期P值升高是诊断肾上腺酶系缺陷（如21-羟化酶缺陷或者17-α羟化酶缺陷）的重要线索。正常情况下，早卵泡期的P值应该＜3.18 nmol/L，如果复查后仍＞3.18 nmol/L，应寻找原因。PRL、T在整个月经周期中的变化不大，可在月经周期任何时间段测定。PRL升高超过3倍，可确诊高泌乳血症（HPRL），1次检查即可确定，轻度升高者（升高＜3倍），应进行第2次检查，不可轻易诊断HPRL而滥用溴隐亭治疗。

检测雄激素的项目为雄激素分类，包括游离睾酮（ftee-testoterone，FT）、雄烯二酮（Androstenedione，A_2）、脱氢表雄酮（dehydroepiandrosterone，DHEA）、硫酸脱氢表雄酮（dehydroepiardrosterone sulfate，DHEAS）、性激素结合球蛋白（sex hotmone-binding globulin，SHBG），而总睾酮已经包括在性激素6项中。然而，只有不多的医院开展了雄激素分类的检测。在PCOS患者中，仅约20%的患者发现总睾酮（Testosterone，T）升高，此时评价高雄激素血症的生化指标主要依靠游离睾酮指数（free androgen index，FAI），其计算公式为血T水平/血SHBG水平×100（睾酮的单位是nmol/L，SHBG的单位是mmol/L）。

要了解是否有排卵及黄体的功能，则在黄体中期即排卵后1周（月经D21～D22）测定P值。

甾体激素

甾体激素依据含有碳原子数目分为3组：①21-碳类固醇：包括肾上腺皮质激素和孕酮，基本结构是孕烷核；②19-碳类固醇：包括所有雄激素，基本结构是雄烷核；③18-碳类固醇：即雌激素，基本结构为雌烷核。雌激素、孕激素、雄激素参与下丘脑-垂体反馈调节。

雌激素

女性雌激素几乎全由卵巢产生，包括雌二醇（E_2，estradiol）、雌酮（E_1，estrone）及微量雌三醇（E_3，estriol），这3种E的生物活性比例为100∶30∶20。E_2是卵巢产生的主要E，成年女性95%的E_2来自卵巢内的卵泡（颗粒细胞）或黄体，少量来自肾上腺。E_3是E_1和E_2的外周代谢产物，而不由卵巢分泌。E_3的形成代表E代谢的"解毒作用"，即把高生物活性的E转变为低生物活性的激素形式。妊娠早期E_2主要由黄体产生，胎盘形成以后则主要由胎盘产生，至妊娠末期，E_2为非妊娠妇女的100倍。另外，妊娠期间，由胎儿-胎盘单位产生大量的E_3，因此测定血或尿中E_3水平可反映胎盘功能。95%的E与性激素结合球蛋白（sex hormone binding globulin，SHBG）结合，具有活性的游离E仅占5%，对维持女性生殖功能及第二性征有重要作用。E在肝脏灭活，小部分由小肠再吸收入血循环，大部分经肾由尿液排出。

幼女及少女因卵巢功能尚未发育成熟，无优势卵泡形成，体内E分泌处于较低水平。从青春期至成年，女性E_2水平不断增长，因此在发生女性性早熟时E_2升高。在生育期的正常月经周期中，E_2水平随卵巢内卵泡的发育、排卵及黄体形成等事件的发生而发生规律性变化。E_2在月经周期中出现两个分泌高峰，且第1次峰值高于第2次峰值。早卵泡期E_2水平最低，以后逐渐上升，自然排卵前3天开始明显升高，排卵前3天达734 nmol/L，前2天达1 101 nmol/L，至排卵前达到高峰，可≥1 468 nmol/L，E_2峰值后24～48 h排卵，排卵后3天降至低值，黄体期又开始升高，排卵后第8日出现第二个高峰，但低于第一个峰值，以后迅速降至最低水平，下1个月经周期来临。当E_2≥734 nmol/L，且维持大约50 h，即可对下丘脑及垂体形成正反馈，激发出足以使卵泡成熟和排卵的LH峰。绝经后妇女卵巢功能衰竭、无卵泡发育，E_2水平低于早卵泡期。此时E来源和性质也发生了变化，循环中的E以E_1为主，主要来自于肾上腺分泌的雄烯二酮（A_2）在外周脂肪组织中芳香化酶的作用下转化为E_1。因此，测定不同时期的E_2含量，可判断卵巢功能及性发育异常疾病。

男性雌激素主要来自肾上腺皮质。

临床意义

（1）E_2是青春期启动及诊断性早熟的激素指标之一，在女性性早熟中E_2>275 nmol/L（75 ng/L）。

（2）基础E_2是卵巢储备功能的参考指标之一，卵巢储备功能下降时基础

E_2升高，而在卵巢功能衰竭时E_2则下降。正常情况下，卵泡的周期募集发生在黄体-卵泡转换期，即黄体末期，此时出现FSH升高，促进颗粒细胞生成E_2，负反馈抑制FSH而使月经第3天的基础FSH为正常水平。随着卵巢储备的进一步下降，在黄体-卵泡转换期可募集的卵泡数目减少，产生的E_2下降，不足以抑制FSH而使FSH提前升高，基础FSH升高，促使在早卵泡期合成的E_2增加。在相同的基础FSH水平下，基础E_2值越高卵巢的储备越差。基础E_2水平（月经第3天）为91.75～183.5 nmol/L（25～50 pg/mL），估计IVF控制性促排卵中卵巢反应好。Smotrich等报道在IVF周期中，基础E_2水平（月经第3天）＞293.6 nmol/L周期取消率高而妊娠率低，E_2水平＞318 nmol/L无一妊娠。

（3）$E_1/E_2＞1$，提示雌酮的外周转化增加，为A_2增加的间接依据。

（4）判断闭经的原因：E水平符合正常的周期性变化，表明卵泡发育正常，应考虑为子宫性闭经。E水平偏低，闭经原因可能是原发或者继发性卵巢功能低下或者药物影响抑制卵巢功能，也可见于下丘脑-垂体功能失调、HPRL等。

（5）协助诊断无排卵：E无周期性变化，常见于无排卵性功血、多囊卵巢综合征（PCOS）、某些绝经后子宫出血。

（6）监测卵泡发育：E_2浓度高低反映卵泡的成熟度及成熟卵泡数目。自然周期中，每一成熟卵泡产生的E_2可达734～1 101 nmol/L，测定血中E_2浓度可作为监测卵泡发育、成熟及卵泡质量的指标之一；如果卵泡在排卵前的E_2水平低，则可能卵泡质量不佳，直接可以影响到排卵后黄体的功能，而可能发生黄体功能不足，早期流产。在辅助生殖技术中，E_2水平检测作为卵泡生长监测手段，对促性腺激素（Gn）的用药有指导作用。E_2浓度还可以作为促排卵治疗中卵巢过度刺激综合征（OHSS）发生的高危因素，$E_2＞9 175$（2 500）～11 010 nmol/L（3 000 pg/mL）时，有发生OHSS的高危风险，可为ART中卵泡最后成熟（trigger）使用的药物和剂量选择提供参考。$E_2＞14 680$（4 000）～22 020 nmol/L（6 000 pg/mL）时，OHSS发生率近100%，并可迅速发展为重度OHSS。

（7）其他：E_2升高还可见于妊娠期、卵巢颗粒细胞瘤、浆液性囊腺癌、肝硬化、红斑狼疮（SLE）、肥胖、吸烟者、糖尿病孕妇、多胎、葡萄胎。E_2降低还可见于卵巢切除、化疗引起的卵巢功能受损；使用GnRH激动剂治疗子宫内膜异位症降调节后，原发性性腺发育不全（卵巢性），继发性性腺发育不全（下丘脑或垂体性），先天性肾上腺皮质增生症（17-α羟化酶缺乏），妊娠期胎儿肾上腺皮质功能不全（无脑儿，唐氏综合征患儿）。

（8）非结合雌三醇（unconjugated estriol，uE_3）：uE_3随妊娠周数增加而增加，若动态测定不再升高示已足月。过期妊娠、死胎（＞35周，

uE$_3$<4 μg/L)、无脑儿(为正常同期孕妇的1/10)、妊高征(与胎儿窘迫、先兆子痫程度成正比)、唐氏综合征儿等uE$_3$水平下降。

提示：E检测主要用于评估卵巢及胎盘功能、促排卵治疗过程中卵泡发育情况的监测。因此，在临床上，当需要评估卵巢的储备功能、卵泡的发育情况及与E水平相关疾病的诊断时，均可以选择该项检查。

孕激素

非妊娠妇女，其外周组织类固醇不能转化为孕酮，因此孕酮生成率是肾上腺和卵巢分泌量的总和。非妊娠妇女，卵泡膜细胞合成和分泌P，妊娠期前3个月P来自于黄体，胎盘形成后，P主要来自于胎盘。孕酮在正常月经周期中呈规律性变化，在青春期前期、正常男性及排卵前孕酮生成率<1 mg/d，浓度<3.18 nmol/L。排卵后黄体产生孕酮水平迅速增加，达20～30 mg/d，在LH峰后6～8天即黄体中期，血浓度达到高峰，月经前4天逐渐下降到卵泡期水平。黄体期P的值为9.54～63.6 nmol/L，因此将9.54 nmol/L作为有排卵的证据，国内多以P>16.59 nmol/L作为有排卵的证据。若怀孕，着床后胚泡分泌的HCG刺激黄体生成孕酮，在妊娠6～10周完成黄体-胎盘功能转换后，P则由胎盘合成。P随妊娠时限增加而增加，至孕晚期可达1 272 nmol/L。早孕期为63.6～95.4 nmol/L，中孕期为159～318 nmol/L，晚孕期为318～1 272 nmol/L。分娩结束后由于胎盘娩出，24 h内P迅速减退至微量。因此，孕酮值可以作为早期流产的指标以及流产治疗过程中补充黄体酮后的监测指标。

孕酮的代谢过程与其他性激素相似，孕酮为10%～20%转变为孕二醇（pregnanediol）经肾脏排出体外，80%转化成17-α羟孕酮（17-OHP），而17-α羟孕酮又转化为孕三醇（pregnanetiol）经肾脏排出体外。正常情况下，血中17-α羟孕酮≤100 ng/dL，虽然排卵后和黄体期17-α羟孕酮水平的峰值可以达到200 ng/mL，但肾上腺酶缺陷时可高达正常值的10～400倍。孕三醇对于肾上腺生殖器综合征（adreno-genital syndrome）有诊断意义。在该综合征中，由于21-羟化酶缺陷导致17-α羟孕酮蓄积，从而增加了孕三醇的排泄，但测定血浆或者血清中的17-α羟孕酮比测定孕三醇更敏感和准确。胎盘缺少17-α羟化酶，不能经黄体酮转化为17-OHP，故孕期17-OHP不增加。

孕酮ng/mL与nmol/L间的单位换算：换算系数为3.18，如2 ng/mL×3.18=6.36 nmol/L。

17-α羟孕酮ng/dL与nmol/L间的单位换算：换算系数为0.03，如100 ng/dL=3 nmol/L。

临床意义

（1）正常基础值：在整个卵泡期P值应维持在<3.18 nmol/L，若卵泡早期

P>3.18 nmol/L，提示可能有残余黄体存在或者其他病理状况，如21-羟化酶缺陷，需进一步寻找P升高的原因，而不能盲目促排卵治疗。

（2）21-羟化酶缺陷时，皮质醇合成障碍，其前体激素孕酮和17-α羟孕酮堆积，循环中孕酮浓度高达正常值的50倍，17-α羟孕酮可为正常值的10~400倍，它们在尿中的代谢产物孕二醇和孕三醇均增加，因此检测这些激素及其代谢产物有助于诊断。

（3）检测有无排卵：在正常情况下，15.9 nmol/L提示有排卵。若黄体酮检测符合有排卵，而无其他原因不孕的患者，需配合B超监测卵泡发育及排卵过程，排除黄素化卵泡未破裂综合征（luteinizing unrupted follicle syndrome，LUFS）。对不孕患者，如果排卵功能正常，则需从其他方面寻找不孕的原因。

（4）了解黄体功能：黄体中期P水平<32 nmol/L（10 ng/mL），或排卵后第6、8、10天3次测P总和<95.4 nmol/L（30 ng/mL）为黄体功能不全（LPD）；反之，黄体功能正常。

（5）在早期妊娠可用来监测流产及宫外孕：早孕期正常宫内孕P≥79.5 nmol/L（P≥79.5 nmol/L基本排除宫外孕）；先兆流产时，孕酮值呈下降趋势，提示可能发生流产。47.7 nmol/L，提示胚胎发育不良；15.9 nmol/L，提示宫内妊娠物99%已经死亡，若为宫外孕则为无活力状态。在流产患者的保胎治疗过程中，P值可指导黄体酮药量的调整。

（6）当血中孕酮水平异常升高时，可能存在肾上腺皮质功能亢进或者肾上腺肿瘤。

（7）黄体酮替代疗法的监测：早孕期切除黄体侧卵巢后，应用天然黄体酮替代疗法时，应监测血浆孕酮水平。

提示：孕酮测定主要用于判断是否有排卵、黄体功能正常与否及肾上腺酶缺陷（如21-羟化酶缺陷）的诊断，也是早孕保胎时重要的参考指标。

雄激素

雄激素（Androgen）在体内主要的形式有睾酮、雄烯二酮、脱氢表雄酮及硫酸脱氢表雄酮。T可能是人体内产生的最重要的作用于靶器官有生理意义的雄激素。在外周多种靶组织中双氢睾酮（dihydrotestosterone，DHT）是发挥生理作用的主要形式，DHT生物活性是T的2.5倍。在男性大部分DHT来自于T在组织细胞中通过5α-还原酶转化而来；由于女性A_2生成率远大于T，因此血液中DHT主要来自A_2，部分来自DHEA。女性皮肤中DHT的生成主要受A_2浓度的影响。T的合成受垂体LH调节。

正常情况下，卵巢生成的主要雄激素是DHEA和A_2，只有少量的T，它们主要由来于卵泡膜细胞的间质组织分泌。随着卵巢间质组织的增加或者有产生雄激素的肿瘤存在时，T成为主要的分泌产物。偶尔，非功能性肿瘤可以诱导间质增生使得雄激素产生增多。月经中期，间质组织的正常蓄积导致排卵期血循环中的A_2和T浓度增加。每天产生的A_2和DHEA的一半来自于肾上腺皮质，另一半DHEA来自于卵巢，而另一半DHEA又几乎分成相等的两份，分别来自卵巢和外周组织。T的生成率在正常妇女为0.2~0.3 mg/d，其中大约50%由A_2（很少量由DHEA）在外周组织中转化而来，剩下的50%分别由卵巢和肾上腺各产生25%。大部分雄激素以17-酮类固醇形式从尿中排出。雄激素的相对活性随以下顺序逐渐降低，双氢睾酮＞睾酮＞雄烯二酮＞脱氢表雄酮，硫酸脱氢表雄酮活性最小。

提示：常规测定的总雄激素浓度包括结合型和游离型两部分，因此多毛症甚至男性化妇女总睾酮浓度仍可在正常范围内。极少数多毛症妇女血浆总雄激素和游离型睾酮仍正常，称为特发性多毛症（idiopathic hirsutism）。这与细胞内高雄激素效应（特别是睾酮向双氢睾酮的转化活性增高）相关。在男性，95%的睾酮在睾丸间质细胞（Leydig细胞）合成，少量由肾上腺皮质产生。

临床意义

（1）正常基础值：女性总T1.04~2.1 nmol/L（0.3~0.6 ng/mL），生理上限2.8 nmol/L（0.8 ng/mL）；游离T＜8.3 nmol。T在35岁以后随着年龄增加逐渐降低，但在绝经期变化不明显，甚至轻微上升；绝经后T水平＜1.2 nmol/L。

（2）卵巢男性化肿瘤：短期内雄激素过多的症状加重往往提示肿瘤。

（3）多囊卵巢综合征：PCOS患者中仅约20%检出血清T呈轻度到中度升高，一般＜5.2 nmol/L（1.5 ng/mL），但可发现雄激素分类中的其他项目升高，如FT增加或者A_2及E_1升高。若治疗前雄激素升高，治疗后下降，可作为评价疗效的指标之一。

（4）肾上腺皮质增生或肿瘤时，血清雄激素异常升高。短期内进行性加重的雄激素过多症状，T＞5.2 nmol/L（1.5 ng/mL），DHEAS＞18.9 μmol/L（726.92 μg/dL），A＞21 nmol/L（600 ng/dL）时，提示卵巢或肾上腺可能有分泌雄激素的肿瘤。

（5）两性畸形的鉴别：男性假两性畸形及其真两性畸形，T水平在男性正常范围内；女性假两性畸形则在女性正常范围内。

（6）女性多毛症：40%~50%总T升高，游离T几乎均升高。在排除卵巢PCO改变及月经规律的情况下，若测定血清T正常，多考虑毛囊将T转化为DHT的活性增加，即对性激素敏感所致。

（7）应用T或者具有性激素作用的内分泌药物，如达那唑等，用药期间有时需做雄激素检测。

（8）高泌乳素血症：有雄激素过多的症状和体征，雄激素测定在正常范围内者，应测定血催乳素。

（9）拮抗胰岛素-黑棘皮综合征：性激素特别是T升高伴黑棘皮综合征，提示雄激素过高时由于胰岛素抵抗所致，应进一步检查原因。

垂体激素

性激素6项检测中，有3项是垂体前叶细胞产生的，即FSH、LH和PRL。

垂体前叶在下丘脑促性腺激素释放激素（gonadotropin releasing hormone，GnRH）控制下合成、分泌促性腺激素（Gn），包括FSH及LH，二者均属于糖蛋白激素，这些激素在生育年龄女性的月经周期中呈周期性变化。

促卵泡激素

FSH作用于卵泡颗粒细胞上的FSH受体，刺激卵泡生长、成熟，并促进颗粒细胞内芳香化酶的活性，促进雄激素转化为雌激素，从而促进雌激素分泌。FSH在卵泡早期维持较低水平，随卵泡发育至晚期，雌激素水平升高，FSH略下降，至排卵前24 h达最低，随即迅速升高，24 h后又下降，LH和FSH共同作用诱发排卵，黄体期维持低水平，并促进雌、孕激素合成。

促黄体生成素

垂体前叶合成分泌的糖蛋白激素，与FSH协同促进卵泡成熟，在卵泡早期处于低水平，在月经中期急骤升高，在排卵前24 h左右与FSH同时出现高峰，24 h后高峰骤降，促进排卵，继而促进黄体发育，分泌孕酮。

FSH、LH的分泌与GnRH一样，均为脉冲式，Gn释放模式反映GnRH脉冲式释放特征。因FSH的半衰期较长（3~4 h），而LH的半衰期为1 h，监测LH的脉冲频率可作为观察GnRH脉冲式分泌的指标。月经中期LH脉冲（可能也是GnRH脉冲）的时相特征如下：

LH脉冲的平均幅度：卵泡早期6.5 U/L，卵泡中期5.0 U/L，卵泡晚期7.2 U/L，黄体早期15.0 U/L，黄体中期12.2 U/L，黄体晚期8.0 U/L；脉冲的平均频率：卵泡早期90 min，卵泡晚期60~70 min，黄体早期100 min，黄体晚期200 min。

FSH和LH的基础值均为5~10 U/L，随着卵泡的生长，排卵前卵泡分泌的高水平的E_2（1 100 pmol/L，即300 pg/mL）持续存在2~3天，对下丘脑及垂体形成正反馈调节形成LH/FSH峰，这个峰持续48~50 h（LH上升支约为14 h，高峰20 h，下降支14 h），使卵子成熟。LH峰值可以达到40~200 U/L，临床上当血LH水平升高3倍以上则认为已出现LH峰。排卵通常发生在LH峰值后的

24 ~ 36 h。

　　提示：LH促进卵母细胞恢复减数分裂而成熟，使卵丘膨胀，卵丘细胞松散，能从卵泡壁上脱落下来；促进纤溶酶、前列腺素合成形成排卵破口，使颗粒细胞黄素化合成孕酮。因此，抑制前列腺素合成的药物如吲哚美辛可抑制排卵。在血LH/FSH峰后24 ~ 36 h卵母细胞以及周围的卵丘细胞自成熟卵泡壁的破口排出，周围平滑肌收缩后形成血体。所以，排卵实际是发生在LH峰的下降支。

临床意义

　　（1）协助判断闭经原因：FSH＞30 U/L，为高促性腺激素性（卵巢性）闭经；FSH和LH均＜5 U/L，为低促性腺激素性（下丘脑或垂体性）闭经；但要除外高PRL血症及口服避孕药的影响。若垂体兴奋试验测得LH值明显升高，表明病变在下丘脑；若不升高，病变在垂体。此外，围绝经期、绝经后期、双侧卵巢切除术后、卵巢发育不良、卵巢早衰（POF）等均表现为Gn水平升高，卵巢功能不足。

　　（2）诊断多囊卵巢综合征：早卵泡期或者无优势卵泡的状况下LH/FSH比值＞2 ~ 3或LH＞10 U/L有助于诊断PCOS，在日本这是PCOS诊断必需的条目。而依据鹿特丹标准，此项并非诊断条目。

　　（3）估计排卵及治疗：根据LH峰的出现可以估计排卵时间。排卵前LH≥40 U/L时，提示LH峰出现。LH峰发生在E_2峰之后突然迅速升高，可达基础值的3 ~ 10倍，持续16 ~ 24 h后迅速下降至早卵泡期水平。排卵多发生在血LH峰后24 ~ 36 h，由于LH峰上升及下降均极快，有时检测的所谓峰值并非LH的最高值，需4 ~ 6 h检测1次。尿LH峰一般较血LH峰晚3 ~ 6 h。LH结合B超、宫颈评分等预测排卵更准确。

　　（4）诊断性早熟（precocious puberty）：有助于区别真性和假性性早熟。真性性早熟又称为中枢性性早熟，由Gn分泌增加引起，FSH及LH呈周期性变化；白天FSH＞4 U/L和LH＞7.5 U/L提示青春期启动。假性性早熟又称为外周性性早熟，是由于分泌雌激素的肿瘤或囊肿（如颗粒细胞瘤）等外周疾病引起的，而并非GnRH依赖性的，最常见的病因是先天性肾上腺增生症。假性性早熟FSH及LH水平不升高，无周期性变化，而只是E、T及其代谢产物升高。

　　（5）评估卵巢储备功能：卵泡早期FSH＞15 U/L提示卵巢功能减退，超排可能反应不良；10 ~ 15 U/L为可疑；＜10 U/L提示卵巢功能正常；卵泡早期FSH/LH＞3提示卵巢储备下降。当卵巢储备下降时，进行辅助生殖超促排卵时容易发生卵巢反应不良，获卵数少，妊娠结局不良。

　　基础FSH值连续两个周期＞20 U/L，提示卵巢早衰隐匿期，预示1年后可能闭经。

基础FSH值连续两个周期＞40 U/L、LH升高，为高Gn闭经，即卵巢功能衰竭；如发生于40岁以前，为卵巢早衰（POF）或卵巢不敏感综合征（ROS）。

（6）LH升高在临床上往往造成不孕和流产，这主要是由于卵泡期高LH水平（＞10 U/L）对卵子胚胎和着床前子宫内膜均有损害，特别是LH诱导卵母细胞过早成熟，造成受精能力下降和着床困难。

催乳素

PRL由垂体前叶PRL细胞合成和分泌，其合成与分泌受下丘脑多巴胺能途径的调节，多巴胺作用于PRL细胞表面的多巴胺D2受体，抑制PRL的合成和分泌。任何减少多巴胺对PRL细胞上多巴胺D2受体作用的生理性及病理性过程，都会导致血清PRL升高。在人体内可能还存在其他一些刺激或者抑制因子，如促甲状腺释放激素（thyrotropin releasing hormone，TRH）、雌激素与5-羟色胺等对其均有促进作用。循环中的PRL分子有3种，小分子的分子量为22 000D，占80%，是有生物活性的PRL分子；另外20%为大分子（45 000D）和大大分子PRL（100 000D），这两种分子免疫原性大，可以被检测到，但生物活性极小或无。

提示：由于PRL分子差异的存在，所以高PRL者可无泌乳，而PRL正常者可有泌乳。大分子和大大分子的PRL若无症状，可不治疗，其对溴隐亭反应差。

PRL的主要功能是促进乳房发育，启动和维持泌乳。PRL可影响性腺功能，在男性，适量的PRL促进睾酮生成促进精子生成，但慢性高PRL血症可引起性功能低下、精子发生减少，出现阳痿和男性不育。在女性，PRL是合成孕酮必须，可维持妊娠，但如果PRL水平过高，则有溶黄体作用。

PRL的分泌有昼夜节律，入睡后逐渐升高，早晨睡醒前可达24 h峰值，上午10点至下午2点降至1天中的谷值。PRL水平随月经周期变化不明显，排卵期的PRL轻度升高可能引起某些妇女不孕。妊娠期雌激素水平升高刺激垂体PRL细胞增殖和肥大，导致PRL分泌增多。妇女绝经后的18个月内，体内的PRL水平逐渐下降50%，但接受雌激素补充治疗的妇女下降较缓慢。非妊娠状态下正常水平为444～1 110 nmol/L，妊娠后开始升高，随妊娠月份增加不断升高，妊娠末期可至8 880～17 760 nmol/L，产后逐渐下降，未哺乳者在产后3～4周下降到非妊娠期水平；哺乳者产后3～4个月降至非妊娠水平，吸吮后又短时间上升。采血测定应在一天最低谷的时相，即上午10～11时为宜。催乳素ng/L与nmol/L间的单位换算：换算系数为44.4，如2 ng/L × 44.4=88.8 nmol/L。

临床意义

（1）高泌乳血症：PRL＞1 110～1 332 nmol/L（各个实验室有自己的正

常值），表示PRL增高。若PRL仅轻度升高（升高3倍以内称为轻度升高），则需第2次抽血。若1次抽血即升高超过3倍，可确诊高泌乳血症。PRL>4 440 nmol/L约50%为PRL瘤，>8 880 nmol/L应高度提示PRL瘤。多数患者PRL水平与有无泌乳素瘤及其大小成正比。血清PRL水平虽然>6 660~8 880 nmol/L，但月经规则时要除外。

（2）对已确诊的HPRL，应测定甲状腺功能，以排除甲状腺功能减退。原发性甲状腺功能减退、下丘脑肿瘤、颅咽管瘤、闭经-泌乳综合征等情况下PRL水平升高。

（3）PRL升高与闭经：PRL 4 484.8~13 320 nmol/L时86.7%闭经，PRL>13 320 nmol/L时95.6%闭经；垂体腺瘤患者94%闭经。

某些患者PRL水平升高>6 660~8 880 nmol/L，而没有相关临床症状或者其症状不能解释升高程度，需要考虑是否存在大分子PRL和大大分子PRL。

（4）某些药物如氯丙嗪、抗组织胺药、甲基多巴、利血平等PRL升高，但多<4 440 nmol/L。创伤、手术、带状疱疹、吸乳、肾功能衰竭、性交后PRL均可增高。

（5）妊娠期PRL变化：妊娠后PRL开始升高，并随妊娠月份逐渐增加，孕早期PRL升高约为非孕期的4倍，孕中期可升高12倍，孕晚期最高可达20倍，约8 880 nmol/L以上。未哺乳者产后4~6周降到非孕期水平，哺乳者PRL的分泌将持续很长一段时间。

（6）PRL降低：希恩综合征、使用抗PRL药物，如溴隐亭、左旋多巴、维生素B_6等，泌乳素有不同程度降低。

提示：闭经、不孕及月经失调者，无论有无泌乳，均应测定PRL，以除外HPRL。但凡PRL升高者均需排除妊娠。若PRL仅轻度升高则需第2次抽血，明显升高者可确诊HPRL。PRL水平升高>6 660~8 880 nmol/L，而没有相关临床症状或其症状不能解释升高程度，需要考虑是否存在大分子PRL和大大分子PRL。孕早期PRL升高约为非孕期的4倍，孕晚期最高可达20倍，哺乳者PRL的分泌将持续很长一段时间。

总结

月经周期2~5天测定的性激素称为基础性激素，性激素检查前至少1个月内未用过性激素类药物，避免影响检查结果。患者若既往月经稀发，或出现闭经时，若尿妊娠试验阴性、阴道B超检查双侧卵巢无>10 mm卵泡且无黄体存在，子宫内膜（EM）厚度<5 mm，也可作为基础状态。

基础E_2水平>293.6 nmol/L，在IVF周期取消率高而妊娠率低；E_2水平>4 440 nmol/L无一妊娠。排卵前E_2水平<8 880 nmol/L，则可能卵泡质量不佳，

发生黄体功能不足、早期流产。基础E_2、FSH、LH均呈低水平，为低促性腺激素缺乏症，提示病变在下丘脑-垂体。促排卵治疗中E_2＞9 175～11 010 nmol/L时，为发生OHSS的高危风险；E_2＞14 680～22 020 nmol/L时，OHSS发生率近100%，并可迅速发展为重度OHSS。

黄体中期P水平＜32 nmol/L，或排卵后第6、8、10天3次测P总和＜95.4 nmol/L为LPD；反之，黄体功能正常。先兆流产时，孕酮值呈下降趋势，提示可能发生流产。P＜15.9 nmol/L，提示妊娠物99%已经死亡。在流产患者的保胎治疗过程中，P值可指导黄体酮药量的调整。孕早期P≥79.5 nmol/L，孕中期159～318 nmol/L，孕晚期可达318～1 272 nmol/L。

PCOS患者中仅约20%检出血清睾酮呈轻度到中度升高，一般＜5.2 nmol/L。

PRL轻度升高需第2次抽血，升高＞3倍可确诊HPRL。PRL＞4 400.4 nmol/L约50%有PRL瘤，＞8 880 nmol/L应高度提示PRL瘤。PRL＞6 660～8 880 nmol/L，而没有相关临床症状，需要考虑是否存在大分子PRL和大大分子PRL，无症状者可不治疗。

基础LH/FSH比值＞2～3或LH＞10 U/L有助于诊断PCOS。LH升高在临床上往往造成不孕和流产。排卵前LH≥40 U/L时，提示LH峰出现。卵泡早期FSH＞15 U/L提示卵巢功能减退；基础FSH值连续两个周期＞20 U/L，提示卵巢早衰隐匿期，预示一年后可能闭经。基础FSH值连续两个周期＞40 U/L、LH升高，为高Gn闭经，即卵巢功能衰竭；如发生于40岁以前，为卵巢早衰。

（倪仁敏）

第二节 卵巢储备功能评估

引言

随着辅助生殖技术（ART）的广泛应用，不孕不育妇女进行昂贵的辅助生育治疗之前对她们的生殖潜能做出科学的评价是很有必要的。ART的成功与否取决于多种因素，其中卵巢的反应性起着重要的作用。促排卵或辅助生殖周期内卵巢对外源性促性腺激素的刺激反应不良就意味着获卵数低、可供移植胚胎数少、妊娠率低。卵巢储备功能的下降直接影响ART的治疗效果，同时影响着自然流产率、子代的健康。因此，对生育潜能进行评估非常必要，既有利于制定个体化的治疗方案，又利于从疗效的角度筛选患者；此外，早期发现卵巢衰竭的倾向有重要的临床意义。人类的生育能力随着年龄的增长逐渐下降，36岁以后卵泡的数量急剧下降，卵子染色体异常发生率增加，颗粒细胞增殖率下降、凋亡率升高，卵泡闭锁加速，卵巢的储备能力急剧下降。

引导性问题

● 卵巢储备功能评估在临床上有实际意义吗？
● 哪些女性需要进行卵巢储备功能的评估？
● 卵巢储备功能评估试验准确吗？
● 卵巢储备功能下降是否能准确预测妊娠最低成功率？
● 卵巢储备功能下降与复发性流产的关系如何？
● 卵巢储备功能异常可以通过重复试验来选择理想的治疗周期吗？

卵巢储备功能如何评估

提示：评估卵巢储备功能的主要指标包括年龄因素、基础性激素水平、卵巢基础状态、卵巢刺激试验和卵巢细胞因子测定等。

卵巢储备功能又称卵巢储备，指卵巢皮质内能生长、发育、形成可受精卵泡的残留卵泡数量和质量，反映女性的潜在生育能力。卵巢产生卵子的能力减弱，卵母细胞质量下降，导致生育能力下降，称为卵巢储备降低。

影响卵巢储备功能的因素主要有：年龄因素、生活方式、环境污染、社会心理因素、卵巢手术、化疗或放疗、遗传因素、免疫因素、感染和肥胖等。

目前评估卵巢储备功能的主要指标包括年龄因素、基础性激素水平、卵巢基础状态、卵巢刺激试验和卵巢细胞因子测定等。

年龄因素

提示：生育期妇女的生物年龄是预测卵巢储备功能的一个独立指标，也是临床上应用最广泛、最方便、最简单的指标。人类的生育能力随着年龄的增长而逐渐下降，尤其是35岁以上的高龄妇女其生育能力下降更加明显，其原因在于卵巢储备功能的降低。但仅凭年龄预测卵巢储备功能有一定的局限性，通常以年龄结合检验及检查指标综合评估卵巢储备功能。

年龄是影响女性生育能力的重要因素，年龄决定卵巢的功能。随着年龄增加，女性自然妊娠率和辅助生殖临床妊娠率下降，自然流产率增加，活产率降低，生育平均间隔时间延长，生育子代异常概率增加。其生物学基础是女性生殖细胞不能再生，卵巢内卵泡数量减少，卵母细胞质量下降。卵母细胞质量下降主要表现在胚胎非整倍体、纺锤体异常增加、染色体排列异常等。

各种临床观察结果表明，生育率随年龄增长而下降，不孕症发生率随年龄增长上升，流产率随年龄增长也不断上升。根据2007年美国CDC报告，38 198个ART临床妊娠周期的流产率与年龄密切相关。女性年龄<35岁流产率为

14%，40岁为28%，44岁为59%。有研究显示正常夫妇排卵后7天每周验尿流产率结果如下：早流产20岁为0.55，40岁为0.96；临床妊娠流产：25岁为10%，45岁为50%。虽然体外授精-胚胎移植（IVF-ET）技术的日臻成熟，但仍不能改变对流产率的影响。

卵母细胞质量及发育潜能也随着年龄增加而降低，35岁妇女拥有健康后代的机会只有25岁妇女的一半。临床研究表明，接受赠卵行ART治疗女性的分娩率与其年龄无关，因为赠卵者年龄均<35岁。高龄女性不仅生育力低下，损害生育能力的疾病发生率增加，而且具有较高流产率，故应积极评估年龄>35岁、试妊娠半年后未成功，或有临床指征女性的妊娠能力并积极治疗。但是，人的卵巢功能个体差异很大，35岁妇女卵巢功能可相当于25、35或40岁。仅凭年龄预测卵巢储备功能有一定的局限性，临床上通常以年龄结合检验及检查指标综合评估卵巢储备功能。

基础性激素水平

提示：基础FSH随年龄的增长而升高，高FSH水平者卵巢反应性差，周期妊娠率低。FSH/LH是反映卵巢年龄的标志，是卵巢年龄开始老化的预警指标；若FSH/LH比值升高>2～3.6，提示促排卵时卵巢低反应。基础E_2水平升高提示卵巢储备功能下降，当基础E_2>80 pg/mL，在促排卵的过程中会因卵巢反应低或无反应而使周期取消率上升，临床妊娠率下降。

基础FSH

自然周期早卵泡期（月经第3天）所测定的血清基础卵泡刺激素（FSH）水平随年龄增长而升高，与卵巢储备力下降有关。FSH和雌激素（E）共同作用产生卵泡液形成卵泡腔，促进卵泡生长。Martin对1 868个IVF周期患者的基础FSH检查发现，基础FSH一直>20 U/L的无一例妊娠，一直<20 U/L每个周期的妊娠率为16.5%；54个周期基础FSH≥20 U/L仅妊娠1次，但治疗期间<20 U/L妊娠率是5.6%；11个周期中治疗前FSH 2次或2次以上≥20 U/L，尽管治疗后月经第3天FSH<20 U/L，但无一例妊娠。现普遍认同的正常卵巢储备功能标准是早卵泡期FSH<10 U/L，E_2<292.8 pmol/L。

基础FSH/LH比值

在生理状态下，随着卵巢储备功能的降低，FSH和LH均上升，而FSH上升比LH更显著。卵巢储备功能的下降首先表现为FSH/LH比值的升高，比FSH升高出现更早，可用于预测IVF结局及卵巢储备功能。在生理状态下，随着卵巢储备功能的下降，FSH和黄体生成素（LH）均上升，但是FSH比LH升高较早，基础FSH/LH＞2时，常提示患者对超促排卵反应不良。在临床研究中，FSH/LH＞3.6往往被作为评价卵巢功能下降的标志点。也有临床发现，基础FSH/LH＞3.0组获卵率低，种植率和临床妊娠率均显著低于FSH/LH＜3.0组。因此，FSH/LH值是评价卵巢功能的良好指标之一。

基础雌二醇

结合基础雌二醇（月经第3天E_2）水平与基础FSH水平和年龄，能更好地评价卵巢储备力。卵巢储备功能下降时基础E_2升高可能在基础FSH升高前，首先在黄体末期出现FSH升高，促进颗粒细胞生成E_2，负反馈抑制FSH而使月经第3天的基础FSH为正常水平。Smotrich等发现月经第3天E_2＞293.6 nmol/L时，无论年龄与FSH水平如何，就已经能够确定其生育能力低下，促排卵过程中卵巢反应低或无反应、取消率上升、妊娠率下降。基础E_2＞293.6 nmol/L的患者妊娠率显著性地下降，IVF取消率较高；E_2＞367 nmol/L时，卵巢反应性更差，即使FSH＜15 U/L，也无一例妊娠。E_2预计IVF周期的反应和结局有补充意义。基础内分泌激素在正常范围也可能发生卵巢低反应。

细胞因子测定

卵巢旁分泌途径产生的一些具有调节卵泡生长发育的因子，是评估卵巢储备功能的重要指标，其中抗苗勒氏管激素（anti-mullerian hormone，AMH）、抑制素B（inhibin B，INHB）等是近年研究和应用的重要细胞因子。

抗苗勒氏管激素

提示：血清AMH与早卵泡期FSH、INHB和E_2相比，AMH可更早期、更准确地预测妇女卵巢储备的变化，在监测卵巢储备力、预测IVF成功率及预防卵巢过度刺激综合征（OHSS）等方面具有其他指标不可比拟的优势。

1947年法国Jost教授在胚胎睾丸细胞中发现有一种不同于睾酮的因子，使雄性胚胎苗勒氏管（副中肾管）退化，一旦缺乏此种物质时，雌性胚胎苗勒氏管则进一步分化成输卵管、子宫和阴道上端，该物质为抗苗勒氏激素。它是转化生长因子β（transforming growth factor-β，TGF-β）超家族的成员，又称苗勒氏管抑制物质，目前已明确AMH是由两个相同的70 kb亚基组成的二聚糖蛋白。AMH基因定位在第19号染色体短臂p13.2~p13.3上，长2.4~2.8 kb，有5个外显子，编码560个氨基酸蛋白前体。AMH通过与跨膜丝氨酸/苏氨酸激酶II受体（AMHRII）发挥生物学作用，该受体特异性表达于性腺和靠近苗勒氏管的间充质细胞。AMH和AMHRII mRNA主要表达于窦前和小窦卵泡的颗粒细胞。

AMH在分泌期平稳，在月经期无变化，经卵巢分泌进入血循环，因此血清AMH水平基本上反映了卵巢内的卵泡池。随着小生长卵泡数量减少，血AMH水平降低。Seifer等首次证实卵泡早期血清AMH与获得的卵泡数目即最终成熟的卵泡数成正相关，认为血清AMH可以反映始基卵泡库的大小，可能是IVF促排卵中预期获卵数的标志物，而且AMH独立于下丘脑-垂体-卵巢轴，比其他预测指标更具有优势。Wang等进行的一项降调后血清AMH变化与获卵数相关性前瞻性研究，采用长方案行IVF/胞浆内单精子注射（ICSI）治疗的患者，根据其获卵数分为卵巢正常反应组（≥5个）和低反应组（<5个），组间年龄、FSH和E_2水平并无差异，但正常反应组AMH水平和窦卵泡数（AFC）高于低反应组。相关性分析提示获卵数仅与AMH和AFC相关，且受试者工作特性曲线（ROC）显示，AMH的敏感性和特异性价值高于其他参数（AUC = 0.92），阳性和阴性的预测价值分别为96.8%和76.9%。

AMH是比较敏感的卵巢储备功能指标，比FSH、FSH/LH、E_2预测更具有价值。AMH不仅限制始基卵泡募集进入生长卵泡池，在始基卵泡向生长卵泡的转换期影响卵泡的发育过程，还可抑制卵泡的生长，防止卵泡过快、过早消耗，保存卵巢的储备功能。AMH水平与窦卵泡数及获卵数明显相关，与卵巢低反应呈负相关。越来越多的研究发现AMH是预测卵巢储备功能以及卵巢对促性腺激素（Gn）敏感程度的最好指标，甚至可以预测助孕的妊娠结局，指导最合理超排方案的选择。

窦卵泡数目（AFC）代表卵巢中卵泡的数量，年龄代表其中卵子的质量，AMH对于数量和质量都有体现，反映了卵泡池中在外源性FSH刺激下可生长卵泡的规模。

AMH水平不受垂体Gn的影响，在整个月经周期中数值变化不大，保持较恒定的水平，故AMH是唯一既能在卵泡期又能在黄体期进行测定的卵巢储备标志物。

AMH也有其他的意义，包括：①预测妇女的生育年限以及卵巢储备下降的时间；②预测化疗前后的卵巢储备功能；③预测卵巢手术后卵巢的储备能力；④筛选多囊卵巢；⑤在胚胎时期AMH的异常可以导致生殖系统的发育异常，同时它可以作为诊断生殖内分泌疾病的标准之一。

排卵前卵泡液中AMH水平与卵子和胚胎质量相关，PCOS和正常排卵妇女排卵前卵泡颗粒细胞中均见AMH基因表达。PCOS妇女卵泡液中AMH水平是正常排卵妇女的5倍，与PCOS的卵泡异常发育相关，也可能与PCOS中出现的其他内分泌异常相关，其主要影响因素是雄激素。PCOS生成AMH的增高是否因为颗粒细胞本身存在着异常仍有待进一步研究。AMH的测定目前尚不能自动化，因为不同厂家试剂敏感性不同，并且对于正常妇女AMH水平的研究比较少，其正常值尚未统一。目前国内常用的参考值：基础AMH<1.26 μg/L，其用

于预测卵巢储备能力降低的敏感性可达97%，高度提示卵巢储备降低。

AMH第1次大规模应用是在2007年，显示它能作为一项可靠的标志物用来体现卵巢在促排卵过程中的反应性：AMH<1.1 pmol/L（0.45 ng/mL）提示无反应（未能注射HCG）；1.1~5 pmol/L（0.45~2.08 ng/mL）提示低反应（卵泡数或获卵数≤2个）；5~15 pmol/L（2.08~6.25 ng/mL）提示反应正常（获卵数3~20个，中位数为7个）；>15 pmol/L（6.25 ng/mL）提示高反应（获卵数>20个）。

根据2011年欧洲人类生殖和胚胎学会（ESHRE）关于卵巢低反应（POR）的博洛尼亚诊断标准：①年龄≥40岁或具备低反应的其他危险因素；②既往低反应史：既往卵巢刺激方案获卵数≤3个；③卵巢储备功能降低：窦卵泡数<5~7个或AMH<1.2~2.6 nmol/L（0.5~1.1 ng/mL）。POR的诊断标准为至少符合上述2条。

AMH作为评估生育期女性生育力的指标存在争议。Hagen等进行的前瞻性研究结果显示，高水平的AMH女性生育力降低38%，低水平AMH与中等水平AMH女性生育力无差异。Steiner等用获得妊娠的时间（TTP）评估女性生育力，结果显示低水平的AMH女性生育力降低。2个研究的结果不同可能是与2个研究入组女性年龄及研究的设计不同有关。

抑制素B

提示：抑制素B水平代表窦卵泡的数目，其预测卵巢反应的敏感性优于基础FSH水平。抑制素B水平下降说明窦卵泡数目减少，提示卵巢储备功能降低，生育能力下降。

抑制素是转化因子β超家族的成员，由卵巢的颗粒细胞分泌，对生殖具有内分泌、旁分泌和自分泌的作用。成熟的INH是由a亚基和β亚基通过二硫键连接，即形成INHA（aβA）和INHB（aβB）。INHA主要在黄体期分泌，而抑制素B主要是在卵泡期分泌。FSH促使颗粒细胞分泌INHB，而INHB则抑制垂体合成Gn并抑制其向细胞外释放，其旁分泌与自分泌调节作用主要通过增加E_2底物的产生而调节E_2的产生。

由于INHB直接反映颗粒细胞的功能，并且参与调节FSH的合成与分泌，INHB自早卵泡期起升高，直至围排卵期达高峰，黄体期逐渐降低，反映中小卵泡的功能。INHB与第2天和第3天的胚胎分级呈显著正相关，但却随着年龄及基础FSH水平上升而显著下降，卵泡液中的INHB可能是一个了解卵泡发育和预测胚胎质量的有效标记物。INHB在早卵泡期时下降早于FSH水平的增高，因此认为其较基础FSH更能直接反映卵巢储备功能。目前用于判断卵巢储备下降的基础INHB并无统一标准，主要参考界值是月经第3天血INHB<40~56 ng/L为卵巢

储备下降。

Ficicioglu等认为INHB预测卵巢储备的特异性和灵敏性较高（均为81%）。Seifer等认为，INHB可作为卵巢储备功能的直接指标，而垂体分泌的FSH仅为间接指标，卵巢储备功能减退妇女月经第3天血INHB的下降先于FSH升高。Seifer等还提出，月经第3天血INHB<45pg/mL提示卵巢功能下降。

卵巢基础状态

卵巢基础状态包括双侧卵巢窦卵泡计数、卵巢体积及卵巢基质血流，也是卵巢储备的预测指标。

窦卵泡计数

提示：基础窦卵泡指标成本低、重复性好、无创伤、易接受，作为单个预测卵巢储备和卵巢反应性的指标，是目前最敏感、特异性最高的预测手段。窦卵泡预测卵巢反应准确性较高，周期间差异较小，与年龄并列是卵巢储备和卵巢反应性预测的首选指标。

窦卵泡（antral follicle count，AFC）是成熟卵泡的前体，在B超影像上表现为直径2~10mm的卵泡，其数目能够很好地反应卵泡池中剩余的原始卵泡数。在37岁以前窦卵泡计数平均每年以4.8%的速度减少。一般情况下月经第3天测定，每侧AFC<5个为静止卵巢，5~11个为正常卵巢，≥12个为多囊卵巢。AFC降低到何种程度为卵巢储备功能减退，会导致卵巢低反应，国外文献报道结论不一，尚存争议。国内有学者界定：任何年龄妇女AFC≤7个或年龄≥38岁且AFC≤10个，是卵巢储备降低较为合适的界定指标；若年龄>40岁且AFC≤10个，出现卵巢低反应的概率明显增高。所以AFC结合年龄是评估卵巢储备、预测卵巢反应性的最佳指标，同时AFC也是预测卵巢高反应的最好单一指标。

卵巢体积

卵巢体积随着年龄的增长，卵巢功能衰退而逐渐萎缩，卵巢体积能在一定程度上反映卵巢储备功能。其测量方法是经阴道超声测量3个平面的最大径线（D1×D2×D3）×π/6。Sharara等研究认为：即使FSH、E_2水平正常，如果卵巢体积缩小，表明卵巢储备已下降，卵巢体积<3 cm^3者与卵巢体积≥3 cm^3者相比，其获卵个数及促排卵失败率有明显差异。卵巢体积越小，妊娠预后越差，且卵巢体积测量能确认绝经状态，但卵巢体积测量在不孕年轻妇女及生育末期中变异大，临床上应充分考虑这些因素。

应用卵巢最大平面的平均MOD替代卵巢体积的测量，在IVF治疗周期中计算更方便有效。MOD是任一侧卵巢两个相互垂直平面最大径线的均值。以20 mm作为MOD的界值，小于该值的患者IVF治疗结局较差。MOD与卵巢体积的相关性高达90%，普通超声即可测量，简单实用，有一定的指导和预测意义。

卵巢基质血流

采用阴道三维彩色超声测定卵巢基质内动脉收缩期血流速度峰值（PSV）、阻力指数（RI）、搏动指数（PI）、收缩期/舒张期流速比值（S/D）。当PSV>10 cm/s时，成熟卵子数目及临床妊娠率都较高。PSV高者卵巢的灌注增加，就会有更多的激素被运送给颗粒-泡膜细胞复合体，促进更多的卵泡发育。RI、PI、PSV、S/D低，说明血管阻力低，卵巢和子宫血流灌注好，卵巢储备较好。S/D、RI、PI高，反映卵巢和子宫血流阻力高，灌注差，存在供血障碍，卵泡缺血缺氧，可使卵泡的发育、激素分泌受到影响，导致IVF周期不仅获卵数减少，进而使卵母细胞、胚胎质量和着床率、妊娠率下降。

卵巢基质血流并不总是与年龄相关，对卵巢储备仍有一定意义，尚无确切界定值。临床上在行子宫切除、输卵管切除、卵巢手术时可影响卵巢基质血供，应引起重视。

目前，卵巢动脉血流与卵巢反应性的研究不多，尚不能用于临床上卵巢储备的测定。

卵巢刺激试验

包括克罗米酚刺激试验（CCCT）、促性腺激素释放激素激动剂刺激试验（GAST）、促性腺激素刺激试验、外源性卵泡刺激素储备试验、绝经期促性腺激素刺激试验。

克罗米酚刺激试验

提示：CCCT简单、经济，预测卵巢的低反应性准确率较高，预测卵巢高反应的价值不如卵巢低反应，优于基础性激素指标和卵巢体积。CCCT作为预测卵巢储备功能的方法之一，较基础FSH更敏感，但仍有一定的局限性。

克罗米酚刺激试验（clomiphene citrate challengetest，CCCT）：月经周期第3天检测FSH，月经第5~9天每天口服克罗米芬（CC）100 mg，月经周期第10天复查FSH。

结果判断：服药后血FSH水平升高>10 U/L或两次FSH之和>26 U/L，则判断为卵巢储备功能低下。第10天FSH≤10 U/L，提示卵巢储备功能良好。

有学者推荐改良的CCCT：月经周期第3天和第10天检查FSH、E_2，CC用法同上。第10天FSH≤10 U/L，E_2≥734 nmol/L，提示卵巢储备功能良好。卵巢储备功能差的患者第3天FSH可能在正常范围，但第10天FSH＞10 U/L或服药前后FSH值之和＞26 U/L，E_2轻度上升，此为CCCT异常，预示卵巢储备下降和卵巢低反应。

Scott等人在普通不孕人群中运用CCCT研究了236例患者，有23例（10%）异常。＜30岁异常率为3%、30～34岁为7%、35～39岁为10%，＞40岁为26%。CCCT异常的23例中仅7例基础FSH值升高，进一步提示CCCT较基础FSH更为敏感。

CCCT对FSH正常的患者也有预测意义。CCCT的确切机制不明，推测卵巢储备正常的妇女，发育卵泡所产生的雌激素及抑制素能够克服CC对下丘脑-垂体轴的影响，能够将月经第10天的FSH抑制到正常范围。CCCT的生理基础是通过拮抗雌激素而发挥作用。在CC作用下，抑制FSH唯一的可能机制是通过卵巢抑制素的作用。当卵巢储备功能下降时颗粒细胞产生的抑制素B减少，不足以维持基础FSH水平在正常范围内。

CCCT简单、经济，能很好地预测卵巢储备功能，是一种实用价值高的检测卵巢储备功能的方法。CCCT预测卵巢低反应的准确率较高，预测卵巢高反应的价值不如卵巢低反应，优于基础生殖内分泌激素指标和卵巢体积、MOD等测量指标，尤其适用于相关的预测结果令人困惑、需进一步评估的情况。CCCT作为预测卵巢储备功能的方法之一，较基础FSH更敏感，但仍有一定的局限性。＞40岁的人群中，CCCT诊断价值不大；CCCT不能单独的预测IVF的结局，但CCCT能用于普通的不育人群。CCCT较之年龄有更好的预测价值，但有时两者结合考虑仍是必需的。

促性腺激素释放激素激动剂刺激试验

促性腺激素释放激素激动剂刺激试验（GnRH agonist stimulation test，GAST）是在月经周期第2天或第3天注射GnRH-α 1 mg（醋酸亮丙瑞林），利用GnRH-α的一过性升高（flare up）作用，释放大量的FSH、LH，从而增加血E_2水平。测定用药24 h前后的血E_2水平，用药后血E_2水平未升到2倍提示卵巢反应不良。对于35岁以上，有卵巢手术病史及卵巢囊肿等的妇女可以进行这项试验；因为GAST费用昂贵，不宜用于实施辅助生育以外的人群。

促性腺激素刺激试验

促性腺激素（Gn）刺激试验包括FSH刺激试验和HMG刺激试验。原理与GAST类似，是临床使用较久的卵巢功能检测实验。

FSH刺激试验

FSH刺激试验（exogenous FSH ovarian reserve test，EFORT）即添加外源性FSH 300 U，在给药前后24 h测定血清E_2或INHB水平，若E_2增加值<100 pmol/L或INHB水平增加值<100 ng/L，则提示卵巢储备下降。

HMG刺激试验

本试验主要依靠HMG刺激后的E_2变化来判断。Fabregues等对80例妇女准备行IVF前3个月内的HMG刺激试验，认为HMG刺激试验比年龄及基础FSH、INHB更能准确地预测卵巢储备。但由于其费用高、操作困难及可能出现严重的不良反应，如卵巢过度刺激综合征（OHSS），故HMG刺激试验尚不能作为临床常规检测方法。

其他评估指标

提示：临床医生应该依据患者的病情、经济条件以及所处实验室的条件，给患者做出合理的建议。

除了以上评估指标和方法外，近年来认为过早黄素化是评估卵巢储备功能的一个重要参考指标。过早黄素化是指在促排卵过程中，有时会出现提前自发的LH峰，孕激素水平轻度上升，使卵子过早出现成熟分裂，从而使卵子质量、回收率、受精率下降，并使妊娠率下降、流产率升高。Younis等研究76例GnRH-α长周期治疗的不孕患者发现，将HCG注射日孕激素（ng/mL）×1 000/E_2（pg/mL）>1作为界定黄素化的标准，该值>1的患者容易出现卵泡黄素化，降低临床妊娠率，故过早黄素化提示卵细胞成熟不良，卵巢储备功能低下。此外，其他相关因子如促性腺激素峰衰减因子（gonadotrophin surge-attenuating factor，GnSAF）、卵泡液中的胰岛素样生长因子及胰岛素样生长因子结合球蛋白、叉头转录因子2（forkhead transcriptionfactor2，FOXL2）分泌以及其相关基因的表达可作为评估卵巢储备功能的参考指标，但目前这些指标的应用尚在研究阶段。

总结

卵巢储备功能的评估是一个多指标综合分析的过程。目前，基础FSH和AFC是当前临床上最常使用的预测指标，AMH与INHB是近年来研究较多较新的指标，仍有很大的研究空间。卵巢储备下降只是说明患者依靠自身的生育概率降低，但不是绝对指标。对于年龄超过35岁不孕、不明原因的不孕症、反复自然流产、有早绝经家族史、有卵巢手术史、有吸烟习惯或接受盆腔放疗的妇女，只有一侧或只有部分卵巢而迫切需要生育的妇女，对外源性促性腺激素治疗反应性较差的妇女，均建议常规做卵巢储备的筛选。卵子的质量及剩余的数量无法直接检测，但可以在月经周期第3天检测血清FSH、E_2水平，并在当天经阴道超声测定双侧卵巢体积和窦状卵泡数量，根据其他细胞因子等指标综合判断卵巢储备功能，预测卵巢年龄。

（韦相才　金芬品）

参 考 文 献

[1] 于传鑫，李儒芝. 妇科内分泌疾病治疗学［M］. 上海：复旦大学出版社，2009：501-503.

[2] 陈士岭，夏容，陈薪，等. 基础窦状卵泡数结合年龄用于评估卵巢储备及预测卵巢低反应和体外受精临床结局［J］. 南方医科大学学报，2011，31（4）.

[3] 庄广伦. 现代辅助生育技术［M］. 北京：人民卫生出版社，2005：17-27.

[4] 中华医学会神经外科学分会，中华医学会妇产科学分会，中华医学会内分泌学会分会. 高催乳素血症诊疗共识［J］. 中华医学杂志，2011，91（3）：147-154.

[5] 杨冬梓. 妇科内分泌疾病检查项目选择及应用［M］. 北京：人民卫生出版社，2011：146-153.

[6] Committee on Gynecologic Practice of American College of Obstetricians and Gynecologists, Practice Committee of American Society for Reproductive Medicine. Age-related fertility decline: acommittee opinion［J］. Fertil Steril, 2008, 90（5）: 154-155.

[7] Practice Committee of American Society for Reproductive Medicine.Aging and infertility in women［J］. Fertil Steril, 2006, 86（5）: 248-252.

[8] Matalliotakis IM, Cakmak H, Mahutte N, et al. Women withadvanced-stage endometriosis and previous surgery respond lesswell to gonadotropin stimulation, but have similar IVF implantationand delivery rates compared with women with tubal factor infertility［J］. Fertil Steril, 2007, 88（6）: 1568-1572.

[9] Hohmann FP, Laven JS, de Jong FH, et al. Relationship betweeninhibin A and B, estradiol and follicle growth dynamics during ovarian stimulation in normol ovulatory women1 Eur［J］. Endocrinol, 2005, 152: 3952-4011.

[10] Broekmans FJ, Kwee J, Hendriks DJ, et al. A systematic review of tests predicting ovarian reserve and IVF outcome［J］. Hum Reprod Update, 2006, 12（6）: 685-718.

[11] Loh JS, Maheshwari A. Anti-Mullerian homione-is it a crystal ball for predicting ovarian ageing?［J］. Hum Reprod, 2011, 26: 2925-2932.

[12] Catteau-Jonard S, Jamin SP, Leclerc A, et al. Anti-Mullerian Hormone, Its Receptor,

FSH Receptor, and Androgen Receptor Genes Are Overexpressed by Granulosa Cells from Stimulated Follicles in Women with Polycystic Ovary Syndrome ［J］. J Clin Endocrinol Metab, 2008, 93: 4456-4461.

［13］Das M, Gillott DJ, Saridogan E, et al. Anti-Mullerian hormone is increased in follicular fluid from unstimulated ovaries in women with polycystic ovary syndrome ［J］. Human Reproduction, 2008, 23: 2122-2126.

［14］A Shrim, SE Elizur, DS Seidman, et al. Elevated day 3 FSH/LH ratio due to low LH concentrations predicts reduced ovarian response ［J］. Reproductive Bio Medicine Online, 2006, 12（4）: 418-422.

［15］Wang JG, Nakhuda GS, Guarnaccia MM, et al. Mullerian inhibiting substance and disrupted folliculogenesis in polycystic ovary syndrome ［J］. Am J Obstet Gynecol, 2007, 196（1）: e1-5.

［16］Steiner AZ, Herring AH, Kesner JS, et al. Anti-müllerian hormone as a predictor of natural fecundability in women aged 30-42 years ［J］. Obstet Gynecol, 2011, 117（4）: 798-804.

［17］Hagen CP, Vestergaard S, Juul A, et al. Low concentration of circulating anti-müllerian hormone is not predictive of reduced fecundability in young healthy women: a prospective cohort study ［J］. Fertil Steril, 2012, 98（6）: 1421-1422.

［18］Speroff L, Fritz MA. Clinical gynecologic endocrinology and infertility ［M］. Seventh Edition. Lippincott Williams & Wilkins, USA, 2005, 25-45: 145-153.

第十六章 胎儿生长发育监测

第一节 妊娠期相关激素测定

引言

　　胚胎和胎儿在母体内发育成长的过程极其复杂，从卵子受精开始，到胎儿及其附属物自母体排出而终止，期间需对胚胎、胎儿生长发育的情况进行监测。妊娠期，一些激素可特异性出现，或随孕周增长而增加（如孕酮和雌二醇），或随孕周增长至高峰而后又下降（绒毛膜促性腺激素），并与妊娠结局相关。检测其在不同孕周的水平，可间接评估胚胎和胎儿在子宫内的状况。

　　临床上常用的与妊娠有关的激素有人绒毛膜促性腺激素（HCG）、孕酮（P）、人胎盘生乳素（HPL）、雌激素（E）、妊娠特异性β1糖蛋白（SP1）等。

引导性问题

- HCG水平在妊娠早期的增长特点。
- 如何根据HCG水平的变化特点判断宫内孕胚胎发育状况？
- 在异位妊娠中，HCG水平增长有什么特点？
- 在早孕中如何根据HCG水平和超声鉴别是否异位妊娠？
- 孕酮水平在判断早期胚胎预后的作用。
- 孕酮在全孕期的变化有什么特点？
- 如何根据孕酮和HCG水平鉴别诊断宫内、宫外孕？
- 黄体功能不全与流产有关吗？
- 在复发性流产保胎中如何根据孕酮水平判断胚胎发育情况？

人绒毛膜促性腺激素

　　完整的人绒毛膜促性腺激素（human chorionic gonadotropin，HCG）是由合体滋养细胞合成的糖蛋白激素，极少量由细胞滋养层产生，少数情况下肺、肾上腺或肝脏肿瘤也可产生HCG。HCG分子量36 000～40 000 D，由α、β亚基组成。α亚基结构与卵泡刺激素（FSH）、黄体生成素（LH）、促甲状腺激素（TSH）的α亚基几乎相同，有交叉免疫反应和类似生物学效应。β亚基羧基端最后的24个氨基酸片段为其所特有，故用β–HCG的特异抗血清可测定母体血中HCG浓度。

妊娠后，滋养层来源的HCG可使黄体免于溶解，使月经黄体成为妊娠黄体，增加甾体激素的分泌，支持胚胎发育，维持妊娠；促进雄激素转化为雌激素，刺激孕酮形成；抑制植物血凝素对淋巴细胞的刺激作用，吸附在滋养细胞表面，保护胚胎滋养层免受母体淋巴细胞攻击，具有抑制免疫反应的作用；刺激胎儿睾丸分泌睾酮，促进男性性分化；可与母体甲状腺细胞的促甲状腺激素受体（TSHR）结合，刺激甲状腺活性。

受精卵滋养层形成（受精后第6天）时，开始分泌微量HCG，最早受精后10天能在母血中检出。受精卵植入1周内，血清β–HCG水平从5 U/L上升至50 U/L，排卵后14天约100 U/L。正常妊娠前6周，HCG水平为36～48 h增长1倍；妊娠6周后，当HCG水平达到6 000～10 000 U/L时，HCG上升速度开始减慢。HCG于妊娠8～10周达到高峰，为100 000～200 000 U/L，持续10天后（1～2周）迅速下降，约在妊娠20周下降到最低值，持续至分娩；产后明显降低，分娩后若无胎盘残留，约在产后2周内降至正常水平。中、晚期妊娠时，血HCG浓度约为高峰时的10%。自然流产、异位妊娠时，HCG水平通常低下。

多胎妊娠、Rh血型不合溶血的单胎妊娠、葡萄胎或绒毛膜癌，母体血清HCG水平异常增高。妊娠中期，唐氏综合征胎儿母体血清Free–HCG水平也异常增高，因此HCG可作为产前筛查的血清生化标志物。

妊娠早期，HCG增加迅速，倍增时间为1.4～2.2天。一般认为，正常宫内妊娠，血清β–HCG水平每天最低或至少增长24%，2天至少增长53%，故妊娠早期可动态测定β–HCG水平，利用倍增特点判断预后。当初始HCG水平低于2 000 U/L时，若为正常宫内妊娠，48 h的HCG水平多数倍增；若48 h HCG水平增幅低于50%，HCG水平仍未达到2 000 U/L，胚胎停止发育可能性大。通常完全流产时，HCG水平明显下降（48 h HCG水平下降超过50%）。葡萄胎时，滋养细胞高度增生，产生大量HCG，血清HCG滴度通常高于相应孕周的正常妊娠值；而且在停经12周以后，随着子宫增大继续持续上升，HCG在10 000 U/L以上，常超过100 000 U/L，且持续不降，利用这种差别可辅助诊断。在正常情况下，葡萄胎排空后，HCG稳定下降，首次降至正常的平均时间约为9周，最长不超过14周。葡萄胎排空9周以上，或流产、足月产、异位妊娠后4周以上血HCG值持续高水平，或曾一度下降后又上升，排除妊娠物残留或再次妊娠，结合临床表现可诊断为滋养细胞肿瘤。

若HCG水平正常翻倍上升，当HCG水平达到1 000～1 800 U/L时，阴道超声检查能显示大多数宫内妊娠，宫腔内可见2～4 mm液性暗区（孕囊）。

β-HCG 1 800~2 300 U/L时，经阴道超声可100%显示宫内孕囊。

根据β-HCG的变化可预测妊娠结局。β-HCG比（β-HCG 48 h：0 h）＜0.87（或β-HCG下降＞13%），预测妊娠失败的敏感性为92.7%、特异性为96.7%。β-HCG比＞2，预测未确定位置妊娠最后为宫内活胎妊娠的敏感性为77.2%、特异性为95.8%。

在人工授精后第16~18天，若HCG水平可达到300 U/mL，获得活胎机会有88%；若HCG水平＜300 U/mL，获得活胎机会降低为22%。

异位妊娠时，HCG值通常比正常妊娠时低。动态测定HCG，若无阴道流血，48 h HCG上升＜50%，或血HCG下降缓慢，半衰期＞1.4天，异位妊娠风险增大；如β-HCG＞2 000 U/L，阴道B超未在宫腔内探到孕囊，多可诊断为异位妊娠。

非妊娠期出现HCG，提示存在直接或异位分泌此种激素的肿瘤，如葡萄胎、侵蚀性葡萄胎、绒毛膜癌、卵巢未成熟畸胎瘤、卵巢无性细胞瘤、卵巢腺癌、下丘脑绒毛膜瘤、肝胚胎瘤、肝癌、肠癌、胰腺癌、胃癌、肺癌、乳腺癌、肾癌等。

提示：血β-HCG是诊断妊娠的最常用方法。妊娠早期血β-HCG快速升高，倍增时间为1.4~2.2天，倍增速度可帮助判断胚胎丢失风险。β-HCG水平达到1 800~2 300 U/L时，阴道超声检查可100%显示宫腔孕囊；妊娠8~10周β-HCG达到高峰，为100 000~200 000 U/L，1~2周后逐渐下降。

孕酮

孕酮（progesterone，P）是维持妊娠的重要激素，妊娠期P来源于妊娠黄体和滋养层。妊娠6周前，血清P由卵巢妊娠黄体产生；妊娠第7周后，逐渐过渡到由胎盘合体滋养细胞分泌；妊娠12周后，由胎盘产生。黄体是妊娠10周内P的主要来源，妊娠7周前切除黄体，可引起流产。此外，P能抑制子宫平滑肌自发性收缩，降低子宫平滑肌肌张力；协同雌激素和其他激素刺激乳腺生长；对抗醛固酮对肾脏的作用，从而控制孕妇中尿钠的排出；降低母体免疫排斥反应等作用。

孕激素的分泌呈周期性变化，卵泡期处于最低水平，P水平＜2.80 nmol/L；黄体期在LH峰值作用下，P水平可上升至2.80~4.0 nmol/L；在随后的7天内，可上升至19.08~69.96 nmol/L的峰值。排卵后7天（月经21天左右）检测，P≥15.9 nmol/L提示已排卵；≥31.8 nmol/L提示黄体功能正常。

妊娠后血清P水平维持在相对高水平；在妊娠10周后，孕酮水平缓慢上升直至孕足月。有报道，单胎正常晚期妊娠，每天可产生孕酮250 mg；多胎妊娠，每天甚至可产生孕酮达600 mg。

妊娠7～8周血P值为79.5～89.04 nmol/L，妊娠9～12周血P值为120.84 nmol/L，妊娠13～16周血P值为143.1 nmol/L，妊娠21～24周血P值为318 nmol/L，至妊娠末期血P值可达318～1 272 nmol/L；足月妊娠时，孕酮水平可上升至1 272 nmol/L，分娩结束后24 h内P值迅速减退至微量。临床上P值可以作为早期流产的指标以及流产治疗过程中补充黄体酮的监测指标。早期妊娠P浓度降低提示黄体功能不全或胚胎发育异常，或两者兼而有之，但有10%的正常妊娠妇女血清孕酮值＜79.25 nmol/L。

血清孕酮水平能较好预测胚胎预后。血清孕酮水平≥79.5 nmol/L，提示胚胎存活机会大；血清孕酮水平≥190.8 nmol/L，提示胚胎存活机会非常大。血清孕酮水平≥190.8 nmol/L，预测正常妊娠的敏感性为96%，特异性为95%，阳性预测值为85%。当孕囊平均径线＜20 mm，但未见胚芽时，以血清孕酮水平79.5 nmol/L为界，预测胚胎存活的敏感性可达到100%，特异性为40.2%。

妊娠后，孕酮水平连续下降，流产的可能性大。P＜47.7 nmol/L，提示胚胎发育不良；血清孕酮水平＜15.9 nmol/L，预示胚胎死亡，正常妊娠的概率为1/1 500。血清孕酮水平＜15.9 nmol/L，85%自然流产，0.16%宫内妊娠胚胎存活，14%异位妊娠。

异位妊娠时，多数血清孕酮水平＜63.6 nmol/L；血清孕酮水平≥79.5 nmol/L，异位妊娠概率＜5%；血清孕酮水平＞79.5 nmol/L，排除异位妊娠的敏感性可达97.5%。P联合血HCG检测，异位妊娠的确诊率较单一指标可靠。

人胎盘生乳素

人胎盘生乳素（human placental lactogen，HPL）又称为绒毛膜促生长催乳素，与人垂体的生长激素及催乳素的分子结构基本相似，是由胎盘合体滋养层细胞合成释放，由191个氨基酸组成的单链多肽激素，分子量22 279D。也有报道，妊娠6周前，细胞滋养层也产生HPL。血清中，HPL的半衰期为10～30 min。

受精后2～3周，母血中可检出HPL。随孕周进展和胎儿体重的增加，HPL逐渐增加，妊娠34～36周达到高峰，峰值为5～15 mg/L，分娩后迅速下降，产后7 h测不出。

HPL可促进母体脂肪水解，增加循环游离脂肪酸的水平，为母体新陈代谢和胎儿营养提供能源。HPL有胰岛素抵抗或"致糖尿病的"作用，可促使母体胰岛素水平升高，使蛋白合成增加，为转运至胎儿的氨基酸不断提供能源来源，促进胎儿生长。HPL还可促进黄体生成作用，抑制母体对胎儿的排斥。同时，HPL也是强有力的血管生成激素，可能在胎儿的脉管系统形成中起重要作用。血浆HPL值与胎盘体积相关，可间接反映胎儿发育状况。因此，HPL是通过母体促进胎儿发育的重要代谢调节因子。

妊娠早期先兆流产，若连续测定HPL值正常或持续上升，则预后良好；如果HPL下降，流产多数不可避免。妊娠35周后，血清HPL<4 mg/L，或突然下降50%以上，提示胎盘功能减退。

雌激素

雌激素分为雌酮（estrone，E_1）、雌二醇（estradiol，E_2）及雌三醇（estriol，E_3）。非孕期，雌激素主要由卵巢产生，以E_2的活性最强，对维持女性生殖功能、第二性征具有重要作用。妊娠期，雌激素主要来自卵巢和胎盘，极少量由肾上腺产生。

卵泡早期雌激素处于低水平，E_2为79.5～159 nmol/L；随着卵泡发育E_2迅速上升，排卵前1～2天达到峰值，自然周期为795～1 590 nmol/L（每个成熟卵泡分泌E_2为795～954 nmol/L）。E_2排卵前高峰大多发生在LH峰前1天，尿雌激素峰大约推迟12 h出现。排卵后E_2水平迅速下降，黄体形成后再次上升，形成第二次峰值（约为第一个峰值的一半），为397.5～795 nmol/L；黄体萎缩后E_2逐渐下降到卵泡早期水平。超促排卵周期，多个卵泡同时发育，排卵前雌激素可达高水平，结合B超监测可以预计排卵或IVF取卵时间，并且可以预测卵巢过度刺激综合征（OHSS）发生的可能性及严重程度。

妊娠早期，随着HCG水平升高，母体卵巢黄体可维持产生雌激素。妊娠初期E_2水平大于自然周期卵泡成熟时的E_2水平，E_2水平随孕周大小逐渐升高。至妊娠7周，母体卵巢产生孕酮和雌激素的功能明显下降，雌激素的产生由黄体至胎盘过渡，此时期血液中超过50%的雌激素可由胎盘产生。妊娠10周后，雌激素由胎儿-胎盘单位合成。胎盘可利用血液中甾体前体，通过母体、胎儿肾上腺合成大量雌激素。近足月，正常妊娠处于高雌激素状态，妊娠最后几周，每天由合体滋养细胞产生的雌激素≥1 000倍排卵前卵巢所产生的雌激素。雌三醇为非孕期的1 000倍，雌二醇、雌酮约为非孕期的100倍。

胎盘产生的雌激素包括E_1、E_2、E_3和雌四醇（estetrol，E_4）。E_3是E_1和E_2的降解产物。妊娠期，胎儿-胎盘单位合成大量E_3。来自母血的胆固醇在胎盘内转变为孕烯醇酮，再经胎儿肾上腺转变为硫酸脱氢表雄酮（DHAS），再经胎儿肝脏转化为16α-羟基硫酸脱氢表雄酮（16α-OH-DHAS），返回胎盘后再经酶芳香化生成E_3。因此，测定母体血中或尿中E_3水平，可反映胎儿胎盘功能状态，预测胎儿预后。

妊娠26周后，E_3逐渐上升，36周起快速上升，至足月达高峰，过期妊娠后，E_3逐渐下降。正常足月妊娠，24 h尿中E_3含量平均为88.7 nmol。妊娠36周后，24 h尿E_3连续多次<37 nmol或骤减>30%，提示胎盘功能减退。尿E_3＜22.2 nmol/24 h或骤减＞50%，提示胎盘功能显著减退。E_3增长曲线与胎儿生长曲线相关，连续测定E_3，如果E_3增长曲线平坦，提示胎儿生长受限。

妊娠特异性β1糖蛋白

妊娠特异性β1糖蛋白（SP1）是由合体滋养细胞产生的糖蛋白，分子量约90 000。受精后7～12天，母体血中可检出。妊娠8周前，SP1快速增加；孕8～10周后，SP1持续上升，至孕38周达到高峰，最高可达200 μg/mL。妊娠36周后，SP1＜131 μg/mL，被认为异常。

总结

妊娠前6周，HCG水平36～48 h增长1倍，利用β-HCG倍增特点可以判断妊娠预后。当HCG水平达到1 800～2 300 U/L时，经阴道超声可显示宫内孕囊。如β-HCG＞2 000 U/L，阴道B超未在宫腔内探到孕囊，排除完全流产后多可诊断为异位妊娠。HCG于妊娠8～10周达到高峰，为100 000～200 000 U/L，持续10天后（1～2周）逐渐下降。

孕激素妊娠期维持高值，妊娠16周前血P值为79.5～143 nmol/L，足月妊娠时，孕酮水平可达1 272 nmol/L。血清孕酮水平能较好预测胚胎预后。妊娠后孕酮水平连续下降，流产的可能性大；P＜47.7 nmol/L，提示胚胎发育不良；孕酮水平＜15.9 nmol/L，预示胚胎死亡。异位妊娠时，多数孕酮水平＜63.6 nmol/L；P联合HCG检测，异位妊娠的确诊率较单一指标可靠。

受精后2～3周，母血中可检出胎盘生乳素（HPL）。随孕周进展，HPL逐渐增加，妊娠34～36周达到高峰，峰值为5～15 mg/L，分娩后迅速下降，产后7 h测不出。妊娠早期先兆流产，若连续测定HPL值正常或持续上升，则预后良好；如果HPL下降，流产多数不可避免。妊娠35周后，血清HPL＜4 mg/L，或突然下降50%以上，提示胎盘功能减退。

E_2水平随孕周大小逐渐升高。妊娠初期E_2值高于自然周期卵泡成熟时的E_2水平；近足月时正常妊娠处于高雌激素状态，E_3为非孕期的1 000倍，雌二醇、雌酮约为非孕期的100倍。

妊娠期间P、E_2、HPL随孕周增长而增加，HCG随孕周增长至高峰而后又下降，并与妊娠结局相关。检测其在不同孕周的水平，可间接评估胚胎和胎儿在子宫内的状况，并可作为早期流产的指标以及流产保胎治疗过程中补充黄体酮的监测指标。

第二节　早期妊娠超声检查

引言

超声检查是监测早期胚胎及胎儿发育最客观的影像学依据。超声检查可确定妊娠着床部位、妊娠数目，计算胎龄并监测胚胎是否存活，并可进行孕期胎儿畸形筛查。根据妊娠囊、卵黄囊、胚芽及胎心管搏动出现的时间和变化，判断胚胎的生长发育状况；根据胎儿颈项透明层的厚度了解有无非整倍体染色体异常。在流产保胎治疗中，根据超声检查变化指导保胎用药，判断保胎效果。

引导性问题

● 妊娠囊直径>8 mm仍未见卵黄囊预示着什么？

● 胚芽和胎心应该在孕几周出现？

● 早期胚胎发育不良的超声表现是什么？

● 证明胚胎存活的超声证据有哪些？

● 胎儿颈项透明层厚度>3 mm意味着什么？

● 如何判断绒毛膜下血肿与妊娠结局的关系？

● 如何根据双胎妊娠的类型划分绒毛膜、羊膜的数目？

早期妊娠的超声检查

提示：超声检查是诊断早期妊娠的重要手段，经阴道超声检查，受精后2～3周（妊娠4～5周）可见妊娠囊；妊娠5～6周，可见胚胎心管搏动。经腹部超声检查，妊娠囊可能在妊娠6～7周才被发现，胚胎心管搏动也比相应的阴道超声检查推迟一周被发现。母体血清β-HCG达到1 500 U/L，经阴道超声检查，子宫内应见到妊娠囊；如果宫内未见妊娠囊，则异位妊娠的可能性非常大。

早期妊娠，妊娠13周末前，是受精卵经历由单一细胞不断分化、发育成胎儿的复杂过程，受精后一周，胚泡植入子宫。早期妊娠可分为三个时期：

（1）胚胎前期（pre-embryonic period）：从受精开始到妊娠5周；

（2）胚胎期（embryonic period）：妊娠4～8周末，此期的胚胎主要是器官发生、形成阶段；

（3）胎儿期（fetal period）：妊娠9周后，胎儿迅速生长，各器官系统继续发育、分化。

早期妊娠的超声检查可帮助确定妊娠、计算胎龄并监测胚胎是否存活，进行早期胎儿畸形筛查。妊娠囊、卵黄囊、胚胎、胎心管搏动是超声确定早期妊娠的标志，应注意判断相应孕周可能和应该出现的超声标志。

妊娠囊

妊娠囊（gestational sac，GS）是最早出现的超声标志。与经腹部超声比较，经阴道超声检查通常能提早一周清楚发现相应孕周超声标志。高分辨率经阴道超声最早可在妊娠30天即当β–HCG达到1 000 U/L时，应当能够发现宫腔内直径1～2 mm液性暗区（妊娠囊），表现为在宫腔增厚的蜕膜内出现圆形或近圆形囊状无回声暗区，周边有环状增强回声囊壁，轮廓完整。妊娠囊的高回声囊壁由绒毛滋养细胞形成。孕早期妊娠囊的重要特征是具有蜕膜内征、双环征。蜕膜内征（intradecidual sign）是指在宫腔线的一侧增厚的蜕膜内见圆形增强回声区，中央有囊状小液性暗区，与之相连的宫腔线局部突起变形，对侧宫腔线受压变形，可用于判断早早孕。妊娠囊周围的高回声绒毛形成内环，外周低回声区形成外环，称为双环征。有认为外环可能是包蜕膜与真蜕膜之间的暗区，也有认为外环是由低回声的蜕膜形成。可依据蜕膜内征、双环征鉴别宫腔积液或蜕膜内腺体等形成的假孕囊。妊娠5周时，妊娠囊直径平均2 mm；妊娠6周时，妊娠囊直径增长至约10 mm。正常妊娠9周前，妊娠囊直径每天平均增长约1 mm。

正常妊娠囊形态规则。妊娠囊不规则、扁平、轮廓模糊、塌陷等异常形态，妊娠囊小于相应孕周或增长速度每天<1 mm，通常预后不良。若妊娠囊平均直径与头臀长相差<6 mm，即使胎心搏动正常，也有94%机会自然流产。妊娠囊小可能由于羊水过少引起，也可能与染色体异常有关；妊娠9周前，三倍体特别是16号染色体三倍体比其他染色体异常更常见。

卵黄囊

卵黄囊（yolk sac）是早期妊娠第二个出现的超声标志，也是妊娠囊内最早出现的结构，表现为在胚外体腔中的一小环状强回声、中央无回声结构，直径通常<5 mm。经阴道超声检查最早可在孕5.5周时出现，是确诊妊娠的重要依据之一；孕8周后，其诊断价值降低。卵黄囊与妊娠囊有一定关系，当妊娠囊平均直径达到5 mm时，卵黄囊可显示；当妊娠囊平均直径达到8 mm时，卵黄囊应该显示。卵黄囊在孕6～10周逐渐增大，然后在孕9～10周由于退化逐渐萎缩，多数在妊娠12周消失。

卵黄囊未出现，或卵黄囊变形是胚胎丢失的典型征象。妊娠囊平均直径达8 mm仍未见卵黄囊，提示胚胎停育。变形的卵黄囊可在胎心搏动出现前预测妊娠丢失。在有胎心搏动的情况下，大卵黄囊、高回声光点、高回声光带、卵黄囊形状不规则、卵黄囊过早退化等异常卵黄囊可发生自然流产。

胚胎

经阴道超声可在妊娠5周时检出胚胎，最早的胚胎起初表现为紧贴卵黄囊一侧增厚的致密高回声团，呈逗点状，头臀长1~2 mm。

头臀长（crown-rump length，CRL）是指胚胎头顶到臀部的长度，正常妊娠时CRL平均每天增长1 mm。CRL是评估胎龄最准确的方法，CRL（mm）+42=妊娠天数。妊娠6~10周，胚胎迅速生长，CRL增长15倍，可从2 mm增长至30 mm。妊娠12周，CRL增长超过妊娠10周的2倍，可长至65 mm。

CRL大小与妊娠囊不相称，妊娠囊平均直径与CRL相差<6 mm，提示胚胎丢失可能，预后不良。经阴道超声妊娠囊平均直径>16 mm未见CRL，提示胚胎停育。

早期妊娠的超声标志物出现与妊娠12周前可能发生的流产有一定关系。有学者认为超声只要检出妊娠囊时，随后流产的概率约为11.5%；若能见到卵黄囊，流产概率为8.5%；若胚胎CRL<6mm，流产概率为7.2%；若胚胎CRL 6~10mm，流产概率为3.2%；当胚胎CRL>10mm，流产概率降低为0.5%。

胎心管搏动

胎心搏动是最早能证明胚胎存活的证据，原始胚胎心管搏动最早可在妊娠5周出现，经阴道超声多在妊娠6周首次见心管搏动，表现为紧贴卵黄囊的闪动，2~3天后，心管搏动可见位于清晰的胚胎内。理论上，当CRL>2 mm时，应见心管搏动，实际上CRL 2~4 mm时，有5%~10%的机会未见心管搏动。当CRL≥4 mm或妊娠7周应见心管搏动。CRL 3~5 mm未见胎心搏动，应隔3~5天复查超声；若有胎心搏动，流产率降低至5%左右。CRL达到5 mm仍未见胎心搏动，可诊断胚胎死亡。

正常妊娠第5~9周，胎心搏动可从110 bpm（每分钟心跳次数）快速增加至175 bpm，然后逐渐下降至160~170 bpm。妊娠6.3周前（相当于CRL<5 mm），胎心率通常至少100bpm。妊娠6.3~7周（相当于CRL 5~9 mm），胎心率≥120 bpm。

妊娠6~8周，胎心搏动缓慢与胚胎死亡密切相关（妊娠6.2周，胎心搏动100 bpm；或妊娠6.3~7周，胎心搏动<120 bpm）。妊娠<8周，若胎心率<90 bpm，胚胎死亡率80%；若胎心率<70 bpm，胚胎死亡率100%。单次出现胎心搏动缓慢，胚胎不一定死亡；持续胎心搏动减慢，最终会发生自然流产。

胎心率可通过M型超声检测，如果妊娠6.3周前胎心率<90 bpm，或妊娠

6.3~7周胎心率<110 bpm，应1~2周复查1次；如果胎心继续存在，应随访至妊娠13周末。也有学者认为妊娠6.3周前胎心率90~99 bpm，或妊娠6.3~7周胎心率110~119 bpm，也应随访追踪，以便及时发现胚胎死亡，减少死亡胚胎滞留子宫内的时间。

早孕晚期，如果胎心率持续高于相应孕周胎心率的95 th百分位数，则13号染色体三倍体异常的风险明显增加。

羊膜囊及胚外体腔

羊膜囊位于妊娠囊内，羊膜囊的壁（羊膜）极薄，超声表现为包绕胚胎、胎儿的光滑曲线状结构。羊膜囊内部为羊膜腔，胚胎位于其中。羊膜囊与绒毛膜之间的空隙为胚外体腔，内含液体，其内可见卵黄囊。随着孕周增加，羊水增多，羊膜囊逐渐增大，每天约增长1 mm，最终羊膜囊与绒毛膜相融合，至妊娠14~16周，胚外体腔消失。

胎儿颈项透明层

妊娠11~13^{+6}周（头臀长45~84 mm），胎儿颈后皮下组织会有液体积聚，超声表现为一无回声层，称为胎儿颈项透明层（nuchal translucency，NT）。此期为超声测量NT厚度的最佳时间。通常，NT厚度≥2.5 mm时，认为颈项透明层增厚；当极度增厚，可形成胎儿颈部水囊瘤。

胎儿颈项透明层厚度是妊娠早期筛查染色体异常最重要的指标，可作为单一独立指标进行筛查。NT增厚，染色体异常，尤其是21-三体综合征、18-三体综合征等非整倍体染色体异常的风险明显增加。有报道，75%唐氏综合征胎儿存在NT增厚现象；此外，NT增厚也与胎儿先天性心脏病、胎儿贫血、水肿、膈疝、脐膨出、体蒂异常、骨发育不良、运动障碍性疾病、一些遗传综合征、胎儿感染等胎儿异常密切相关。

在没有出生缺陷的情况下，NT增厚，胎儿生存机会也减少。NT厚度3.5~4.4 mm，胎儿生存机会为86%；NT厚度>6.5 mm，胎儿生存机会降低为31%。对有自然流产病史者，NT厚度3.5~4.4 mm，胎儿丢失概率3%；NT厚度>6.5 mm，胎儿丢失概率增加至16.7%。NT厚度在95th百分位数，胎儿丢失的OR值为2.0；NT厚度在99th百分位数，胎儿丢失的OR值为6.6。妊娠20周前NT厚度在95 th百分位数，死胎的OR值为3.0；NT厚度在99 th百分位数，死胎的OR值为8.3。

绒毛膜下血肿

妊娠早期，部分患者可出现除阴道流血外，血液可在绒毛膜与宫壁间积聚，形成绒毛膜下血肿（subchorionic hematoma），又称为宫内血肿。绒毛膜下血肿在超声下表现为在妊娠囊周围，在绒毛膜与蜕膜间的低回声、无回声区，部分也可表现为高回声、等回声或混合回声区，通常呈月牙状。

低回声、无回声的绒毛膜下血肿，需要与胚外体腔（羊膜囊与绒毛膜之间的液性空隙）鉴别。超声下，可根据以下表现鉴别：绒毛膜下血肿周围有厚而不规则的壁（绒毛膜），内部有回声物，边缘可到达或位于胎盘后方；胚外体腔的内侧壁是薄而光滑的羊膜，内部为无回声液体，只位于绒毛膜、羊膜之间。

绒毛膜下血肿与妊娠结局的关系尚有争议，可能跟血肿大小、位置有关，多认为出血的部位比血肿大小、出血量更重要。血肿小，胎心搏动存在，多数预后良好。绒毛膜下血肿大，胚胎丢失的风险增大。绒毛膜后明显出血（血肿超过妊娠囊大小的25%），提示不良预后；或发生在宫底部的出血，预后比发生在子宫下段的出血差；在胎盘部（脐带俯着处）出血，可引起胎盘剥离、流产。

双胎或多胎妊娠

双胎妊娠可由两个卵子分别受精形成，或由一个受精卵在受孕初期分裂形成，分别称为双卵双胎、单卵双胎。自然情况下，双卵双胎约占2/3，单卵双胎约占1/3。三胎或三胎以上的卵子更复杂，可由三个不同的卵子分别受精形成；或由两个卵子分别受精，其中一个受精卵再分裂形成两个胚胎；一个卵子受精后分裂形成三个胚胎情况罕见。

妊娠6周以前，可通过妊娠囊、卵黄囊的数目判断妊娠数目。妊娠6周后，可通过胚胎及相应胎心搏动的数目判定胎儿数目。妊娠6周以前超声诊断的双胎或多胎妊娠数目可与随后复查的胚胎数目不一致。双胎或多胎妊娠同样存在早期胚胎停育（消匿双胎），使妊娠6周后的胚胎数目少于妊娠6周以前确定的数目。如果早期被忽略的妊娠囊在随后的超声检查被发现，或单绒毛膜双胎在妊娠5周前，卵黄囊未出现前只被发现存在妊娠囊而初步判为单胎妊娠，在妊娠6周后被确定的胚胎数目就可多于妊娠6周以前确定的怀孕数目。

双胎妊娠的类型可根据绒毛膜、羊膜的数目划分。双绒毛膜双羊膜囊双胎的胎儿各自有自己独立的绒毛膜、羊膜。单绒毛膜双羊膜囊双胎的胎儿各自有独立的羊膜，有单个绒毛膜围绕这两个羊膜囊。单绒毛膜单羊膜囊双胎，两个胎儿只有单个绒毛膜和单个羊膜囊围绕。绒毛膜形成胎盘，胎盘的数目直接与绒毛膜数目相关，因此单绒毛膜双胎共用一个胎盘，而双绒毛膜双胎有各自胎盘。

所有双卵双胎由不同受精卵独立发展、种植形成，因而均是双绒毛膜和双羊膜囊。单卵双胎的胎盘类型复杂，由受精卵分裂的时间决定：受精后4天内发生分裂，形成双绒毛膜、双羊膜囊；受精第4~8天内发生分裂，形成单绒毛膜、双羊膜囊；受精8天后发生分裂，形成单绒毛膜、单羊膜囊。单卵双胎中，约1/3为双绒毛膜、双羊膜囊；2/3为单绒毛膜、双羊膜囊；1%~3%为单绒毛膜、单羊膜囊。

三胎或三胎以上妊娠的胎盘类型各种各样，例如三胎妊娠可有三绒毛膜、三羊膜囊，各个胎儿有各自独立的绒毛膜和羊膜囊；或者为三羊膜囊、双绒毛膜，其中一个胎儿有自己独立的绒毛膜和羊膜囊；另外两个胎儿有独立的羊膜囊，但共用一个绒毛膜等。

早期妊娠，超声下容易区分双胎为双绒毛膜型或单绒毛膜型，双胎之间见厚的分隔带或厚的膜，为双绒毛膜性双胎；否则，双胎之间的分隔为非常薄的膜或甚至无分隔带则为单绒毛膜性双胎。双胎为双绒毛膜，其羊膜囊均为两个，容易鉴别诊断。如果双胎为单绒毛膜，可结合孕周进行区分单羊膜囊或双羊膜囊。

单绒毛膜双胎，在妊娠7~8周前，羊膜与胚胎紧贴，超声下难以发现羊膜囊，可依据卵黄囊的数目判断羊膜囊数目：若只见单个卵黄囊，代表单个羊膜囊；如果看见两个卵黄囊，则为双羊膜囊。随着妊娠进展，羊膜腔内充满液体，在妊娠7~8周，羊膜已清晰可见，此时若为双羊膜囊，可见分开的羊膜囊分别包绕各自胚胎，若见单个羊膜包绕两个胚胎，则为单羊膜囊。早孕晚期，单绒毛膜的双羊膜囊可互相靠近，表现为在一个妊娠囊内的薄膜分隔。若在此期未见分隔，高度怀疑单羊膜囊双胎可能。羊膜囊内未见分隔，直接看见两个胎儿的脐带，可确诊为单羊膜囊双胎。

相对于早期妊娠，在妊娠中晚期，难以依据双胎间分隔带的厚薄区别绒毛膜性。妊娠中晚期，如果胎儿的性别不同，或者看见独立分离的胎盘，可以肯定为双绒毛膜性。如果在胎盘位置处的分隔带底部呈三角形，也称为delta征或双胎峰（twin peak），则可能为双绒毛膜性。如果只看见单个胎盘，胎儿的性别相同，胎儿间由非常薄的膜状带分隔，则可能为单绒毛膜性。

双胎妊娠中晚期，如果胎儿间可见不论厚或薄的膜分隔，可诊断为双羊膜囊性。如果胎儿的性别不同，或者胎盘独立分离，更容易确定为双羊膜囊性。如果胎儿之间未见分隔，直接看见两个胎儿缠绕的脐带，可诊断为单羊膜囊性；如果胎儿之间未见分隔，但脐带无缠绕，则难以判断为单羊膜囊或双羊膜囊。

早期胎儿畸形筛查

早孕晚期，胎儿已经完成器官的分化，无新结构出现，生理性中肠疝在妊娠12周也回复腹腔内，此期高分别率超声检查可发现部分畸形，如无脑儿、脑膨出、露脑畸形、全前脑、脊柱裂、脊柱后凸、膈疝、脐膨出、腹裂、独眼、法洛四联症等严重心脏畸形、肢体缺损、多指畸形、联体双胎、致死性侏儒、巨大尿道、巨膀胱、严重甲型地中海贫血所致胎儿水肿等。

总结

妊娠囊是最早出现的超声标志，妊娠5周时可检出胚胎，妊娠6周首次见心管搏动，妊娠8~9周可显示胎盘，妊娠11~13^{+6}周，为超声测量NT厚度的最佳时间。

妊娠囊平均直径5 mm时，卵黄囊可显示；妊娠囊平均直径达8 mm未见卵黄囊，提示胚胎停育。CRL是评估胎龄最准确的方法，CRL（mm）+42=妊娠天数。妊娠囊平均直径与CRL相差<6 mm，提示胚胎丢失的可能，预后不良。妊娠囊平均直径>16 mm未见CRL，提示胚胎停育。CRL达到或>4 mm，或妊娠6周应可见心管搏动。当CRL达到5 mm仍未见胎心搏动，可诊断胚胎死亡。

妊娠11~13^{+6}周NT厚度≥2.5 mm时，21-三体综合征及18-三体综合征等非整倍体染色体异常的风险明显增加。

妊娠早期，绒毛膜下血肿小，胎心搏动存在，多数预后良好。绒毛膜下血肿大，胚胎丢失的风险增大。绒毛膜后出血超过妊娠囊大小的25%，提示不良预后；在胎盘部的出血，可引起胎盘剥离、流产。

超声检查能明确早期妊娠部位、妊娠数目、计算胎龄，根据妊娠囊、卵黄囊、胚芽及胎心管搏动的出现时间和变化，了解胚胎发育情况和进行早期胎儿畸形筛查。在保胎治疗中，指导保胎用药，判断保胎效果。

（谭剑平）

第十七章　宫　腔　镜

引言

　　子宫畸形是导致复发性流产的重要因素。子宫畸形的确诊主要依赖超声、子宫输卵管造影、宫腔镜、腹腔镜等检查，但每种检查方法对判断不同类型的子宫畸形的准确率各有高低。宫腔镜检查是一项新兴的、有价值、临床广泛应用的妇科诊断技术。宫腔镜对宫腔的探查直观、清晰，可以直视子宫腔内的生理与病理变化，可在直视下定位取内膜活检，可以进行宫腔内治疗和手术。如子宫纵隔切除、宫腔粘连分离、黏膜下肌瘤摘除术，可在宫腔镜下输卵管插管通液诊断输卵管通畅性。宫腔镜比传统的诊断性刮宫、子宫输卵管造影以及B超检查更直观、准确、可靠，能减少漏诊，被誉为现代诊断宫腔内病变的金标准。

引导性问题

- 患者是否有过宫腔手术操作史？
- 患者流产几次？是早期妊娠流产还是晚期妊娠流产？
- 哪类患者需要行宫腔镜检查？
- 宫腔镜是治疗宫腔粘连和子宫纵隔的最佳选择吗？
- 复发性流产都需要做宫腔镜检查吗？
- 患者是否曾行其他影像学检查提示子宫畸形？
- 宫腔镜术后预防粘连很重要吗？

宫腔镜在不孕及复发性流产中的应用

　　正常宫腔是胚胎发育的基础，宫腔内病变会阻碍胚胎的发育而造成流产。国外文献报道，后天性子宫病变引起流产占23.8%；国内学者对早期复发性流产（RSA）的患者进行宫腔镜检查结果分析发现，1 594例患者中宫腔粘连和子宫畸形的检出率分别为33%和4%，两者接近40%。检查结果说明了RSA与宫腔病变之间关系的密切性，证明了宫腔形态改变是导致不孕和自然流产的重要原因。

　　Zabak等回顾分析提示子宫纵隔的生殖预后最差，早期流产率高，反复流产（≥3次）和稽留流产（1 601例中有79%）发生率增加。宫腔镜子宫纵隔切除术（TCRS）改善了子宫纵隔的产科预后，其优点为操作容易、并发症少和避免了子宫切除的不良后果，目前认为宫腔镜切除子宫纵隔是最佳治疗方法。

以往对于解剖因素，特别是宫腔病变的诊断，主要借助超声、子宫输卵管造影（HSG）、磁共振（MRI）等方法。但以上方法对宫腔粘连的诊断率低，漏诊率高。宫腔镜能在直视下观察子宫内膜发育情况，有无内膜息肉、肌瘤、畸形、粘连、异物等，可以在直视下进行宫腔内治疗和手术。如检查发现子宫内膜息肉、可疑子宫内膜炎及内膜增殖病灶，可以定向取病变组织送病理检查进一步确诊。对子宫纵隔行纵隔切除术，宫腔粘连行宫腔粘连分离术，子宫黏膜下肌瘤者及息肉可行黏膜下肌瘤及息肉摘除术。宫腔镜检查同时可以做宫腔镜下输卵管插管通液，了解输卵管通畅度；对输卵管近端阻塞可行输卵管插管通液治疗。

RSA的妇女行宫腔镜检查的目的是了解生殖器官的解剖结构是否异常，及时发现干扰孕卵着床和发育的病变，必要时可同时行手术治疗。

宫腔镜检查术前评估

提示：对受术者行宫腔镜检查前应进行全面评估，主要包括适应证、禁忌证及有无合并全身性疾病，能否耐受手术及膨宫带来的不适。

病史

详细询问病史、了解健康状况及既往史，注意有无重要脏器的器质性病变，对月经异常者应排除与妊娠相关性疾病。

查体

常规测量体温、脉搏和血压；仔细行妇科检查，注意有无盆腔炎症及阴道炎症。对于有炎症者，先行抗感染治疗后再行宫腔镜检查。

化验检查

血、尿、白带常规化验。对于有糖尿病者，应选择非糖膨宫液。

手术时间

宫腔镜检查一般选择在月经干净后3~7天进行。过早，子宫内膜未完全修复或有经血残留，膨宫时易将经血注入腹腔；过晚，如在黄体期则子宫内膜较厚，易损伤子宫内膜，有可能使内膜带入腹腔。对于不规则出血者，必要时可在任何时间检查，术后酌情使用抗生素，禁同房及盆浴2周。

宫腔镜检查适应证

提示： 对怀疑有宫腔内病变或需要对病变做出诊断及治疗者，均可选择行宫腔镜检查。

异常子宫出血

包括生育期、围绝经期及绝经后出现的异常出血，如月经过多、月经过频、经期延长、不规则出血以及绝经前后子宫出血。对于生育期妇女出现的异常出血，首先排除与妊娠相关疾病；对于绝经前后出现的异常出血，应排除子宫内膜癌的发生。

异常宫腔声像学所见

对B超、HSG、CT、MRI及彩色多普勒超声等检查方法显示的异常声像学所见，均可行宫腔镜检查，直接对宫腔内病变进行定位、确认、评估，对可疑之处取活检并行病理组织学检查。

不孕和复发性流产

不明原因不孕，流产2次或2次以上，辅助生育技术无效，不良产科史，超声或子宫输卵管造影等检查怀疑子宫纵隔、宫腔粘连、黏膜下肌瘤、息肉等宫腔畸形等。

可直接观察宫腔及输卵管开口的解剖学形态，判断是否存在子宫畸形、宫腔粘连、子宫黏膜下肌瘤、宫腔微小病变（子宫内膜增生或内膜息肉）等，必要时行宫腔镜手术。

子宫肌瘤

子宫肌瘤术前行宫腔镜检查再确定肌瘤位置，对决定是否需要手术和选择手术方式方面起着重要的作用。大的子宫肌瘤可导致子宫腔变形，肌壁间肌瘤和黏膜下肌瘤可改变子宫内膜和子宫肌层的结构，肌瘤作为异物，可能干扰孕卵着床，从而引起不孕或流产，需行手术切除；浆膜下子宫肌瘤多数无症状，一般不影响生育，通常很少需要手术治疗。宫腔镜下切除黏膜下子宫肌瘤可以改善妊娠率和妊娠结局。

继发痛经

常为宫腔内异常所引起，如子宫内膜息肉、宫腔粘连经血流出不畅、子宫黏膜下肌瘤等，宫腔镜检查为首选方法。

子宫内膜异常

传统的子宫内膜诊刮病理组织学结果异常，目前可行宫腔镜检查进行病理定位。

宫腔手术后

复杂的宫腔手术后6~8周行宫腔镜复查，确定有无宫腔异常情况；如有宫腔粘连复发，需要再次行宫腔粘连分离术。

宫腔镜检查禁忌证

绝对禁忌证

妊娠、急性或亚急性盆腔结缔组织炎，急性子宫内膜炎。

相对禁忌证

大量子宫出血、慢性盆腔炎、近期子宫穿孔、子宫过度狭小或宫颈瘢痕不能充分扩张者，心功能异常、肝功能异常、肾功能衰竭的急性期。

宫腔镜检查操作方法

受术者排空膀胱，取截石位，行双合诊确定子宫大小及位置；常规消毒外阴、阴道、宫颈，用宫颈钳夹持宫颈前唇，以探针探宫腔方向及深度，根据镜鞘套外径扩张宫颈，排清鞘套与光学管间的空气，打开光源，注入膨宫液，液体膨宫压力为13~15 kPa，流速400~500 mL/min。镜体由宫颈推入，一边转动，一边观察。转动镜体并按顺序全面观察，先检查宫底和宫腔前、后、左、右壁，再检查双侧宫角及输卵管开口，注意宫腔形态，有无子宫内膜异常及占位性病变，必要时行活组织检查。检查完毕缓慢退出镜体，仔细检视宫颈内口和宫颈管。

子宫内膜活检术

在宫腔镜直视下评估宫腔形态、宫腔和宫颈管病变，对可疑病变部位刮取活组织送病理检查，注意活检组织的大小。

子宫内膜息肉切除术

根据息肉形态、大小及根蒂部位，选择切除方法；对于有生育要求的患者，既要切除息肉根蒂部，还应注意保护病变周围正常内膜。

子宫肌瘤切除术

使用宫腔镜切除子宫黏膜下肌瘤，术前应评估肌瘤类型，按照不同类型肌瘤选择手术方式。

O型黏膜下肌瘤

估计可经宫颈完整取出的肌瘤，可以环状电极切除肌瘤根蒂部后，以卵圆钳夹持取出。对于肌瘤体积较大者，需以环状电极从肌瘤两侧壁切割以缩小肌瘤体积，再以卵圆钳夹持拧转取出，酌情修整肌瘤瘤腔并止血。对于脱入阴道的肌瘤，在宫腔镜直视下切断肌瘤根蒂部并取出。

Ⅰ型及Ⅱ型黏膜下肌瘤

以作用电极在肌瘤最突出部位切开瘤体包膜，使肌瘤瘤体突向宫腔，然后予以切除。术中可通过使用缩宫素、水分离等方法促使肌瘤瘤体向宫腔内移动。对于不能突向宫腔的肌瘤不宜强行向肌壁内掏挖，将肌瘤切除至与周围肌壁平行，残留部分肌瘤视术后生长情况酌情进行二次手术。

突向宫腔的肌壁间肌瘤

对于可实施宫腔镜切除的肌壁间内突肌瘤，手术方法与原则参照Ⅰ型及Ⅱ型黏膜下肌瘤。建议术中使用B超监护，以提高手术安全性。

子宫纵隔切除术

宫腔镜切除子宫纵隔是最佳治疗方案。子宫不全纵隔切除或分离时，应自纵隔组织的尖端开始，左右交替至纵隔基底部位，作用电极的切割或分离方向应沿中线水平，以免损伤前壁或后壁子宫肌层组织。当切割或分离至子宫底部时，应注意辨别纵隔与子宫底肌层组织的分界，在切除或分离纵隔的同时，尽量避免损伤正常子宫肌壁组织，以免发生出血或穿孔。

完全纵隔切除或分离时，自宫颈内口水平向宫底方向分离或切除，方法与不全纵隔相同；宫颈部分纵隔不必切开，可留在阴道分娩或剖宫产分娩时处理。由于微创技术的发展，宫腔镜下子宫纵隔切除术（TCRS）因其简单、安全、损伤小，且能有效增大宫腔体积，已成为常规和经典的治疗方法。纵隔切除后，妊娠结局有了显著的改变。有报道采用宫腔镜切除纵隔后，自然流产率可由术前的89.1%下降至术后的8.2%。Homer观察到在子宫纵隔切除术后，自然流产率由术前的88%下降到术后的14%。

TCRS后常规放置宫内节育器，同时口服补佳乐，每天3次，每次2~3 mg（每片1 mg），连服28天，最后10天加服黄体酮。有报道术后宫腔内放置医用生物蛋白胶或COOK子宫球囊支架（J-BUS）用于预防术后宫腔粘连，临床效果良好。

宫腔粘连分离术

依据粘连类型、粘连范围酌情选择分离方法。膜性粘连可以用微型剪刀分离，肌性粘连多以针状电极或环状电极分离；分离术中应分清子宫腔的解剖学形态，操作应沿宫腔中线向两侧进行，注意子宫腔的对称性，特别强调手术中对正常子宫内膜的保护。宫腔粘连分离时，可根据粘连程度酌情选用B超和（或）腹腔镜监护，以提高手术疗效与安全性。

宫腔粘连分离术后即刻放置宫内节育器，口服大剂量雌激素以促进子宫内膜再生，预防再次发生宫腔粘连，术后3个月取出宫内节育器。

尽管对宫腔粘连在宫腔镜下实施粘连分离手术及术后采取防止再次粘连措施，但术后并发症如自然流产率、早产率、胎盘异常概率、胎儿宫内生长受限（FGR）、子宫破裂等发生率仍然较高。对于严重宫腔粘连者行骨髓源干细胞注入促使子宫内膜再生的方法还有待进一步的研究。

宫腔异物取出或切除术

宫内节育器

宫内节育器残留、嵌顿或被粘连组织包裹时，应在宫腔镜直视下进行分离直到其完全显露，再以异物钳取出。对于残留肌壁间的节育器，酌情联合B超定位并按上述方法分离取出。

妊娠组织残留

依据残留组织类型及残留部位，酌情选择针状或环状电极进行分离或切除，术中注意对正常子宫内膜的保护。处理宫角部的残留组织时应把握深度，避免子宫穿孔。剖宫产瘢痕处妊娠物（突向子宫腔内）切除，应经药物杀胚治疗和（或）经子宫血管阻断后施术，术中酌情选择B超或联合腹腔镜手术进行。

宫腔镜输卵管插管通液术

宫腔镜可直视宫腔形态及输卵管开口情况，了解其病变严重程度和累及范围，排除炎症造成的息肉和粘连，并进行矫治手术；还可以在宫腔镜直视下放置输卵管导管并注入亚甲蓝溶液行输卵管插管通液术，既是诊断和评估输卵管通畅度的一种方法，也可以使输卵管管腔部分粘连及轻、中度梗阻得以分离和疏通，是输卵管梗阻治疗的方法之一。

手术时间

一般选择在月经干净后3～7天内进行，此时的子宫内膜较薄，视野宽大而清晰。过早手术子宫内膜未完全修复或有经血残留，易将经血注入腹腔；过晚手术如在黄体期通液，则子宫内膜较厚，如用金属头则易损伤子宫内膜，将内膜带入腹腔。

手术操作步骤

按常规经宫颈放入宫腔镜镜体，注入5%葡萄糖膨宫，膨宫压力13～18 kPa。全面检查宫腔有无病变，先检查宫底和宫腔前、后、左、右壁，再检查子宫角及输卵管开口，注意宫腔形态，有无子宫内膜异常或占位性病变，必要时做活检。找到两侧输卵管开口看其是否正常，对准一侧输卵管开口，直视下插入输卵管导管深为0.5～1 cm即可，然后注入10～20 mL亚甲蓝指示液。根据推注阻力，液体有无回流，大致判断该侧输卵管是否通畅。一侧完成后同法检查另一侧，评判标准与输卵管通液术相同。

输卵管通畅度判断

插管通液时以液体反流和推注压力大小来判断输卵管通畅度。一般用10 mL注射器注药，推注压力大者为输卵管阻塞，推注压力小者为输卵管通畅。推注液体过程中，如阻力偏大可加压加速推注，如压力明显变小，可能为输卵管已疏通。

如有测压表，可根据压力指数判断。压力＜20 kPa为阻力小，压力是53.33～106.67 kPa为阻力中等，压力＞133.33 kPa为阻力大。

注意事项

插管通液时可同时用腹部B超监测注入液体的流向，以及输卵管内、卵巢窝周围或子宫直肠陷凹液体聚集状况。对输卵管通畅度不良或可疑患者做输卵管造影复诊。

在宫腔镜输卵管通液术中如发生急剧腹痛，要注意有无输卵管破裂，一般输卵管不通者当注入液体10mL以上时，即有下腹胀痛感，但当压力放松液体回流至针筒内，痛感即消失，与输卵管破裂不同。

总结

子宫畸形是导致RSA的重要因素。子宫畸形的确诊主要依赖超声、子宫输卵管造影、宫腔镜、腹腔镜等检查。宫腔镜对宫腔的探查直观、清晰，可以在直视下进行宫腔内治疗和手术，如子宫纵隔切除、宫腔粘连分离、黏膜下肌瘤及息肉摘除、异物及节育环嵌顿取出术等，可在宫腔镜下输卵管插管通液诊断输卵管通畅性和治疗。宫腔镜比传统的诊断性刮宫、子宫输卵管造影以及B超检查更直观、准确、可靠，能减少漏诊。

宫腔粘连分离术后或子宫纵隔切除术后即刻放置宫内节育器，口服大剂量雌激素以促进子宫内膜再生，预防再次宫腔粘连；术后3个月取出宫内节育器。也可选用宫腔内留置Foley双腔单囊导尿管10天或放置COOK子宫球囊支架

（J-BUS）10～30天，术后常规采用大剂量雌激素治疗，可获得更好的防止宫腔粘连效果。

病例讨论

病例

病史 女性，32岁，5个月前因胚胎停育行清宫术，术后月经量极少，行基础体温测定呈双相体温。身高158 cm，体重53 kg，甲状腺无增大。

妇科检查：外阴发育正常，阴道通畅，宫颈光滑，子宫大小正常，活动，无压痛，双侧附件未扪及包块及压痛。

阴道B超检查（月经第3天）：子宫大小正常，内膜线不清晰，卵巢大小正常，双侧卵巢<10 mm的卵泡各有8～10个。

针对这个患者，还应该检查什么？

应该检查性激素、甲状腺功能，同时建议患者进行宫腔镜检查及诊断性刮宫，以排除和治疗内膜病变。

检查结果及治疗方法？

月经第3天性激素：FSH 6.70 U/L、LH 5.8 U/L、PRL 355.2 nmol/L、E_2 143.13 nmol/L、P 0.5 ng/L、T 0.3 ng/L。

月经第23天检查：P 45.47 nmol/L。

甲状腺功能：TSH、FT3及FT4检查正常。

宫腔镜检查结果显示：宫腔狭小呈试管样，内充满粘连带和粘连索，双侧宫角呈溶洞样改变，术中行宫腔粘连分离、切除宫腔粘连带，术后即刻放置金属圆形宫内节育器，口服补佳乐，每天9 mg，分3次，连服28天，最后10天口服黄体酮胶囊（益吗欣），每天200 mg（50 mg/片），分2次，连续使用3个周期。术后3个月行宫腔镜检查，宫腔无粘连，取出宫内节育器，继续口服雌激素、孕激素2个周期。促排卵周期子宫内膜发育良好，卵泡成熟时内膜10/A，月经量明显增多。促排卵4个周期后怀孕，给予内分泌保胎措施，孕38^{+4}周剖宫产分娩一男婴，重3.4 kg。

（黄琳）

参 考 文 献

［1］夏恩兰. 宫腔镜学及图谱［M］. 2版. 郑州：河南科学技术出版社，2009：279-296.

［2］张建平. 流产基础与临床［M］. 北京：人民卫生出版社，2012：248-251.

［3］李树侠，张弘，陈昕，等. 宫腔镜在复发性流产患者诊疗中的作用［J］. 中国计划生育和妇产科，2013，5（5）：49-52.

［4］翁梅英，李琳，洪顺家，等. 复发性流产患者宫腔镜检查结果分析［J］. 海南医学，2012，23（18）：9-11.

［5］中华医学会妇产科学分会妇科内镜学组. 妇科宫腔镜诊治规范［J］. 中华妇产科杂志，2012，47（7）：555-559.

［6］滕海燕. 宫腔镜检查在复发性流产中的应用［J］. 南昌大学学报：医学版，2012，52（4）：69-70.

［7］Deans R，Abbott J. Review of intrauterine adhesions［J］. J Minim invasive gynecol，2010，17：555-569.

［8］Robinson JK，Colimon LM，Isaacson KB，et al. Postoperative adhesiolysis therapy for intrauterine adhesions（Ashermaa Bsyndrome）［J］. Fertil Steril，2008，90：409-414.

第十八章 生殖免疫学检查

第一节 流式细胞术概述

引言

流式细胞术（Flow Cytometry，FCM）是应用流式细胞仪，在分子水平上对细胞内外因子进行快速定性和定量研究的一种细胞分析和检测手段，也是一种在功能上对单细胞或其他生物粒子进行定量分析和分选的检测手段。通过荧光抗原抗体检测技术对细胞表面抗原分析，进行细胞分类和亚群分析。FCM不但可以全方位定量检测细胞膜、细胞质和细胞核中的各种细胞成分以及血清中的各种可溶性生物分子成分，而且可以研究细胞的各种功能状态，如细胞增殖、细胞凋亡、细胞分化、酶活性、细胞膜通透性、氧化还原状态、吞噬性等。近几十年来，随着新荧光物质的不断发现以及计算机功能在数据存储、显示分析等方面的日益完善，FCM由以前的定性描述过渡到了定量的研究，并可进行数据统计，大大提高了实验结果的科学性。

这一技术虽然操作复杂，但是对于人体细胞免疫功能的评估以及各种血液病及肿瘤的诊断、治疗以及预后的评估有重要作用。近年来普遍应用于免疫学、血液学、肿瘤学等临床医学，同时在基础医学研究领域如细胞生物学、细胞遗传学、生物化学、药物学、分子生物学等方面也开展了大量的工作。

同种免疫功能异常以及自身免疫功能紊乱是引起复发性流产的重要原因，国内外已有不少研究报道关于运用流式细胞术对复发性流产（RSA）患者进行免疫功能的检测和评估，因此有必要了解流式细胞仪的结构以及流式细胞术的工作原理。

引导性问题

- 流式细胞术有哪些特点？
- 流式细胞仪的主要构造以及工作原理是什么？
- 流式细胞仪主要技术指标有哪些？
- 测定淋巴细胞亚群常用的抗体有哪些种类？
- 常用的荧光染料有哪些？它们的激发光谱和发射光峰值是什么？

● 流式细胞技术的流程是怎样的？

流式细胞术及流式细胞仪

流式细胞术（flow cytometry，FCM/FACS）：是利用流式细胞仪对处在快速、直线、流动状态中的单细胞、微球或生物颗粒进行多参数、快速定量分析，同时对特定群体加以分选的一种现代高科技生物分析技术。

流式细胞仪（flow cytometer，FCM）：集激光技术、电子物理技术、光电测量技术、电子计算机技术、细胞荧光化学技术、单克隆抗体技术为一体的一种新型高科技仪器。近年来，很多厂家开始尝试生产自己的流式细胞仪，国内使用的流式细胞仪主要由美国Beckman-Coulter公司和Becton-Dickinson公司两个厂家生产。

流式细胞技术与传统的荧光镜检查相比，具有速度快、精度高、准确性好等优点，它不仅可测量细胞大小、内部颗粒的性状，还可检测细胞表面和细胞浆抗原、细胞内DNA、RNA含量等，短时间内高速分析几千乃至上万个细胞，并可对群体细胞在单细胞水平上进行分析，同时从一个细胞中测得多个参数，成为当代最先进的细胞定量和定性分析技术。

流式细胞仪主要技术指标

流式细胞仪主要技术指标包括流式细胞仪的分析速度、荧光检测灵敏度、分辨率和分选速度等。一般流式细胞仪每秒检测1 000~5 000个细胞，大型机每秒可达上万个细胞。一般能测出单个细胞上<600个荧光分子，两个细胞间的荧光差>5%即可区分。流式细胞仪的分辨率用变异系数CV值来表示，一般流式细胞仪能够达到<2.0%。一般流式细胞仪分选速度至少要达到>1 000个/s，分选细胞纯度可达99%以上。

流式细胞仪主要构造以及工作原理

流式细胞仪主要由以下5个系统部分构成：①流动室及液流驱动系统；②激光光源及光束形成系统；③光学系统；④信号检测、存储、显示分析系统；⑤细胞分选系统。

流动室及液流驱动系统

细胞流动室是流式细胞仪中最重要的部分。无论哪一种类型的流动室，其作用都是使细胞流稳定流动，依次通过固定的检测区。

将待测细胞染色后制成单细胞悬液，用一定压力将待测样品压入流动室，不含细胞的磷酸缓冲液在高压下从鞘液管喷出，鞘液管入口方向与待测样品流成一定角度，这样鞘液就能够包绕着样品高速流动，组成一个圆形的流束，待测细胞在鞘液的包被下单行排列，依次通过检测区域。

因此，流动室及液流驱动系统作用是聚焦细胞以供检测，液流系统将样本悬液聚焦在光源的中心处。流动室是仪器核心部件，被测样品在此与激光相交。流动室内充满了鞘液，鞘液的作用是将样品流环包；鞘液流是一种稳定的液体流动，鞘液以匀速运动流过流动室，在整个系统运行中流速是不变的；样品流在鞘液的环包下形成流体力学聚焦，使样品流不会脱离液流的轴线方向，并且保证每个细胞通过激光照射区的时间相等，从而得到准确的细胞荧光信息（图18-1）。

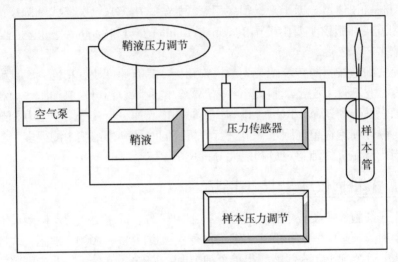

图18-1　流式细胞仪的流动室和液流驱动系统

激光光源及光束形成系统

流式细胞仪的光源有相干光源和非相干光源。非相干光源一般来自灯和汞灯。流式细胞仪的主要测定信号荧光是由激发光激发的，因此流式细胞仪配备一根或多根激光管，荧光信号的强弱与激发光的强度和照射时间相关，目前台式机FCM大多采用氩离子气体激光器。激光是一种相干光源，它能提供单波长、高强度、高稳定性的光照，是细胞微弱荧光快速分析的理想光源。激光光束在达到流动室前，先经过两个圆柱形透镜将其聚焦，形成几何尺寸约为 $22\ \mu m \times 66\ \mu m$，即短轴稍大于细胞直径的光斑。这种椭圆形光斑激光能量分布属正态分布，使通过激光检测区的细胞受照强度一致。

光学系统

FCM的光学系统是由几组透镜、滤光片、小孔组成。

透镜和小孔的主要作用是将激光光源发出的横截面为圆形的激光光束，聚焦成横截面较小的椭圆形激光光束，使激光能量成正态分布，最大限度地减少杂散光的干扰。滤光片是主要光学元件，主要分成3类：长通滤片（long-pass filter，LP）、短通滤片（short-pass filter，SP）及带通滤片（band-pass filter，BP）。不同组合的滤片分别将不同波长的荧光信号送到不同的电子探测器。

信号检测以及信号存储、显示、分析系统

流式细胞仪的光信号包括：散射光信号和荧光信号。散射光分为前向角散射光（forward scatter，FSC）和侧向角散射光（side scatter，SSC）或90°散射光；散射光是细胞的物理参数，与细胞样本的制备（如染色）无关。FSC光信号与细胞或颗粒的大小和体积有关。SSC光信号与细胞或颗粒的内部和表面结构复杂程度如细胞质颗粒性等有关。荧光信号也有两种，一种是细胞自发荧光，一般很微弱；另一种是细胞样本经标有特异荧光素的抗体染色后，经激光激发出的荧光，它是要测定的荧光，信号较强。这两种荧光信号同时存在，因此上机测定时应先测定阴性对照管，阴性对照的阳性细胞应<2.0%，这样可以最大限度地减少细胞自发荧光和抗体非特异结合产生荧光的干扰。总之FSC反映被测细胞的大小，SSC或90°散射反映被测细胞的细胞膜、细胞质、核膜的折射率和细胞内颗粒的性状。

荧光信号经光电倍增管接收后可转换为电信号，再通过模/数转换器，将连续的电信号转换为可被计算机识别的数字信号。把所测量到的各种信号进行计算机处理，将分析结果显示在计算机屏幕上，也可以打印出来，还能以数据文件的形式存储在硬盘上，以备日后的查询或进一步分析。

检测数据的显示视测量参数的不同，有多种形式可供选择。单参数数据以直方图的形式表达，其X轴为测量强度，Y轴为细胞数目。对于双参数或多参数数据，根据不同的分析需求，既可以单独显示每个参数的直方图，也可以选择二维的点阵图、等高线图、密度图或三维立体视图。

正常人外周血白细胞的FSC和SSC组成的点阵图，横坐标和纵坐标均是线性的；图18-2中淋巴细胞、单核细胞、粒细胞很明显地分为3群。

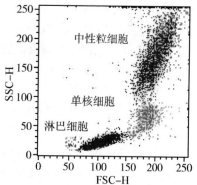

图18-2 正常人外周血白细胞流式细胞计数点阵图

流式细胞仪细胞分选系统及工作原理

细胞的分选是通过分离含有单细胞的液滴而实现的。在流动室的喷口上配有一个超高频电晶体，充电后发生高频振动，使喷出的液流断裂为均匀的液滴，每秒钟形成液滴上万个，待测定细胞就分散在这些液滴之中，液滴中的细胞在形成液滴前已被测量，如符合预定要求则可被充电。将这些液滴充以正负不同的电荷，当液滴流经过带有几千伏特的偏转板时，在高压电场的作用下偏转，落入各自的收集容器中，不予充电的液滴不发生偏转落入中间的废液收集器中，从而实现细胞的分选。

流式细胞常用抗体、荧光染料及种类

提示：临床以及科研工作中，应用流式细胞技术检测免疫细胞的成本取决于所用抗体、荧光染料的种类，因此需要合理组合应用。

用来测定淋巴细胞亚群的单克隆抗体（monoclonal antibody，McAb），一般是小鼠抗人Ig，有直标荧光单克隆抗体，还有双色、三色抗体和四色荧光标记抗体。

单标记荧光抗体应用最为广泛，目前FCM用的各种单克隆抗体试剂已经发展到了百余种，可以对各种血细胞和组织细胞的表型进行测定分析。如CD3、CD9、CD56等，但是不能准确反应所测定的细胞，如单标记CD56不能准确测定NK细胞，NK细胞应是$CD3^-CD56^+$，因为$CD56^+$细胞中包含着非HLA束缚细胞毒T细胞（$CD3^+CD56^+$）。单标$CD8^+$细胞中不仅有T抑制细胞，还含有30%左右的NK细胞。CD45是一种白细胞共同抗原，在大多数白细胞表面有表达，因此可作为广泛性淋巴细胞标志物。

双色荧光标记抗体组合不仅能简化操作，还能比单抗更加准确反映淋巴细胞亚群的变化。双色组合能测定B淋巴细胞（$CD3^-CD19^+$或$CD3^-CD20^+$）、激活的T细胞（$CD3^+CD69^+$或$CD3^+CD25^+$）、$CD4^+$/IFN-γ等。应用适当的双色组合可以测定细胞的亚群。

三色荧光标记抗体测定可给出更为准确的各亚群的情况：

T辅助细胞：$CD3^+CD4^+CD8^-$。

T抑制细胞：$CD3^+CD4^-CD8^+$。

$CD3^+$细胞包括：$CD3^+CD4^+CD8^-$细胞，$CD3^+CD4^-CD8^+$细胞，$CD3^+CD4^-CD8^-$细胞和$CD3^+CD4^+CD8^+$细胞。而$CD3^+CD4^-CD8^-$细胞群是$\gamma\delta$T细胞，此类细胞与感染有关。利用CD25、CD69等McAb和其他淋巴细胞标记双色或三色标记还可测定淋巴细胞亚群的功能状态，如活化T细胞、活化B细胞等。

流式细胞仪测定常用的荧光染料有多种，它们分子结构不同，激发光谱和发射光也各异，选择荧光染料时必须依据流式细胞仪所配备的激光光源的发射光波长。常用的荧光染料有FITC、PE、PI、CY5、preCP、ECD等，它们的激发光波长均为488 η m，而发射光波长各不相同，发射光峰值以及颜色见表18-1。

表18-1　各荧光染料发射光峰值及颜色

荧光染料种类	化学名	发射光峰值（η m）	颜色
FITC	异硫氰酸荧光素	525	绿
PE	藻红蛋白	575	橙红
PI	碘化丙啶	630	橙红
ECD	藻红蛋白-得克萨斯红	610	红
CY5	化青素	675	深红
preCP	叶绿素蛋白	675	深红

流式细胞技术流程

样品制备

样品制备是流式细胞检测最关键的步骤。标本只要是单细胞或类似于单细胞的生物粒子即可用于分析，如血液、骨髓、体液中的细胞、培养细胞等，实体组织需要经处理后制成单细胞悬液才能分析，因此实际上所有组织细胞以及合适包被的微球均可用于分析。根据各种组织成分的特点，可选择不同的分散细胞方法，以期达到单细胞数目多、损伤少的目的。

荧光标记

直接免疫荧光标记法：如做双标或多标染色，可把几种标记有不同荧光素的抗体同时加入。虽然直标抗体试剂成本较高，但减少了间接标记法中较强的非特异荧光的干扰，因此更适用于临床标本的检测。

间接免疫荧光标记法：间标法步骤较多，增加了细胞的丢失，不适用测定细胞数较少的标本。首先加入特异的第一抗体，待反应完全后洗去未结合抗体，再加入荧光标记的第二抗体，生成抗原-抗体-抗抗体复合物，以FCM检测其上标记的荧光素被激发后发出的荧光。本方法费用较低，二抗应用广泛，多用于科研标本的检测。但由于二抗一般为多克隆抗体，特异性较差，非特异性荧光背景较强，易影响实验结果，所以标本制备时应加入阴性或阳性对照。

悬浮细胞的固定

上述制备的单细胞悬液即可用于流式细胞仪分析，如果染色和流式分析要拖后进行，或为了提高染色效果，则要将细胞预固定。乙醇固定是常用的方法，另外还有甲醛法和丙酮法。

上机检测

样品制备好后上机检测，按照厂家提供的软件程序对样本进行获取、检测并进行数据存储、数据分析、细胞分选。

总结

流式细胞术是一项较新而操作复杂的技术，在实验操作过程中，多种因素均可影响FCM的分析结果。发达国家流式细胞术起步早，发展快，其操作也很规范。我国目前FCM淋巴细胞亚群分析还没有公认的标准化方案，国内FCM分析在参考范围、质量控制、试剂和仪器选择等方面仍然存在许多问题。近年来，随着FCM仪器和试剂的不断更新换代，一些标准化方案也得到了进一步完善。

近年来，国内外在FCM上都做了大量的研究和应用工作，随着对FCM研究的日益深入，其价值已经从科学研究走入了临床应用阶段，在我国临床医学领域里已有着广泛的应用，主要用于白血病的分型、肿瘤细胞染色体的异倍性测定，以及免疫学研究。国内外已有不少研究报道关于运用流式细胞术对RSA患者进行免疫功能的检测和评估，随着仪器和方法的日臻完善，FCM将在生殖领域会有更加广阔的应用前景。

第二节　流式细胞术在复发性流产中的应用

引言

妊娠免疫耐受机制是生命科学和医学的重要问题，从生殖免疫学观点看来，妊娠是一种成功的半同种移植。正常妊娠状态下，胚胎是一种特殊的半异基因产物，一半来源于父方，一半来源于母方；而对于无关个体移植（如代孕也可以成功的现象），胚胎是一种特殊的完全异基因移植物。无论上述哪种情况，母体对于具有外来抗原物质的胚胎/胎儿及其附属组织均未发生免疫排斥，提示在同一物种之间，胚胎移植不存在免疫排斥现象。因此，了解妊娠免疫耐受机制，有助于阐明原因不明性不孕症、自发性流产等妇科疾病的发病机制。

流产被认为是半同种移植的失败。近年来，复发性流产（RSA）发病率逐年上升，随着对疾病的发病机制、病程发展、治疗效果的深入研究，发现RSA的发生与机体免疫功能状态密切相关。淋巴细胞是构成免疫系统和执行免疫功能的主要细胞群体，进行淋巴细胞亚群分析，对于了解机体免疫状态，评估流产的发病机制，从而对流产的诊断和治疗具有重要的临床意义。

流式细胞术结合现代单克隆抗体技术，可同时对单个细胞上的多种参数进行定量定性分析，具有速度快、精度高、准确性好等特点。FCM进行淋巴细胞免疫表型分析已逐渐成为临床检验的常规工作之一，本节主要介绍FCM在RSA方面的应用。

引导性问题

- 如何正确应用流式细胞技术？
- 流式细胞术在复发性流产中的应用价值有多大？
- 哪种类型的复发性流产患者需要采用流式细胞仪检测？
- 针对复发性流产流式细胞术检测包括哪些内容？
- 流式细胞仪检测结果如何解读？
- T淋巴细胞在复发性流产中有什么临床意义？
- 复发性流产患者都需要检测T淋巴细胞吗？
- 复发性流产患者B淋巴细胞检测的意义是什么？
- 妊娠期间高水平的NK细胞是否会导致生化妊娠或自然流产？
- 淋巴细胞主动免疫治疗能否降低NK细胞数量？
- NK细胞升高的复发性流产患者是否都要注射免疫球蛋白？
- Th1/Th2细胞因子的检测有无临床应用价值？

流式细胞技术检测的淋巴细胞及亚群分型

应用流式细胞技术对流产发生的免疫学机制的研究，国内外已经有大量的动物实验研究报道，主要是针对实验动物的脾脏、胸腺以及流产模型受孕鼠的胎盘分离单个核细胞，与相应抗体结合后进行流式细胞检测，分析免疫细胞亚群的变化。流式细胞技术在RSA临床工作中的应用，主要是针对流产患者免疫学因素、流产合并其他自身免疫性疾病，以及一些导致免疫功能紊乱而影响妊娠过程的疾病的判断。因为取材困难，针对母胎界面免疫细胞、免疫因子的变化研究，主要是流产后的胚胎及蜕膜组织。在临床工作中，这种取材的限制无法评估妊娠过程的免疫状态，也不能作为常规的检测手段来评估流产的原因。

针对外周血免疫指标的检测，目前有大量的临床研究报道，通过外周血免疫细胞的检测来评估流产的原因之前，需要进行健康人群外周血免疫细胞正常参考范围的建立。

在免疫细胞中淋巴细胞是非常重要的一类，它们担负着免疫的主要功能。淋巴细胞分为主要参与细胞免疫的T淋巴细胞（CD3$^+$）和主要参与体液免疫的B淋巴细胞（CD19$^+$）以及NK细胞（CD3$^-$CD56$^+$）。

按细胞表面抗原T淋巴细胞可分为CD4$^+$细胞和CD8$^+$细胞等，按免疫功能T淋巴细胞则可分为辅助性T细胞（Th）、抑制性T细胞（Ts）和细胞毒T细胞（Tc）亚群。CD3$^+$是成熟T细胞的表面标志，CD4$^+$分子表达在Th细胞表面，CD8$^+$分子多表达在Ts和Tc细胞上。CD4$^+$T细胞主要为Th1、Th2、调节性T细胞（Treg）、Th17和Th9细胞五大亚群。

在机体的抗感染免疫应答中，不同的CD4$^+$T细胞亚群发挥不同的作用。正常情况下，Th1细胞主要分泌白介素–2（IL–2）、干扰素–γ（IFN–γ）等，其中以IFN–γ为主，其作用是诱导Th0细胞向Th1分化，IFN–γ还可以通过抑制IL–4的产生从而对抗Th2细胞的功能。Th2细胞主要分泌IL–4、IL–5、IL–6、IL–13等，其中起主要作用的为IL–4。IL–4可抑制IFN–γ的分泌，促进Th0细胞向Th2分化。Th1/Th2平衡与成功妊娠密切相关。RSA患者存在Th1/Th2亚群功能失衡，主要表现为Th1亚群功能亢进和Th2亚群功能低下。

因此，目前针对流产患者免疫学因素的判断、自身免疫性疾病导致流产的检测，流式细胞技术主要测定的是外周血淋巴细胞亚群，包括T淋巴细胞（CD3$^+$）、T辅助细胞（CD3$^+$CD4$^+$）、T抑制细胞（CD3$^+$CD8$^+$）、B淋巴细胞（CD19$^+$或CD20$^+$）、NK细胞（CD3$^-$CD56$^+$）、Th1/Th2以及Th17/Treg平衡等。

CD45是一种白细胞共同抗原，在大多数白细胞表面有表达，因此可作为淋巴细胞表面标志物。

提示： 目前，对一些免疫细胞的表型变化尚处于研究阶段，在临床工作中用外周血淋巴细胞亚群的变化，来判断流产患者的流产原因要慎重。流式细胞检测同其他检测一样，通常需要比较同一个体在不同发病期的结果，以判断病情的变化，因此需要进行多次检测以进行动态观察。即使患者的结果仍在"正常范围内"，但在不同时期的统计比较中也可能会出现差异。

T淋巴细胞及亚群

T淋巴细胞亚群作为外周血中最主要的淋巴细胞，对系统免疫反应起着重要的调节作用。国内外的研究均显示，RSA患者存在外周血T淋巴细胞亚群比例异常。T细胞可随血流及淋巴分布于体内各部位，在正常情况下，T细胞在周围组织中的数目是相对稳定的，如在胸导管淋巴液中约占90%，在脾中约占30%，淋巴结中约占75%，末梢血中可占60%～80%。$CD4^+$和$CD8^+$细胞的比例，在周围各组织中大致相同，即$CD4^+$约占60%，$CD8^+$约占40%。可应用抗各种表型抗原的单克隆抗体检测T细胞的数量及其亚群（TH/TS）的比值，临床上有助于疾病的诊断。通过对T淋巴细胞及亚群的检测，可以对患者的免疫功能和预后做出判断，正确地指导治疗。

提示：T淋巴细胞又分为辅助性T淋巴细胞（$CD3^+CD4^+$）和抑制性/细胞毒性T淋巴细胞（$CD3^+CD8^+$）。在正常情况下，各群淋巴细胞的数目和相对比例都在一定的范围内。在检测报告中标出了正常参考范围以便于判断，然而只能作为参考，各实验室需要建立自己的正常参考值范围。

T细胞亚群检测内容

（1）总T（$CD3^+$）淋巴细胞的百分比。

（2）辅助T（$CD3^+CD4^+$）细胞的百分比。

（3）抑制T（$CD3^+CD8^+$）细胞的百分比。

无论是$CD3^+CD4^+$还是$CD3^+CD8^+$细胞，都可以进一步划分亚群。

（4）$CD3^+$细胞中的CD4、CD8双阳性或双阴性细胞：在淋巴细胞的分化增殖异常时，CD4、CD8双阳性或双阴性细胞的数量和百分比会有相应的升高和降低。

（5）$CD4^+$和$CD8^+$细胞的比值：在淋巴细胞的分化中产生的总T细胞的数量是有限的，加之在病变中主要为辅助T细胞或抑制T细胞的升高或降低，因而$CD4^+$和$CD8^+$细胞的比值会发生相应的变化，该值就成为一个简单和明确的判断指标，比值异常与临床一些疾病相关。

T淋巴细胞及其亚群检测的临床意义

CD3分子表达于所有成熟T淋巴细胞的表面，是总T淋巴细胞的重要标志，$CD3^+$增多常见于甲状腺功能亢进、淋巴细胞性甲状腺炎、重症肌无力以及器官移植后排斥反应。$CD3^+$降低主要见于免疫缺陷病，如获得性免疫缺乏综合征（AIDS）、先天性胸腺发育不全综合征以及联合免疫缺陷病，亦可见于恶性肿瘤、红斑狼疮（SLE）、免疫抑制剂治疗等。T淋巴细胞及其亚群表面标志物检测可用于T淋巴细胞计数，T淋巴细胞亚群的分类以及判断T淋巴细胞的活化程度。

在一些情况下，如病毒感染、化学和物理因素、免疫系统的衰竭或其他功能紊乱、造血系统异常等疾病时，淋巴细胞计数可能会有异常。曾有人报道淋巴瘤患者的淋巴细胞数目多时预后较好。由此可以推测，肿瘤患者的T淋巴细胞数目较高时或在正常范围内，预后也应该较好。

CD3⁺CD4⁺T细胞下降常见于某些病毒感染性疾病，如AIDS，严重创伤、全身麻醉、大手术、应用免疫抑制剂等；升高见于类风湿性关节炎活动期。

CD3⁺CD8⁺T细胞下降常见于类风湿性关节炎、重症肌无力及膜型肾小球肾炎等；升高见于传染性单核细胞增多症急性期以及慢性乙型肝炎等。

CD4/CD8比值增高见于类风湿性关节炎活动期。有报道若其比值＞2.5，表明细胞免疫功能处于过度活跃状态，容易出现自体免疫反应，如SLE、重症肌无力、膜型肾小球肾炎以及器官移植后排斥反应等。

CD4⁺/CD8⁺比值下降，常见于AIDS、瘤型麻风病、恶性肿瘤等。也有报道如果CD4/CD8＜1.4被称为免疫抑制状态，常见于：①免疫缺陷病，如艾滋病时的比值常显著＜0.5；②恶性肿瘤进行期和复发时；③再生障碍性贫血、白血病；④某些病毒感染、传染性单核细胞增多症等。

当CD4⁺/CD8⁺降低到1.0以下时称之为倒置，是较为明显的异常。也有一组数据建议此比值的参考范围为0.68～2.47，该组样本中很可能包括了一些亚健康状态的个体。准确的参考范围有待于大样本的研究或动态检测来确定。

提示：育龄期妇女如果并发上述疾病，对妊娠以及胚胎/胎儿的发育具有不良的影响，因此如果T淋巴细胞以及亚群检测出现异常，应该进行多学科的会诊，以免导致不良的妊娠反应和结局。

T淋巴细胞及亚群检测与复发性流产的关系

在正常妊娠早期，CD8⁺细胞数量增多，CD4⁺/CD8⁺比值的降低，有利于胚胎免遭母体免疫系统的排斥，因为CD8⁺细胞在机体的免疫反应中发挥负调节作用，既可抑制B细胞介导的体液免疫，又可抑制CD4⁺细胞介导的迟发型超敏反应和增殖反应，还可对自然杀伤细胞及巨噬细胞的杀伤功能产生调控作用。有研究报道，RSA患者外周血中CD8⁺细胞百分率显著下降，CD4⁺/CD8⁺比值明显升高，有效治疗后可逆转。因此，动态了解T淋巴细胞及亚群的变化，对疾病的判断具有重要的价值。

T淋巴细胞及亚群检测步骤及所用试剂

检测所用的荧光标记的抗体（以BD公司产品为例）：TriTEST CD4/CD8/CD3，CD45；

如果检测活化的CD3⁺CD4⁺T细胞、CD3⁺CD8⁺T细胞：选择抗体HLA-DR，CD69；

CD45/SSC双对数散点图（dot plot）也可以用CD45来设门。

T淋巴细胞及亚群检测步骤：

（1）将流式管做好标记；

（2）将7～10 μL（BD Tritest CD4 FITC/CD8 PE/CD3 PerCP）加入流式管底部；

（3）每管加入50 μL抗凝血样标本，轻轻混匀，室温避光孵育15 min；

（4）加入500 μL BDFACS lysing solution轻轻混匀，室温（20～25 ℃）避光孵育15 min；

（5）加入2 mL PBS，混匀，1 200 rpm离心5 min，去上清；

（6）350 μL PBS重悬，流式细胞仪上机检测。

数据分析如图18-3。

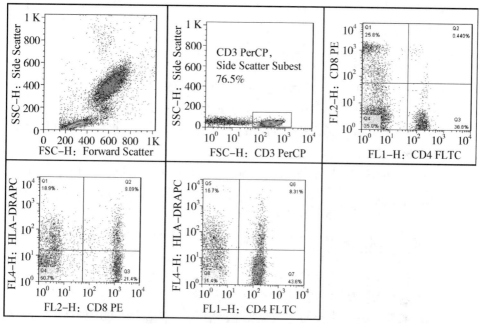

图18-3　对淋巴细胞群中的CD3+细胞进行设门，获得Th（CD3+CD4+）以及 Tc（CD3+CD8+）两群细胞

T淋巴细胞及亚群参考值

以下给出常用细胞亚群的正常范围供参考，同一CD中有多种克隆的McAb，同一CD中不同McAb所测出的数值不同，每个实验室应建立自己实验室的正常数值。

流式细胞术T淋巴细胞及亚群参考值（供参考）：

CD3+	70.0% ± 12.0%
CD3+CD4+CD8-	40.0% ± 9.0%
CD3+CD4-CD8+	30.0% ± 8.0%

CD4$^+$/CD8$^+$	0.9 ~ 2.0
CD3$^+$CD4$^+$HLA−DR	1.67% ~ 20.50%
CD3$^+$CD8$^+$HLA−DR	4.29% ~ 46.42%

B淋巴细胞及亚群

B细胞是介导体液免疫的主要淋巴细胞，CD19为B细胞共有的表面标志，进一步可分为CD5$^+$B细胞和CD5$^-$B细胞。前者产生抗体时不依赖T细胞，后者为T细胞依赖性。B细胞表面有MHC和B7分子的较强表达，具有抗原呈送作用，在T细胞的激活中具有十分重要的作用。研究表明，在RSA患者的子宫内膜上，B淋巴细胞的数量比正常妊娠显著升高。

B淋巴细胞表面标志物检测

B淋巴细胞表面标志物检测表面抗原和表面受体。

表面抗原：CD19、CD20、CD21、CD22和CD40等。

表面受体：B细胞抗原受体（BCR）、细胞因子受体（CKR）、补体受体（CR）与Fc受体等。

B细胞表面免疫球蛋白（surface membrane immunoglobulin，SmIg）是B细胞的特征性表面标志。将荧光标记的抗不同类型Ig的单克隆抗体进行检测，可将B细胞分为SmIgG、SmIgM、SmIgA、SmIgD、SmIgE。

B细胞检测意义

SmIg$^+$细胞增高：常与B细胞恶性增殖有关，主要见于慢性淋巴细胞性白血病（慢淋）、毛细胞白血病以及巨球蛋白血症等。

SmIg$^+$细胞减低：主要与体液免疫缺陷有关，常见于性联丙种球蛋白缺乏症、严重联合免疫缺陷病等。

CD19为全部B细胞共有的表面标志，增高见于B细胞系统的恶性肿瘤，减低见于体液免疫缺陷病。

B淋巴细胞及亚群检测与复发性流产的关系

RSA患者B淋巴细胞及亚群的变化目前争议较大。自身免疫性疾病患者体内有多种自身抗体形成，提示B细胞活动亢进是该病的发病基础。外周血中B细胞体外培养实验结果发现，其增殖能力较正常强8 ~ 10倍。淋巴细胞主动免疫治疗（LIT）对B淋巴细胞有何影响，至今仍未完全明确。Liang等研究结果表明，LIT前后CD19$^+$、CD5$^+$CD19$^+$B细胞比例均无明显变化。但他们发现RSA患者LIT后妊娠成功组CD19$^+$B细胞明显增加，提示CD19$^+$B细胞可能有利于维持妊娠。B淋巴细胞在妊娠中的具体作用目前仍不明确，LIT是否有利于某些保护性抗体的产生或中和异常增高的抗体仍需进一步研究。

B淋巴细胞及亚群检测步骤

（1）将流式管做好标记；

（2）将5～7 μL CD19 FITC抗体加入流式管底部，如果需要进一步分类则加5～7 μL（CD5 PerCP-CY5.5）；

（3）每管加入50 μL抗凝血样标本，轻轻混匀，室温（20～25 ℃）避光孵育15 min；

（4）加入450 μL BDFACS lysing solution 轻轻混匀，室温（20～25 ℃）避光孵育15 min；

（5）加入2 mL PBS，混匀，1 200 rpm离心5 min，去上清；

（6）500 μL PBS重悬，流式细胞仪上机检测。

数据分析如图18-4。

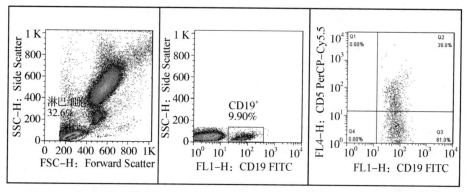

图18-4　对淋巴细胞群中的CD19$^+$细胞进行设门，获得CD19$^+$CD5$^+$B淋巴细胞群

流式细胞术B淋巴细胞及亚群参考值（供参考）：

CD19$^+$B淋巴细胞	11.74% ± 3.73%
CD19$^+$CD5$^+$B淋巴细胞	14.98%～53.79%

NK细胞及亚群

提示： CD16、CD56是NK细胞特有的标志。研究表明NK细胞毒性和数量增加与流产有关，外周血高水平的NK细胞预示染色体核型正常的妊娠可能发生生化妊娠或自然流产。研究报道LIT能明显降低NK细胞的比例，有利于妊娠维持。CD3$^+$CD56$^+$NKT细胞升高的患者经免疫球蛋白（IVIG）治疗后其数量可明显降低，并且能显著提高妊娠成功率。因此，检测NK细胞免疫表型变化有助于RSA妇女病情及预后的监测。

NK细胞特点及检测意义

自然杀伤细胞（natural killer，NK）是一类无典型T、B淋巴细胞表面标志和特征的淋巴细胞，来源于骨髓淋巴干细胞，在骨髓内发育成熟，主要存在于血、淋巴组织。NK细胞能直接杀伤效应细胞，具有抗肿瘤、抗感染和免疫调节等功能，亦参与移植物排斥反应、自身免疫病和超敏反应的发生。

NK细胞体积较大，胞浆中含有大量的细胞颗粒，所以又被称为大颗粒淋巴细胞；能够利用穿孔素和FasL杀伤靶细胞，还能分泌大量的IFN-γ发挥免疫调节作用，在急性感染的早期具有控制微生物在体内迅速扩散的作用。

NK细胞有细胞毒性效应，占外周血淋巴细胞数量的10%～15%，无需抗原预先致敏就自发杀伤靶细胞，还可以通过分泌细胞因子发挥免疫调节作用，NK细胞的活化过程比T淋巴细胞、B淋巴细胞迅速得多。

CD16、CD56是NK细胞表面特有的标志。

NK细胞及亚群检测与复发性流产的关系

研究表明NK细胞毒性和数量增加与流产有关，外周血高水平的NK细胞预示染色体核型正常的妊娠可能发生生化妊娠或自然流产，有报道采用外周血CD56$^+$NK细胞的比例作为妊娠结局的预测指标（截点选择CD56$^+$>16.4%），而张建平等报道选择点为CD56$^+$>12%。研究发现早孕期NK细胞活性较未孕时明显降低，表明减少NK细胞的比例和抑制其活性也许能阻止母体免疫系统对胎儿抗原的攻击，维持妊娠。研究报道，LIT能明显降低NK细胞的比例，有利于妊娠。对NK细胞亚群的分析表明，LIT并不能改变CD56dim和CD56bright亚群在NK细胞中的比例，而且治疗前后NK细胞表面活化标志CD69及CD3$^+$CD56$^+$NKT细胞的比例也未发生明显变化。国外有人建议将CD3$^+$CD56$^+$NKT细胞的数量作为IVIG治疗对象的筛选指标，他们发现NKT细胞升高的患者经IVIG治疗后其数量可明显降低，并且能显著提高妊娠成功率。因此，检测NK细胞免疫表型变化有助于RSA妇女病情及预后的监测，但人类NK细胞包括许多不同的亚群，很有必要对不同的亚群进行深入分析。

在既往RSA病史的妇女经过免疫治疗后成功妊娠，大多数经检查发现体内维持低水平NK细胞活性。因此，动态监测NK细胞变化，有利于评估妊娠结局。

外周血活化NK细胞及亚群检测所用试剂

以CD16 FITC、CD56 PE、CD3 PerCP、CD69 APC为例，数据分析如图18-5。

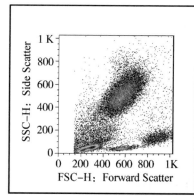

A. 选择淋巴细胞群

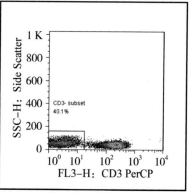

B. 对淋巴细胞群中的 CD3⁻ 细胞
进行设门

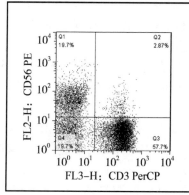

C. CD3⁻CD56⁺/LY；CD3⁺CD56⁺/LY

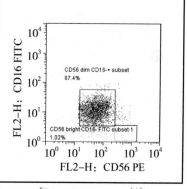

D. CD56^{dim}CD16$^+$/NK，CD56^{bright}CD16$^-$/NK

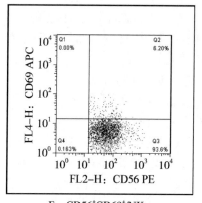

E. CD56$^+$CD69$^+$/NK

图18-5　检测NK细胞

检测步骤同T淋巴细胞、B淋巴细胞及亚群；每个实验室应建立本实验室的正常参考值范围。

流式细胞术NK细胞及亚群参考值（供参考）：

CD3⁻CD56⁺NK	3.62% ~ 16.30%
CD3⁻CD56dimCD16⁺	81.88% ~ 95.47%
CD3⁻CD56brightCD16⁻	0.85% ~ 9.54%
CD3⁻CD56⁺CD69⁺	3.10% ~ 11.86%

Treg细胞

Treg细胞与Th17/Treg平衡研究进展

$CD4^+CD25^+$调节性T细胞（$CD4^+CD25^+$Treg）是一类不同于Th1和Th2细胞、具有免疫抑制调节功能的T淋巴细胞亚群，是目前免疫学领域研究的热点，对于维持机体免疫耐受和免疫应答稳态具有非常重要的作用，在小鼠脾脏和淋巴结及人的胸腺和外周血中存在，能表达CD4和CD25表面标记物的特殊T淋巴细胞。而转录因子叉头蛋白3（Foxp 3）特异性表达于$CD4^+CD25^+$Treg，被认为是Treg的特异性标志。当Foxp3缺失或者Foxp3基因发生突变时，人和动物都会产生严重的自身免疫病。

1995年Sakaguchi发现将占小鼠外周$CD4^+$T细胞5% ~ 10%的$CD4^+CD25^+$T细胞去除后引起自发产生各种自身免疫病，而将$CD4^+CD25^+$T细胞和CD4单阳性T细胞共同过继转移，则能预防自身免疫病的发生。

进一步研究表明，Treg细胞激活需要经过T细胞受体（TCR）和辅助信号刺激，具有抗原特异性。但是一旦被激活，其抑制活性是非特异性的。可通过细胞之间直接接触，也可通过分泌细胞因子IL-10、转化生长因子-β（TGF-β）对局部免疫反应产生抑制，而且这种免疫抑制不具有主要组织相容性抗原复合物（MHC）限制性。

$CD4^+CD25^+$Treg细胞可通过抑制自身反应T细胞的免疫反应、抑制传统T细胞的活化以及促进一些抑制性细胞因子的分泌等，在维持机体内环境的稳定、诱导移植物的耐受中发挥重要作用。

Th17细胞是2005年发现的$CD4^+$T细胞家族里的又一成员，Th17可以分泌IL-17A、IL-17F、IL-21、IL-22、IL-6和肿瘤坏死因子-α（TNF-α）等细胞因子，在自身免疫性疾病及一些感染性疾病发病中发挥重要作用。目前研究较多的为IL-17，IL-17可以通过释放促炎性细胞因子协同放大炎症反应，Th17/Treg平衡也与成功妊娠密切相关。

Treg细胞与复发性流产的关系

提示： Treg细胞与RSA的关系目前大多为动物实验和部分临床研究报道，在临床工作中作为判断流产原因的指标，还没有广泛推广应用。因为Treg细胞所占比例小，因此外周血Treg细胞的检测需要规范的培训并进行实验室质量控制。

Aluvmare等研究发现，妊娠小鼠的脾脏、腹股沟淋巴结、回肠淋巴结以及外周血中$CD4^+CD25^+$Treg的比例，明显高于非妊娠对照组小鼠。随着妊娠天数的增加，$CD4^+CD25^+$Treg的比例有一定的增加。如果将抗CD25单克隆抗体输注给小鼠，则会导致其流产。也有研究表明，正常早孕人外周$CD4^+CD25^+$Treg增加，至中孕时达到高峰，产后逐渐下降。也有研究发现，与正常妊娠妇女相比，RSA患者外周血和蜕膜中$CD4^+CD25^+$Treg细胞的表达频率明显降低。进一步的研究发现，将正常妊娠模型小鼠的$CD4^+CD25^+$Treg细胞过继转输给自然流产模型小鼠，不仅可显著降低孕鼠的自然流产率，而且孕鼠淋巴细胞的增殖能力和分泌干扰素的功能明显受到抑制。以上结果提示正常妊娠与$CD4^+CD25^+$Treg细胞数量增加有关，相反缺乏$CD4^+CD25^+$Treg则可导致母体对胎儿发生免疫排斥，继而造成妊娠失败。因此，$CD4^+CD25^+$Treg可能在维持母胎耐受中起重要作用。

妊娠期女性外周$CD4^+CD25^+$Treg细胞数目增多，且在整个妊娠期处于动态变化中。研究证实$CD4^+CD25^+$Treg细胞在妊娠期参与抑制母体对同种异体移植物胎儿的免疫反应，从而保证妊娠的成功。

Treg细胞检测方法以及所用试剂

Treg细胞通常的检测方法是用CD4阳性细胞中CD25高表达，同时结合胞内Foxp3含量来判断，最新发现人的Treg细胞低表达CD127。CD127的表达模式与Foxp3很接近，说明低表达CD127、高/中表达CD25的CD4阳性的T淋巴细胞就是Treg细胞（调节性T细胞）。该方法比胞内检测Foxp3的优点在于检测后的细胞可用于后续的培养及其他的体外试验；另外的优点是用这种检测方案分选的Treg细胞得率更高。

Treg细胞检测步骤同T淋巴细胞、B淋巴细胞及亚群：所用试剂以CD25FITC、CD4APC、CD127PE为例，数据分析如图18-6。

流式细胞术Treg细胞参考值（供参考）：

$CD4^+CD25^+CD127$ dim　　　　　　　　4.61% ~ 11.54%

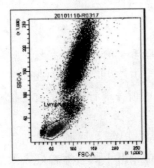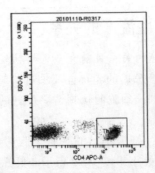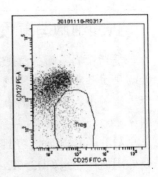

图18-6 对淋巴细胞群中的CD4$^+$细胞进行设门，获得
Treg cell（CD4$^+$CD25$^+$CD127 dim）细胞群

Th1/Th2细胞因子

提示：T辅助细胞可分成Th1、Th2两个亚群，同时标记细胞内细胞因子IFN-γ和IL-4，可区分Th1细胞（CD4$^+$/IFN-γ）和Th2细胞（CD4$^+$/IL-4）。Th1/Th2平衡与妊娠结局密切相关，正常妊娠是一种特殊的Th2现象，Th1细胞因子过度表达可导致妊娠丢失。

Th1/Th2平衡与复发性流产

细胞因子作为可溶性蛋白，在淋巴细胞免疫功能调节方面发挥重要作用。细胞因子可以调节多种细胞的生长、分化和功能，调节正常与病理状态下的免疫应答，研究生理或病理免疫调节因素所致细胞因子合成的应答与改变是研究疾病病因与免疫状态的重要工具。

20世纪90年代，Wegmann等的动物实验表明哺乳类的正常妊娠是一种Th2优势现象，进一步研究Th1/Th2细胞因子在人体内的变化，为RSA病因及免疫治疗机制研究开辟了新的领域。

在妊娠早期，母体的免疫系统，特别是蜕膜中的Th细胞介导的免疫反应状态与妊娠有密切关系。在正常妊娠早期，蜕膜表达以IL-4为主的Th2型细胞因子，母体处于免疫耐受状态，使获得免疫逃逸的胚胎得以在母体内继续分化发育，但如果表达以IFN-γ、TNF-α为主的Th1型细胞因子就会导致流产。对RSA患者和正常妊娠妇女体内T淋巴细胞及其亚群的生物学特点进行比较分析，发现随着妊娠进展，机体通过影响Th1/Th2的平衡参与调节母体的免疫反应。

目前认为人类正常妊娠得以维持的可能机制之一即胎盘产生细胞因子和激素，使T细胞失活或向Th2反应偏移。Th1/Th2平衡与妊娠结局密切相关，正常妊娠是一种特殊的Th2现象，Th1细胞因子过度表达可导致妊娠丢失，Th1/Th2平衡偏离与RSA密切相关。

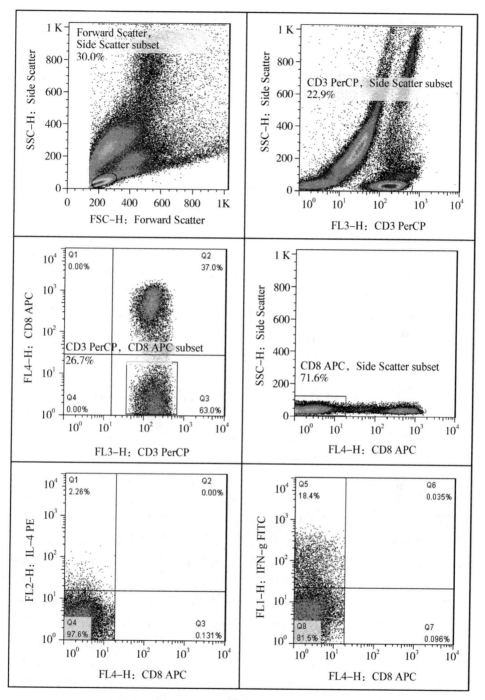

图18-7 对CD3⁺细胞设门，获得CD3⁺CD8⁺和CD3⁺CD8⁻两群细胞，
进一步检测IFN-γ和IL-4，可获得Th1和Th2的百分率

已有报道LIT后RSA患者体内Th1型细胞因子IL-2、IFN-γ等表达水平显著下降，而IL-4表达水平显著升高，从而使患者体内T细胞亚群因子平衡向利于Th2方向转换，进而诱导母体对胚胎的免疫耐受，使妊娠得以维持。

采用FACSCalibur仪细胞因子检测所用试剂及检测步骤

（1）全血标本：取150 μL全血标本于试管中，用RPMI 1640（不含小牛血清-FBS）1∶1等体积稀释。

（2）加入8 μL 1 μg/mL PMA工作液，加8 μL 50 μg/mL Ionomycin工作液，再加入8 μL 0.5 mg/mL BFA工作液，混匀。

（3）37 ℃，5%CO_2培养箱培养4~6 h（不能超过6 h）。

（4）混匀，加入10 μL CD3 PerCP和2 μL CD8 APC，室温，避光孵育15 min。

（5）每管中加入1 mL溶血素，室温，避光孵育15 min后加入2 mL PBS，1 200 rpm离心5min，弃除上清。

（6）每管中加入破膜剂1 mL，室温，避光孵育15 min。

（7）每管中加入2 mL PBS，1 200 rpm离心5 min，弃除上清。

（8）各管中加入相应的IFN-γ/IL-4抗体7~10 μL（A1：同型对照；A2：IFN-g FITC/IL-4PE）。

（9）每管中加入2 mL PBS，室温，避光孵育20 min，1 200 rpm离心5 min，弃除上清。

（10）0.35 mL PBS重悬细胞，上机检测。

数据分析如图18-7。

总结

目前，流式细胞术在RSA临床工作中的应用，主要是针对流产患者免疫学因素、流产并发其他自身免疫性疾病，以及一些导致免疫功能紊乱而影响妊娠的疾病的判断。通过测定淋巴细胞亚群包括T淋巴细胞（$CD3^+$）、T辅助细胞（$CD3^+CD4^+$）、T抑制细胞（$CD3^+CD8^+$）、B淋巴细胞（$CD19^+$或$CD20^+$）、NK细胞（$CD3^-CD56^+$）、Treg细胞免疫表型以及Th1/Th2细胞因子等，各亚群均可进一步分型。随着对流产的免疫学机制的不断深入研究，以及流式细胞检测技术的不断完善和提高，应用流式细胞检测技术对RSA患者疾病的诊断、预后判断将具有重要的意义。

RSA原因复杂，针对不明原因的RSA患者，年龄35岁以下，IVF-ET 3次未成功；年龄35岁以上，IVF-ET 2次未成功者，应该积极查找着床障碍及流产原因，包括进行流式细胞检测。参照2011年12月发布的流式细胞术检测外周血淋巴细胞亚群指南，进行操作和实验室质量控制。

大量文献报道，抑制NK细胞比例增高，纠正Th1/Th2偏移，有利于促进胚胎着床，预防早期流产的发生。治疗方案选择配偶/第三方供血淋巴细胞主动免疫治疗，还是采用免疫球蛋白被动免疫治疗尚无定论，免疫治疗剂量和疗程目前也无统一的方案，需要根据患者的病情进行个体化的调整。

病例讨论

病例

病史 患者，女性，35岁，因3次"试管婴儿"未成功就诊。

患者结婚5年，于2006年、2007年分别行2次人流术。5年前因未避孕未能受孕，就诊某生殖医学中心，诊断为慢性盆腔炎、双侧输卵管不通。腹腔镜诊治后2年未孕，分别于2011年3月、2011年10月和2012年4月先后取鲜胚移植2次、冷冻胚胎移植1次，共3次IVF-ET均未成功，要求完善相关流产原因检查就诊。

G_2P_0，14岁初潮，月经周期4~5/26~28天，月经量中等，无痛经。

患者夫妇双方无不良嗜好，居住及工作环境无明显污染。

无家族性遗传和传染病史。

这对夫妇进行过何种与着床障碍有关的检查吗?

夫妇双方染色体正常。

月经第3天FSH 8.33 U/L、LH 6.80 U/L、E_2 44 ng/L、PRL 160 U/L、T 1.36 nmol/L。

甲状腺功能正常，肝肾功能无异常，TORCH正常，无衣原体、淋菌感染。

抗心磷脂抗体（ACA）正常，抗抗核抗体正常，封闭抗体阴性。

经阴道盆腔超声检查，提示子宫附件未见异常。排卵期子宫内膜：8mm。

丈夫精液常规检查正常。

你认为患者还要做其他什么检查吗?

采用流式细胞检测外周血淋巴细胞，结果如下。

T淋巴细胞及亚群检测：

$CD3^+$	70.0%
$CD3^+CD4^+CD8^-$	40.0%
$CD3^+CD4^-CD8^+$	30.0%

CD4$^+$/CD8$^+$　　　　　　　　　0.9

B淋巴细胞及亚群检测：

CD19$^+$B淋巴细胞　　　　　　　11.74%

NK细胞及亚群检测：

CD3$^-$CD56$^+$NK　　　　　　　　28.30%

CD3$^-$CD56$^+$CD16$^+$　　　　　　90.47%

CD3$^-$CD56$^+$CD16$^-$　　　　　　4.54%

CD3$^-$CD56$^+$CD69$^+$　　　　　　32.86%

Th1/Th2细胞因子检测：

Th1（IFN-γ）　　　　　　　38.86%

Th2（IL-4）　　　　　　　　　3.9%

分析患者流式细胞检测结果：NK细胞比例、活化NK细胞比例均增高，Th1细胞因子比例也增高。

知情同意后予配偶供血LIT 2次，复查NK细胞、Th1细胞因子比例均有所下降。考虑到年龄的问题，患者希望尽快受孕。因此，在IVF-ET前后给予免疫球蛋白注射，患者于2013年再次行IVF-ET，成功受孕，经保胎治疗后已足月分娩。

（苗竹林）

参 考 文 献

［1］张建平. 流产基础与临床［M］. 北京：人民卫生出版社，2012：186-292.

［2］王会平，翟志敏，张爱梅，等. CD4$^+$CD25$^+$CD127^{low}识别人外周血CD4$^+$CD25$^+$调节性T细胞的优势［J］. 中国免疫学杂志，2008，24（12）：1059-1062.

［3］李华，常莹. 流式细胞仪工作原理与临床应用［J］. 中国医疗器械信息，2011，5：37-45.

［4］张瑞华，王进，兰文军. 流式细胞术及其在生物医学领域中的应用［J］. 山东轻工业学院学报：自然科学版，2011，25（3）：20-24.

［5］李元堂. 流式细胞术在血液系统肿瘤诊断治疗中的应用［J］. 黑龙江医药科学，2005，28（2）：93-95.

［6］李超，韩金路，王玉刚，等. 流式细胞仪的工作原理及应用［J］. 中国实用医药，2009，20（4）：235-236.

［7］魏熙胤，牛瑞芳. 流式细胞仪的发展历史及其原理和应用进展［J］. 现代仪器，2006，4：8-11.

［8］王丹，王庆山，蔡姝，等. 流式细胞仪的临床应用［J］. 中国冶金工业医学杂志，

2007，24：23-24.

［9］方清，曾晓军，徐鹰. 流式细胞仪的原理和临床中的应用［J］. 中国医疗前沿，2008，20（3）：84-85.

［10］Van den Heuvel MJ，Peralta CG，Hata K，et al. Decline in Number of Elevated Blood CD3+CD56+NKT Cells in Response to Intravenous Immunoglobulin Treatment Correlates with Successful Pregnancy［J］. Am J Reprod Immunol，2007，58（5）：447-459.

［11］Liang P，Mo M，Li GG，et al. Comprehensive Analysis of Peripheral Blood Lymphocytes in 76 Women with Recurrent Miscarriage before and after Lymphocyte Immunotherapy［J］. Am J Reprod Immunol，2012，68（2）：164-174.

［12］Zhang BY，Wei YS，Niu JM，et al. Risk factors for unexplained recurrent spontaneous abortion in a population from southern China［J］. Int J Gynaecol Obstet，2010，108（2）：135-138.

［13］Fraccaroli L，Alfieri J，Larocca L，et al. A potential tolerogenic immune mechanism in a trophoblast cell line through the activation of chemokine-induced T cell death and regulatory T cell modulation［J］. Human Reproduction，2009，24（1）：166-175.

［14］Gharesi-Fard B，Zolghadri J，Foroughinia L，et al. Effectiveness of leukocyte immuno-therapy in primary recurrent spontaneous abortion（RSA）［J］. Iran J Immunol，2007，4（3）：173-178.

［15］Wilczynski JR. Immunological analogy between allograft rejection，recurrent abortion and preeclamp sia the same basic mechanism［J］. Hum Immunol，2006，67（7）：492-511.

［16］Hviid TV. Nonclassicalhuman leukocyte antigen（HLA）tissue Types from imp-lantation to transplantation［J］. Ugeskr Laeger，2006，168（5）：461-466.

［17］McIntirel RH，Sifers T，Platt JS，et al. Novel HLA-G Binding Leukocyte Immunoglob-ulin-Like Receptor（LILR）Expression Patterns in Human Placenta and Umbilical Cords［J］. Placenta，2008，29（4）：631-638.

［18］Kheshtchin N，Gharagozloo M，Andalib A，et al. The expression of Th1-and Th2-related chemokine receptors in women with recurrent miscarriage：the impact of lymphocyte im-munotherapy［J］. Am J Reprod Immunol，2010，64（2）：104-112.

［19］Saito S，Shima T，Nakashima A，et al. What is the role of regulatory T cells in the success of implantation and early pregnancy? ［J］. J Assist Reprod Genet，2007，24（9）：379-386.

［20］Sugiura M，Ozaki Y，Katano K. Diagnosis and treatment methods in recurrent miscarriage［J］. Nippon Rinsho，2010，68（12）：2351-2356.

［21］Matsubayashi H，Shida M，Kondo A，et al. Preconception peripheral natural killer cell activity as a predictor of pregnant outcome in Pent with unexplained infertility [J]. Am J Reprod Immunol, 2005, 53: 126–129.

[22] Miko E, Manfai Z, Meggyes M, et al. Possible role of natural killer and natural killer T-like cells in implantation failure after IVF [J]. Reprod Biomed Online, 2010, 21 (6): 750–756.

[23] Hiby SE, Apps R, Sharkey AM, et al. Maternal activating KIRs protect against human reproductive failure mediated by fetal HLA-C2 [J]. J Clin Invest, 2010, 120 (11): 4102–4110.

[24] Liu YS, Wu L, Tong XH, et al. Study on the relationship between Th17 cells and unexplained recurrent spontaneous abortion [J]. Am J Reprod Immunol, 2011, 65 (5): 503–511.

[25] Saini V, Arora S, Yadav A, et al. Cytokines in recurrent pregnancy loss [J]. Clin Chim Acta, 2011, 412 (9–10): 702–708.

[26] Urosevic M, Conrad C, Kamarashev J, et al. CD4$^+$/CD56$^+$hematodermic neoplasms bear a plasmacytoid dendritic cellphenotype [J]. Hum Pathol, 2005, 36 (9): 1020–1024.

[27] Crucian B, Nelman Gonzalez M, Sams C. Rapid flow cytometry method for quantitation of LFA212 adhesive T cells [J]. Clin Vaccine Immunol, 2006, 13 (3): 403–408.